T0226043

Psychotherapie: Praxis

Die Reihe Psychotherapie: Praxis unterstützt Sie in Ihrer täglichen Arbeit – praxis-
orientiert, gut lesbar, mit klarem Konzept und auf dem neuesten wissenschaftlichen
Stand.

Uta Jaenicke

Traumdeutung

Theorie und Praxis der Traumauslegung
in der Daseinsanalyse

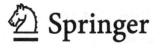 Springer

Uta Jaenicke
FMH Psychiatrie und Psychotherapie
Zürich, Schweiz

ISSN 2570-3285 ISSN 2570-3293 (electronic)
Psychotherapie: Praxis
ISBN 978-3-662-64924-4 ISBN 978-3-662-64925-1 (eBook)
https://doi.org/10.1007/978-3-662-64925-1

Die Deutsche Nationalbibliothek verzeichnet diese Publikation in der Deutschen Nationalbibliografie; detaillierte bibliografische Daten sind im Internet über http://dnb.d-nb.de abrufbar.

© Springer-Verlag GmbH Deutschland, ein Teil von Springer Nature 2022
Das Werk einschließlich aller seiner Teile ist urheberrechtlich geschützt. Jede Verwertung, die nicht ausdrücklich vom Urheberrechtsgesetz zugelassen ist, bedarf der vorherigen Zustimmung des Verlags. Das gilt insbesondere für Vervielfältigungen, Bearbeitungen, Übersetzungen, Mikroverfilmungen und die Einspeicherung und Verarbeitung in elektronischen Systemen.
Die Wiedergabe von allgemein beschreibenden Bezeichnungen, Marken, Unternehmensnamen etc. in diesem Werk bedeutet nicht, dass diese frei durch jedermann benutzt werden dürfen. Die Berechtigung zur Benutzung unterliegt, auch ohne gesonderten Hinweis hierzu, den Regeln des Markenrechts. Die Rechte des jeweiligen Zeicheninhabers sind zu beachten.
Der Verlag, die Autoren und die Herausgeber gehen davon aus, dass die Angaben und Informationen in diesem Werk zum Zeitpunkt der Veröffentlichung vollständig und korrekt sind. Weder der Verlag, noch die Autoren oder die Herausgeber übernehmen, ausdrücklich oder implizit, Gewähr für den Inhalt des Werkes, etwaige Fehler oder Äußerungen. Der Verlag bleibt im Hinblick auf geografische Zuordnungen und Gebietsbezeichnungen in veröffentlichten Karten und Institutionsadressen neutral.

Planung/Lektorat: Monika Radecki
Springer ist ein Imprint der eingetragenen Gesellschaft Springer-Verlag GmbH, DE und ist ein Teil von Springer Nature.
Die Anschrift der Gesellschaft ist: Heidelberger Platz 3, 14197 Berlin, Germany

Vorwort

Dieses Buch fasst meine jahrzehntelange intensive Auseinandersetzung mit Träumen zusammen. Mein Interesse für traumhaftes Erleben wurde geweckt, als ich nach dem Medizinstudium nach Zürich an die Psychiatrische Universitätsklinik „Burghölzli" kam, die damals noch unter der Leitung von Manfred Bleuler stand. Der besondere Erfahrungshorizont meiner psychotischen Patienten und Patientinnen faszinierte mich; diese schienen in einer ganz eigenen Welt voller Ungereimtheiten und Widersprüche zu leben, in einer traumhaften Welt, in der die selbstverständlichen Denk- und Sehgewohnheiten unserer gemeinsamen Welt keine Gültigkeit hatten. Ich besuchte die psychoanalytischen und daseinsanalytischen Seminare, die an der Klinik stattfanden, und beschloss, Psychiaterin zu werden. In der Lehranalyse beim Daseinsanalytiker Medard Boss spielten dann Träume eine wichtige Rolle. Mein großes Interesse für Träume verdanke ich ihm.

In den Seminaren lernte ich Alice Holzhey kennen, die Philosophie studiert hatte. Mit ihr als Vordenkerin gründeten einige am Weiterdenken interessierte Kolleginnen und Kollegen und ich später eine eigene daseinsanalytische Weiterbildung, in der die Daseinsanalyse wieder explizit als eine – zwar besondere, weil philosophisch fundierte – psychoanalytische Richtung verstanden wird. Diese neue daseinsanalytische Richtung ist wie die Psychoanalyse hermeneutisch orientiert, das heißt, sie nimmt, anders als die traditionelle Daseinsanalyse von Boss, Freuds Entdeckung eines verborgenen Sinns von unsinnig erscheinenden psychopathologischen Symptomen auf. Im Rahmen meiner Lehrtätigkeit am Daseinsanalytischen Seminar in Zürich erarbeitete ich dann in den letzten 30 Jahren das in diesem Buch vorgestellte Traumverständnis.

Die theoretische Grundlage dafür verdanke ich Alice Holzhey. Geleitet von Heideggers früher Philosophie deutet sie seelisches Leiden als ein Leiden am eigenen Sein. Ihr Zugang zum Verständnis von psychopathologischen Symptomen hat sich für mich auch als Zugang zum Traum bewährt: Träumend setzen wir uns nicht nur mit konkreten Lebensschwierigkeiten auseinander, sondern immer auch mit Fragen des Menschseins, mit unserem Verhältnis zum eigenen Sein und seinen abgründigen Bedingungen wie Ungesichertheit und Ungewissheit, Endlichkeit und Sterblichkeit, Verantwortlichkeit und Fehlbarkeit, Widersprüchlichkeit und Konflikthaftigkeit. Für eine Therapie können Träume zu Leitsternen werden, denn sie thematisieren konzentriert, worum es in dieser bestimmten Therapie geht. Zudem beleuchten sie die grundlegenden Problematiken oft besonders früh, deutlich fassbar, perspektivenreich und tiefenscharf. Obwohl nicht nötig für eine gelingende Therapie, sind Träume in vieler Hinsicht eine faszinierende Bereicherung. Es lohnt sich, sich für Träume und für die in ihnen verborgene Wahrheit zu interessieren.

Mit den zahlreichen Beispielen in diesem Buch möchte ich zeigen, wie wertvoll die daseinsanalytische Theorie für die Arbeit mit Träumen in meiner psychotherapeutischen Praxis ist; ich hoffe, damit auch anderen eine Leitlinie und hilfreiche Anregungen zu geben.

Den Träumerinnen und Träumern, denen ich die Traumbeispiele im Buch verdanke, gebührt deshalb mein ganz besonderer Dank. Sie sind natürlich alle anonymisiert und pseudonymisiert.

Danken möchte ich auch all den Menschen, die mich bei der Arbeit an dem Buch begleitet, angeregt und unterstützt haben mit Fragen, Hinweisen und Gesprächen – an Kongressen, in Seminaren, Supervisionen und Intervisionen, aber auch im Freundes- und Familienkreis.

Ganz besonders danke ich meinen Freundinnen und Kolleginnen Claudia Winkler und Gisela Thoma für das aufmerksame, engagierte Lektorat und Monika Radecki und Esther Dür vom Springerverlag für die geduldige, immer ermutigende professionelle Betreuung.

Uta Jaenicke

Inhaltsverzeichnis

Über die Autorin

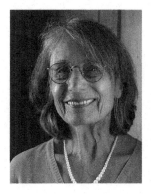

Uta Jaenicke, Dr. med., Fachärztin für Psychiatrie und Psychotherapie in eigener Praxis, Lehranalytikerin, Supervisorin, Lehrtätigkeit in Theorie und Praxis der Daseinsanalyse. Langjährige Zusammenarbeit mit Alice Holzhey in der Seminarleitung des Daseinsanalytischen Seminars in Zürich. Seit der eigenen Analyse bei Medard Boss vor 50 Jahren intensive Auseinandersetzung mit Träumen in Theorie, Lehre und Praxis. Entwicklung eines neuen Traumverständnisses auf der Basis von Alice Holzheys Neufassung der Daseinsanalyse, das die Autorin in zahlreichen Traumseminaren und in Vorträgen auf internationalen Kongressen präsentiert. Publikationen auf Deutsch und Englisch (Zeitschrift „Daseinsanalyse", Journal of the International Forum of Psychoanalysis).

Teil I
Grundlagen

Einleitung

1

▶ Was fasziniert uns an unseren Träumen und was bedeutet es, sich mit Träumen zu beschäftigen? Diese Frage soll einleitend in diesem Kapitel unter drei Gesichtspunkten erörtert werden. Faszinierend ist erstens die Rätselhaftigkeit, die zum Träumen gehört und uns erwacht rätseln lässt, warum wir gerade jetzt so träumen. Zweitens die Tatsache, dass jeder Traum einzigartig ist und uns als ganz eigene Erfahrung angeht. Im Traum bin ich allein mit mir in einer eigenen Welt, alles im Traum hat mit mir allein zu tun. Will ich mich damit beschäftigen? Und die Hauptfrage: Was meinen Träume eigentlich? Drehen sie sich um eine Wahrheit? Sich Träumen zuzuwenden heißt, sie ernst zu nehmen und nicht als trügerische Schatten zu missachten. Was ist das für eine eigentümliche, befremdliche, oft paradoxe und widersprüchliche Wahrheit, die wir in den Träumen entdecken und in der Psychotherapie zur Sprache bringen können?

1.1 Zur Rätselhaftigkeit der Träume

Viele Träume sind auf den ersten Blick merkwürdig irreal und deshalb unverständlich – aber nicht alle. Oft handeln Träume von alltäglich Bekanntem und lassen auch einen Bezug zum gegenwärtigen Alltag erkennen; insofern erscheinen sie verständlich. Trotzdem lassen auch solche Träume nach dem Erwachen rätseln, warum gerade jetzt und gerade so von gerade dieser Sache geträumt wird – beispielsweise von einem gewöhnlichen Liegestuhl. Geht man solchen unauffälligen Träumen analytisch nach, das heißt, befragt man sie auf ihre gefühlsmäßige Bedeutung, dann zeigt sich, dass auch diese einfachen Traumbilder mit tiefen Ängsten und Wünschen zu tun haben, die die Träumerin, den Träumer derzeit bewegen. Träume werden verständlich, wenn man sie als Stimmungserfahrung in Bezug auf einen bestimmten Zusammenhang auslegt, der den Träumer zur-

© Springer-Verlag GmbH Deutschland, ein Teil von Springer Nature 2022
U. Jaenicke, *Traumdeutung*, Psychotherapie: Praxis,
https://doi.org/10.1007/978-3-662-64925-1_1

zeit wachend beschäftigt: Im Bild eines Liegestuhls drängte sich einer Träumerin beispielsweise die grundsätzliche Begrenztheit, Unsicherheit und Ungewissheit der psychoanalytischen Situation auf (s. Abschn. 4.2.1). Die Träumerin setzte sich mit der Frage auseinander, ob sie sich auf so Unsicheres, Instabiles und nicht Dauerhaftes wie eine Psychoanalyse einlassen und sich darin quasi niederlassen soll. Diese Unsicherheit ist für sie im Liegestuhl verkörpert – der so harmlos erscheinende Traum hat also mit einer persönlichen Problematik zu tun. Aber auch ganz skurrile Traumgeschehnisse werden verständlich, wenn man sich nicht vom Inhalt, sondern von der Stimmung leiten lässt. Eine Träumerin versuchte, sich im Traum über einen Mangel hinwegzutäuschen – den Mangel eines Leintuchs –, indem sie ein Stück Teig zu einem Leintuch auswallen wollte. Erst nach einer Weile realisierte sie beschämt, wie verrückt sie sich verhielt. Diese beschämte Stimmung angesichts ihres eigenen Verhaltens war leitend für das Verständnis des Traums: Sie bezog sich auf eine entsprechende Situation vom Vortag, in der die Träumerin sich wie im Traum illusionär über einen Mangel hinwegtäuschen wollte. Beim Bedenken des Traums ging ihr auf, dass dies ein typisches Verhalten von ihr ist: Sie neigt dazu, Mangel nicht adäquat zu beachten (siehe ausführlich Abschn. 3.2).

Träume zeigen eine Stimmung, die auch im Wachen schon da war, konkretisiert in einer bildhaften Szene oder in einer Geschichte. Inhaltlich ist das Traumgeschehen aber fast nie ganz identisch mit der auslösenden Wachsituation, denn es spiegelt nicht die konkrete Wacherfahrung, sondern deren persönliche Bedeutung, die im Traum nachhallt. Um diese persönliche Bedeutung geht es im Traum.

Das Irrationale der Träume fasziniert jedoch nicht nur aus Neugier und Entdeckerfreude, sondern auch, weil es in den Bereich von Kunst und Dichtung hineinspielt. Immer wieder staunen wir, wenn wir uns näher mit einem Traum befassen, welche Bilder und welche unerwarteten Verbindungen sich darin auftun und wie einfallsreich und präzis dargestellt eine bestimmte Problematik erscheint. Träume sind wie Dichtungen und Kunstwerke ganz persönliche, einmalige Erzeugnisse; sie schöpfen, wie Freud sagt, aus der gleichen Quelle, aus der die Dichter schöpfen (Freud 1907, S. 33 und 120), und sprechen eine Sprache in Metaphern, jenseits der von Logik, Konventionen und Gesetzmässigkeiten bestimmten gemeinsamen Welt. Träume reden poetisch, sie sind wie Gedichte oder Bilder zu interpretieren. Wie diese sind sie nie eindeutig, deshalb kann immer wieder etwas anderes darin entdeckt werden.

1.2   Zur Einzigartigkeit der Träume

Träume können sich ähneln, aber kein Traum gleicht dem andern. Jeder steht für das kleine Wunder der Singularität des Erlebens – oder der menschlichen Existenz. Wir träumen alle, aber der einzelne Traum ist immer nur meiner, bezieht sich immer nur auf mein eigenes Sein, ist „jemeinig". Der Begriff „Jemeinigkeit" definiert für Heidegger in „Sein und Zeit" ein grundlegendes Charakteristikum menschlichen Daseins: Das Sein des Daseins ist je meines (Heidegger 1927,

S. 42). Träume schildern immer die ganz eigene Erfahrung, eine vom Einzelnen hier und jetzt gemachte Erfahrung, die subjektive Wahrheit eines bedeutsamen gelebten Moments. Das irreal Wahnhafte, das viele Träume haben, rührt daher, dass für die erlebte Wirklichkeit des Einzelnen, die der Traum inszeniert, kein allen gemeinsames Wort oder Bild existiert. Im Traum geht es um eine subjektive Wirklichkeit, für die die gewohnte allgemeingültige Sinngebung nicht genügt. Das bedeutet nicht, dass sich Träume nicht mit Allgemeingültigem befassen, im Gegenteil; sie geben jedoch keine allgemeingültigen Antworten und Interpretationen wie beispielsweise Floskeln und Redensarten. Diese stellen gängige Antworten auf abgründige Wahrheiten zur Verfügung und gehören, mit Heidegger gesprochen, zum „Gerede" (Heidegger 1927, S. 167 ff.) – zur Art wie „man" eben so redet. Redensarten verstehen wir gewöhnlich unmittelbar, sie sagen nichts Neues, sondern bestätigen Selbstverständliches. Man muss sich nicht mit ihrer Aussage befassen. Ganz anders die Träume, sie sind das Gegenteil von Redensarten: Aus der gewohnten Sicht der Alltagswelt versteht man sie nicht, sie zeigen keine gängigen Antworten, sondern heben Fragen ans Licht und die momentane persönliche Antwort darauf. Sie handeln von einer persönlichen Wirklichkeit, für die Bewusstsein und Sprache eigentlich gar nicht ausreichen. Wenn die Wahrheit, die in den Redensarten steckt, einen Menschen so trifft, dass sie zum Thema eines Traums wird, dann erscheint sie im Traum gerade nicht als leicht fassbar und verständlich wie in einer Redensart, sondern – indem die Redensart wörtlich genommen wird – als einzigartige, nicht fassbare, erstaunliche oder erschreckende Erfahrung. Ein schönes Beispiel dafür ist Linas Traum in Abschn. 4.4.1.: Ein Schulzimmer, in dem eine Prüfung stattfinden soll, ist völlig von Gras überwachsen – wie befremdlich, erstaunlich und irreal! Aus dem Boden, den Tischen und Bänken sprießt hohes Gras und Menschen spielen vergnügt Tischtennis, statt sich in einer Prüfung den Kopf zu zerbrechen. Der Traum setzt eine Redensart ins Bild: „Gras ist darüber gewachsen". Damit versteht man vom Wachen her sofort, dass Lina aufgeht: „Die Zeit, in der ich immer in Angst vor Prüfungen war, ist vorbei." Aber wie viel mehr sagt dieser Traum im Grund doch aus: Die Zeit vergeht, alles ändert sich, auch ich ändere mich, was einmal wichtig war, kann unwichtig werden, was belastend war, kann Vergnügen werden. Aus kargen, harten Schulbänken kann frisches neues Leben wachsen, Normen und Pflichten können sich wandeln zu vergnügtem, spielerischem Wetteifern. Welche Erleichterung! Das Traumbild zeigt Linas erschütternde Erfahrung einer unbegreiflichen Wahrheit, die in der Redensart verkleidet ganz gewöhnlich erscheint – im Traumerleben gibt es die Redensart nicht als tote Redensart, als Floskel, sondern als lebendige Wirklichkeit.

1.3   Zu Trug und Wahrheit der Träume

Träume haben mit beidem zu tun, mit Trug und mit Wahrheit. Offensichtlich ist der Trugcharakter – etymologisch verweist das Wort „Traum" auf „trügen". Aus der gewohnten Alltagssicht sind Träume tatsächlich trügerisch, denn sie bilden

nicht die Wirklichkeit der gemeinsamen Welt ab. In den Extremformen von Albträumen und Glücksträumen erscheinen Träume als wahnhafte Zustände, in denen
die Wirklichkeit verkannt, verdreht, karikiert und verfälscht wird. Nach dem
Erwachen erkennen wir, dass der Traum nicht „wirklich" ist und sind erleichtert
oder enttäuscht.

Trotzdem glauben die Menschen seit altersher an eine Wahrheit in den
Träumen. Das muss eine andere Wahrheit sein als die Wahrheiten der Vernunft
und des Wissens, die auf allgemeiner Absprache und auf der Sicht des „Common
Sense", des „gesunden Menschenverstandes", beruhen; eine gefühlsmäßige Wahrheit, von der wir insgeheim irgendwie berührt sind. Bleiben wir beim Beispiel
der Redensart „Gras ist darüber gewachsen". Damit ist die existenziale Wahrheit
angesprochen, dass alles vergeht und vergessen wird. Zeitlichkeit und Endlichkeit,
Vergänglichkeit und Tod sind angesprochen, hier aber in einem freundlichen Licht,
als Bedingung dafür, dass Neues entstehen kann, als Grundbedingung des Lebens.
Die Redensart, die in ihrer selbstverständlichen Festgelegtheit und Fraglosigkeit
im Alltagsbewusstsein kaum ein Gefühl, geschweige denn erschüttertes Staunen
oder Erschrecken auslöst, wird im Traum als unfassliche Wahrheit erfahren; als
eine Wahrheit, deren Erkenntnis die Träumerin, und damit auch ihre Sicht auf die
Welt, verwandelt.

Dass es um die Erfahrung einer (Selbst-)Erkenntnis geht, ist nicht in allen
Träumen so deutlich. Die Auseinandersetzung mit unseren Träumen im Wachen
kann jedoch immer zu einer Erkenntnis führen, die uns insofern verwandelt, als
uns etwas Neues über uns selbst aufgeht, hier in Bezug auf die abgründige, paradoxe und unbegreifliche Wahrheit, dass alles vergänglich ist. Das ist gleichzeitig
so unerträglich schwer wie beglückend entlastend. Voraussetzung dafür, dass die
Beglückung erfahren werden kann, ist, dass das Beängstigende angenommen
und ausgehalten wird. Dass Lina jetzt Beglückung erfährt, heißt, dass es ihr jetzt
gelingt, Angst vor belastenden Prüfungen – Lebensprüfungen – auszuhalten.

Die Rätselhaftigkeit und Einzigartigkeit der Träume, die sie so auffallend aus
dem gemeinsamen Alltag herausfallen lässt und uns mit uns selbst als Einzelne
konfrontiert, gründet in einer emotionalen Erfahrung, die im vorhergehenden
Wachzustand in irgendeinem Zusammenhang aufgeblitzt ist und uns für einen
Moment fassungslos gemacht hat. Der haltgebende Sinn, der notwendig ist für
einen selbstverständlichen Umgang mit dem, was uns im Lauf des Tages begegnet
oder widerfährt, war plötzlich weg; ein Hauch von Abgründigkeit der eigenen
Existenz hat uns gestreift. Die Antwort auf diese Schock-Erfahrung ist die persönliche Fassung des Erschütternden in der bildhaft-szenischen Ausgestaltung des
Traumgeschehens. Träume sind unerschöpflich, vieldeutig und erleuchtend noch
in der unaufdringlichsten Gestalt, denn jeder Traum handelt von einer unveränderbar gültigen Wahrheit. Es ist eine Wahrheit, die im Kern uns alle betrifft, in der
Erscheinungsform jedoch subjektiv eine je eigene Wahrheit des Einzelnen ist, eine
Wahrheit, die verwandelt, wenn die Konfrontation mit ihr ausgehalten wird. Analoges sagt der Literaturwissenschaftler Peter von Matt über die Wahrheit in der
Literatur (von Matt 2003, S. 77 ff.).

Dass die Wahrheit der Träume eine stimmungsmäßige Wahrheit ist, ist ausschlaggebend für ihre Bedeutung in der Psychotherapie, denn existenzphilosophisch ist uns das eigene Sein in der Stimmung erschlossen.

1.4 Zum Aufbau des Buchs

Das Buch ist in drei Sektionen gegliedert.

In Teil I (Kap. 2–6) zeige ich wie zunächst unverständlich erscheinende Träume anhand eines konsistenten, theoretisch begründeten Leitfadens verständlich werden. Nach einer kurzen Einführung in die theoretischen Grundlagen stelle ich mein Konzept und mein praktisches Vorgehen anhand von Beispielen vor. Zentral ist dabei die These, dass für das Verständnis von Träumen die Stimmung leitend ist, sowie dass es uns in den Stimmungen nicht nur um unser konkretes Leben geht, sondern untergründig immer auch um unser Verhältnis zu den grundsätzlichen Bedingungen der menschlichen Existenz, der conditio humana.

In Teil II (Kap. 7–10) geht es spezifisch um die Frage, wie sich der psychotherapeutische Prozess in den Träumen spiegelt. Wie wird die Therapie und die therapeutische Beziehung erlebt? Mit welchen aktuellen und grundsätzlichen Lebensschwierigkeiten setzt sich die Träumerin, der Träumer auseinander? Welche Haltung dazu zeigt der Traum? Wird versucht, das Beängstigende abzuwehren oder kann der Mut aufgebracht werden, die Angst auszuhalten? Zeigen sich Veränderungen, Entwicklungen, Blockierungen? Zentral ist die These, dass sich jeder Traum im Grund um eine persönliche Problematik dreht, die in einer existenzialen Problematik gründet.

In Teil III (Kap. 11–13) geht es um unterschiedliche Fragestellungen und Blickwinkel in Bezug auf den Traum. Erstens geht es um die Frage, inwiefern sich typische Persönlichkeitszüge im Traum erkennen lassen, das heißt typische Abwehrformen, die mit typischen Ängsten und Wünschen unterschiedlicher Persönlichkeitstypen zusammenhängen. Zweitens wird in einer Gegenüberstellung die Sicht des Daseinsanalytikers Medard Boss auf den Traum mit meiner Sicht verglichen. Drittens wird die Leitlinie für das Verständnis von Träumen anhand eines Beispiels aus dem Blickwinkel der Therapie beleuchtet – wie wir Träume verstehen, ist therapeutisch relevant. Grundlegend sowohl für das Verständnis wie für die Anwendung in der Praxis ist die These, dass der tiefste gemeinsame Grund allen traumhaften Erlebens – dazu gehört auch psychotisches Erleben – eine stimmungsmäßige Auseinandersetzung mit Bedingungen des eigenen Seins ist.

Literatur

Freud S (1907) Der Wahn und die Träume. Gesammelte Werke, Bd VII. Fischer, Frankfurt
Heidegger M (1927) Sein und Zeit. Niemeyer, Tübingen
von Matt P (2003) Die Beweise und die Erschütterungen. Über die eigentümliche Wahrheit in der Literatur, in: Öffentliche Verehrung der Luftgeister, Reden zur Literatur. Hanser, München

Daseinsanalyse: Psychoanalyse und Existenzphilosophie

2

▶ Dieses Kapitel führt in die Grundlagen eines neuen Traumverständnisses in der Daseinsanalyse ein, das psychoanalytische Erkenntnisse mit existenzphilosophischen Einsichten vereint. Sigmund Freuds bahnbrechende Entdeckung eines verborgenen Sinns von Symptomen und Träumen wird philosophisch vertieft aufgenommen. Träume werden auf eine konkrete Lebensproblematik hin ausgelegt, die in einer verborgenen Auseinandersetzung mit abgründigen Bedingungen der menschlichen Existenz gründet. Philosophisch maßgebend sind Einsichten zum Menschsein von Heidegger in seinem frühen Denken in „Sein und Zeit" sowie von Sartre und Kierkegaard. Theoretisch leitend ist der hermeneutisch-daseinsanalytische Zugang zu seelischem Leiden, den die Zürcher Daseinsanalytikerin und Philosophin Alice Holzhey entwickelt hat.

2.1 Die traditionelle Daseinsanalyse: Binswanger und Boss

Die Daseinsanalyse entstand in den 1930–1940er Jahren auf dem Boden der Psychoanalyse Sigmund Freuds, in ihrem anthropologischen Ansatz ist sie jedoch geleitet von der Existenzphilosophie. Begründet wurde sie in einer ersten Version von Ludwig Binswanger, der der Daseinsanalyse den auf Martin Heideggers „Daseinsanalytik" verweisenden Namen gab, in einer zweiten Version von Medard Boss, den eine persönliche Freundschaft mit Heidegger verband. Beide Psychiater waren Schüler von Freud und psychoanalytisch gebildet, wendeten jedoch, anders als Freud, die phänomenologische Methode an, die auf den Philosophen Edmund Husserl zurückgeht. Ihre Interessen waren verschieden: Binswanger verstand seine Daseinsanalyse als Forschungsrichtung in der Psychiatrie, für Boss stand die psychotherapeutische Praxis im Zentrum. Über Träume gibt es

© Springer-Verlag GmbH Deutschland, ein Teil von Springer Nature 2022
U. Jaenicke, *Traumdeutung*, Psychotherapie: Praxis,
https://doi.org/10.1007/978-3-662-64925-1_2

von Binswanger einen grundlegenden, philosophisch ausgerichteten Text, erstmals erschienen 1930, in dem er den Traum als besondere Existenzform sieht
(Binswanger 1992). Von Boss liegen zwei praxisnähere Traumbücher vor, die auf
Heideggers Spätphilosophie basieren (Boss 1953, 1975). In diesen Büchern veranschaulicht Boss anhand zahlreicher Beispiele grundlegende Einsichten zum
Verständnis und Umgang mit Träumen, die in vielem auch heute noch Gültigkeit
haben. Aus meiner Sicht reichen sie jedoch nicht weit und tief genug. In seiner
vorwiegend deskriptiv-phänomenologischen Vorgehensweise war Boss nicht in der
Lage und auch nicht daran interessiert, Träume auch auf Verborgenes hin auszulegen. Boss interessierte nur die existenzielle Verfassung der Träumenden, die aus
dem manifesten Traum ausgelegt werden konnte, er fragte nicht nach einer untergründigen persönlichen Problematik.

2.2   Die hermeneutische Daseinsanalyse: Alice Holzhey

Seit den 1980er Jahren gibt es eine dritte Version der Daseinsanalyse, nämlich die
von Alice Holzhey entwickelte hermeneutische Daseinsanalyse. Hermeneutisch
heißt „verstehend" und bezeichnet einen verstehend-auslegenden Zugang zur
Psychopathologie und zum Traum im Gegensatz zum deskriptiv-phänomenologischen Zugang von Medard Boss. Wie die Psychoanalyse macht es sich die
hermeneutische Daseinsanalyse zur Aufgabe, nach einem verborgenen Sinnzusammenhang zu suchen, aus dem das unsinnig erscheinende Erleben und Verhalten verstehbar wird, das seelisches Leiden und auch Träume charakterisiert.
Alice Holzheys Neufassung der Daseinsanalyse versteht sich also als eine psychoanalytische Richtung, die jedoch explizit philosophisch-anthropologisch fundiert
ist. Grundlegend ist Martin Heideggers Auffassung menschlichen Existierens in
„Sein und Zeit" (Heidegger 1927) sowie das existenzphilosophische Denken von
Sören Kierkegaard und Jean Paul Sartre. Auf dieser dritten, hermeneutischen
Version der Daseinsanalyse basiert die in diesem Buch vorgestellte Sicht auf das
Träumen.

2.3   Existenzphilosophische Einsichten

Alice   Holzheys   Erkenntnis   einer   philosophischen   Dimension   mensch-
licher Leidenssymptome verdankt sich Heideggers Bestimmung des Mensch-
seins in seinem frühen Hauptwerk „Sein und Zeit". Zentral ist hier, dass der
Mensch dadurch ausgezeichnet ist, dass er um sein Sein und dessen abgründige
Bedingungen weiß und ein Verhältnis dazu hat. In all unserem konkreten Tun und
Erleben geht es uns Menschen letztlich immer um unsere Existenz, als Aufgabe
und als Anliegen. Dem Menschen geht es „in seinem Sein um dieses Sein selbst"
(Heidegger 1927, S. 12).

2.3.1 Der vor-ontologische Einschluss

Allerdings gibt es große Unterschiede in der Art und Weise wie wir von unserem Sein wissen und darauf bezogen sind. Heidegger sagt: „Existenz ist, ob ausdrücklich oder nicht, ob angemessen oder nicht, irgendwie mitverstanden. Jedes ontische Verstehen hat seine [...] vor-ontologischen, das heißt nicht theoretisch-thematisch begriffenen Einschlüsse" (Heidegger 1927, S. 312). Mit anderen Worten: In jedem konkreten Verstehen und Erleben schwingt für uns Menschen ein philosophischer Bezug zur eigenen Existenz mit, auch wenn uns dies nicht bewusst wird. Den philosophischen Bezug zum eigenen Sein nennt Heidegger den vor-ontologischen Einschluss. Dieser wird nicht gedanklich, sondern gefühlsmäßig mitverstanden. Normalerweise bleibt er unbeachtet, implizit eingeschlossen im Konkreten, er kann jedoch auch aufbrechen und explizit wahrgenommen werden. In emotionalen Erschütterungen ist der philosophische Bezug zur eigenen Existenz am deutlichsten spürbar, oft streift er uns aber auch nur leicht als ein Moment von Betroffenheit und Verunsicherung im Zusammenhang mit irgendeiner konkreten Problematik. Der ontologische Einschluss ist der eigentliche Kern aller Probleme und Anliegen, die uns leidend und wünschend beschäftigen, sowohl im Wachen wie im Träumen. Er ist auch der verborgene Sinn des Traums.

2.3.2 Das eigene Sein wird stimmungsmäßig erfahren

Verstehen und Befindlichkeit – Befindlichkeit ist Heideggers Begriff für Gestimmtheit – sind gemäß „Sein und Zeit" die beiden gleichursprünglichen und gleichwertigen Erkenntnisformen, in denen sich uns das eigene Sein erschließt. Existenz ist gestimmtes Verstehen des eigenen Seins, sagt Alice Holzhey (Holzhey 2014, S. 54). Primär erschlossen ist uns Menschen unser Sein jedoch in der Stimmung.

Die in § 29 von „Sein und Zeit" entfaltete Einsicht Heideggers, dass das eigene Sein stimmungsmäßig erfahren wird, ist für die Daseinsanalyse von ausschlaggebender Bedeutung. In der Befindlichkeit – nämlich in Stimmungen und Gefühlen, in Affekten und Emotionen – ist uns die Welt und unser eigenes Sein erschlossen als etwas, das uns betrifft und angeht. Stimmungen reichen weiter als das Verstehen, sie erschließen unser Verhältnis zum eigenen Sein, sie bringen uns vor uns selbst. Diese Einsicht ist grundlegend für das Verständnis seelischen Leidens, aber auch für das Verständnis von Träumen, denn Träume sind ausgestaltete Stimmungen und Gefühle. In den Stimmungen erfahren wir, *dass* uns unser Sein angeht und – weil die verschiedenen Stimmungen „je ihr Verständnis" haben (Heidegger 1927, S. 142) – *wie* es uns angeht. Die Stimmung macht offenbar, wie uns zurzeit zumute ist in Bezug auf das eigene Sein, genauer, in Bezug auf die Last, die die Aufgabe unserer Existenz für uns bedeutet. Negativ konnotierte Stimmungen beziehen sich direkt auf Belastendes, in positiven Stimmungen sind wir indirekt darauf bezogen, wir fühlen uns der Last enthoben.

Unterschiedliche Stimmungen verweisen in ihren vielfältigen Differenzierungen auf unterschiedliche Weisen, das Verhältnis zu uns selbst und zum eigenen Sein zu erfahren; sie tauchen die Welt als Ganzes jeweils in ein bestimmtes Licht. Ein spezifischer Bezug zum eigenen Sein, belastend oder von der Last enthebend, kann folglich aus jeder Stimmung ausgelegt werden. Zur hermeneutischen Auslegung verschiedener Emotionen hat Alice Holzhey ein Buch vorgelegt mit dem Titel „Emotionale Wahrheit" (Holzhey 2020).

Aber: Stimmungen erschließen nach Heidegger das eigene Sein nicht nur ursprünglich, sondern verschließen es auch hartnäckig, denn sie erschließen das Sein „in der Weise der ausweichenden Abkehr" (Heidegger 1927, S. 136). Wir halten die pure unverdeckte Erfahrung des eigenen Seins nicht aus. Unverdeckt konfrontiert uns existenzphilosophisch nur eine ganz besondere Stimmung mit unserem Sein, eine eigentlich namenlose philosophische Stimmung, die seit Kierkegaard Angst genannt wird.

2.3.3   Die philosophische Stimmung Angst

In der Nachfolge Kierkegaards (Kierkegaard 1844) hebt Heidegger unter allen Stimmungen diese Stimmung ganz besonders hervor. Es ist die einzige Stimmung, die nicht auf Konkretes verweist, sondern unverstellt mit der conditio humana konfrontiert, mit den abgründigen Grundbedingungen des Menschseins. Existenziale Angst ist eine philosophische Grunderfahrung, in der sich dem Menschen die unfassbare Wahrheit über die eigene Seinsverfassung kundtut. Wichtig zu wissen und stets im Auge zu behalten ist, dass existenziale Angst nicht gleichzusetzen ist mit unserer umgangssprachlichen Angst. Im allgemeinen Sprachgebrauch verweist Angst so wie Furcht auf Bedrohliches, ist also zu einem gewissen Grad verständlich. Existenziale Angst ist dagegen eine Stimmung, die dem Verstehen nicht zugänglich ist. Heidegger beschreibt sie einmal als eine Stimmung, in der das eigene Sein [einem] „in unerbittlicher Rätselhaftigkeit entgegenstarrt" (Heidegger 1927, S. 136), an anderer Stelle (Heidegger 1927, S. 186 ff.) als aufrüttelnden emotionalen Zustand, in dem alles seine bisher vertraute Bedeutung verliert und nichts mehr relevant ist, nichts mehr da ist, an dem man sich orientieren oder halten könnte: In der Stimmung existenzialer Angst ist einem „unheimlich". Heidegger fasst dieses unheimliche Gefühl, das eigentlich gar nicht beschreibbar ist, auch im Ausdruck „Un-zuhause". Die Stimmung extremer Unvertrautheit, Ratlosigkeit, Fassungslosigkeit, Halt- und Orientierungslosigkeit, die uns mit der Unfassbarkeit und Abgründigkeit der eigenen Existenz konfrontiert, ist ein Zustand, der mit dem praktischen Lebensvollzug unvereinbar ist. Existenziale Angst kommt praktisch nie rein vor, sondern wird verhüllt erfahren, verborgen in einer anderen Stimmung, die bis zu einem gewissen Grad verständlich ist; Heidegger führt dies für die Furcht aus. Die emotionale Bandbreite, in der sich verhüllte Angst ausdrückt, reicht vom harmlosen Erstaunen

bis zum namenlosen Entsetzen, von leichter Beunruhigung bis zu extremer Ver-
störung. In Gefühlsregungen, in denen Fassungslosigkeit anklingt – besonders
deutlich in den Symptomen seelisch Leidender und in Albträumen –, meldet
sich existenziale Angst, die uns, verborgen im Grund unseres Seins, bestimmt. In
solchen Erschütterungen reichen die gewohnten Sinngebungen nicht mehr aus, vor
der Angst zu schützen, die mit der Abgründigkeit des eigenen Seins konfrontiert.
In seinen Erläuterungen zum Existentialismus in der Literatur beschreibt Peter von
Matt erschütternde Erfahrungen, in denen eine unheimliche Wahrheit der eigenen
Existenz nicht mehr verdeckt bleiben kann, als „Risse" in der „Kulissenwand"
(von Matt 1989, S. 262 ff.).

2.4 Hellhörigkeit

Mit dem Begriff „Hellhörigkeit" charakterisiert Alice Holzhey die besondere
Offenheit seelisch leidender Menschen für die abgründigen Bedingungen menschlicher Existenz und also für existenziale Angst. Damit nimmt sie einen Ausdruck
von Medard Boss auf, den dieser im Zusammenhang mit der schizophrenen
Wahnerfahrung eines Patienten verwendet: Hellhörig für sonst Verborgenes, ver-
nehme der Patient in seinem Wahn etwas nicht alltäglich Wahrnehmbares, das
doch allem Alltäglichen zugrunde liege (Boss 1971, S. 503). Hellhörigen drängt
sich gemäß Alice Holzhey die normalerweise verdeckte philosophische Dimension
eines konkreten Sachverhalts – Heidegger nennt diese den ontologischen Einschluss – wider Willen beängstigend auf. Das ist beispielsweise der Fall, wenn
ein harmloses Geschehen wie das Ticken einer Uhr jemanden beängstigend auf
die unwiderlegbare Wahrheit menschlichen Vergänglichseins hinweist, oder
eine kleine Unfreundlichkeit übermäßig stark empfunden wird, weil darin die
traurige Tatsache anklingt, dass menschliche Beziehungen grundsätzlich konflikthaft, störanfällig und unbeständig sind. Die durch das konkrete Geschehen aus-
gelöste angstvolle Verstimmung bezieht sich auf einen tieferen Zusammenhang,
auf eine schwer erträgliche Seinswahrheit, die für den hellhörigen Menschen
im Konkreten anklingt. Wenn ein Erleben oder Verhalten auffällig und unverständlich aus dem selbstverständlichen, gewohnten Alltagszusammenhang der
gemeinsamen Welt herausfällt, verweist dies in der hermeneutischen Daseinsanalyse auf eine besondere Betroffenheit von existenzialer Angst, auf eine Hellhörigkeit, Sensibilität oder Vulnerabilität für Grundbedingungen des Menschseins, von
denen dieser Mensch sich überfordert fühlt und die er abzuwehren sucht (Holzhey
2014, S. 140 ff.). Psychopathologische Symptome versteht Alice Holzhey als
abwehrende Auseinandersetzung mit einer hellhörig wahrgenommenen Seinswahrheit.

2.5   Abkehr und Ankehr, Abwehr

In „Sein und Zeit" unterscheidet Heidegger zwei Grundformen des Umgangs mit existenzialer Angst: Abkehr und Ankehr (Heidegger 1927, S. 135). Daneben gibt es noch eine dritte Form, die Abwehr, ein Begriff aus dem Bereich der Psychologie.

Abkehr ist die normale Haltung unseres vernünftigen Alltagsbewusstseins im Wachzustand: Wir wenden uns wie selbstverständlich von unerträglich erscheinenden Grundfragen der eigenen Existenz ab und blenden sie aus, ohne uns gefühlsmäßig betreffen zu lassen. Aufgehoben im allgemeingültigen Verständnis des gesunden Menschenverstandes gelingt es uns, unseren konkreten Aufgaben und Anliegen ungestört von existenzialer Angst nachzugehen. Kollektive Sinndeutungen, tradierte Anschauungen, Konventionen und Verhaltensregeln geben uns Halt und Orientierung, sodass wir Beängstigendes, das zum menschlichen Leben gehört, wie unser Sterblichsein, einordnen und auf Abstand halten können. Unsere Teilnahme an einem allgemeingültigen Verständnis ermöglicht uns also „die beruhigte Selbstsicherheit, das selbstverständliche Zuhause-sein" im Alltag (Heidegger 1927, S. 188). „Die alltägliche Art, in der das Dasein die Unheimlichkeit versteht, ist die verfallende, das Un-zuhause 'abblendende' Abkehr" (Heidegger 1927, S. 189).

Eine solche „normale" Flucht vor der Angst gelingt jedoch nicht immer und nie ganz, vor allem nicht im seelischen Leiden und im Traum. Die Rätselhaftigkeit von psychopathologischen Symptomen ist ein Zeichen für eine Auseinandersetzung mit existenzialer Angst, für die seelisch Leidende besonders hellhörig sind. Aber auch im traumhaftem Erleben während des Schlafs, wenn die gemeinsame Welt aus physischen Gründen nicht mehr wahrgenommen werden kann, drängen sich uns emotional bewegende, grundsätzliche Fragen stärker auf.

Ankehr ist Heideggers Gegenbegriff zu Abkehr. Heidegger erläutert den Begriff nicht, aber er spricht von der „sich Angst zumutenden Entschlossenheit" (Heidegger 1927, S. 322). Als Gegenbegriff zu Abkehr verstehe ich unter Ankehr die mutige Haltung, aufkommende Angst entschlossen auszuhalten und sich die Auseinandersetzung mit einer unzumutbar erscheinenden Wahrheit des eigenen Seins freiwillig zuzumuten. Das ist immer nur zeitweilig und teilweise möglich und meistens erst, wenn die Not dazu zwingt. Eine gelingende Ankehr kann zum beglückenden Thema eines Traums werden – ausgehaltene Angst verwandelt sich zu einer freudigen Stimmung. Das meint Heidegger wohl, wenn er sagt: „Mit der nüchternen Angst, die vor das vereinzelte Seinkönnen bringt, geht die gerüstete Freude an dieser Möglichkeit zusammen" (Heidegger 1927, S. 310).

Abwehr, der dritte Begriff im Umgang mit Angst, ist ein psychologischer Begriff, er kommt bei Heidegger nicht vor. Wenn wir uns von der Angst nicht abkehren können, das Beunruhigende jedoch auch nicht als unvermeidlich erkennen und auf uns nehmen können, wehren wir es ab. Psychopathologische Symptome sind Zeichen individueller Abwehrversuche und auch Träume haben stets mit Erfahrungen zu tun, die uns so stark beschäftigen, dass wir uns nicht davon abkehren können.

In der Psychotherapie geht es darum, sich mit der eigenen Abwehr auseinanderzusetzen und zunehmend Mut zu gewinnen, sich dem Schwierigen zuzuwenden, also Schritte in Richtung Ankehr zu machen. Mit der Erkenntnis, dass Beängstigendes unabdingbar zur menschlichen Existenz gehört und also notwendig hingenommen werden muss, wird es annehmbar und verliert seine Bannkraft.

2.6 Leidenssymptome

In der hermeneutischen Daseinsanalyse werden psychopathologische Symptome als Manifestationen einer abwehrenden Auseinandersetzung mit hellhörig vernommenen Grundbedingungen der conditio humana gesehen. Seelisches Leiden ist also nicht nur, wie in der Psychoanalyse, ein Leiden an verdrängten Erinnerungen aus der Kindheit, sondern auch, und zwar in erster Linie, ein Leiden am eigenen Sein und dessen abgründigen Bedingungen. Es ist ein Leiden daran, dass wir als Menschen grundsätzlich und unentrinnbar endlich, vergänglich, gefährdet, fehlbar, konflikthaft usw. sind. Es ist Alice Holzheys Verdienst, in der Unsinnigkeit psychopathologischen Verhaltens diesen Sinn entdeckt zu haben. Entsprechend heißt ihr erstes Buch „Leiden am Dasein" (Holzhey 1994). Es folgten drei weitere Bücher, „Das Subjekt in der Kur" (Holzhey 2002), „Daseinsanalyse" (Holzhey 2014) und „Emotionale Wahrheit" (Holzhey 2020) sowie zahlreiche weitere Publikationen, in denen sie diese neue philosophische Sicht zum Verständnis psychopathologischer Symptome darstellt und reflektiert. Dieser Zugang zum Verständnis unsinnig erscheinender Leidenssymptome hat sich für mich auch als Zugang zum Verständnis von Träumen erwiesen, denn wie Symptome fallen auch Träume auffallend aus dem vernünftigen, mit der Umwelt geteilten Alltagszusammenhang, dem Common Sense, heraus.

2.7 Einsichten Freuds zum Traum

Obwohl sich die hier vorgestellte daseinsanalytische Traumdeutung durch ihren phänomenologischen Zugang von der psychoanalytischen Traumdeutung abhebt, haben die grundlegendsten Einsichten Freuds weiterhin Gültigkeit. Ich gehe hier nur auf zwei wesentliche Punkte ein.

2.7.1 Träume haben einen verborgenen Sinn

Die hermeneutische Daseinsanalyse teilt Freuds Erkenntnis, dass Träume wie Leidenssymptome einen verborgenen Sinn haben. Freud bezeichnet bekanntlich den Traum als neurotisches Symptom, das auch bei allen Gesunden vorkomme

(Freud 1917, S. 79). In Freuds Sicht sind Träume bedeutsam, weil sie Themen auf-greifen, die in verdrängten frühen Erinnerungen gründen, das heißt in prägenden leidvollen Erfahrungen der Kindheit. Sie sind bestimmt von lebensgeschichtlich bedingten Konflikten, unverarbeiteten Ängsten und unerfüllbaren Wünschen, die das ganze Leben hindurch relevant bleiben und beim Bedenken der Träume ent-deckt werden können. Diese Einsicht Freuds behält auch daseinsanalytisch ihre Gültigkeit. Während Freud den Sinn der Träume jedoch nur auf konkrete lebens-geschichtliche Erfahrungen des Träumers bezieht, sieht die Daseinsanalyse die philosophische Dimension dieser Erfahrungen als letzten verborgenen Grund der Träume.

2.7.2   Träume stehen im Kontext des Wachlebens

Freud beginnt sein Traumbuch mit der Erklärung, dass sich mit seiner Methode der Traumdeutung nachweisen lasse, dass „…jeder Traum sich als ein sinnvolles psychisches Gebilde herausstellt, welches an angebbarer Stelle in das seelische Treiben des Wachens einzureihen ist" (Freud 1900, S. 1). Und er weist darauf-hin, „dass die Anregung zu einem Traum jedes Mal in den Erlebnissen des letzten Tages liegt" (Freud 1900, S. 152). Aber Träume spiegeln Wachgeschehnisse nicht einfach in ihrem sachlichen Ablauf, sondern thematisieren sie verändert, verzerrt oder sogar ins Gegenteil verkehrt. Manche Träume scheinen auch gar nichts mit dem realen wachen Leben zu tun zu haben. Wie ist das zu verstehen?

Der Grund für den Unterschied zwischen Wachleben und Traumleben liegt darin, dass Träume in das *seelische* Treiben des Wachens einzureihen sind, wie Freud sagt, also von Seelischem handeln, nicht von sachlich Konkretem. Gemeinsamkeiten und Unterschiede zwischen Wachleben und Traumleben beziehen sich demnach auf Seelisches, auf Emotionales. Freud stellt fest: „Was uns bei Tage in Anspruch genommen hat, beherrscht auch die Traumgedanken und wir geben uns die Mühe zu träumen nur bei solchen Materialien, welche uns bei Tage Anlass zum Denken geboten hätten" (Freud 1900, S. 180). Das heißt, wir träumen nur von solchen Wacherlebnissen, die uns auch im Wachen schon in Anspruch genommen und beschäftigt haben und – weil sie uns beschäftigen – bedacht werden sollten. Wie sie uns beschäftigen, zeigt sich im Traum.

2.8   Einsichten von Binswanger und Boss zum Traum

Im Unterschied zur Psychoanalyse ist die Daseinsanalyse immer auch der phänomenologischen Methode verpflichtet. Was diese bei Boss bedeutet, fasst er so zusammen: „Der phänomenologische Zugang […] bemüht sich […], ganz bei dem faktisch Vorliegenden zu verweilen, um in immer differenzierterer und präziserer Weise der von diesem selbst her sich kundgebenden […] Bedeutsam-keiten und Verweisungszusammenhänge inne zu werden" (Boss 1975, S. 15). Diese Anweisung in die Praxis umzusetzen birgt jedoch mehr Schwierigkeiten,

als es zunächst den Anschein macht. Fragt man nach den Verweisungs- und
Bedeutungszusammenhängen des Geträumten, so zeigt sich eine Vielfalt von
zum Teil sogar widersprüchlich erscheinenden Bedeutungen. Der Begriff „Auf-
gabe" beispielsweise, der oft Thema eines Traums ist, umfasst emotional ganz
Widersprüchliches: Auf der einen Seite Gefürchtetes, wie Pflicht, Last, Mühsal,
Prüfung, auf der anderen Seite Erwünschtes, wie Bereicherung und Sinn. Um den
Sinn eines Traums zu verstehen, muss also die Vielfalt möglicher Bedeutungen
eines Phänomens auf eine bestimmte Bedeutung eingegrenzt werden, die den
Träumer in dieser bestimmten Traumerfahrung im Besonderen angeht. Diese Eingrenzung geschieht sowohl für Binswanger wie für Boss, und genauso für die
hermeneutische Daseinsanalyse, durch die Stimmung, die das Phänomen spezifisch beleuchtet.

Binswanger beschreibt Träume als in Gleichnisse gefasste Stimmungen. Als
„glücklichseiend" träumen wir von Steigendem, als „unglücklichseiend" von
Fallendem (Binswanger 1992, S. 100); seine Traumbeispiele betreffen oft Vögel,
die als Personifizierungen des Daseins steigen oder fallen. Das Thema des Traums
zeigt sich im Stimmungsgehalt der Bilder und in der Stimmung des Träumers.
Dabei geht es Binswanger nicht nur um ein psychologisches Verständnis, sondern
auch um eine „apriorische", das heißt grundsätzliche Struktur menschlichen Seins,
um den „Puls des Daseins", der in Wellenbewegungen verläuft (Binswanger 1992,
S. 104 ff.).

Auch Boss interessieren Träume vor allem in Bezug auf die Stimmung (Boss
1975, S. 61 ff.). Er betont, bei der phänomenologischen Traumauslegung müsse
man sich zuerst Klarheit über die Stimmung verschaffen, die im Traum vor-
herrsche. Die Traumstimmung sei eine besonders bedeutsame Stimmung, die im
vorausgehenden Wachzustand auch schon bestimmend war, aber nicht hinreichend
zugelassen wurde und oft verdeckt blieb durch vielfältige Bezüge des Alltagslebens. Diese Stimmung rufe dann im Schlaf als Traum „die ihr entsprechenden
Gegebenheiten [...] in eine umso aufdringlichere sinnenhaft wahrnehmbare Nähe
hervor" (Boss 1975, S. 66).

Sowohl Binswanger wie Boss sehen also den Traum als Manifestation einer
zum Zeitpunkt des Traums vorherrschenden Gestimmtheit. Beide gehen davon
aus, dass Stimmungsmäßiges sich im Traum bildhaft-körperlich ausgestaltet zeigt:
Ein stimmungsmäßiger Absturz zeigt sich im Traum konkret körperlich in einer
absturzartigen Abwärtsbewegung.

Was macht Stimmungen und Gefühle so bedeutungsvoll, dass sie einen Traum
hervorrufen können?

Für Binswanger gründen Träume in dem erschütternden Gefühl, in dem „das
Dasein vor sein Sein gebracht" ist (Binswanger 1992, S. 134, s. Abschn. 5.1), das
heißt in existenzialer Angst.

Für Boss hat die Stimmung dagegen nur die Bedeutung einer Eingrenzung von
existenzialer Offenheit und Weite. In Kap. 12 gehe ich näher auf den Unterschied
ein zwischen der phänomenologischen Sicht von Boss, die Heideggers Spätphilosophie folgt, und der hier vertretenen hermeneutisch-phänomenologischen Sicht,

die auf Heideggers früher Sicht von „Sein und Zeit" basiert, der auch Binswanger folgt.

2.9 Der Traum in hermeneutisch-phänomenologische Sicht

Im hermeneutisch-phänomenologischen Traumverständnis haben Träume den gleichen Grund wie Symptome. Alice Holzhey sagt, sowohl Träume wie neurotische Symptome „pflastern den Königsweg zu dem, was Menschen im Grunde bewegt" (Holzhey 2002, S. 68). Dass wir alle träumen, ist ein Zeichen dafür, dass wir auch als Gesunde bis zu einem gewissen Grad offen für Existenziales sind – eine gewisse Hellhörigkeit gehört zum Menschsein. Dazu passt Freuds Aussage, auch der Gesunde sei „virtuell ein Neurotiker", dessen Seelenleben „von einer Unzahl geringfügiger, praktisch nicht bedeutsamer Symptombildungen durchsetzt" sei (Freud 1917, S. 475).

Es mag zunächst befremdlich klingen, dass sich auch Träume wie psychopathologische Symptome auf ein Leiden am Dasein beziehen sollen, denn im Traum sind wir ja nicht nur mit Schwierigem und Leidvollem befasst, sondern mit dem ganzen Spektrum möglicher emotionaler Erfahrungen, vom Albtraum bis zum Glückstraum. Trotzdem – Träume sind nur deshalb bedeutungsvoll, weil auch sie sich, wie Leidenssymptome, im Grund mit abgründig Beängstigendem im eigenen Sein befassen. Der Unterschied zu den Leidenssymptomen liegt darin, dass im Traum auch beglücktes Staunen über einen gelingenden Umgang mit existenzialer Angst thematisiert werden kann. Ausführlicheres dazu in Kap. 5. Auf die Grundthese, dass Träume einen Sinn bekommen, wenn sie als Stimmungserfahrungen gesehen werden, wird im ganzen Buch immer wieder Bezug genommen.

2.9.1 Im Manifesten ist Verborgenes eingeschlossen

In „Sein und Zeit" § 7 beschreibt Heidegger den hermeneutischen Phänomenologiebegriff und wie dieser sich vom „vulgären" Phänomenologiebegriff – damit meint Heidegger den deskriptiven Phänomenologiebegriff – unterscheidet: Ein Phänomen beschreibt Heidegger als etwas, das „am Tage liegt oder ans Licht gebracht werden kann." Entscheidend ist der zweite Teil: oder ans Licht gebracht werden kann. Ein Phänomen ist eine Erscheinung, die etwas meldet. Das, was sich in der Erscheinung anzeigt, kann selbst verborgen sein bzw. es kann sich zeigen als etwas, was es nicht ist, kann „nur so aussehen wie". Mit diesem hermeneutischen Phänomenologiebegriff hat die Daseinsanalyse die Möglichkeit, wie Freud von einem verborgenen Sinn der Traumphänomene auszugehen, obwohl sie phänomenologisch bei den Sachen selbst bleibt – „entgegen allen freischwebenden Konstruktionen" (Heidegger 1927, S. 28).

Für die Praxis heißt das: Obwohl die manifesten Traumdinge nicht das sind, worum es im Traum geht, sondern Erscheinungen, die dieses melden, müssen sie sehr ernst genommen und genau in jedem Detail beachtet werden, denn sie verkörpern in präziser Anschaulichkeit das, was sie verbergen, das, worum es gefühlsmäßig im Traum geht. Die anschauliche Hülle lässt auf den verborgenen Kern schließen. In der Auslegung werden die konkreten Dinge durchsichtig auf Grundsätzliches.

2.9.2 Auslegung im hermeneutischen Zirkel

Eine grundlegende Maxime der Hermeneutik ist die Auslegung im hermeneutischen Zirkel. Dies bedeutet, dass die Einzelheiten eines größeren Ganzen vom Ganzen her verstanden werden müssen, und umgekehrt, dass die Einzelheiten ihrerseits wiederum ein präzisierendes Licht auf das Ganze werfen. Das Verstehen geschieht im Kreisgang, in einem hermeneutischen Zirkel (Heidegger 1927, S. 152 f.; von Siebenthal 1953, S. 13 ff.).

Für den Traum bedeutet dies einerseits, dass der Traum als Ganzes den Sinn seiner Einzelteile bestimmt und die Einzelteile ihrerseits den Sinn des ganzen Traums bestimmen. Aber der Traum muss selbst auch als Teil eines größeren Ganzen verstanden werden, nämlich als Teil der Auseinandersetzung des Träumers mit sich selbst und seinem Leben. Diese Auseinandersetzung findet auf verschiedenen Ebenen und in verschiedenen Dimensionen statt, beispielsweise in Bezug auf prägende frühe Erfahrungen in der Lebensgeschichte, auf eine bewegende Erfahrung am Vortag des Traums oder auf eine derzeit wichtige Erfahrung in der Therapie. Letztlich steckt in all diesen Erfahrungen derselbe Kern, nämlich eine persönliche Auseinandersetzung mit der conditio humana. Ausführlich wird dies in Kap. 3 gezeigt, im Zusammenhang mit der Beschreibung der Methode.

2.10 Zusammenfassung

Das Besondere dieses neuen Traumverständnisses ist das hermeneutisch-phänomenologische Vorgehen. Zwar wird streng vom manifesten Traum ausgegangen, dieser wird jedoch auf einen verborgenen Sinn hin ausgelegt. Wie in der Psychoanalyse steht dieser Sinn im Kontext vielfältiger konkreter lebensgeschichtlicher und aktueller Schwierigkeiten des Wachlebens, im Grund bezieht er sich aber auf deren philosophische Dimension: Verborgen im Konkreten geht es um bestimmte, für die Träumenden schwer erträgliche Aspekte des eigenen Seins, die in der conditio humana gründen. Diese philosophische Dimension, die eingeschlossen in den konkreten Erfahrungen mitschwingt, ist der Grund für den Traum, das eigentliche Thema des Traums. Träume schildern unsere Auseinandersetzung mit der Erfahrung des eigenen Seins in konkreter Ausgestaltung.

Literatur

Binswanger L (1992) Traum und Existenz. Gachnang und Springer, Bern (Erstveröffentlichung 1930, Neue Schweizer Rundschau 23, S 673–685)

Boss M (1953) Der Traum und seine Auslegung. Huber, Bern

Boss M (1971) Grundriss der Medizin. Ansätze zu einer phänomenologischen Physiologie, Psychologie, Pathologie, Therapie und zu einer daseinsgemässen Präventiv-Medizin in der modernen Industriegesellschaft. Huber, Bern

Boss M (1991) „Es träumte mir vergangene Nacht, …“. Sehübungen im Bereiche des Träumens und Beispiele für die praktische Anwendung eines neuen Traumverständnisses. Huber, Bern (Erstveröffentlichung 1975)

Freud S (1900) Die Traumdeutung. Gesammelte Werke, Bd II/III. Fischer, Frankfurt

Freud S (1917) Vorlesungen zur Einführung in die Psychoanalyse. GW Bd XI. Fischer, Frankfurt

Heidegger M (1927) Sein und Zeit. Niemeyer, Tübingen

Holzhey-Kunz A (1994, 2. Aufl. 2001) Leiden am Dasein. Die Daseinsanalyse und die Aufgabe einer Hermeneutik psychopathologischer Phänomene. Passagen, Wien

Holzhey-Kunz A (2002) Das Subjekt in der Kur. Über die Bedingungen psychoanalytischer Psychotherapie. Passagen, Wien

Holzhey-Kunz A (2014) Daseinsanalyse. Der existenzphilosophische Blick auf seelisches Leiden und seine Therapie. facultas.wuv, Wien

Holzhey-Kunz A (2020) Emotionale Wahrheit. Der philosophische Gehalt emotionaler Erfahrungen. Schwabe, Basel

Kierkegaard S (1844) Der Begriff Angst. Reclam, Stuttgart

von Matt P (1989) Liebesverrat. Die Treulosen in der Literatur. Hanser, München

von Siebenthal W (1984) Die Wissenschaft vom Traum. Ergebnisse und Probleme. Eine Einführung in die Allgemeinen Grundlagen. Springer, Berlin (Erstveröffentlichung 1953)

Die Methode

3

▶ Anhand von vier Beispielträumen möchte ich in diesem Kapitel die hermeneutisch-phänomenologische Leitlinie veranschaulichen, mit der Träume nachvollziehbar auf einen verborgenen Sinn hin ausgelegt werden können. Dieser Sinn bezieht sich in daseinsanalytischer Sicht nicht nur auf konkrete Erfahrungen und Fragen des wachen Lebens, die uns bis in den Traum hinein beschäftigen, sondern auch auf unsere Auseinandersetzung mit dem eigenen Sein als Aufgabe und Anliegen. Träume geben Einblicke in grundsätzliche Ängste und Wünsche, die verborgen auch unser Erleben und Verhalten im Wachen bestimmen.

3.1 Der Traum vom Pelikan (Lea)

Um mein Vorgehen zu veranschaulichen, beginne ich mit dem kurzen Traum einer Träumerin, Lea, die zurzeit nicht mit schweren Problemen zu kämpfen hat, sondern – nach einer langjährigen Psychoanalyse – mit sich und ihrem Leben ziemlich zufrieden ist. Als erstes Beispiel habe ich absichtlich einen Traum gewählt, der kein Leiden zu fokussieren scheint. So möchte ich zeigen, dass Träume immer, auch wenn dies manifest nicht so aussieht, in einer verborgenen existenzialen Problematik gründen.

> **Beispiel**
>
> „Ich träumte, dass ein Pelikan durch die offene Türe zu mir ins Zimmer kam und mich freundlich anschaute. Da ich etwas zu erledigen hatte, ging ich aus dem Zimmer, machte aber die Türe hinter mir zu, um ihn bei mir zu behalten. Ich hatte das Gefühl, dass er mir eine Botschaft bringen wollte, danach wollte ich ihn nachher fragen. So erwachte ich." ◀

© Springer-Verlag GmbH Deutschland, ein Teil von Springer Nature 2022
U. Jaenicke, *Traumdeutung*, Psychotherapie: Praxis,
https://doi.org/10.1007/978-3-662-64925-1_3

Erstaunt und belustigt fragte sich Lea, was dieser Traum für einen Sinn haben konnte. Der in märchenhafter Weise rätselhafte Traum fällt zunächst vor allem durch seine Unverständlichkeit im Alltagszusammenhang auf – ein Pelikan bringt eine Botschaft? Können wir mit diesem Traum überhaupt etwas anfangen, ohne die Einfälle der Träumerin dazu zu haben?

Sehen wir, wie weit wir kommen, wenn wir uns zunächst nur streng an den phänomenologischen Grundsatz halten, die manifesten Traumphänomene nicht umzudeuten, sondern sie in jedem Detail ernst zu nehmen. Dazu gehört in erster Linie das Beachten der Stimmung.

3.1.1   Der Traum als Stimmungserfahrung

Alle Träume sind Stimmungserfahrungen. Träume beschreiben die *gefühlsmäßige* Auseinandersetzung mit einer Thematik in einem anschaulichen Bild. Als Bild gefasst, lässt sich ein Gefühl besser in Worte fassen.

Der Pelikantraum beschreibt offensichtlich eine freundliche emotionale Erfahrung, die sich durch die freundliche Stimmung seiner Einzelteile bestimmt – die einladend offene Türe, der einladend freundliche Vogel; umgekehrt werden die Einzelteile ihrerseits durch die Traumstimmung im Ganzen bestimmt. Auch sich selbst erfährt die Träumerin positiv, sie fühlt sich offen für das Begegnende und frei in ihrer Entscheidung, zunächst ihren Pflichten nachzugehen, aber auch dafür zu sorgen, sich später ihrem Interesse zuwenden zu können.

Die Traumerfahrung vom Pelikan verstehen wir als Konkretisierung einer Stimmungserfahrung in Bezug auf eine wichtige Thematik, die Lea zurzeit in ihrem Leben und in Bezug auf ihr Leben besonders betrifft und beschäftigt. Wachend ist ihr zunächst nichts bewusst, womit dieser Traum zusammenhängen könnte. Untergründig muss sie jedoch etwas beschäftigen, was diesen Traum hervorgerufen hat. Weil Träume Stimmungserfahrungen sind, empfiehlt sich als erster Schritt für die Auslegung folgende Paraphrasierung: Lea „fühlt sich so, wie wenn" ihr unerwartet auf geheimnisvolle Weise eine Botschaft angekündigt würde. Ein exotischer Bote, ein Bote aus einer anderen als ihrer Alltagswelt kommt, um ihr etwas zu sagen. Mit anderen Worten: Sie hat das Gefühl, etwas sie Betreffendes stehe an, brauche Beachtung. Sie ist interessiert, meint aber dafür noch keine Zeit zu haben, es scheint ihr auch nicht dringlich zu sein. Weil sie meint, zuerst noch eine Pflicht erfüllen zu müssen, wendet sie sich zunächst von dem Faszinierenden ab, das ihr in so märchenhafter Weise erscheint. Anders ausgedrückt: Sie schiebt den faszinierenden „Einfall", den sie hat, vorläufig noch auf die Seite. Sie verzichtet zunächst darauf, sich näher und detaillierter damit zu befassen, bewahrt sich diese Möglichkeit aber sorgfältig auf. Sobald sie Zeit hat, will sie sich zuwenden. So paraphrasiert ist der Traum schon in einen sinnvollen Zusammenhang gebracht. Er verweist Lea auf eine positiv konnotierte gefühlsmäßige Erfahrung in Bezug auf Neues in ihrem Leben.

Träume haben immer mit Wünschen und Ängsten, mit Erwünschtem oder Unerwünschtem zu tun: sie befassen sich mit emotional Bewegendem. Im

Pelikantraum sind gegensätzliche Strebungen der Träumerin erkennbar; es lockt sie zwar, sich Neuem zu öffnen, aber sie will auch ihren vertrauten Pflichten nachkommen. Im Konflikt priorisiert sie die Pflicht, aber ohne ihr Interesse am Neuen aufzugeben, sie schiebt dieses nur auf. Ängste sind in diesem Traum nicht manifest, sie sind aber aus den Wünschen abzuleiten: Etwa die Angst, etwas Wichtiges zu versäumen – entweder eine Pflicht oder eine neue Möglichkeit.

Der Pelikantraum thematisiert einen Konflikt zwischen gegensätzlichen Wünschen, die selbst auch schon konflikthaft sind, sie haben je eine Kehrseite: Der Wunsch nach Neuem birgt in sich die Befürchtung, dem Neuen nicht gewachsen zu sein und zu versagen, der Wunsch, zunächst in vertrauten Pflichten zu verharren, birgt die Furcht in sich, bereichernde Möglichkeiten zu verpassen. Lea empfindet dieses Dilemma im Traum jedoch nicht als konflikthaft; für sie sind die Prioritäten derzeit klar: Die Pflicht geht vor.

Therapeutisch relevant ist natürlich die Frage, was das Neue im wachen Leben konkret bedeuten könnte. Dazu fällt Lea zunächst nichts ein. Um dies herauszufinden, wenden wir uns der Gestalt, in der sich das Neue zeigt zu, dem Pelikan. Für was steht er hier?

3.1.2 Das Auffällige ist wegweisend

Der Pelikan ist die auffälligste und fremdartigste Gegebenheit im Traum, weil er verblüffend aus der normalen Alltagsrealität herausfällt. Damit ist er für die Auslegung von Leas subjektiv-privater Erfahrung, um die es ja im Traum geht, wegweisend. Alles, was einen Traum oder ein einzelnes Traumphänomen aus der Sicht des gesunden Menschenverstandes abwegig, verzerrt, übertrieben, befremdlich, das heißt irgendwie unstimmig erscheinen lässt – wie ein Pelikan im eigenen Zimmer – ist für die Auslegung wegweisend, denn es verweist auf ein besonderes Betroffensein von etwas subjektiv Bedeutungsvollem. Was könnte der Pelikan hier bedeuten? Phänomenologisch gesehen, darf er nicht beliebig umgedeutet werden, denn genau in dieser Gestalt verkörpert er für Lea das, wofür er steht. Die hermeneutische Daseinsanalyse orientiert sich am Phänomenologiebegriff in § 7 von „Sein und Zeit" (Heidegger 1927, S. 27 ff., s. Abschn. 2.9.1), der beansprucht, bei den Sachen selbst zu verweilen, auch und gerade dann, wenn es um die Entbergung eines verborgenen Sinns geht: Aus dem offen zutage Liegenden wird eine verborgene Bedeutung erschlossen. Die Traumgegebenheit „Pelikan" ist also nicht als das zu nehmen, als was sie sich zeigt, das heißt nicht als konkreter Vogel, sondern als Verweis auf einen verborgenen Bedeutungsgehalt, den er für die Träumerin verkörpert. Der Bedeutungsgehalt des Vogels bezieht sich daseinsanalytisch einerseits – wie bei Freud – auf etwas lebensgeschichtlich Wichtiges, andererseits darüber hinaus aber auch auf einen fundamentalen Aspekt des menschlichen Seins, der die Träumerin zurzeit wesentlich angeht.

In der Therapie besprachen wir, was das existenziell Wichtige sein könnte, das im Pelikan für Lea mitschwingt. Mit Pelikanen habe sie nichts zu tun, meinte sie, über Pelikane wisse sie nichts. Sie habe sich nach dem Erwachen aus dem

Traum über Pelikane informiert, das habe jedoch nichts gebracht. Außerdem sah
der Pelikan im Traum anders aus als in den Büchern, ausgesprochen schön und vor
allem, anders als in Realität, bunt und farbenfreudig. Warum hieß ihr Traumvogel
dann überhaupt Pelikan? Oft tut sich allein schon dadurch, dass wir die Dinge
benennen, die im Traum vorkommen, ein Bedeutungshof auf, den sie im Wachen
haben, der aber im Traum abgeblendet ist. Lea fiel zunächst aber überhaupt nichts
ein. Sie sah keinen Zusammenhang mit ihrem wachen Leben.

3.1.3   Der Traum in verschiedenen Zusammenhänge

Zur hermeneutisch-phänomenologischen Methode gehört der Grundsatz, dass das
Einzelne in seiner Bedeutung nur aus dem Ganzen eines bestimmten größeren
Bedeutungszusammenhanges verstanden werden kann, während sich wiederum
das Ganze nur über die Bedeutung der Einzelteile erschließen lässt. Im Hin und
Her des zirkelhaften Verstehens klärt, vertieft und erweitert sich einerseits der
Sinn des Einzelnen, andererseits wird aber auch der Bedeutungsgehalt des Ganzen
dadurch immer deutlicher (s. Abschn. 2.9.2).
   Der Pelikantraum muss im Kontext eines größeren Ganzen gesehen werden,
in dessen Licht er seinen Sinn bekommt. Zirkelhaftes hermeneutisches Verstehen findet in der Traumdeutung auf vielen verschiedenen Ebenen statt, je nach
Bedeutungszusammenhang, den man im Blick hat. Solche größeren Zusammenhänge sind beispielsweise die aktuelle Situation im Wachen, die persönliche
Lebensgeschichte, geschichtlich-kulturelle Zusammenhänge, und letztlich immer
die Auseinandersetzung des Träumers mit Grundbedingungen der menschlichen
Existenz.

Der Traum im kulturellen und lebensgeschichtlichen Zusammenhang
Für den Pelikantraum erwies sich der Horizont des gemeinsamen kulturell-
geschichtlichen Wissens als ein größerer Zusammenhang, in dem plötzlich
eine stimmige Bedeutung aufblitzte. Der Therapeutin fiel zum Wort Pelikan
der Begriff „Pelikantinte" ein. Das half. Lea fiel es wie Schuppen von den
Augen – natürlich, das war in ihrer Jugend doch ein gängiger Begriff gewesen.
Und jetzt fiel ihr dazu auch ein lebensgeschichtlicher Kontext ein: Klar, der
Name Pelikan verwies auf ihren lange insgeheim gehegten Wunsch, kreativ zu
schreiben! Auch die Verkörperung dieses Wunsches in Gestalt eines solch auffallend farbenfreudigen Traumvogels passte gut, hätte aber allein die Bedeutung
nicht durchsichtig machen können. In diesem Fall führte also der Name des
Vogels im Kontext des gemeinsamen kulturellen Horizonts von Träumerin und
Therapeutin zur Entdeckung des Sinns – Voraussetzung war natürlich, dass Lea
den Begriff „Pelikantinte" kannte. Bezeichnend ist aber auch, dass zunächst nur
der Therapeutin dieser Kontext einfiel. Sie war unbefangener als die Träumerin.
Für diese war offenbar die Türe, die sie zwischen sich und dem Vogel zugemacht
hatte, bisher geschlossen geblieben.

Jetzt fand Lea den Traum im Zusammenhang mit ihrem wachen Leben verständlich. Seit ihrer Schulzeit hatte sie eine Neigung zu kreativem Tun, hätte auch immer gern geschrieben, hatte dann aber in ihrem herausfordernden Beruf keine Muße dazu. Seit sie nicht mehr berufstätig ist, ist dieser Wunsch wieder vage aufgetaucht, sie hat sich ihm aber noch nicht ernsthaft zugewendet. Auch in Bezug auf Leas typische Einstellung zur Pflicht betrachtet, passt der Traum: Es stimmt, dass Lea ihre Pflichten sehr ernst nimmt und selbstverständlich vorrangig behandelt.

Der Traum im Kontext der Therapie

Es könnte sein, dass Lea die Botschaft dieses Traums, der Benedettis schönen Buchtitel „Die Botschaft der Träume" (Benedetti 1998) explizit zu illustrieren scheint, in der therapeutischen Situation vernimmt. Sie fühlt sich eingeladen, sich Gedanken über sich und ihre Wünsche und Ängste ihr Leben betreffend zu machen. Obwohl in diesem Traum manifest nichts auf eine Angst oder auf ein beängstigendes Problem hinzuweisen scheint, ist davon auszugehen, dass auch dieser freundliche Traum letztlich mit einer Lebensproblematik zu tun hat – sonst würde er nicht geträumt. Die Therapie bietet den Raum, diese zu reflektieren. In der Praxis genügt es meistens, einen Zusammenhang der Träume mit den verschiedenen konkreten Erfahrungen zu finden, zu denen die Traumerfahrung passt. Der Bezug der Träume auf ihren tiefsten existenzialen Sinn schwingt dabei verborgen mit.

3.1.4 Der Traum im Licht des eigenen Seins

Das eigene Sein ist der tiefste Zusammenhang, in dem Träume stehen. Jeder Traum kann als Teil der Auseinandersetzung mit der Aufgabe und dem Anliegen, das eigene Leben zu leben, gesehen werden. Träume handeln im Grund immer von ungelösten, ja letztlich unlösbaren existenzialen Fragen; darin liegt ihre Bedeutsamkeit. Sie sind befasst mit einer Uneindeutigkeit, wie etwas zu verstehen sei, sowie mit einer Fraglichkeit, wie sich dazu einzustellen sei. Somit hängt auch jeder Traum mit einem Konflikt zusammen, letztlich mit dem Konflikt, wie das eigene Leben zu führen sei. Wie soll ich das Begegnende verstehen? Wie mich dazu verhalten? Aktiv oder passiv, mich zu- oder abwendend? Kann ich mir meine Wünsche erfüllen oder muss ich verzichten? Muss ich das, was mir geschieht, als unvermeidlich und unveränderlich hinnehmen, oder liegt es in meiner Macht, verändernd einzugreifen? Träume sind als Antworten auf solch konflikthaft wahrgenommene Fragen zu verstehen.

Im Pelikantraum befasst sich Lea grundsätzlich mit ihrem ihr selbst noch weitgehend verhüllten Wunsch, kreativ, selbstbestimmt gestaltend ihr Leben zu verändern. Sie steht vor der Wahl, wie sie sich zu diesem Wunsch verhalten soll. Dazu gehört die Frage nach der Möglichkeit und Berechtigung dieses Wunsches, nach eventuellen Konsequenzen, nach eventuell damit verbundenen Schuld- oder Schamgefühlen usw. In jedem Wunsch schwingt untergründig auch latente Angst mit, denn Erwünschtes hat immer auch eine gefürchtete Seite – bekanntlich hat ja alles einen Preis. Die Tatsache, dass sich die Träumerin zurzeit noch nicht bereit fühlt, ihrem Wunsch nach mehr Kreativität nachzugeben, könnte aber verschieden gedeutet werden.

3.1.5 Deuten von Träumen

In der Deutung gehen wir davon aus, dass das zu deutende Phänomen auf etwas hindeutet, das ihm Sinn gibt. Zu einem wesentlichen Teil ist eine Deutung also nichts anderes als das suchende Einordnen eines zunächst unverständlichen Einzelelementes – des Traums oder eines Elements im Traum – in einen relevanten größeren Bedeutungszusammenhang, in dem das Einzelelement Sinn bekommt und verständlich wird, so wie bei einem Puzzle. In der Deutung geht es um das Auffinden einer Sinnhaftigkeit, welche die scheinbar widersprüchliche Vieldeutigkeit und Diskrepanz der manifesten Phänomene umfasst und dieser zugrunde liegt. Die konkreten Traumgeschehnisse werden durchsichtig auf einen Sinn. Dabei ist darauf zu achten, möglichst naheliegend und nachvollziehbar zu deuten, um das zurzeit emotional Wesentliche „deutlich" zu machen.

Der Pelikantraum ist ein Traum, der schon ohne jede Deutung beim Betrachter eine unmittelbare Wirkung hervorruft und Beachtung einfordert. Mich persönlich erinnert er in Stimmung, Form, und Inhalt an die bekannten Verkündigungsbilder, z. B. von Fra Angelico, in denen ein Engel Maria die Geburt eines Kindes ankündigt. Ein gefiedertes Wesen, das aus einer ganz anderen Welt kommt, überbringt der Träumerin eine zukunftsträchtige frohe Botschaft, kündigt ihr eine bedeutsame Veränderung ihres Lebens an, die in ihr wachsende Möglichkeit eines neuen Menschseins. Ich gehe davon aus, dass die Träumerin diese Bilder kennt.

Die Frage nach einem naheliegenden, sinnvollen Zusammenhang zwischen Trauminhalt und konkreter seelischer Wachsituation ist, wie gesagt, eigentlich schon eine Deutung. Durch den Zusammenhang mit Tinte, und also mit Schreiben, fällt Lea ihr Wunsch ein, kreativ zu sein, kreativ zu schreiben. Natürlich fällt ihr auch der lebensgeschichtliche Zusammenhang ein. Damals, in ihrer Jugend, schob sie diesen Wunsch weg und wendete sich einem fordernden Beruf zu, in dem sie sich um andere Menschen kümmerte. Ihrem Wunsch nach spannender, aber riskanter Abenteuerlichkeit konnte sie mit langjährigen Arbeitseinsätzen in fernen Ländern nachkommen. Jetzt denkt sie darüber nach. Sie stellt fest, dass die Frage, ob ihre Entscheidung damals richtig oder falsch war, sich natürlich nicht beantworten lässt. Aber jetzt steht sie wieder vor einer Entscheidung.

Lea fühlt sich von etwas angesprochen, wofür sie offenbar noch nicht ganz bereit ist. Könnte dies bedeuten, dass es ihr noch an Mut fehlt? Die Frage, was denn dagegen spricht, sich dem, was der Pelikan verkörpert, gleich zuzuwenden, statt es vorläufig noch wegzuschließen, deutet auf ein Dilemma zwischen gegensätzlichen Tendenzen. Sie muss eine Wahl treffen. Soll sie sich zuerst dem Erwünschten oder zuerst dem Geschuldeten widmen? Ihrem Wunsch nachgeben oder darauf verzichten?

3.1.6 Therapeutischer Hinweis

Zunächst ist nur Leas derzeitige Antwort, die der Traum zeigt, ans Licht zu heben und auf ihre Motivation zu befragen, ohne diese zu bewerten. Aus der Antwort lesen wir die Frage, die Lea bewegt. Es ist die Frage, welchen Stellenwert sie ihrem Wunsch nach einer Veränderung in ihrem Leben geben will/soll/kann oder darf. Allerdings zeigt die Art und Weise der Traumerfahrung, dass diese Frage zurzeit im Hintergrund steht und nicht bedrängend ist. Die Frage nach der Einstellung zum eigenen Leben ist letztlich eine philosophische Frage. Eine explizit philosophische Deutung, d. h. ein direkter Hinweis auf die dem Traum zugrundeliegende Auseinandersetzung mit der conditio humana ist jedoch nicht nötig, sie schwingt mit im Konkreten. Therapeutisch geht es auch nicht um eine Beantwortung der durch den Traum ans Licht gekommenen Fragen – diese sind letztlich unlösbar –, sondern um ein gemeinsames Bedenken im Sinn von „Gehen wir dieser Frage gemeinsam nach!" Die Intervention zu einem Traum soll den Traum öffnen auf die darin schwingende Frage. Sie soll über das bisher Gewusste hinausführen und damit ein Hinweis darauf sein, wo es weitergehen könnte (Kläui 2008, S. 29–37).

Der Traum zeigt Leas derzeitige Einstellung zur Aufgabe, das eigene Leben zu führen. Offenbar kommt es ihr so vor, als ob sie diese Aufgabe zurzeit adäquat bewältige. Sie sieht ihre Lebensaufgabe nicht nur als Pflicht, sondern auch als Anliegen. Aufgabe und Anliegen, Müssen und Wollen, Pflicht und Wunsch scheinen ihr vereinbar zu sein. Im Hintergrund steht jedoch die Frage, ob sie in ihrer vorwiegenden Ausrichtung auf die Pflicht darüber hinaus gehende Möglichkeiten versäumen könnte.

Therapeutisch relevant ist die Frage an Lea, wie sie selber im helleren Wachbewusstsein ihre Haltung im Traum sieht. Empfindet sie ihre auf Pflichterfüllung bezogene Haltung als ein realitätsgerechtes Akzeptieren menschlicher Begrenztheit und Verantwortlichkeit oder versteckt sich darin untergründig eine Scheu? Getraut sie sich noch nicht, sich auf etwas so Außergewöhnliches einzulassen, das zwar attraktiv erscheint, aber doch befremdlich exotisch, also im weiteren Wortsinn „ungehörig"? Fehlt es ihr an Mut, sich selbst neu zu gestalten, in Heideggers Worten, neu zu entwerfen? Oder zeugt ihre Haltung von berechtigter Vorsicht in Bezug auf die damit verbundene Verantwortung? Nur die Träumerin selbst kann diese Fragen beantworten, wenn überhaupt. In der Therapie geht es vor allem darum, sich mit den Fragen, auf die der Traum zielt, auseinanderzusetzen.

3.2 Der Traum vom fehlenden Leintuch (Anna)

Am Beispiel des folgenden kleinen Traums möchte ich nun ausführlich auf einzelne Schritte eingehen, die einen Traum auf seine Aussage durchsichtig machen. Es ist wie der Pelikantraum ein kurzer flüchtiger Traum kurz vor dem Erwachen, welcher der Träumerin – einer Studentin, Anna – nur deshalb auffiel und im Gedächtnis blieb, weil ihr Verhalten im Traum so unverständlich unangemessen und bizarr war. Also auch hier war es etwas fremdartig Auffälliges, wie im vorigen Beispiel der Pelikan, das die Aufmerksamkeit auf den Traum zog und ihn vor dem sofortigen Vergessen bewahrte.

Beispiel

„Ich war im Traum dabei, ein Bett neu zu beziehen, es war aber kein Leintuch zur Hand. Um mich zu behelfen, nahm ich das zufällig Nächstliegende, einen Batzen Teig, und begann diesen wie einen Kuchenteig auszuwallen in der Meinung und Absicht, so ein Leintuch daraus machen zu können. Die groteske Unangepasstheit meines Verhaltens war mir dabei nicht bewusst, „ich machte einfach", wie in Trance, ohne in Frage zu stellen, ob mein Tun zweckdienlich sei. Stimmungsmäßig fiel mir dann allerdings doch die Diskrepanz der beiden Stoffe auf. Der ausgewallte Teig, kleinflächig, dick, weich und brüchig, war etwas befremdlich anderes als ein Leintuch. In dieser Situation, ratlos den Teig in der Hand anblickend und mir nicht zu helfen wissend, erwachte ich." ◄

Annas erste Reaktion war verblüffte Verwunderung über einen solch baren Unsinn. Neugierig geworden verwarf sie den Traum jedoch nicht, sondern fragte sich, was das wohl bedeuten könnte. Was könnte ihr der Traum sagen? Warum hatte sie gerade jetzt etwas so Absurdes geträumt? Ihr auffallend abwegiges Verhalten und vor allem die ihr beschämend vorkommende Tatsache, dass sie dies zunächst gar nicht wahrgenommen hatte, erstaunte und befremdete sie.

Träume wecken unser Interesse durch ihre Rätselhaftigkeit. Wie gehen wir vor, um diesen Traum zu verstehen?

3.2.1 Der Traum als Stimmungserfahrung

Es ist wichtig im Auge zu behalten, dass es im Traum immer um Erlebnisse und Themen geht, die uns psychisch, das heißt gefühlsmäßig, in Anspruch nehmen und beschäftigen. Die klinische Erfahrung zeigt, dass wir uns in unseren Träumen nur mit Themen beschäftigen, die uns emotional bewegen. Nur das, was uns emotional ganz persönlich betrifft, ist psychisch so bedeutsam, dass wir davon träumen. Die Traumerfahrung ist als Konkretisierung einer bedeutsamen Stimmung zu verstehen, die zurzeit wachend wie schlafend vorherrscht, wachend allerdings oft nur latent im Hintergrund. Nach Heidegger erschließt die Stimmung „wie einem ist und wird" (Heidegger 1927, S. 134), das heißt wie einem zu Mut ist oder zu Mut wird, und zwar angesichts einer bestimmten Erfahrung. Da jede Stimmung auch ihr Verständnis hat, erschließt sie gleichzeitig auch, wie die Träumerin sich selbst zurzeit auf dem Boden dieser Stimmung versteht, sieht, vorkommt.

Als stimmungsmäßige Selbst-Erfahrung setzt der Traum vom fehlenden Leintuch anschaulich in Szene, wie Anna sich selbst derzeit gefühlsmäßig erfährt. Er schildert, wie ihr plötzlich zu Mut wird, nämlich „so, wie wenn" sie plötzlich merken würde, dass sie sich lange unverständlich und auf abstrus unsinnige Weise realitätsunangepasst verhalten hätte, ohne dies selbst zu bemerken. Anna fühlt sich höchst befremdet. Wie konnte sie ihr Anliegen – nämlich in adäquater Weise ein Bett zu beziehen – so aus den Augen verlieren? Wie konnte sie sich selbst vortäuschen, mit einer nicht nur sinnlosen, sondern auch unsinnigen Ersatzhandlung einen Mangel, der ihr bei der Erledigung ihrer Aufgabe kurz aufgefallen war, ausgleichen zu können? „Das kann doch nicht wahr sein! Wie konnte denn so etwas passieren! Was ist denn mit mir los?" So etwa ließen sich ihre Gefühle wohl in Worte fassen. Anna erkennt, wie sehr sie, in Selbsttäuschung befangen, einer gerade anstehenden Aufgabe ausgewichen war, noch dazu einer Aufgabe, die ihr so vertraut und alltäglich erschien wie die Aufgabe, ein Bett neu zu beziehen. Sie verstand nicht, was dieses Thema mit ihrem Leben zu tun hatte. Inwiefern ging sie dies an?

3.2.2   Das Einzelne im Kontext des ganzen Traums

Daseinsanalytisch sehen wir einen Traum als eine einzige, zusammenhängende, zurzeit wichtige emotionale Erfahrung. Als Ganzes zeigt Annas Traum die Erfahrung einer Selbsttäuschung beim Erledigen einer gewohnten Aufgabe. Die Einzelelemente wie Leintuch und Teig werden in diesem Kontext auf ihre Bedeutung befragt und erhalten ihren Sinn im Licht dieser bestimmten Stimmungserfahrung. Durch den Kontext, in dem sie stehen, wird ihr Bedeutungshorizont präzisiert, aber auch eingeschränkt. Da der Traumzusammenhang im Ganzen eine unangenehme Selbsterfahrung thematisiert, stehen auch die Einzelelemente im selben Licht. Deshalb wäre es zum Beispiel völlig abwegig, die skurril anmutende, unsinnige Handlung positiv als Fähigkeit zu besonderer Kreativität zu deuten, den Mangel des Leintuchs als etwas unwichtig Nebensächliches zu sehen oder dem Teig eine positive Bedeutung zuzuordnen, wie z. B. dass Teig etwas mit nährendem Brot zu tun hat.

Auch als Teil eines größeren Ganzen gesehen – zunächst ist dieses Ganze eine dominante Stimmung im Wachleben vor dem Traum – behält der Traum diese negative Konnotation.

3.2.3   Der Traum im Kontext des Wachlebens

Davon ausgehend, dass der Traum durch eine schon am Vortag angeklungene wesentliche Grundstimmung hervorgerufen wurde, suchen wir nach einer möglichen Anregung am Vortag. Wie kann Anna diesen Traum in ihre derzeitige Stimmung im Wachen einordnen? Die manifesten Traumphänomene haben auf den ersten Blick gar nichts mit ihrem wachen Leben zu tun. Anna war am Vortag hauptsächlich mit einer Arbeit für ihr Studium beschäftigt, nicht mit Haushaltarbeiten, die ihr zudem nicht wichtig sind und für sie kein Problem darstellen.

Die Stimmung als wegweisend für die Suche nach einem Wachzusammen-hang

Da es um Seelisches geht, ist bei der Suche nach einem Wachzusammenhang vor allem auf Stimmungen und Gefühle zu achten. Anna vergegenwärtigte sich den Traum noch einmal gefühlsmäßig. Die deutlichste Emotion, fand sie, war ihre verblüffte Ratlosigkeit, als sie die Nutzlosigkeit ihres Tuns erkannte. Es war ihr völlig unverständlich, dass sie sich so lange sinnlos mit Unsinnigem beschäftigt hatte, ohne es zu merken. Gab es im Wachen etwas, woran sie dieser Traum erinnerte? Anna bestätigt dies. Am Vorabend sei sie in einer ähnlich ratlos-irritierten Stimmung eingeschlafen, nachdem sie den ganzen Tag ohne befriedigendes Resultat über einer schriftlichen Arbeit gesessen hatte. Sie habe das Gefühl gehabt, ihre Bemühungen seien ins Leere gelaufen, sie habe nichts Brauchbares zu Stande gebracht, die ganze Arbeit sei sinnlos gewesen. Damit hatte sie einen gefühlsmäßigen Bezug des Traums zum Vortag gefunden.

Inhaltlich-Thematisches als wegweisend

Aber nicht nur stimmungsmäßig, auch inhaltlich stehen Träume in Bezug zum vorhergehenden Wachleben. Im Leintuchtraum ging es wie im Wachen um eine Aufgabe, in der sie versagte, aber inhaltlich sah Anna zunächst keinen Zusammenhang. Was hatte das Schreiben einer wissenschaftlichen Arbeit mit dem Beziehen eines Bettes zu tun? Als Tagesrest fiel ihr zwar ein Leintuch ein, das ihr flüchtig als waschbedürftig aufgefallen war, dies hatte sie jedoch nicht besonders berührt. Der Traum musste einen anderen Grund haben.

Einfälle der Träumerin zum Traum als Wegweiser

Assoziationen sind für Freud das wichtigste Mittel, um dem verborgenen Sinn eines Traumphänomens auf die Spur zu kommen. Auch in der Daseinsanalyse sind spontane Einfälle aufschlussreich, allerdings mit Einschränkungen. Gemäß der phänomenologischen Methode ist darauf zu achten, dass die Einfälle eng auf den Traum und dessen Stimmung bezogen und also nicht beliebige, freie Assoziationen sind. Dann gründen diese nämlich vermutlich in derselben Stimmung, die auch den Traum hervorgerufen hat. Sie verweisen deshalb nicht nur auf den Traum, sondern auch auf eine analoge Stimmung im Wachen. Wacherfahrung und Traumerfahrung stehen im Kontext derselben Stimmung.

Als hilfreicher Einfall kam Anna das englische Wort „sheet" in den Sinn, das sowohl Leintuch wie Papierblatt bedeutet. Dieses Wort zeigte nun beide Welten, die Traum- und die Wachwelt, als zusammengehörig. Sie hatte dieses Wort übrigens am Abend vor dem Traum irgendwo gelesen, es war also auch ein Tagesrest. Überraschend und eindeutig war der Bezug da, alles stand im selben Bedeutungszusammenhang: Sheet – Leintuch – Papierblatt – paper – schriftliche Arbeit. Jetzt wies sowohl die identische Stimmung wie das inhaltlich Zusammengehörige darauf hin, dass es in der Wach- wie in der Traumerfahrung um dasselbe ging.

Traumerfahrung und Wacherfahrung beleuchten sich gegenseitig
So wie die Einzelelemente und der ganze Traum zusammengehören und sich gegenseitig bestimmen, vertiefen und klären, so gehören auch der Nachttraum und die Tagesstimmung, die dem Traum zugrunde liegt, zusammen und erhellen sich gegenseitig. Das Thema, um das es Anna wachend wie träumend ging, lässt sich erschließen durch das, was in beiden Erfahrungen dasselbe ist: Wachend wie träumend hatte sich Anna mit einer Aufgabe konfrontiert gefühlt, mit der sie entgegen ihren Erwartungen nicht zurecht gekommen war. Sie hatte in auffällig unverständlicher Weise versagt, und hatte dies lange nicht erkannt. Genaueres blieb zunächst im Dunkeln, wurde aber im Vergleich der beiden Erfahrungen deutlicher.

Im Licht der Wacherfahrung bekam der Traum eine zusätzliche Tiefe und Sinnhaftigkeit, die er vorher nicht gehabt hatte. Fast hätte Anna ihn ja einfach weggewischt und als skurril und etwas lächerlich sofort vergessen. Aber auch umgekehrt: Auch wachend hatte Anna die Verstimmung, in die sie im Zusammenhang mit ihrer Arbeit geraten war, nur vage gefühlsmäßig wahrgenommen und nicht als ernstzunehmendes Problem begriffen – ihr Verhalten war ihr wachend nicht so verrückt vorgekommen wie im Traum. Erst im Licht der Traumerfahrung, welche die emotionale Wacherfahrung leibhaftig, konkret sinnenhaft wahrnehmbar spiegelte, sah Anna dann deutlich, wie unsinnig ihr Bemühen gewesen war und wie merkwürdig es war, dass sie dies so lange nicht bemerkt hatte. Was konnte der Grund dafür sein? Offenbar hatte sie die schriftliche Arbeit zunächst als etwas ganz Normales empfunden, vergleichbar mit der gewohnten Arbeit, ein Bett neu zu beziehen. Ihr Problem war der Anfang der Arbeit gewesen. Sie hatte kein tragendes Grundkonzept zur Verfügung gehabt, um die Idee, die sie in dieser Arbeit vorstellen wollte, einzuführen. Eine Grundlage, glatt, makellos, haltbar und reißfest – wie ein Leintuch – hatte ihr gefehlt. Das Problem war, dass sie diesen Mangel nicht richtig wahrgenommen hatte. Das zeigte ihr der Traum jetzt deutlich. Um ihre Idee abzusichern und zu legitimieren, hatte sie – statt sich dem Mangel adäquat zuzuwenden – einfach eine naheliegende These ihres Professors als Anfang genommen. Wie den Batzen Teig im Traum hatte sie diesen Behelfsanfang dann teigartig auseinander zu ziehen versucht in der Illusion, so eine taugliche Grundlage für ihr Anliegen zu erhalten, hatte sich aber nur in hohlen Phrasen verloren. Richtig bewusst war ihr das lange nicht, obwohl sie untergründig etwas weich-brüchig-Teigiges in ihrem Schreiben gespürt hatte. Erst durch diesen Traum wurde ihr klar bewusst, wie absurd und illusionär ihr Bemühen ihr selber im Grund vorkam.

3.2.4   Der Traum als Hinweis auf einen illusorischen Wunsch

Träumend fällt Anna nicht auf, was aus der Sicht des gesunden Menschenverstandes das Auffälligste in ihrer Traumerfahrung ist, nämlich, dass sie sich den Mangel des Leintuchs gar nicht richtig bewusst werden lässt und also auch nicht nach dem Fehlenden sucht. Im Traum ist nur die groteske Ersatzhandlung ins Licht gehoben, nicht der Grund dafür. Warum flieht sie die bewusste, verantwortliche Auseinandersetzung mit dem doch als durchaus behebbar erscheinenden Mangel?

Anna sagt, es sei ihr gar nicht in den Sinn gekommen, dass sie das Fehlende – ein neues Leintuch bzw. einen neuen grundlegenden Anfang für ihre Arbeit – suchen und finden könne. Im illusorischen Wunsch, sich nicht um den Mangel kümmern zu müssen und sich notdürftig anders behelfen zu können, habe sie sich einfach sofort mit dem Mangel abgefunden, wie man sich eben mit gegebenen Tatsachen abfinden müsse. Dass dies mit einer Scheu vor Verantwortung zu tun haben könne und dass diese zum eigenständigen Setzen eines Anfangs gehöre, komme ihr erst jetzt, im Wachen, in den Sinn.

Zugrunde liegt dem Traum also der Wunsch, sich nicht mit dem Problem von Mangelhaftigkeit auseinandersetzen zu müssen, ein Wunsch, der sich als illusorisch entpuppt. Diesem Wunsch entspricht latent ihre Angst, gegen den als schicksalhaft empfundenen Mangel sowieso nichts ausrichten zu können. Der Gewinn dieser Einstellung liegt für sie darin, dass sie sich dann auch nicht bemühen muss. Der Traum zeigt deutlich: Annas Haltung gründet in Resignation und damit in einer depressiven Grundstimmung.

3.2.5   Der Traum als Hinweis auf typische Persönlichkeitszüge

Anna meint, eigentlich sei ihre Haltung im Traum typisch für sie. Sie tendiere immer dazu, sich den Gegebenheiten zu fügen und scheue es, eine bewusste Stellungnahme zu vertreten oder gar selber initiativ zu werden. Sie fühle sich oft nicht legitimiert, selbstbestimmt etwas Neues einzubringen. Oft sei sie nicht wachsam genug und nehme die Verantwortung gegenüber sich selbst und ihren Aufgaben nicht richtig wahr, merke nicht, wann sie eigentlich aktiv eingreifen müsste. Als Grund für diese Einstellung nennt Anna fehlendes Selbstvertrauen, das heißt fehlenden Mut, eventuelle negative Folgen einer eigenen Initiative wie Schuld, Scham und mögliches Scheitern zu tragen und zu verantworten. Deshalb habe sie sich auch mit ihrer Idee hinter der These ihres Professors verstecken wollen, was dazu geführt habe, dass sie nichts zustande gebracht und versagt habe. Der Traum wurzelt also in einer grundsätzlichen Problematik Annas, die lebensgeschichtlich und durch eine angeborene Disposition bedingt ist und auf eine depressive Lebenseinstellung verweist.

3.2.6   Der Traum im Kontext des eigenen Seins

Grundsätzlich gehen alle psychodynamischen Therapierichtungen davon aus, dass Träume einfach schon deshalb bedeutsam sind, weil sie etwas thematisieren, das uns persönlich so stark angeht, dass wir davon träumen. Die Besonderheit der Daseinsanalyse ist, dass sie die Bedeutsamkeit von Träumen jedoch nicht nur im Zusammenhang mit lebensgeschichtlich wichtigen Themen sieht, sondern weiter und tiefer gehend, im Zusammenhang mit existenziellen Erfahrungen, die in den konkreten Erfahrungen mitschwingen. Das sind Erfahrungen der abgründigen Bedingungen der menschlichen Existenz. Oft ist dieser philosophische Grund der Träume viel deutlicher zu erkennen als die lebensgeschichtlich mitspielenden Motive, so auch in Annas Traum.

Der Traum als Hinweis auf eine fundamentale Problematik
Was sich Anna – wachend wie träumend – am Rand des Bewusstseins als Problem stellt, ist die Erfahrung eines Mangels. Wenn wir den Traum im Zusammenhang einer untergründigen Auseinandersetzung mit der menschlichen Grundsituation, der conditio humana, interpretieren, verweist die harmlos erscheinende konkrete Tatsache, dass etwas mangelt, auf eine Grundgegebenheit der menschlichen Existenz. Mangelhaftigkeit bestimmt unser Sein grundsätzlich, zum Beispiel als Endlichsein, Vergänglichsein, Unsichersein, Fehlerhaftsein, einem Schicksal unterworfen sein usw. Die einfache konkrete Aufgabe im Traum verweist in ihrer philosophischen Dimension auf die grundsätzliche Aufgabe, die eigene Existenz unter diesen „mangelhaften" Bedingungen zu vollziehen. Trotz existenzialer Mangelhaftigkeit haben wir die Aufgabe, das eigene Leben zu führen und zu verantworten, ohne die Möglichkeit, diese Aufgabe delegieren zu können. Diese grundsätzliche Problematik klingt in Annas Traum an.

Die Antwort der Träumerin auf diese Problematik
Die Tatsache, dass Anna sich dem Mangel, der sich ihr wachend wie träumend als Problem stellt, nicht zuwendet, lässt vermuten, dass sie die Augen davor verschließt. Der Traum zeigt, wie ihr zu Mut war, als ihr die Augen plötzlich aufgingen: In erschreckender Deutlichkeit, hell ins Licht gehoben und quasi karikiert, entdeckt sie die Unangemessenheit ihres Verhaltens. Wie lässt sich verstehen, dass sie die Abwegigkeit ihres Verhaltens so lange nicht erkennen konnte?

Der verborgene Sinn des unsinnigen Traumverhaltens (Agieren)
So, wie gemäß Freud im unsinnigen Verhalten von psychopathologischen Symptomen eine geheime Absicht steckt, muss auch in Annas unsinnig erscheinendem Traumverhalten eine heimliche Absicht stecken. Anna will die Zumutung, die in der Aufgabe für sie anklingt, nämlich die Zumutung, sich mit dem Mangel zu konfrontieren, offenbar nicht auf sich nehmen. Sie will den Mangel nicht wahrhaben, deshalb blendet sie ihn aus. Statt sich bewusst, reflektiert und verantwortlich mit ihrer Aufgabe auseinanderzusetzen, verschließt sie sich gegenüber der unangenehmen Realität. Existenzphilosophisch wird das Unbewusste als Vollzug verstanden. Ohne dies zu erkennen, täuscht Anna sich selbst vor, ihre Aufgabe auf diese Weise zu erfüllen. Sie „lässt sich unaufrichtig werden, so wie man einschläft" (Sartre 1943, S. 154 ff.). Im illusionären Wunsch, ihre Aufgabe trotz des offensichtlichen Mangels erfüllen zu können, täuscht sie sich vor, eine Konfrontation mit der vage erkannten Wahrheit wäre nicht nötig, und weicht in eine unsinnige Tätigkeit aus. Die unangenehme Wahrheit holt sie jedoch schließlich umso drastischer ein: Desillusioniert erwacht sie verständnislos auf den Teig in ihrer Hand starrend und erkennt irritiert, wie „verrückt" sie

sich verhalten hat. Alice Holzhey nennt ein solch sinnloses Tun, das die illusionäre Absicht verfolgt, sich nicht mit einer beängstigenden Wahrheit auseinandersetzen zu müssen, in Anlehnung an Freud „Agieren" (Holzhey 2014, S. 145 ff., s. Abschn. 9.3).

Der Traum als Erfahrung verhüllter existenzialer Angst

Der Traum spiegelt eine Selbsterfahrung, in der Anna erkennt, dass sie sich, in Selbsttäuschung befangen, einem zentralen Problem nicht stellen will. Daseinsanalytisch handelt der Traum von einer flüchtigen Erfahrung existenzialer Angst angesichts eines grundlegenden Mangels und vom illusionären Versuch, diese Angst abzuwehren. Existenzphilosophisch meint Angst nicht dasselbe wie in der Umgangssprache, sondern eine eigentlich nicht benennbare, unheimliche Stimmung, die uns mit der rätselhaften Abgründigkeit des menschlichen Seins konfrontiert (s. Abschn. 2.3.3). In Annas Traum meldet sich diese Stimmung tiefer Ratlosigkeit zweimal andeutungsweise. Das erste Mal nur kurz angesichts des mangelnden Leintuchs. Ihre verrückt erscheinende Abwehr der anklingenden Angsterfahrung entspricht einem psychopathologischen Symptom (Holzhey 2017). Das zweite Mal so stark, dass sie sie nicht mehr abwehren kann, sondern erwacht. Das geschieht, als sie Mangelhaftigkeit bei sich selbst, in ihrer eigenen Haltung entdeckt. Fassungslos steht sie vor ihrem eigenen Tun. Sie kann einfach nicht begreifen, was ihr da geschehen ist, was sie zu einem solch bizarren Tun gebracht hat und wie es möglich war, dass sie so lange illusionär unsinnig handelte.

3.2.7 Therapeutischer Hinweis

Das Auffinden des Wachzusammenhangs, in dem der Leintuchtraum steht, ist in diesem Fall eigentlich schon eine wichtige Deutung. Im Zusammenhang mit der auslösenden Tagessituation gesehen, geht Anna auf, dass der Traum eine für sie typische Haltung gegenüber Mangelhaftigkeit thematisiert: Sie möchte darüber hinwegsehen. Am Vortag brachte sie diese Haltung in Schwierigkeiten, deshalb träumte sie davon. Im Zentrum dieses Traums steht die Tatsache, dass die Träumerin sich dies zu vertuschen sucht. Warum wohl?

Im nicht ganz bewussten Konflikt, ob sie sich die Zeit nehmen und sich die Mühe machen soll, dem Mangel des Leintuchs bzw. dem Mangel einer Grundlage ihrer Arbeit auf den Grund zu gehen, oder ob sie den Mangel einfach hinnehmen und sich anders behelfen soll, zieht sie die ihr einfacher erscheinende Haltung vor. Sie täuscht sich über den Mangel hinweg. Dass auch diese Haltung ihren Preis hat, beschäftigt sie erst im Traum in drastischer Weise.

Die Grundfrage, die Anna hier bewegt, bezieht sich nicht auf die Tatsache, dass Mangelhaftigkeit unabdingbar zum menschlichen Leben gehört, sondern auf ihre eigene Antwort darauf. Dass sie der Mangelproblematik auf so inadäquate Weise ausweicht, könnte bedeuten, dass sie im Tiefsten davon überzeugt ist, sowieso nichts dagegen ausrichten zu können. Statt sich ernstlich zu bemühen und sich für ihr Ziel einzusetzen, gibt sie vorschnell auf und „lässt fünf gerade sein". Diese zu Resignation neigende Haltung ist typisch für eine depressive Persönlichkeit. Depressive Persönlichkeiten wie Anna tendieren dazu, die untergründige Grundfrage, wie das eigene Leben zu vollziehen sei, eher resigniert zu beantworten. Sie haben das Gefühl, ihr Leben sowieso nicht selbst bestimmen zu können und sich also den Gegebenheiten fügen zu müssen.

Therapeutisch gesehen ist der Traum für Anna ein Anstoß, sich bewusst mit der geträumten, gefühlsmäßigen Selbst-Erfahrung und mit den durch den Traum ans Licht gekommenen Fragen auseinandersetzen. Der Traum führt Anna überzeugend vor Augen, dass sie sich mit den unangenehmen oder gar schmerzhaften Seiten von Mangel konfrontieren muss, um ihr Leben verantwortungsbewusst führen zu können.

3.3   Der Traum von der Prüfung (Simon)

Träume, in denen eine Prüfung bestanden werden muss, sind sehr häufig. Meistens handelt es sich dabei um eine wichtige Prüfung in der Schule oder Ausbildung, die im wachen Leben schon bestanden wurde. Im Traum ist dies aber eine immer wieder neue Erfahrung mit ungewissem Ausgang. Solche Träume verweisen darauf, dass das Leben für die Träumenden zurzeit den Aspekt einer Prüfung hat. Im Folgenden der Traum eines jungen Mannes, Simon.

Beispiel

„Im Traum saß ich in einer Prüfung. Die Aufgabe bestand aus völlig unverständlichen Formeln, deren Sinn entziffert werden sollte. Eine Uhr, auf deren Ziffernblatt der Bereich von 50 Minuten rot herausgehoben war, zeigte die begrenzte Zeit, die für die Lösung der Aufgabe gegeben war. Ich saß allein, durch eine Glaswand abgetrennt von anderen Menschen verschiedenen Alters, die auch diese Prüfung machten. Diese hatten aber im Gegensatz zu mir Hilfsmittel, Bücher, Tabellen, Telefone usw. Ich hatte nichts dergleichen. Ich sah, wie die anderen eifrig schrieben und also offenbar die Fragen verstanden, während ich selbst nicht den geringsten Anhaltspunkt hatte, wie ich vorgehen könnte. Verzweifelt und voller Angst sah ich, wie die Zeit verging, gnadenlos. Ein Albtraum." ◄

3.3.1   Der Traum als Stimmungserfahrung

Der Traum ist als Konkretisierung einer Stimmung zu verstehen, die Simon zurzeit auch wachend beherrscht. Gefühlsmäßig geht es ihm zurzeit offenbar so wie der Traum schildert: Als müsse er unter Zeitdruck eine Aufgabe lösen, die ihm völlig unverständlich vorkommt, als versuche er verzweifelt, irgend einen Sinn in der Aufgabe zu erkennen, der zur Lösung führen könnte. Verhüllt bleibt im

Traum, welche Aufgabe er als so überfordernd erfährt, weshalb und worin er sich geprüft fühlt. Es fällt nur die unbegreifliche Unvernunft und fehlende Logik der Prüfungsaufgabe auf. Dass andere Menschen offenbar mit der Prüfung zurecht kommen, weil sie Hilfsmittel haben und die Möglichkeit, telefonisch um Rat zu fragen, betont sein Gefühl von Hilflosigkeit. Nur er selbst ist ganz auf sich allein angewiesen und damit hoffnungslos überfordert.

3.3.2   Der Traum im Kontext des wachen Lebens

Das Auffällige ist wegweisend: In seinem wachen Leben gibt es konkret-sachlich nichts Analoges zum Traum. Simon kommt seinen anspruchsvollen beruflichen Aufgaben in vorbildlicher Weise gewissenhaft und kompetent nach. Prüfungen sind konkret kein Thema in seinem Alltag. Aber es gibt doch ein Traumelement, das auf eine bestimmte Situation im Wachen anspielen könnte, nämlich die Hervorhebung des begrenzten Zeitraums von 50 min in Rot. Das könnte auf die Dauer einer Therapiestunde verweisen. Die Prüfungsaufgabe stünde damit in einem Zusammenhang mit der Psychotherapie, in der es für Simon offenbar wie im Traum um Unlösbares und Unbegreifliches geht. Das unerbittliche Vergehen der Zeit und sein Gefühl, in der begrenzten Therapiezeit nicht schnell genug weiterzukommen, ist für ihn tatsächlich ein quälendes Thema.

3.3.3   Der Traum als Hinweis auf typische Persönlichkeitszüge

Befragt man den Traum auf Erlebens- und Verhaltensweisen, die für Simon typisch sind, dann fällt zunächst die große Ernsthaftigkeit auf, mit der er sich der unlösbar erscheinenden Aufgabe zuwendet, und die hohe Anforderung, die er an sich selbst stellt. Warum kommt er gar nicht auf den Gedanken, Hilfe zu beanspruchen, obwohl er doch sieht, dass andere das tun? Warum beschwert er sich nicht, dass man nur ihm Unmögliches zumutet? Warum kann er nicht sagen, dass er überfordert ist?

Diese Haltung hat Simon auch im wachen Leben. Er überfordert sich, erlaubt sich nicht, Schwäche oder Unvermögen zu zeigen, auch Unmögliches „muss" gehen. Hilfe in Anspruch zu nehmen ist für ihn ein beschämendes Zeichen von Schwäche oder gar Faulheit. Er geht selbstverständlich davon aus, allein zurecht- kommen zu müssen. Auch in Bezug auf die Therapie ist das so, es kommt ihm nicht in den Sinn, um Hilfe zu bitten.

3.3.4   Der Traum im Kontext des eigenen Seins

Mit dem Bezug des Traums zur Psychotherapie ist auch schon ein Bezug zur philosophischen Dimension der konkreten Thematik hergestellt, denn in der

Psychotherapie geht es im Grund immer um die Aufgabe, sich Schwierigkeiten zu stellen, die grundsätzlich zum menschlichen Leben gehören. Es ist davon auszugehen, dass der Traum – wie latent jeder Traum – sich mit der Aufgabe befasst, das eigene Leben zu bestehen. Simon ist offenbar sehr hellhörig für die unbegreifliche Unfassbarkeit und unerbittliche Begrenztheit menschlichen Seins und für die existenziale Aufgabe, das eigene Leben unter solch unmöglichen Bedingungen zu verantworten. Der Traum schildert eine Erfahrung äußerster Hilflosigkeit, Ratlosigkeit und verzweifelter Ohnmacht, die jede aktive Stellungnahme unmöglich erscheinen lässt. Es klingt darin deutlich eine Erfahrung namenloser existenzialer Angst an. Die Tatsache, dass die grundsätzliche Unverständlichkeit des eigenen Seins im Traum als konkrete Ratlosigkeit angesichts einer unbegreifbaren Prüfungsaufgabe gefasst ist, sehe ich als primäre Form einer notwendigen Abwehr. In eine fassbare Form gebracht, erscheint die unfassbare Angst etwas weniger unheimlich und kann deshalb eher bedacht und besprochen und möglicherweise sogar als unabdingbar akzeptiert werden. Andere Menschen, das sieht Simon, können leichter damit umgehen, diese haben Hilfsmittel, die er nicht hat. Diese müssen der Schwierigkeit der Aufgabe nicht wie er auf den Grund gehen – mit Tabellen usw. verlassen sie sich auf gängige, taugliche Antworten, deren Richtigkeit sie nicht selbst verantworten müssen.

Die Haltung der anderen entspricht hier existenzphilosophisch derjenigen Haltung, die „man" gewöhnlich hat und auch haben muss, um den Alltag zu bewältigen. Heidegger bezeichnet die allgemein gängige, zum normalen Alltag gehörende Möglichkeit und Notwendigkeit, sich von den abgründigen Aspekten der conditio humana abzuwenden, als Abkehr. Menschen, die wie dieser Träumer hellhörig sind, gelingt es bei gewissen Problemen nicht, sich abzukehren (s. Kap. 2).

Für mich klingt in diesem Traum auch ein Zitat von Freud an. Er schreibt: „Das Leben, wie es uns auferlegt ist, ist zu schwer für uns, es bringt uns … unlösbare Aufgaben. Um es zu ertragen, können wir Linderungsmittel nicht entbehren" (Freud 1930, S. 432). Simon hat in diesem Traum keine „Linderungsmittel" zur Verfügung; er erlebt sich ohne alle Hilfsmittel mit unlösbaren Aufgaben des Menschseins konfrontiert.

3.3.5   Therapeutischer Hinweis

Infrage gestellt werden sollte in einem Traum zunächst immer nur das Verhalten des Träumers, nicht das, was ihm träumend widerfährt. Denn das, was uns geschieht, und wie wir dies erleben, steht nicht in unserer Entscheidungsfreiheit und unterliegt nicht unserem Willen, während wir auf unser Verhalten Einfluss nehmen können. Eine inadäquat erscheinende Haltung im Traum ist also hervorzuheben und zu befragen, nicht aber ein als inadäquat erlebtes Geschehen. In diesem Fall fiel Simon selber in Bezug auf seine eigene Haltung nichts auf. Dies zeigt, dass sie ihm selbstverständlich ist. Erst auf die Frage, warum er im Traum die ungerechte Situation überhaupt hingenommen und sich nicht dafür eingesetzt habe, wie die anderen auch Hilfsmittel zu bekommen, stutzte er und meinte, das sei ihm nicht in den Sinn gekommen. Aber es sei typisch für ihn. Er sei der festen Überzeugung, er müsse mit allen Schwierigkeiten allein fertig werden, er bitte nie um Hilfe. Deshalb hätte es ja auch so lange gedauert, bis er sich mit vielen Ängsten endlich zu einer Therapie genötigt gefühlt habe. Verborgen steckt in der Überzeugung des Träumers, allein zurechtkommen zu müssen, sowohl Erwünschtes wie Beängstigendes: Einerseits der Wunsch nach Selbständigkeit und Autonomie – er will allein zurechtkommen – andererseits aber auch die Befürchtung, es würde ihm sowieso nicht geholfen, ihm sei im Grund nicht zu helfen, es stehe ihm nicht zu, Hilfe zu bekommen u. a. mehr. Diese Fragen werden im Zusammenhang mit ähnlichen Wach- und Traumsituationen immer wieder aufkommen und allmählich auch mehr und mehr direkt besprochen werden können. Im Moment genügt es, die Einstellung des Träumers bezüglich Hilfe zu thematisieren.

3.4   Der Traum vom gelungenen Wurf (Carol)

Der folgende Traum ist deshalb besonders interessant, weil er, obwohl durch ein objektiv tatsächlich entsetzliches Ereignis ausgelöst, eine subjektive Glückserfahrung schildert. Carol träumte den Traum tief beeindruckt von den Fernsehbildern über Nine-eleven in New York 2001.

Beispiel

„Ich bekam die Aufgabe, kleine Spiel-Linienflugzeuge mit einem schwungvollen Wurf in Möbel hineinzubohren, mit dem Ziel, dass diese möglichst lange im Holzstück stecken bleiben. Das erforderte einiges an Geschick, Kraft und Elan, aber es gelang mir überraschend gut. Das Flugzeug steckte fest im Türrahmen, ich hatte einen guten Wurf gemacht. Im Traum kam mir diese Aufgabe ganz normal vor – Nine-eleven hat es im Traum gar nicht gegeben." ◄

3.4.1   Der Traum als Stimmungserfahrung

Dieser Traum zeigt deutlich, dass objektive, äußere Ereignisse, die im Traum vorkommen oder auf die ein Traum anspielt, nur ein äußerer Anlass für den Traum bzw. für die Ausgestaltung des Traums sind, nicht aber das Thema. Im Traum geht es um eine ganz persönliche, subjektive Erfahrung, die mit der Träumerin selbst, nicht mit dem auslösenden Ereignis an sich zu tun hat. Es werden nur solche Aspekte des Ereignisses fokussiert, die eine besondere Bedeutung für die Träumerin haben, weil darin etwas anklingt, das sie zutiefst angeht und beschäftigt. In Carols offensichtlicher Faszination von der Tat der Terrorpiloten zeigt sich etwas, was sie sich offenbar sehnlichst wünscht: So eine unbedingte, willensstarke Einstellung wünscht sie sich und hält sie im Moment dieses

Träumens auch für sich selbst für möglich. Wahrscheinlich hat sie vor dem Traum bei irgend einem ihr wichtigen Anliegen das Gefühl gehabt, dass ihr ein dem Traumerlebnis vergleichbarer „toller Wurf" gelungen sei, mit dem sie etwas „fertig gebracht" habe.

3.4.2 Der Wunsch und die Angst im Traum

Manifest ist der bestimmende Wunsch: Die Träumerin wünscht sich, den eigenen Willen und die eigene Überzeugung macht- und wirkungsvoll, ohne Furcht vor Konsequenzen durchzusetzen und eine eindrückliche, nachhaltige Wirkung zu haben. Nur dies geht sie im Moment angesichts der unfasslichen Tragödie im Tiefsten an; alles andere bleibt im Traum abgeblendet, alles andere „gibt es im Traum nicht", wie sie sagt.

Aus dem Wunsch lässt sich grundsätzliche Angst erschließen: den eigenen Willen nicht durchsetzen zu können, keine Wirkung zu haben, ohnmächtig ausgeliefert dem Willen anderer oder dem Schicksal unterworfen zu sein. Aber noch verborgener ängstigt sie auch das Gegenteil. Ihr selbst unbewusst schwingt untergründig auch die angstvolle Befürchtung mit, möglicherweise entsetzlich Destruktives zu bewirken, wenn sie ihren Willen durchsetzt: Sie fürchtet schreckliche, nicht wieder gut zu machende Folgen, etwa extremen Freiheitsverlust wie das geworfene Spielflugzeug, das mit dem Kopf in die Wand gebohrt feststeckt. Letztlich klingt verborgen in der Zerstörung des Flugzeugs die Angst an, sich zu zerstören, wenn sie sich durchsetzt.

3.4.3 Der Traum im Kontext des Wachlebens

Als Kommentar zum Traum gab sie an: „Am Vorabend des Traums habe ich tief erschüttert über die in die Twin Towers einprallenden Boeings nachgedacht. Ich war total gefesselt von den Nachrichten im Fernsehen. Ein anderer Tagesrest war, dass ich den Entschluss gefasst hatte, mit einem bestimmten Mann, der mir gefällt, Kontakt aufzunehmen. Diesmal muss es klappen!" Aktuell geht es ihr konkret also darum, sich mit Kraft und Schwung – wie der Terrorpilot – gegen alle (auch eigene) Widerstände durchzusetzen und einem bestimmten Mann mit ihrer Wirkung ihren Willen aufzuzwingen.

3.4.4 Der Traum als Hinweis auf typische Persönlichkeitszüge

Carol ist eine auf Autonome bedachte Persönlichkeit. Es ist ihr wichtig, den eigenen Willen selbstbestimmt durchsetzen zu können, aber sie fürchtet die Konsequenzen. Gegenüber ihrem Vater wagte sie beispielsweise nicht, sich selbstbestimmt für einen selbstgewählten Beruf zu entscheiden, weil sie fürchtete mit einer Wahl, die ihm nicht behagte, seine Unterstützung zu verlieren. Also versuchte sie, dem Vater zu gefallen, indem sie sich seinen Wünschen unterordnete, war aber sehr unglücklich dabei. Schließlich hatte sie das Gefühl, in eine ausweglose Sackgasse geraten zu sein. Sie konnte den Vater nicht zufrieden stellen, weil es ihr unmöglich war, sich für das verhasste Studium einzusetzen, wagte es jedoch auch nicht, sich ihm offen zu widersetzen.

3.4.5 Die paradoxe Wahrheit, „geworfen entwerfend" zu existieren

Heidegger sieht menschliches Existieren einerseits als Geworfensein, andererseits zugleich aber als Entwurf. Das Faktum des Geworfensein umfasst alles unabdingbar Gegebene; das sind einerseits die Bedingtheiten der menschlichen Existenz, andererseits individuelle Bedingtheiten wie die genetische Veranlagung, familiäre, kulturelle, historische Gegebenheiten, aber auch Widerfahrnisse, Erfahrungen und Begegnungen, die uns geschehen. Das Faktum des Entwerfendseins liegt in der Möglichkeit und Notwendigkeit, sich zum Geworfensein zu verhalten. Obwohl immer „geworfen", „entwerfen" wir uns immer auch selbst. Heidegger schreibt dazu: „Wir müssen uns die volle Rätselhaftigkeit dieses Seins heraustreten lassen, wenn auch nur, um an seiner ‚Lösung' in echter Weise scheitern zu können und die Frage nach dem Sein des geworfen-entwerfenden In-der-Welt-seins erneut zu stellen" (Heidegger 1927, S. 148).

Konkret sind wir mit dieser Rätselhaftigkeit immer dann konfrontiert, wenn sich uns die Frage stellt, ob wir eine Gegebenheit als unabdingbar oder als veränderbar einschätzen sollen. Unsere Antwort hängt u. a. davon ab, ob wir uns mehr als geworfen oder mehr als entwerfend verstehen. Die Träume zeigen, zu welcher Antwort wir typischerweise neigen (s. Kap. 11).

Carol leidet am Paradox, dass wir als Menschen sowohl geworfen wie entwerfend sind. Oft fühlt sie sich wie das Spielflugzeug im Traum in eine Situation geschleudert, in der sie feststeckt, den Kopf verbohrt in Hart-Widerständigem, ohne jegliche Bewegungsfreiheit, total fixiert. Aber da sie tief davon überzeugt ist, das eigene Leben verantwortlich selbstbestimmt führen zu müssen, kann sie dies nicht hinnehmen. Sie hadert mit dem Gefühl eigener Schwäche und Begrenztheit und mit dem Gefühl, keine Wirkung zu haben und sich nicht gegen Widerstände durchsetzen zu können – kurz mit der Machtlosigkeit, die menschliches Geworfensein bestimmt.

Entwerfen und Geworfensein sind zusammengehörige Pole der menschlichen Existenz, die zusammenwirken und sich ergänzen. Manifest geht es in Träumen oft nur um einen der beiden Pole, untergründig spielt jedoch immer auch der Gegenpol mit. Benedetti spricht vom Sinn und Doppelsinn der Träume, von ihrer „Doppelgesichtigkeit", von einer den Traum bestimmenden Polarität, die jeden Traum, wenn auch oft nur latent, bestimme (Benedetti 1998, S. 17 ff.). Von solch einer Polarität ist Carol betroffen, damit setzt sie sich auseinander. Sie leidet darunter, sich fremdbestimmt geworfen zu fühlen und strebt danach, sich selbst zu entwerfen – im Traum in Form der Aufgabe, tatkräftig selbst zu werfen.

3.4.6 Therapeutischer Hinweis

Dieser Traum ist ein Wunscherfüllungstraum, in dem allerdings einiges ausgeblendet erscheint. Die extreme Polarität fällt auf: Es gibt nur das Glück des selbstbestimmten Werfens oder das Unglück, ohnmächtig geworfen zu sein. Obwohl damit eine illusionäre Eindeutigkeit anklingt, muss solch ein für die Träumerin schöner Traum positiv gewürdigt werden. Wunscherfüllungsträume sind ein Zeichen dafür, dass die Träumenden trotz ihrer Hellhörigkeit für leidvolle Aspekte des eigenen Seins – hier Geworfensein als Machtlosigkeit –, nun gelegentlich auch für positive, beglückend empfundene Aspekte offen sind – hier Entwerfendsein als Macht. Sie verweisen auf eine Erweiterung des vorher weitgehend auf Leidvolles eingeengten Horizontes.

Carol ist stolz und glücklich, dass es ihr gelungen ist, eine Aufgabe zu ihrer eigenen, vollsten Zufriedenheit zu erfüllen. Es ist keine normale, alltägliche Aufgabe, wie ein Bett neu zu beziehen, auch keine unlösbar schwere Prüfungsaufgabe, eigentlich mehr ein Spiel, aber doch eine Probe ihres Könnens, die in ihren Augen Geschick, Kraft und große Entschlossenheit erfordert. Auch ohne mehr zu wissen, ist dies ein gutes Zeichen. Infrage zu stellen ist nichts im Traum, die Träumerin hat zurzeit das Gefühl, ihre (Lebens-) Aufgabe mit Bravour zu meistern. Dieses Gefühl bezieht sich auf mehr und Tieferes als auf ihren gefassten Entschluss, selbstbestimmt entschlossen einen neuen Mann zu wählen, es ist für sie so etwas wie ein Entschluss zu einem neuen Schritt im Leben, bei dem der Ausgang offen ist, ein mutiger Schritt ins Ungewisse. Dass sie sich im Traum erfolgreich erlebt, heißt, dass sie sich dem Neuen, aber auch dem Risiko eines Misserfolgs, gewachsen fühlt. Dies zu würdigen ist therapeutisch wichtig. Nur wenn es sich im Gespräch anbietet, sollten auch die dem Traum zugrundeliegenden latenten Ängste angesprochen und besprochen werden – das ist eine Frage des Timings, des richtigen Zeitpunkts für eine Deutung.

3.5 Grundzüge der Methode

Träume sind als situative Antworten auf grundsätzliche Fragen zu verstehen, die mit konkreten Lebensschwierigkeiten zu tun haben und in solchen begegnen, sich letztlich aber auf die Aufgabe des eigenen Seins beziehen. Aus der gefühlsmäßigen Stimmung, die den Traum atmosphärisch bestimmt, erkennen wir, wie sich der Träumer zurzeit in Bezug auf eine ihm wesentliche Aufgabe fühlt, aus den handfesten Gegebenheiten im Traum erkennen wir die Art der Thematik, die ihn als Aufgabe beschäftigt.

3.5.1   Die Traumstimmung als Selbst-Erfahrung

Schauen wir die vier unterschiedlichen Beispielträume zunächst auf die Erfahrung hin an, die die Träumenden zurzeit mit sich selbst machen: Wie erfahren sie sich selbst angesichts einer zu bewältigenden Aufgabe in ihrem Leben?

- Lea ist zufrieden, dass sie angesichts einer Aufgabe mit einem Konflikt zwischen gegensätzlichen Wünschen umgehen kann
- Anna erkennt beschämt, dass sie in einer Aufgabe versagt und unsinnig handelt, weil sie einer Schwierigkeit ausweicht
- Simon fühlt sich hilflos und ganz allein von einer unbegreifbaren Aufgabe überfordert
- Carol ist auffällig stolz darüber, dass ihr wider Erwarten eine Aufgabe glückt, in der sie sich gegen Widerstand durchsetzt

Diese Selbsterfahrungen sind wichtig als Momentaufnahmen, aber für die Therapie werden sie erst in einem größeren Zusammenhang und in Bezug auf ein bestimmtes Thema bedeutsam. Einzeln für sich gesehen, entsprechen diese Stimmungserfahrungen dem Steigen und Fallen des Daseins, das Binswanger in seiner Schrift „Traum und Existenz" beschreibt, das heißt den wechselnden Stimmungen, die zur menschlichen Existenz gehören (Binswanger 1992). Um therapeutisch mit einer Traumerfahrung arbeiten zu können, genügt es jedoch nicht festzustellen, wie die Träumenden sich selbst zurzeit sehen und fühlen. Die Frage, worauf dieses Gefühl antwortet, nämlich die Frage nach dem Kontext der Erfahrung, führt therapeutisch weiter. Zunächst ist dies ein konkreter Zusammenhang, den wir im Kontext des wachen Lebens finden, sein letzter Grund ist jedoch ein bestimmter Aspekt menschlichen Seins.

3.5.2   Die Traumszenerie als Verdinglichung der Thematik

Träume beziehen sich zwar auf eine konkrete Wachproblematik, spiegeln diese jedoch nicht. Sie zielen auf deren verborgenen existenzialen Kern – auf eine gefühlsmäßig erfahrene existenziale Wahrheit.

- Der Vogel in Leas Traum ist nicht als Vogel bedeutsam, sondern als Verkörperung einer Botschaft, auf die sein Name verweist. Lea geht es im Traum um die Frage, wie sie sich zu ihrem Wunsch nach schöpferischer Kreativität bzw. zu einem Neuentwurf ihres Lebens verhalten soll.
- Die häusliche Aufgabe, in der Anna versagt, ist bedeutsam, weil Anna dabei aufgeht, dass sie dazu neigt, wahrgenommenen Mangel nicht ernst zu nehmen und sich deshalb nicht verantwortungsvoll zu verhalten.

- Die unlösbare Prüfungsaufgabe verweist Simon auf sein Gefühl, mit unlösbaren Schwierigkeiten konfrontiert zu sein, die ihm zeigen, dass er ohne Hilfe
  nicht weiterkommt.
- Die Art der Aufgabe, die Carol im Traum bekommt, zeigt, dass ihre Hauptproblematik mit Durchsetzungskraft zu tun hat, das heißt mit Selbstbestimmung trotz Widrigkeiten.

Die konkreten Aufgaben verweisen in ihrer philosophischen Dimension auf
bestimmte Aspekte des eigenen Seins und der menschlichen Existenz als solcher,
die den Träumenden zu schaffen machen; es sind Seinsaspekte, für die sie hellhörig sind. In jedem Traum geht es um eine individuelle Problematik, die zwar im
Zusammenhang mit lebensgeschichtlichen Erfahrungen und angeborenen Persön-
lichkeitszügen des Träumers steht, letztlich aber in problematisch erfahrenen
Grundbedingungen des Menschseins gründet.

3.5.3 Auffälligkeiten sind leitend

Auffälligkeiten in Abhebung zur normalen Alltagssicht sowie Auffälligkeiten in
Abhebung zu den bisher gewohnten Erfahrungen der Träumenden fordern dazu
auf, nach sinnbringenden Zusammenhängen zu fragen. Ein geheimnisvoller Vogel,
ein unsinniges Verhalten, eine extrem schwere Prüfung, riesiger Stolz über ein
Gelingen, das hintergründig auf unfassbar Schlimmes verweist – diese Rätsel-
haftigkeiten verhüllen und beleuchten gleichzeitig eine stimmungsmäßig wahrgenommene, persönliche und existenziale Problematik.

3.5.4 Wachzusammenhänge sind leitend

Konkrete Erfahrungen – am Vortag, in der Lebensgeschichte, in der Therapie – in
denen stimmungsmäßig Analoges zur Traumerfahrung anklingt, helfen zur Entdeckung des gemeinsamen existenzialen Kerns von Wach- und Traumerfahrung.

3.5.5 Ein Traumding meint nicht Konkretes

Um Fehldeutungen zu vermeiden, ist immer daran zu denken, dass die konkreten
Traumphänomene sich nicht auf konkrete Sachverhalte, sondern auf subjektiv
Stimmungsmäßiges beziehen; das konkrete Traumbild meint nicht die konkrete
Sache, als die es erscheint. Dies ist m. E. der häufigste Irrtum, in den man sehr
leicht verfällt. Pelikan, Leintuch, Mathematikprüfung und Wurfaufgabe sind nicht
das, um das es geht, aber sie deuten auf dieses (s. Abschn. 2.9.1).

3.5.6   Nicht eigene Maßstäbe anlegen

Genau so wichtig ist es, daran zu denken, dass Allgemeingültiges wie Vernunft, Moral, Regeln, Konventionen und Naturgesetze für den Traum nicht maßgebend ist. Träume sind subjektive Stimmungsbilder, die zeigen, wie dem Träumer eine bestimmte gefühlsmäßige Thematik, die ihn persönlich angeht, vorkommt. Ungewöhnliches im Traum bedeutet, dass dem Träumer in seiner Welt und in sich selbst etwas als besonders beachtenswürdig auffällt. Wenn eine Träumerin sich im Traum unsinnig verhält, zeigt dies ihre eigene Sicht auf sich, nicht, dass sie von außen gesehen die Wirklichkeit verkennt. Wenn ein Träumer von einer zu schweren mathematischen Prüfung träumt, in der er versagt, heißt dies nicht, dass ihm Mathematik schwerfällt, sondern beispielsweise, dass er meint, die Aufgabe müsse wie eine mathematische Prüfung eine einzige korrekte Lösung haben, obwohl es eigentlich um unlösbar erscheinendes Gefühlshaftes geht. Im Wurftraum würden wir völlig fehl gehen, wenn wir den Traum als unglaubliche Verharmlosung von Nine-eleven sähen. Auch auf eine besonders starke Durchsetzungsfähigkeit dieser Träumerin darf nicht geschlossen werden – im Gegenteil. Die Tatsache, dass sie so stolz auf das Gelingen ist, zeigt, dass sie sich in ihrer Wahrnehmung für gewöhnlich nicht durchzusetzen wagt.

Das heißt auch, dass die Therapeutin nicht die eigenen Wertmaßstäbe an den Traum oder die Träumerin anlegen darf. Träume beziehen sich auf subjektive Wertmaßstäbe, Anschauungen und Ziele des Träumers. Außchlaggebend ist die Sicht der Träumenden im Traum auf sich selber: Genügen sie den eigenen Ansprüchen an sich selbst? Sind ihre Ansprüche angemessen?

3.5.7   Therapeutischer Hinweis

Therapeutisch geht es immer um die Frage, was der Traum den Träumenden nach dem Erwachen selbst sagen könnte. Worauf fühlen sie sich darin hingewiesen? Die wichtigsten Fragen, die sich zum eigenen Traum stellen, sind: Was beschäftigt mich zurzeit so stark, dass ich davon träume? Wie erscheint es mir und wie verhalte ich mich dazu? Bin ich mit meiner eigenen Haltung zufrieden oder nicht? Wo könnte es weitergehen?

3.6   Zusammenfassung

Gemäß der hermeneutisch-phänomenologischen Methode ist der manifeste Traum in jeder Einzelheit ernst zu nehmen, jedoch nicht als konkreter Sachverhalt, sondern als Hinweis auf einen darin verborgenen Sinn. Dieser Sinn bezieht sich auf die gefühlsmäßige Auseinandersetzung mit der Aufgabe des eigenen Seins. In allen vier Beispielen geht es um eine Aufgabe, die sich einerseits im eigenen konkreten Leben, andererseits aber auch grundsätzlich in Bezug auf schwer erträgliche Bedingungen der menschlichen Existenz stellt. Die vier Träume zeigen, wie die Träumenden die Aufgabe und sich selber derzeit erfahren, was sie fürchten und was sie ersehnen, und was sie als ein Dilemma erleben, das sie in Bedrängnis bringt.

Literatur

Benedetti G (1998) Botschaft der Träume. Vandenhoeck und Ruprecht, Göttingen
Binswanger L (1992) Traum und Existenz. Gachnang und Springer, Bern
Freud S (1930) Gesammelte Werke, Bd XIV, Das Unbehagen in der Kultur. Fischer, Frankfurt
Heidegger M (1927) Sein und Zeit. Max Niemeyer, Tübingen
Holzhey-Kunz A (2014) Daseinsanalyse. Der existenzphilosophische Blick auf seelisches Leiden und seine Therapie. facultas.wuv, Wien
Holzhey-Kunz A (2017) Angst als philosophische Erfahrung und als psychopathologisches Symptom. In: Micali S, Fuchs T (Hrsg) Angst, philosophische, psychopathologische und psychoanalytische Zugänge. Karl Alber, Freiburg i. Br.
Kläui C (2008) Psychoanalytisches Arbeiten, Für eine Theorie der Praxis. Huber, Bern
Sartre (1943) Das Sein und das Nichts. Versuch einer phänomenologischen Ontologie. Rowohlt, Reinbek

Die leitende Rolle der Stimmung

4

▶ In diesem Kapitel geht es um die grundlegende These, dass Träume als Konkretisierungen von Emotionalem zu verstehen sind. Eine seelische Thematik erscheint im Traum verdinglicht: Die Traumdinge verweisen auf eine gefühlsmäßige Thematik, die uns zurzeit bestimmt. Die Art und Weise, wie die Thematik im Traum erscheint, zeigt, wie sie uns gefühlsmäßig trifft: neutral, beängstigend oder erleichternd. Wie wir uns im Traum dazu verhalten, zeigt unsere Einstellung dazu – beispielsweise neutral, ängstlich oder mutig. Träume sind als stimmungsmäßige Antwort auf eine stimmungsmäßig erfahrene Thematik zu verstehen, auch wenn viele Träume nicht gefühlsbetont erscheinen.

Sigmund Freud ging davon aus, dass im Traum Regungen und Vorstellungen in visuelle Bilder umgesetzt werden. Latentes wird im Traum manifestiert, dramatisiert und illustriert (Freud 1932 S. 18 f.). Daseinsanalytisch gehen wir davon aus, dass nicht Gedankliches, sondern gefühlsmäßig Bewegendes im Traum konkretisiert und dramatisiert in Szene gesetzt und so veranschaulicht wird: Es sind gefühlsmäßige Regungen, gefasst und geformt in Bildern und Szenen; Träume sind sozusagen auskristallisierte Stimmungen.

Obwohl die beiden Weisen unseres Bezugs zum eigenen Sein – Gestimmtsein und Verstehen – ineinander spielen und nicht voneinander zu trennen sind: „Befindlichkeit hat je ihr Verständnis […] Verstehen ist immer gestimmtes" (Heidegger 1927 S. 142), haben die Stimmungen im Zusammenhang mit seelischem Leiden und mit dem Träumen Vorrang, denn in der Befindlichkeit, das heißt in emotionalen Gemütsverfassungen wie Stimmungen und Gefühlen, ist uns das eigene Sein primär erschlossen als etwas, das uns betrifft und angeht. Was uns wesentlich angeht, berührt uns gefühlsmäßig, sowohl außen in Bezug auf die Welt wie innen in Bezug auf uns selbst.

Diese Sicht gehört seit Ludwig Binswanger zum daseinsanalytischen Traumverständnis (s. Abschn. 2.8.). Sein Aufsatz von 1930, „Traum und Existenz",

© Springer-Verlag GmbH Deutschland, ein Teil von Springer Nature 2022
U. Jaenicke, *Traumdeutung,* Psychotherapie: Praxis,
https://doi.org/10.1007/978-3-662-64925-1_4

beginnt mit folgendem „dichterischen Gleichnis": „Wenn inmitten einer leidenschaftlichen Hingabe oder Erwartung urplötzlich das Erwartete uns betrügt, die Welt so ‚anders' wird, dass wir in völliger Entwurzelung den Halt in ihr verlieren, dann sagen wir später [...]wir seien damals „wie vom Blitz getroffen aus allen Himmeln gefallen" (Binswanger 1992 S. 95). Die jähe Enttäuschung hat uns in unserer Existenz so betroffen, wie wenn uns ein Blitz getroffen hätte, stimmungsmäßig sind wir abgestürzt. Binswanger bringt im Aufsatz verschiedene Beispiele von Träumen, in denen ein Vogel abstürzt. Diese schildern gemäß Binswanger eine existenziell erfahrene Enttäuschung. Der Vogel meint die eigene stimmungsmäßig erfahrene Existenz, der jähe Absturz verweist auf einen Stimmungsabsturz, der sich auf die eigene Existenz bezieht. Das heißt, Binswanger versteht Träume als die Verbildlichung eines erschütternden Gefühls: Ein konkreter Absturz im Traum bezieht sich auf einen Stimmungsabsturz im vorhergehenden Wachzustand.

4.1   Der Traum als Konkretisierung von Seelischem

Die handfeste Verdeutlichung von Seelischem im Traum verweist auf die Eindringlichkeit und Aufdringlichkeit der gefühlsmäßigen Thematik. Träume thematisieren und dramatisieren Gefühlsmäßiges, das uns zurzeit ganz besonders beschäftigt. Im Wachen beschäftigt es uns rein seelisch gefühlsmäßig und manchmal nicht einmal klar bewusst, sondern nur undeutlich oder ganz untergründig. Im Traum dagegen drängt es sich unübersehbar real als leibhaftige, konkrete Erfahrung auf.

In vielen Fällen bedeutet die Konkretisierung jedoch noch mehr als nur das, nämlich eine Verfestigung der Sicht auf die Thematik. Die feste Form zeigt quasi eine in Fleisch und Blut übergegangene Sicht auf die eigene Existenz, die sich im Leibgedächtnis – so sagt die heutige Gedächtnisforschung – niedergeschlagen hat: Träume zeigen charakteristische, individuelle Deutungen und Haltungen des eigenen Lebens. Die konkreten Traumdinge verweisen in diesen Fällen auf langgewohnte, im Lauf des Lebens verfestigte Erfahrungen und Auseinandersetzungen mit spezifischen Aspekten der eigenen Existenz, für welche die Träumenden seit ihrer Kindheit hellhörig sind.

4.2   Ein neutrales Ding verkörpert die Thematik

Im Folgenden einige Beispiele dafür, wie auch emotionslose Träume als Zeichen für ein gefühlsmäßiges Betroffensein verstanden werden können. Erscheint die Thematik in neutraler Stimmung, bedeutet dies, dass der Träumer gefühlsmäßig von der Problematik, die darin thematisiert ist, betroffen ist und sich damit auseinandersetzt, ohne derzeit eine bestimmte stimmungsmäßige Stellung dazu zu haben. Es sind ganz einfache Träume, in denen nur ein einziges, in neutraler Stimmung erscheinendes Ding in den Blick kommt. Die deutlichste damit verbundene Emotion ist die Verwunderung nach dem Erwachen, warum gerade dieses und kein anderes Ding zurzeit offenbar so bedeutsam ist, dass es Thema eines Traumes wird. Die genauere Betrachtung und Befragung des Traumbildes bringt dann jeweils eine erstaunliche Tragweite an Bedeutsamkeit ans Licht, die den Träumer in diesem unscheinbaren Ding verborgen angeht und die ihm nun wachend in Bezug auf sein Leben zu denken gibt. Die Traumdinge in diesen einfachen „niederstrukturierten Träumen" – wie Michael Ermann diese Träume nennt (Ermann 2005, S. 72 ff.) – beschreiben sensuell-konkretistisch-bildhaft einen affektiven Zustand, der sich auf eine in dieser Stimmung wahrgenommene Thematik bezieht; dies ist immer eine persönlich bedeutsame Problematik. Die Bedeutung ist überdeterminiert und macht in verschiedenen Zusammenhängen Sinn.

Da die Träumenden in diesen Träumen keine bestimmte Haltung zur Thematik einnehmen, kommen sie bezeichnenderweise in den folgenden drei Träumen selbst auch gar nicht vor, sondern nur die Sache, die sie beschäftigt. Die leitende Frage zu einem Traum, der nur aus der bildhaften Darstellung eines konkreten Dings besteht, lautet: Welches Thema verkörpert dieses Ding für mich gefühlsmäßig? Was berührt und beschäftigt mich gefühlsmäßig in der Gestalt dieses Dings? Warum berührt es mich? Was fürchte und was erhoffe ich in diesem Zusammenhang?

4.2.1   Ein Liegestuhl

Eine junge Frau träumte am Anfang ihrer Psychoanalyse von einem Liegestuhl – nur dieses Bild, keine erkennbare und benennbare Stimmung. Sie sah im Traum einen Liegestuhl, das heißt, sie war in neutraler, betrachtender Weise auf einen Liegestuhl ausgerichtet, mit Liegestuhlhaftem konfrontiert, von Liegestuhlhaftem angegangen, auf Liegestuhlhaftes gestimmt. Was sollte das? Es gab keinen Zusammenhang mit ihrem konkreten Leben. Als sie das Bild jedoch auf sich wirken ließ, ging ihr auf, dass der Liegestuhl für sie etwas verkörperte, was erstaunlich genau ihrem Gefühl in Bezug auf ihre derzeitige Situation in der Therapie entsprach: Sie fand es bezeichnend, dass sie von einem instabilen Liegestuhl geträumt hatte, statt von der stabilen Couch ihres Analytikers. Sie fragte sich, was „Liegestuhlhaftes" für sie bedeutete. Liegestühle können leicht zusammenfallen, wenn man sich darauf nicht ruhig verhält, außerdem benutzt man sie immer nur für einen bestimmten Zweck und eine begrenzte Zeit – so charakterisiert, beleuchtete der Liegestuhl nun präzis ihre derzeitige Stimmung. Ihr selbst bisher verborgen, bewegte sie die Frage, ob sie sich wirklich hier und jetzt in dieser Therapie niederlassen sollte, obwohl sie damit doch Begrenzungen und Unsicherheiten auf sich nehmen musste. Wachend hatte sie nur ein leichtes Unbehagen gespürt, der Wunsch, sich auf dieses Abenteuer einzulassen, war jedoch größer gewesen. Die Tatsache, dass dieses gemischte Gefühl einen Traum hervorgerufen hatte, lässt jedoch erkennen, dass ihre Bedenken in Bezug auf die Therapie in einem weiteren und tieferen Zusammenhang standen. Sie sind als

Zeichen einer existenziellen, philosophischen Erfahrung zu deuten. Offenbar setzte sie sich unbewusst mit grundsätzlichen, zum menschlichen Sein gehörenden Begrenztheiten und Unsicherheiten auseinander, wofür sie Kindheitserfahrungen sensibilisiert bzw. hellhörig gemacht hatten; das heißt, offenbar spürte sie einen Anflug von existenzialer Angst (Abschn. 2.3.3.). Ihr zwiespältiges Gefühl zeigte sich im Traum verdichtet und ausgestaltet in der konkreten Gestalt eines Liegestuhls. Dem Traum lag eine bedeutsame Stimmung zugrunde, die sich nicht nur auf ihre jetzige konkrete Situation, sondern auf eine grundsätzliche Frage ihrer Lebensführung bezog, die sie jetzt, am Beginn einer Analyse, besonders beschäftigte: Kann ich mit grundsätzlichen Unsicherheiten und Begrenzungen leben?

4.2.2 Eine Klammer

Eine Mutter von halbwüchsigen Kindern träumte von einer Klammer, das heißt von einem alltäglichen Gegenstand, der den Zweck hat, Dinge zusammenzuhalten. Aber: Im Traum vorkommende Dinge bedeuten Gefühlsmäßiges. Manchmal ist die Bedeutung sehr persönlich und nur im Kontext der persönlichen Situation oder Vorgeschichte des Träumers verständlich, wie das Beispiel vom Liegestuhl zeigt. Oft liegt die Bedeutung aber auch auf der Hand, weil es Dinge sind, die auch im kollektiven Sprachgebrauch im übertragenen Sinn, also sozusagen symbolisch, benutzt werden. Erstaunlicherweise erkennen die Träumer nach dem Erwachen dies jedoch selbst oft nicht, weil sie zu sehr am Konkreten haften. So ging es auch dieser Patientin. Was die Klammer bedeuten könnte, verstand sie erst, als die Therapeutin das Ding „Klammer" als Ausdruck für ein menschliches Verhalten interpretierte: „Klammern". Erst da ging der Träumerin auf, dass es im Traum um eine Frage ging, die sie in ihrer Beziehung zu ihren Kindern beschäftigte. Klammerte sie sich zu sehr an diese? Und wenn ja, warum? Hatte sie Angst vor dem Alleinsein? Oder vor Schuld, wenn sie diese vielleicht zu früh losließ? Inwiefern bedeutete Klammern notwendiges Sichern, inwiefern schädliches Einengen? Wehrte sie mit ihrem Wunsch nach Halt unvermeidbare existenziale Angst ab? Im Grund war sie in dieser Frage, wie die Liegestuhlträumerin, mit grundsätzlicher existenzialer Unsicherheit befasst. Während der einladend erscheinende Liegestuhl jedoch für eine eher akzeptierende Einstellung gegenüber Unsicherheit spricht, lässt die Klammer auf ein abwehrendes Verhalten gegenüber Unsicherheit schließen.

4.2.3 Ein Igel

Der Student, dem im Traum ein Igel in den Blick kam, verstand sofort, was das hieß: Belustigt meinte er, dass der Igel auf sein „igelhaftes" Verhalten seinem Professor gegenüber verwies. Normalerweise kannte er sich selbst als brav, angepasst und harmoniebedürftig. In letzter Zeit habe er sich aber erstaunlich eigensinnig der Autorität widersetzt. Er habe sich stachelig, widerspenstig und damit auch „unangreifbar" gegeben. Im Wort Igel klang für ihn übrigens passenderweise auch „ich" sowie „eigen" an.

Wie alle Traumbilder ist auch der Igel letztlich als gefühlsmäßige Antwort auf eine existenziale Zumutung zu verstehen: Der Träumer setzt sich hellhörig mit der Frage des Allein-auf-sich-gestellt-seins auseinander, mit dem Risiko, das zu eigenständigen Entscheidungen gehört. Normalerweise flieht er dieses Risiko und ordnet sich lieber einer Autorität unter. In letzter Zeit spürt er jedoch die Notwendigkeit, für sich selbst und seine eigenen Anliegen einzustehen. Er „richtet seine Stacheln auf" und wehrt sich für seine eigenen Ziele, trotz der Gefahr, dadurch die Unterstützung des Professors zu verlieren und im schlimmsten Fall deshalb zu scheitern.

Achtung: Aus diesem Traum darf nicht geschlossen werden, der Träumer *sei* igelhaft, nämlich unzugänglich und abwehrend. Der Traum zeigt nur, wie er sich fühlt, nicht wie er ist. Natürlich könnte es sein, dass er sich selbst und auch seiner Umwelt zurzeit igelig vorkommt. Grundsätzlich gilt aber: Der Student träumt von einem Igel, weil Igelhaftigkeit für ihn nicht selbstverständlich, sondern ein problematisches Verhalten ist, ein Verhalten, das ihn sowohl abstößt wie anzieht. Ein Igel verkörpert für ihn eine Verhaltensweise, die ihn existenziell berührt. Tatsächlich erscheint er anderen übrigens auch jetzt nicht so widerborstig, wie er sich subjektiv fühlt. Hellhörig für die Risiken eines Alleingangs mit unautorisiertem Verhalten, kommen ihm schon die kleinen Unbotmäßigkeiten, die er sich jetzt ausnahmsweise erlaubt, so vor, als ob er sich stachelig zeigen und eigensinnig „einigeln" würde.

4.3   Universelle Symboliken

Viele Dinge, die immer wieder in Träumen vorkommen, veranschaulichen unmittelbar einen allgemeingültigen Sinn, der im landläufigen Verständnis mitschwingt. Beispielsweise ein Weg, eine Brücke, ein schwerer Rucksack, ein Bettler, das eigene Auto, ein König – das sind Gegebenheiten, die schon von sich aus eine weitere Bedeutung für das eigene Leben anklingen lassen. Sie veranschaulichen eine Seinsweise, um die es gefühlsmäßig im Traum geht. Etwa: Ein Weg verweist auf die Möglichkeit, auf dem Weg zu sein oder einen Weg gefunden zu haben; eine Brücke verbildlicht die Möglichkeit, auf einem zwei getrennte Bereiche verbindenden Übergang zu sein; ein Rucksack könnte auf Belastendes verweisen; ein Bettler auf Bedürftigkeit; ein Auto auf selbstgesteuert bzw. „autonom" sein; ein König auf bestimmend, herrschend sein. Die persönliche Präzisierung und das persönliche Verhältnis zum Gegebenen, die sich im Traum zeigen, überlagern und ergänzen dann den im kollektiven Sprachgebrauch gültigen Sinn.

4.4   Gängige Redensarten

Manchmal erscheint eine problematische Thematik im Traum verkörpert im Bild einer gängigen Redensart oder eines geflügelten Wortes. Manche Träume werden sogar erst im Zusammenhang mit einer bestimmten Redensart, einem Sprichwort oder einem bekannten Bibelvers verständlich.

4.4.1 Gras ist darüber gewachsen (Lina)

Ein gutes Beispiel ist der folgende Traum von Lina, der zunächst völlig rätselhaft erschien.

Beispiel

„Wie so oft hatte ich wieder einen Prüfungstraum. Wie üblich in diesen Träumen fühlte ich mich nicht gut vorbereitet, war auch nicht regelmäßig im Unterricht gewesen. Mit Angst und Schuldgefühlen betrat ich das Schulzimmer, in dem die Prüfung stattfinden sollte. Aber dort war niemand, die anderen Schüler vergnügten sich draußen mit Tischtennisspielen, es herrschte keinerlei Prüfungsstimmung. Erstaunt sah ich, dass das ganze Zimmer mitsamt allen Tischen und Bänken mit hohem Gras überwachsen war! Ich verstand nicht, was das heißen sollte – merkwürdig...Aber natürlich spürte ich eine große Erleichterung." ◄

Wie ist dieser Traum zu verstehen?
Als Lina diese stimmungsmäßige Traumerfahrung in der Therapie in Worte fasste, fiel es ihr wie Schuppen von den Augen: Der Traum schildert ihr erleichtertes Gefühl darüber, dass die Zeiten, in denen sie sich ständig wie in einer Prüfung als minderwertige, pflichtvergessene Versagerin fühlte, offenbar vorbei sind. Gras ist darüber gewachsen, bzw. sie ist daraus herausgewachsen! In der Einleitung (s. Abschn. 1.2.) wurde schon darauf hingewiesen, dass Redensarten im Traum in ganz subjektiver Weise konkretisiert erscheinen.

Der Traum in verschiedenen Zusammenhängen
In Bezug auf die Therapie ist der Traum als erfreuliches Anzeichen für eine ins Auge fallende Entwicklung zu sehen. Lina steht am Ende ihrer langjährigen Psychoanalyse. Nach häufigen unangenehmen Prüfungsträumen, in denen sie sich immer als ungenügend erlebte, ist dies der erste Traum, in dem sie im Zusammenhang mit einer Prüfungssituation eine Erleichterung spürt. Was sie bisher als unüberwindliche Schwierigkeit ständig beschäftigte und quälte, ist jetzt nicht mehr relevant, es ist Gras über die Problematik gewachsen. Jetzt geht es um anderes, beispielsweise um ein vergnüglich spielerisches Wetteifern ohne Leistungsdruck im Austausch mit gleich gestellten Mitmenschen.

Lebensgeschichtlich klingen im Traum quälende Kindheitserfahrungen mit ihrer Mutter an, der Lina nie genügen konnte, so sehr sie sich auch bemühte.

Existenzial ausgelegt schildert der Traum Linas neue Antwort auf das Gefühl, ihr Leben wie eine Prüfung bestehen zu müssen. Lina fühlt sich jetzt – für sie selbst verwunderlich – nicht mehr wie in früheren Träumen hoffnungslos überfordert von der existenzialen Aufgabe der eigenen Lebensführung. Wir können daraus schließen, dass sie sich mit grundsätzlichem Ungenügen und grundsätzlicher Begrenztheit abgefunden hat. Dies bedeutet Erlösung vom Bann der Pflichterfüllung im Sinn von Müssen und neuen Spielraum für Möglichkeiten im Sinn von Dürfen – beides sowohl konkret wie in Bezug auf die Aufgabe des eigenen Seins.

4.4.2 Sand in die Augen streuen (Claire)

Claire ist sehr selbstkritisch. Sie stellt ihre Erfolge und jedes Lob immer in Frage und erlaubt sich selten ungetrübten Stolz auf eine Leistung. Auch in der Therapie hat sie sich oft in Verdacht, ein zu schönes Bild von sich zu geben – sogar für schöne Träume schämt sie sich manchmal aus Angst, diese würden bedeuten, sie sei anmaßend und überheblich.

Beispiel

„Im Traum wollte ich einer Freundin, mit der ich zum Essen verabredet war, ein Geschenk mitbringen. Bei meinen Sachen fand ich etwas, das mir geeignet erschien, nämlich einen Sandstreuer. (Das ist etwas, erklärte sie, das es im Wachen nicht gibt. Im Traum war es ein Werkzeug, mit dem man ein Sandbild machen kann.) Auf dem Weg werde ich plötzlich unsicher – wo wollten wir uns eigentlich treffen? Darauf wechselt die Szene: Jetzt bin ich nicht mehr auf dem Weg zum freundschaftlichen Essen, sondern zu einem Geschäftstreffen. Bei den Kollegen angekommen, merke ich plötzlich entsetzt, dass ich ganz nackt da stehe. Furchtbare Scham überfällt mich. Einer der Herren im Anzug meint spöttisch, so demonstrativ übertrieben müsse man seine Sache nicht vertreten – wie wenn ich mit meinem Nacktsein absichtlich einen bestimmten Zweck verfolgen würde. ◄

Der Traum als emotionale Erfahrung im Wachzusammenhang
Claire sah den Traum im Zusammenhang mit ihrer Stimmung nach der letzten Therapiestunde. Sie hatte einen Traum erzählt, in dem sie als Malerin unerwartet erfolgreich war, danach aber in ihrer Sehnsucht nach Liebe brüsk zurückgestoßen wurde (s. Abschn. 9.3.1.) In der Stunde selbst, in der wir über diesen Traum redeten, habe sie sich gut gefühlt. Danach sei sie jedoch in der Stimmung abgestürzt. Sie habe sich geschämt wegen dem, was sie gesagt hatte, und über das, was der Traum über sie offenbart hatte. Offenbar schämte sie sich für ihre Sehnsüchte nach Beachtung und Erfolg und vor allem für ihre Sehnsucht, geliebt zu werden. In Bezug auf Claires Erfahrung in der Therapie zeigt der Traum: Anfänglich genießt sie es, sich in der Therapie beachtet und geschätzt zu fühlen, dann fühlt sie sich beschämend entblößt und kritischen, ja spöttischen Blicken ausgesetzt.

Aber was bedeutet der Sandstreuer und das plötzliche Nacktsein?

Die Bedeutung unverständlicher Traumphänomene erschließt sich durch Einbezug der verschiedenen Zusammenhänge, in denen das irritierend Unverständliche steht. Die Traumerfahrung im Ganzen ist eine Schamerfahrung, denn sie endet im Gefühl beschämenden Nacktseins – auch die positiv erlebte Ausgangssituation ist daher als Teil einer Schamerfahrung zu sehen, sie schildert deren Grund.

Der Sandstreuer, der zuerst nur ein besonderes, kreatives Geschenk zu sein scheint, hat unerkannt schon einen beschämenden Aspekt, denn er verweist auf die Redensart „Jemandem Sand in die Augen streuen", das heißt jemandem etwas vormachen, jemanden über die Wahrheit hinwegtäuschen, ihm etwas vorgaukeln.

Außerdem dient er dazu, ein Sandbild zu machen, also ein Bild, das keinen Bestand hat, das „auf Sand gebaut ist". Dieser Aspekt klingt gefühlsmäßig an im Zusammenhang mit der aufkommenden Unsicherheit, wohin sie eigentlich unterwegs ist. Was war eigentlich ihr Ziel? Bzw: Was ist eigentlich ihr Therapieziel?

Im plötzlichen Nacktsein, das in der Situation im Traum extrem ungehörig erscheint, konkretisiert sich ihre Unsicherheit. Es klingt darin die Erfahrung von Adam und Eva an, nachdem sie vom Baum der Erkenntnis gegessen haben: Scham, aber auch Angst und Schuld. Im Bild des Nacktseins zeigt sich, wie beschämend entblößt Claire sich nach der Stunde gefühlt hatte – so, wie wenn sie mir etwas Irreführendes vorgemacht hätte, um Beachtung zu bekommen. Ihr Kollege wirft ihr im Traum zudem vor, sie wolle mit dem ungebührlichen Nacktsein eine Absicht durchsetzen – Beachtung für die unverblümte, „nackte Wahrheit"? Als ob sie demonstrativ ihre Absicht zur Schau stellen wollte, keinesfalls etwas Unwahres vortäuschen zu wollen.

Philosophisch setzt sich Claire hier mit der existenzialen Unsicherheit auseinander, wie man sich selbst einschätzen soll. Misstrauisch hinterfragt sie ihre Erfolge und jedes Gefühl von Stolz über ein Gelingen, ob sie dazu berechtigt sei oder sich über sich selbst täusche; immer hat sie Angst, sich schuldig zu machen oder abgelehnt zu werden.

Lebensgeschichtlich gehen diese Ängste bis auf die Kindheit zurück. Ihr strenger Vater erwartete selbstverständlich Höchstleistungen von ihr, erlaubte sich und ihr jedoch nicht, stolz zu sein, wenn ihr dies gelang. Erfolg ist für sie daher zwiespältig und Anspruch auf Beachtung beschämend.

4.4.3   Seinen Senf dazu geben (Ina)

Das folgende Beispiel einer jungen Lehrerin, Ina, bedient sich sogar gleich zweier gängiger Redensarten.

Beispiel

„Ich saß mit dem umstrittenen Bischof X., den ich im Wachen gar nicht schätze, in meiner Küche beim Essen, offenbar war er bei mir zu Besuch. Im Traum sah ich deutlich die Robe des Bischofs, aber nicht sein Gesicht. Anders als das im Wachen der Fall wäre, fühlte ich mich sehr geehrt. Um etwas Besonderes zum Essen beizutragen, bot ich einen wertvollen Senf an. Als Zeichen seiner exquisiten Besonderheit war ein Kirschstein in diesem Senf. Aber da ich fürchtete, der hohe Würdenträger könnte sich vielleicht daran verschlucken, entschloss ich mich mit Bedauern, diesen Stein vorher herauszunehmen." ◄

Ina war befremdet. Warum ausgerechnet Senf? Senf hatte doch keine besondere Bedeutung für sie? Warum mit einem Kirschstein? Warum ein Bischof? Und ausgerechnet der ihr unsympathische Bischof X.? Und warum fühlte sie sich durch ihn so geehrt?

Als Schlüssel zum Verständnis erwies sich die Redensart „seinen Senf dazu geben", die uns in der Therapie bei der Betrachtung des Traums einfiel. Im kollektiven Sprachgebrauch ist damit etwas Abfälliges gemeint, nämlich sich – meist unerwünscht – mit etwas Unwichtigem in ein Gespräch einzumischen, um auch etwas zu sagen zu haben, das heißt, um sich Bedeutung zu geben. Im Gegensatz zum Senf in der Redensart ist Inas Senf im Traum jedoch ganz besonders wertvoll, das Zeichen dafür ist der darin enthaltene Kirschstein. Allerdings könnte man sich an diesem harten Kern die Zähne ausbeißen, wenn man nicht richtig damit umgeht. (Nebenbei: dass der Senf ausgerechnet einen Kirschkern und nicht irgendeinen anderen Obstkern enthält, ist nicht zufällig. Das hängt mit der im Deutschen üblichen Bezeichnung Kirsch-Stein statt Kirsch-Kern zusammen). Sie fürchtet, der Kirschstein könnte als „Stein des Anstoßes" das einträchtige Zusammensein stören oder sogar gefährliche Folgen haben. Also entfernt sie mit Bedauern das Besondere aus ihrem Beitrag. Damit verzichtet sie aus ängstlicher Vorsicht auf die Möglichkeit, die Autorität zu beeindrucken. Sie kann dann eben nur ihren – ohne diesen Kirschstein bedeutungslosen – Senf beisteuern. So entfaltet, erinnerte der Traum Ina an eine analoge Erfahrung am Vortag.

Am Vortag hatte sie ein Gespräch mit ihrem Chef, der für sie Ähnlichkeiten mit Bischof X hat.

Aus Angst vor unangenehmen Konsequenzen hatte sie nicht gewagt, unverblümt ihre Meinung zu äußern, obwohl sie diese eigentlich für einen wertvollen Beitrag hielt. Im Traum beschäftigt sie dann die Frage, ob ihre ängstliche Haltung angemessen war. Nein, findet sie offenbar selbst. Das zeigt die Art und Weise, wie sie im Traum die Autorität sieht, nämlich als leere Scheinautorität, und wie sie sich selbst im Traum sieht, nämlich als unangemessen zaghaft-zurückhaltend. Dass sie so träumt, zeigt, dass ihr die Verblendung und Selbsttäuschung, die der Traum thematisiert, wachend ahnungsweise schon bewusst, aber noch nicht klar erkannt ist.

Grundsätzlich handelt der Traum von Inas Selbstzweifeln. Hat sie einen Wert? Ist sie dazu berechtigt, sich selbst ernst zu nehmen? Darf sie beanspruchen, etwas bewirken zu wollen? Diese Zweifel zeigen, dass sie hellhörig ist für die Wahrheit, dass wir nie sicher sein können, ob wir berechtigt und imstande sind, Wirkung und Bedeutung zu haben, noch, was für Folgen dies haben könnte. Zurzeit lautet ihre stimmungsmäßige Antwort auf diese Zweifel: „Mein Wunsch, beachtenswert und wichtig zu sein, ist zu riskant. Ich kann die möglichen Konsequenzen nicht tragen." Sie ist schmerzlich hellhörig für die Verantwortung und mögliche Schuld, die notwendig ausgehalten werden muss, wenn man Einfluss nimmt und etwas bewirken will.

Auch die leere Autorität des Bischofs verweist auf Zweifel und Zweifelhaftes. Ist es möglich, echte von falschen Autoritäten zu unterscheiden? Gibt es überhaupt echte Autoritäten? Träumend ist Ina bezogen auf ihre eigene, nicht sachgerechte Autoritätsgläubigkeit, eine Tendenz, die sie sich nicht richtig eingestehen will, aber doch teilweise erkennt. Aber im Grund fragt sie sich auch, ob sie sich anmaßen darf, für sich selbst eine Autorität zu sein bzw., ob sie dies nicht eigentlich sogar müsste.

4.5   Begriffe, Namen

Manchmal löst ein Wort, ein Begriff oder ein Name, den wir zufällig hören, einen Traum aus. Das bedeutet dann, dass darin etwas für uns Bedeutungsvolles anklingt. Oder umgekehrt: Etwas seelisch Bedeutsames konkretisiert sich im Traum in einem Bild, das an ein Bilderrätsel zu einem Wort erinnert. Im Traum selbst sehen wir nur ein konkretes Bild. Im weiteren Horizont des wachen Bewusstseins lassen die Worte, die den Traum beschreiben, dann plötzlich einen Sinn aufleuchten, der eine Problematik beleuchtet, die uns zurzeit grundsätzlich beschäftigt. Ein schon erwähntes Beispiel dafür ist der Name Pelikan in Leas Traum (Abschn. 3.1.)

4.5.1   Rücksichtslosigkeit

Ein Träumer war im Traum im Anhänger eines Trams an einer Haltestelle. Beim Losfahren bewegte sich die Bahn aber unerwartet zurück statt vorwärts, und zwar nur aus einer Laune des Tramführers heraus. Dieser wollte etwas, das ihm aufgefallen war, nochmals sehen. Inzwischen stand jedoch ein Lastwagen quer auf den Schienen hinter der Bahn, den der Tramführer nicht sah. Unbekümmert fuhr er zurück. Der Träumer wechselte einen kurzen hilflosen Blick mit dem Lastwagenfahrer, dann kam es zur Kollision, der Lastwagen kippte um. Wie rücksichtslos im doppelten Sinn war dieser Tramführer! Ohne Rücksicht auf seine Fahrgäste richtete er sich eigenwillig und pflichtvergessen nur nach seinem eigenen Interesse und merkte nicht, dass er ja keine „Rück-Sicht" im wörtlichen Sinn hatte, keine Sicht zurück auf die anderen Verkehrsteilnehmer, was zu einer Katastrophe führte.

Die Thematik: In diesem konkreten Traumgeschehen setzt sich der Träumer aus zwei Perspektiven mit der Problematik von rücksichtsvollem und rücksichtslosem Verhalten auseinander.

Manifest leidet er unter der Rücksichtslosigkeit eines anderen, dem er „anhängt" und von dem er „abhängig" ist. Wie der Lastwagenfahrer, der mit seiner Last quasi überfahren wird, fühlt er sich hilflos fehlender Rücksichtnahme ausgeliefert. Aber die Sache ist nicht so eindeutig, wie sie aussieht.

Latent klingt im Traum nämlich eine paradoxe Problematik an. Für den Tramführer bedeutet Rücksichtnehmen bzw. Respekthaben offenbar etwas anderes. Dieser fuhr zurück, weil er Lust hatte, etwas noch einmal genau anzuschauen – darüber vernachlässigte er seine Pflicht für die Allgemeinheit. Das lateinische Wort „re-spicere", das unserem Wort „Re-spekt", also „Rück-sicht", zugrunde liegt, meint aber genau dies: Zurückschauen, Wiederanschauen, Beachten, im wörtlichen Sinn. Damit leuchtet die Zwiespältigkeit des Begriffes auf: Rücksichtnahme auf etwas bedeutet immer gleichzeitig Rücksichtslosigkeit gegenüber etwas anderem, Berücksichtigung der eigenen Wünsche bedeutet Rücksichtslosigkeit gegenüber den entgegengesetzten Wünschen anderer und umgekehrt.

Mit diesem Dilemma setzt sich der Träumer auseinander. Seine gewohnte Haltung dazu ist darauf ausgerichtet, Kollisionen mit anderen zu vermeiden, er verhält sich möglichst rücksichtsvoll und pflichtbewusst auf die anderen bezogen; auf seine eigenen spontanen Wünsche zu achten, erlaubt er sich nicht, das käme ihm so unverantwortlich und gefährlich vor, wie das Verhalten dieses Tramführers.

4.5.2 Wahlfreiheit

Eine Träumerin sah im Traum gestrandete Wale. Die auf dem Trockenen steckengebliebenen Tiere lagen hilflos da, ohne sich bewegen zu können. Das Traumbild zeigt, dass die Träumerin sich betroffen auseinandersetzt mit einem tödlich empfundenen Verlust an freier Bewegungsmöglichkeit. Aber warum ausgerechnet Wale? Aha! In der „Freiheit der Wale", auf die sie träumend bezogen war, klang für sie die „Freiheit der Wahl" an, es ging um Wahlfreiheit! Der Traum illustriert ihr Gefühl, (zur Zeit) keine Wahlfreiheit zu haben, nämlich unfähig zu sein, ihr Leben selbst zu gestalten, bewegungslos festzustecken.

4.5.3 Der Name der Stadt Sierre

Eine Träumerin sah im Traum eine Brücke, die nach Sierre – das ist der Name einer Schweizer Stadt – führte. Aus dem Traum erwacht war ihr sofort klar, dass es ihr um die Möglichkeit einer Überbrückung zwischen „sie" und „er" ging, also um die ihr nicht selbstverständlich erscheinende Möglichkeit, die Kluft zwischen Frausein und Mannsein zu überwinden. Der Traum zeigt, dass sie dies beschäftigt.

4.5.4 Schadenfreude

Ein kleiner Junge erzählte, er habe einen lustigen Traum gehabt: Im Traum hatten er und sein fünf Jahre älterer Freund ein Stockbett zusammen, der Freund lag oben, er unten. Aber plötzlich sei der Freund mit großem Krach heruntergefallen. Das sei unglaublich lustig (lustvoll!) gewesen; laut lachend sei er aufgewacht. Warum das so lustig war, wusste er weder im Traum noch nach dem Erwachen. Es war einfach lustig, ohne Grund.

Die belustigte Stimmung über das Unglück eines anderen wird verständlich, wenn wir den Traum als Bild für Schadenfreude sehen. Der Literaturwissenschaftler Peter von Matt hat sich in einem sehr schönen Essay eingehend mit dem Phänomen der Schadenfreude befasst. Er stellt fest, dass „die Schadenfreude in jedem Fall ausgelöst wird durch einen plötzlichen Riss in der realen oder angemaßten (sozialen) Überlegenheit eines anderen" (von Matt 2003 S. 212).

Als Jüngerer fühlt sich der Kleine dem Älteren sozial unterlegen: Im Traum liegt er unter diesem, im unteren Bett. Aber unversehens verliert der Ältere seine sichere Lage da oben und fällt herunter, jetzt sind sie auf gleicher Höhe, der

Große ist aus der Höhe seiner Position gefallen, hat seine Überlegenheit – hier im Wortsinn dargestellt – verloren. Das lustvolle Lachen des kleinen Träumers zeigt anschaulich sein befreites Gefühl darüber, dass der andere aus seiner Rolle des Überlegenen gefallen ist. Leider wissen wir nicht, was den Traum ausgelöst hat. Vielleicht hat am Vortag ein Älterer oder sonst Überlegener– vielleicht dieser oder ein anderer Freund, vielleicht aber auch ein Elternteil – eine Schwäche gezeigt, die der Kleine mit Genugtuung registrierte. Für einen Moment hatte „der Andere" die Oberhand über ihn verloren. Das Lachen bedeutet eine befreiende Distanznahme von der Problematik sozialer Hierarchien, existenzial gesehen eine (vorübergehende) Befreiung vom Leiden an unaufhebbarer Ungleichheit unter den Menschen.

4.6   Der Traum zeigt die dominante Stimmung

Im Folgenden nun Beispiele, in denen die Thematik, um die es zurzeit emotional geht, schon am Vortag bestimmend war. Die Träume zeigen einerseits, welche Thematik die Träumenden besonders beschäftigt, andererseits, wie sie diese empfinden und sich dazu einstellen.

4.6.1   Die Stimmung dominiert manifest (Souveränsein, Verklebte Haare, Riesenschlange)

Solche Träume sind als Stimmungsbilder meist unmittelbar einleuchtend, inhaltlich bleiben sie ohne Kenntnis der persönlichen Situation des Träumers, auf die sie sich beziehen, jedoch oft rätselhaft.

Souveränsein

„Zu meinem großen Erstaunen war ich plötzlich Herrscher eines Reichs geworden. Mein Gefühl dabei war gemischt: Hauptsächlich war ich stolz auf das Ansehen, das damit verbunden war, daneben spürte ich aber auch etwas besorgt die Last der Verantwortung, diesem Ruf gerecht werden zu müssen." ◄

Im Wachzusammenhang verstand Anja den Traum überhaupt nicht, er passte nicht zu ihrer Lebenssituation. Dann fiel ihr aber ein, dass am Vortag das Wort „souverän" gefallen war. Ein Lehrer hatte lobend erwähnt, sie habe eine Aufgabe souverän gemeistert. Schon da hatte sie dies Wort stark berührt, denn sie selbst fand sich nicht souverän, auch nicht in dieser Arbeit; ihre Mängel waren ihr bewusst. Aber souverän sein, das eigene Leben souverän meistern können, das war tatsächlich ihr großes Anliegen. Wachend war das Gefühl, dass dies zeitweise tatsächlich möglich sein könnte, angeklungen. Im Traum verdichtete sich das Gefühl jetzt konkretistisch als verkörperte Erfahrung.

Verklebte Haare

Die Auslegung des folgenden kleinen Traums als präzise Verbildlichung ihrer Stimmung beeindruckte Ingrid sehr. Träume helfen manchmal, die Therapie in den Augen der Patienten aufzuwerten!

Beispiel

„Ich sehe erschrocken, dass mit meinen Haaren etwas nicht stimmt. Durch einen äußeren Einfluss sind sie beschädigt, sie sehen aus wie gefroren oder verklebt, es sind steife, spröde Strähnen. Während ich schaue, fallen zwei ganze Haarbüschel auf den Boden. Das Gefühl dabei ist genau so, wie es bei einem solchen Vorfall im Wachen wäre, erschreckend und besorgniserregend. Ich fasse nicht, was da passiert ist." ◄

Anders als die oben besprochenen Träume von einem neutralen Ding schildert dieser Traum nicht nur eine zu bedenkende Problematik, sondern eine besorgniserregende Erfahrung. Fühlte sich die Träumerin zurzeit einer solch erschreckenden, unerklärbaren Schädigung ausgeliefert, die sie hässlich und krank aussehen ließ und zutiefst beunruhigte? Die Schädigung betraf zwar nur die Haare, aber Haare sind wichtig für das Selbstwertgefühl, sie werden oft als Zeichen für jugendliche Vitalität und Kraft empfunden.

Bei der Besprechung des Traums meinte Ingrid, ja, das Gefühl, vital und stark zu sein, sei ihr abhandengekommen. Der Traum veranschauliche die Stimmung, die sie zurzeit ihrem Mann gegenüber beherrsche. So fühle sie sich, seit er – mit ihrem Einverständnis – begonnen habe, sich mit einer gemeinsamen Freundin über eigene Probleme auszusprechen, mit denen er sie nicht belasten wollte. Unvermutet käme sie mit dieser, für sie undurchsichtigen Situation jetzt nicht zurecht; sie fühle sich beklommen, wie erstarrt, verwirrt und unlebendig, könne nicht mehr frei mit ihrem Mann reden und nicht mehr unterscheiden, was nur ihn, und was sie beide beträfe. Die Atmosphäre zwischen ihnen sei eisig und steif, wie verklebt, genau so, wie der Zustand ihrer Haare im Traum.

Dies war der erste Schritt zur befreienden Klärung. Nach wenigen Therapiestunden hatte sich die Stimmung zwischen den Ehepartnern schon entspannt, sie konnten wieder offen und frei miteinander reden und sich gegenseitig verstehen.

Existenzial gesehen gehört beängstigend Ungeklärtes zum menschlichen Leben und zu menschlichen Beziehungen; letztlich haben wir nie völlige Klarheit über uns und unsere Situation, weder in Bezug auf andere noch in Bezug auf uns selbst. Auch Bereiche und Beziehungen, die bisher klar und einfach zu sein schienen, können plötzlich zum Problem werden. Im Traum ist Ingrid hilflos mit dieser erschreckenden Erkenntnis konfrontiert. Wachend erkennt sie, dass sie sich jetzt dringend geduldig und sorgfältig dem Beklemmenden zuwenden muss, mit Hilfe eines Therapeuten, so wie man bei einer solchen Haarschädigung auch eine Fachperson beiziehen würde.

Eine Riesenschlange als Schoßtier

Nicht nur bedenklich Problematisches kann uns bis in den Traum hinein beschäftigen; manchmal lässt uns auch eine unbegreiflich schöne Erfahrung nicht los wie im folgenden Traum von Gudrun.

Beispiel

„Im Traum saß ich mit meinem Freund gemütlich im Wohnzimmer. Aber konnte das gemütlich sein? Mein Freund hatte eine Riesenschlange auf dem Schoß, jedenfalls, soviel er von ihr fassen konnte, denn sie war mehrere Meter lang. Sie schmiegte sich wie ein Schoßhund an ihn an, ganz entspannt lag sie in seinen Armen. Auch er war ganz entspannt, ohne die geringste Angst. Ich sah dies mit ungläubigem und bewunderndem Staunen. Eine Riesenschlange könnte ihn doch leicht schlucken und töten, dachte ich, aber er ist offenbar zu Recht ganz vertrauensvoll, diese Schlange ist zahm wie ein Haustier." ◄

Erst beim Erzählen fiel der Träumerin auf, dass die Schlange im Traum zwar lebendig und gefährlich war, dass sie aber eher wie ein riesiges Stofftier aussah – ihr Anblick war eigentlich gar nicht schreckenerregend. Wie im Traum vom Pelikan (s. Abschn. 3.1.) sah das Tier also anders aus, als der Name erwarten ließ. Wie beim Pelikan geht es auch bei dieser Schlange nicht um deren realen Eigenschaften, sondern um eine gefühlsmäßige Bedeutung, die sich für die Träumerin am treffendsten in dieser Form darstellt. Gudrun fiel zur Schlange ein, dass Schlangen nicht gezähmt und nicht dem menschlichen Willen unterworfen werden können, sie sind oft lebensgefährlich und den meisten Menschen unheimlich. Die Charakterisierung der Riesenschlange als Verkörperung von Unkontrollierbarem sowie das den Traum dominierende Gefühl staunender Ungläubigkeit erinnerten die Träumerin an eine intensive Erfahrung vom Vortag.

Ihr Freund, der es vor kurzem wider Erwarten geschafft hatte, keinen Alkohol mehr zu trinken, hatte am Vorabend wieder Wein getrunken, aber nur ein oder zwei Gläser. Diese Selbstbeherrschung hatte Gudrun zutiefst beeindruckt. Und auch ihr selbst war es an diesem Tag gelungen, sich anders als sonst sehr diszipliniert einem anspruchsvollen Vorhaben zu widmen, sogar ohne sich dazu zwingen zu müssen. Der Traum thematisiert ihr ungläubiges Staunen darüber, dass ein solch überlegener Umgang mit unkontrollierbar empfundenen, eigenen Tendenzen tatsächlich möglich ist.

Achtung: Träume, die in unrealistischer Art und Weise illusionär erscheinende Wünsche als erfüllbar zeigen, werden oft als bloß illusionäre Wunscherfüllung abgetan, als Selbsttäuschung. Das kommt daher, dass die Traumgeschehnisse konkret genommen werden und nicht als Darstellung einer gefühlsmäßigen Erfahrung, die sich auf etwas nicht offen zu Tage Liegendes bezieht. Natürlich wäre es eine Illusion zu hoffen, mit einer Riesenschlange wie mit einem Schoßhund umgehen zu können. Aber in Gestalt der Traumschlange geht es um etwas, das der Träumerin in ihrem eigenen Leben und in ihrer eigenen Person so unkontrollierbar und unbewältigbar vorkommt wie eine Riesenschlange. Offenbar beschäftigt sich Gudrun derzeit mit Aufgaben und Zielen, die ihr ähnlich schwierig zu bewältigen erscheinen wie der

Umgang mit einer Riesenschlange. Darin liegt ihre Täuschung aus der Sicht des Alltagsverständnisses. Dass die Träumerin selbst auch schon ahnt, dass ihre persönliche Sicht nicht der vernünftigen Alltagssicht des gesunden Menschenverstandes entspricht, sehen wir daran, dass die Schlange – im wachen Blick – wie ein Stofftier aussieht. Im Traum übersieht bzw. verkennt die Träumerin diesen Hinweis auf Harmlosigkeit im Licht ihrer auf Existenziales gestimmten Angst. Um diese Angst geht es. Am Beispiel ihres Freundes geht ihr auf, dass auch mit schier unbewältigbar Erscheinendem manchmal souverän und sogar versöhnlich umgegangen werden kann. Dieser Traum schildert also keine Illusion, sondern die Erkenntnis einer Wahrheit, die sie als außergewöhnlich und wunderbar berührt.

Die existenziale Thematik, die Gudrun beschäftigt, ist die unheimliche Wahrheit, dass wir unser Leben nie völlig selbstbestimmt leben können, sondern in vielen Bereichen fremdbestimmt sind. Die Art und Weise, wie sich ihr diese schmerzliche Wahrheit zeigt, ist zurzeit jedoch überraschend versöhnlich und erleichternd: Manchmal werden wir erstaunlicherweise trotz überwältigender Bedrohlichkeit doch Herr der Situation!

4.6.2 Die Stimmung dominiert latent (Wildwasser, Fisch, Liebesgefühle, Hund)

Viele Träume scheinen auf den ersten Blick nicht zur am Vortag vorherrschenden Stimmung zu passen. Hier ist es besonders wichtig, an den Grundsatz zu denken, dass Träume sich auf die Auseinandersetzung mit einer grundsätzlichen, gefühlsmäßigen Problematik beziehen, die nicht immer manifest an die Oberfläche kommt. Bei näherem Hinschauen klingt die stimmungsmäßige Problematik, die den Traum bestimmt, aber trotzdem auch in diesen Fällen oft schon im Wachen an, wenn auch in anderem Licht als im Traum. Das zeigen die folgenden Beispiele.

Die Wildwasserfahrt
Erstaunt erzählt Tina folgenden Traum, den sie nicht in Verbindung mit ihrem wachen Leben bringen kann.

Beispiel

„Ich war mit meinem Mann und anderen auf einer Abenteuer-Wildwasserfahrt. So etwas würde ich wachend nie machen, es wäre mir viel zu gefährlich. Wir landeten mit unserem Schlauchboot auf einer Insel, um zu picknicken. Mit einem Mal war ich allein dort. Alle, auch mein Mann, waren weg. Ich fühlte mich ausgesetzt und im Stich gelassen, furchtbar verlassen. Schließlich raffte ich mich auf und suchte nach dem Boot. Dieses hatte keine Luft mehr! Aber ich wusste, ich muss das Boot flott kriegen, sonst komme ich nie hier weg. Also machte ich mich daran, es mühsam aufzupumpen. So hörte der Traum auf. Nie würde mein Mann sich so verhalten! Ich kann mich absolut auf seine Hilfe und seinen Beistand verlassen. Warum träume ich, dass ich verlassen werde?" ◄

Als emotionale Erfahrung zeigt der Traum, wie Tina zurzeit ihrem Leben gegenüber gestimmt ist: Es geht im Traum nicht um ihren Mann, sondern um etwas viel
Grundsätzlicheres. Sie fühlt sich zurzeit in ihrem Leben so, wie wenn sie sich
auf einer abenteuerlichen Fahrt unvermutet ganz allein auf sich gestellt sähe, mit
ungewohnten neuen Schwierigkeiten und Gefahren konfrontiert.

Gab es ein Ereignis am Vortag, das diesen Traum ausgelöst haben könnte? Tina
fiel ein, dass sie mit einer Freundin über eine Operation gesprochen hatte, zu der
sie sich entschlossen hatte. Die Freundin habe sie gefragt, ob ihr Mann hinter ihr
stünde. Dies habe sie ohne Zögern bejaht, völlig selbstverständlich und fraglos,
die Frage habe sie überrascht. In der Therapie bekräftigte sie noch einmal, dass
ihr Mann natürlich hinter ihr stünde, so etwas könne man doch nur zusammen entscheiden. Aber dann fügte sie hinzu: „Und trotzdem habe ich in der Nacht darauf
etwas so total Gegenteiliges geträumt! Warum?".

Lebensgeschichtlich klingt ein häufiges Gefühl aus der Kindheit an. So
erschreckend allein auf sich gestellt hatte sich Tina oft gefühlt – ihre Eltern erlebte
sie als ganz unempathisch. Diese prägende Erfahrung drängt sich im Traum
dominant in den Vordergrund, obwohl sich Tina aktuell von ihrem Mann zuverlässig unterstützt fühlt.

Existenzial gesehen geht es im Grund in dieser Traumstimmung jedoch um
eine grundsätzliche menschliche Problematik, nämlich um die Aufgabe der
eigenen Lebensführung, die wir tatsächlich ganz allein verantworten müssen.
Diese beängstigende Wahrheit hatte Tina in der Frage der Freundin untergründig berührt. Im wachen Bewusstsein hatte sie die nur andeutungsweise wahrgenommene Zumutung jedoch nicht aufkommen lassen. Im Traum sah sie sich
jedoch in einer Situation, in der sie notwendig autonom entscheiden und handeln
musste – und dies gelang ihr auch.

Der schlüpfrige Fisch

Lisa schilderte in der Therapiestunde anhand verschiedener Beispiele, wie eingeengt und festgenagelt sie sich in der Beziehung mit ihrem sehr kontrollierenden
Freund erlebt. Oft setze er sie wegen ihrer früheren sexuellen Erfahrungen unter
Druck, wolle alles genau wissen und raste dann deswegen aus. Sie lüge dann viel,
um sich seiner Inquisition zu entziehen, dies helfe aber nichts, weil er dann weiter
insistiere und sie bei Widersprüchen ertappe. Sie habe dauernd Angst, sich zu verraten, vor allem, falls sie im Schlaf reden würde. Das sei zwar nie passiert, aber
einmal sei sie laut lachend aufgewacht. Auf die Frage des Freundes, was sie denn
Lustiges geträumt habe, habe sie gesagt: „Ein Fisch ist heruntergefallen, das war
so unglaublich lustig". Allerdings habe sie ihren Traum selbst überhaupt nicht verstanden, schon gar nicht, was daran so lustig war. Dann erzählte sie genauer:

Beispiel

„Ich stehe in einem Boot, auf dem Boden des Bootes gleitet ein Fisch nach
vorn, der irgendwoher ins Boot gefallen war. Dieses Gleiten finde ich so
unglaublich lustig." ◄

Zum Verständnis: Der Fisch gleitet leicht und wendig über den für ihn lebensgefährlich rauen, trockenen Holzboden. Normalerweise müsste er doch haften
bleiben, gefangen im Boot. Aber erstaunlicherweise bewegt er sich so frei, wie
wenn er in seinem Element wäre, im Wasser. Das war wohl das, was Lisa so
beglückend und erleichtert wahrnahm. Aber was könnte dies bedeuten? Auf die
Frage, in welchem Zusammenhang sie dies geträumt habe, meinte sie, das sei
damals gewesen, als ihr Freund sie so unter Druck setzte.

Im weiteren Gespräch verstehen wir das erheiternde Bild vom Fisch, der einem
qualvollen Feststecken durch seine schlüpfrige Wendigkeit entkommt, als Bild für
eine beglückende stimmungsmäßige Erfahrung der Träumerin: Sie entdeckt, dass
es erstaunlicherweise doch möglich sein könnte, sich einer quälenden Situation
wie die, in welche sie mit ihrem Freund geraten ist – so wie der Fisch ins Boot
geraten ist – zu entziehen, obwohl ihr dies im Wachen mit Lügen ja nicht gelang.
Untergründig muss ihr aufgegangen sein, dass sie sich nicht „behaften", nicht „in
Haft" nehmen lassen muss. Diese entscheidende Entdeckung wurde zum Thema
dieses Traums.

Aktuell stand Lisa in der Zeit dieses Traums übrigens auch im Studium unter
Druck. Sie hatte absichtlich ein Nebenfach gewählt, das ihr schwerfiel, weil sie
dazu erzogen worden sei, immer den schwierigeren Weg zu wählen, wie sie sagte.
Der Entschluss zum Wechsel in ein leichteres Nebenfach machte ihr zunächst
Schuldgefühle; dann empfand sie ihn aber ähnlich befreiend wie das Bild vom ent-
schlüpfenden Fisch.

Seit ihrer Kindheit neigt Lisa dazu, Druck als unvermeidlich zu akzeptieren
statt zu versuchen, sich zu befreien. Üblich ist ihre Reaktion: „Das muss ich eben
aushalten". Der Traum schildert eine neue, befreiende Erfahrung, die sie in Bezug
auf sich selbst macht: „Ich muss nicht alles aushalten, in das ich schicksalsmäßig
gerate, ich kann mich von manchem auch selbst befreien."

Der Traum thematisiert Lisas Gefühl, wie der Fisch in ein Schicksal geworfen
zu sein, nämlich in eine unerträglich einengende Beziehung und Situation, aus
der sie sich befreien müsste, um ihr Leben frei und selbstverantwortlich leben zu
können. Schwach und schuldig wie sie sich fühlte, schien ihr zunächst eine aktive
Haltung, welche die Situation erträglich machen könnte, nur durch ausweichende
Fluchtversuche mit Lügen möglich. Dies erwies sich als illusorisch. Der Traum
zeigt, dass sie jetzt die Möglichkeit sah, mit eigener Lebendigkeit und Aktivität Distanz zum Quälenden und also Freiheit für ein selbstgestaltetes Leben zu
gewinnen. Dass sie im Traum lacht, ist übrigens bezeichnend: Ihr Lachen ist ein
Zeichen für eine befreiende Distanznahme.

Therapeutisch genügte es, den Traum im Zusammenhang mit Lisas aktueller
Lebenssituation zu betrachten. Der Traum regte sie an, darüber nachzudenken,
ob solch eine Befreiung nicht völlig legitim sei und auch ohne Lügen möglich sein müsste. Könnte sie oder vielmehr, müsste sie ihren eigenen Wünschen
nicht eigentlich viel mehr Geltung verschaffen, statt sich immer nur bestimmen
zu lassen? Damit schien eine neue Möglichkeit auf, sich zu der beengenden
Situation zu verhalten: Mutig Stellung zu nehmen und sich für die eigene Freiheit zu wehren, auch wenn dies hieße, sich vom Freund zu trennen. Sie hat sich

dann schließlich getrennt. Im Fischtraum kündigte sich die erlösende Möglichkeit zu diesem Entschluss an.

Versteckte Liebesgefühle
Nelly war wegen Liebeskummer in die Therapie gekommen; ihr Freund Tim hatte sich von ihr getrennt. Er liebe sie nicht mehr, habe er gesagt. Obwohl sie wachend ganz auf den Schmerz über diese Trennungssituation bezogen war, hatte sie in dieser Zeit einen Traum, der überhaupt nicht zu dieser Situation zu passen schien.

Beispiel

„Im Traum sah ich Tim von weitem mit anderen Leuten. Voller Freude ging ich auf ihn zu und hörte, wie jemand zu ihm sagte: „Du solltest es nicht mehr vor ihr verstecken". Tim schaute mich liebevoll an und sagte, er liebe mich immer noch und wolle mit mir zusammenbleiben. Ich erwachte sehr glücklich. Leider ist es in Wirklichkeit ja gar nicht so. Warum träume ich so illusionär?" ◄

Wir dürfen uns nicht verführen lassen, diesen Traum auf die konkrete Beziehung zu Tim zu beziehen. Die Stimmung ist für das Verständnis leitend, nicht die konkrete Form, in der sich die Thematik zeigt. Der Traum muss sich auf eine beglückende Erfahrung beziehen, eine bedeutsame Liebeserfahrung, die sie so glücklich stimmt, wie wenn Tim ihr jetzt seine bisher vor ihr versteckte Liebe offenbaren würde. Beim Nachdenken über die Themen, welche die Patientin in dieser Stunde besprochen hatte, fiel der Therapeutin auf, dass Nelly etwas erzählt hatte, das fast wörtlich auch im Traum vorkam. Als sie ihrem Vater – ausnahmsweise – etwas von ihrem Schmerz wegen Tim gesagt hatte, hatte er nämlich geantwortet: „Du kannst dich mir doch anvertrauen, du musst doch so etwas nicht vor mir verstecken". Diese Worte hatten Nelly tief berührt und sie mit einem großen Glücksgefühl erfüllt. Sie habe sich verstanden gefühlt, habe weinen können – es war eine ganz neue, erstaunliche Erfahrung für sie mit dem Vater. Das Glücksgefühl habe bedeutet, dass sie sich von ihm in einer Weise geliebt und akzeptiert gefühlt habe, wie sie es nie erwartet hätte.

Zur Auslegung des Traums gehen wir von dem Wunsch aus, der in beiden Erfahrungsebenen – wachend wie träumend – Thema ist: Nellys Wunsch nach vertrauensvoller Offenheit in einer nahen Beziehung. Die berührenden Worte ihres Vaters sind im Traum noch etwas dringlicher zu hören. „Du musst doch nicht verstecken" wird im Traum zu „du solltest nicht verstecken". Imperativ hört sie die Aufforderung, sich anderen gegenüber zu öffnen trotz ihrer Befürchtung, nicht akzeptiert und verstanden, sondern verletzt und verlassen zu werden, wenn sie ihre tiefsten Gefühle zeigt. Das scheint sie zu befürchten; wahrscheinlich hat sie negative Erfahrungen gemacht. In der ungewohnt beglückenden Erfahrung mit ihrem Vater erfährt sie nun das Gegenteil: Sie fühlt sich in ihrem Schmerz verstanden und akzeptiert, sie darf sich zeigen, wie sie sich fühlt. Das war für sie offenbar bisher mit dem Vater nicht möglich. Dass es jetzt erstaunlicherweise für einmal möglich war, macht sie so glücklich, wie wenn der Freund voller Liebe zu ihr zurückgekommen wäre.

Existenzial verstanden betrifft Nelly die grundsätzliche Wahrheit, dass Vertrauen immer enttäuscht werden kann. Um nicht verletzt und enttäuscht zu werden, scheint es ihr also nötig zu sein, auf Offenheit in Beziehungen zu verzichten. Das bedeutet Einsamkeit – die Erfahrung, getrennt vom Gegenüber zu sein. Erstaunlicherweise erfährt sie jetzt aber, dass trotz unabdingbarer grundsätzlicher Unsicherheit Vertrauen (begrenzt) doch möglich ist. Dass sie davon so beglückt ist, zeigt, dass dies eine höchst wichtige und nicht für möglich gehaltene Erfahrung für sie ist. Sie schließt daraus, dass sie wagen sollte, sich mehr zu öffnen, statt sich wie bisher immer zu verstecken. Dies zeigt der Traum personifiziert in der Haltung von Tim.

Der Tod des geliebten Hundes

Laura war nach einer längeren Reise heimgekommen, voller Erwartungsfreude auf das Wiedersehen mit ihrem geliebten Hund, der sie dann auch überschwänglich glücklich begrüßt hatte. Sie konnte nicht verstehen, warum sie in der Nacht darauf träumte, er sei gestorben. Im Traum war sie deshalb tief traurig. Der Traum befremdete sie, war sie doch wachend am Vortag nicht ängstlich, sondern sehr freudig auf den Hund bezogen gewesen.

Existenzial verstanden ist das untergründige Wissen um grundsätzliche Endlichkeit, Vergänglichkeit und Unsicherheit von Beziehungen der verborgene Kern von Lauras Trauer im Traum. Aber warum bezog sich ihre Trauer im Traum ausgerechnet auf den Hund?

Der aktuelle Anlass für den traurigen Traum war, wie sich im Gespräch herausstellte, aber gar nicht die Beziehung zum Hund. Gute Freunde hatten sich emotional von ihr zurückgezogen, ohne dass sie wusste, warum. Dass so etwas passieren kann, hatte sie als unfassbar traurige Wahrheit getroffen, als etwas für sie so unfassbar Trauriges, wie wenn ihr Hund gestorben wäre.

Dass Laura von ihrem Hund träumt und nicht vom Tod eines geliebten Menschen oder gar vom Tod der Freunde, die sich von ihr zurückgezogen hatten, hängt aber nicht nur damit zusammen, dass für sie, nach der längeren Trennung, das Wiedersehen mit ihrem Hund so wichtig war. Der Hund verweist auch auf eine besondere Art der Beziehung, um die es Laura in dieser Traumerfahrung geht. Wenn wir vermuten, dass es sich um die sprichwörtlich hingebungsvolle, treue Liebe handelt, die Hunde in ihrer Beziehung zum Menschen auszeichnet, dann verweist der Traum darauf, dass Laura sich in ihren Beziehungen nach einer solchen Beständigkeit und Unbedingtheit sehnt. Dies wiederum bedeutet, dass sie untergründig um die Unsicherheit und Vergänglichkeit von Beziehungen weiß und darunter leidet. Wir sehen: Es geht nicht um den konkreten Hund, sondern um dessen Bedeutung sowohl im individuellen Horizont der Träumerin wie auch im allgemeinen Verständnishorizont. Der Hund verweist als treffendste Illustration auf eine zentrale emotionale Problematik der Träumerin: Ihre Angst vor Beziehungsverlust und der entsprechende Wunsch nach Beständigkeit von liebevollem Bezogensein.

Ausgelegt wird einerseits die Thematik – hier die schmerzlich erfahrene Problematik von nahem Bezogensein –, andererseits die derzeitige Antwort darauf: Wie verhält sie sich dazu? Wird die schmerzliche Wahrheit negiert oder akzeptiert? Die Antwort kann in vielen Variationen und Nuancierungen auf die eine oder andere Seite tendieren. In unserem Beispiel zeigt sich die Antwort im Gefühl der Trauer. Trauer heißt, dass diese spezifische, unfassliche Wahrheit, die zum menschlichen Sein gehört, zwar schmerzlich wahrgenommen wird, aber, wenn als unabdingbar erkannt, doch hingenommen werden kann. Die Träumerin fühlt sich traurig, aber der Zumutung gewachsen. Sie erliegt dem Schmerz nicht, wie dies in depressiven Verstimmungen geschieht – das ist ein wesentlicher Unterschied zwischen Trauer und Depression.

4.7   Träume derselben Nacht

Träume derselben Nacht drehen sich um ein und dasselbe Thema. Es ist immer ein Thema, das den Träumer am Vortag vorherrschend beschäftigt hat; die Träume beleuchten es nun in unterschiedlichen Perspektiven. Schon Sigmund Freud weist an verschiedenen Stellen darauf hin, dass sich Träume derselben Nacht in verschiedener Ausgestaltung auf denselben Inhalt beziehen und in der Deutung als ein Ganzes zu behandeln sind. Er sagt: „Recht häufig gestattet ein nächstfolgender Traum, die für den ersten angenommene Deutung zu versichern und weiter zu führen (Freud 1900 S. 529) und: „Wir haben gelernt, dass mehrere in derselben Nacht vorfallende Träume…denselben Inhalt in verschiedener Ausdrucksweise darstellen" (Freud 1911 S. 353 f.). Die einzelnen Traumstücke entsprechen in den Worten Freuds „gesonderten Mittelpunkten der Gedankenbildung in […] miteinander ringenden Strömungen im Seelenleben des Träumers" (Freud 1932 S. 27), sie lassen „ihre Herkunft aus dem nämlichen Gedankenkreis erkennen" (Freud 1900 S. 674).

Daseinsanalytisch gesehen würden wir sagen, Träume derselben Nacht lassen ihre Herkunft aus der nämlichen Grundthematik erkennen, auf die der Träumer gestimmt ist. In allen Träumen einer Nacht ist der Träumer, die Träumerin, auf dasselbe Thema gestimmt, das heißt emotional auf dasselbe Thema bezogen. Das Thema der verschiedenen Traumszenen einer Nacht wird phänomenologisch in einem hermeneutischen Zirkel ausgelegt (s. Abschn. 2.9.2.): Aus den einzelnen Träumen und aus dem auslösenden analogen Wacherlebnis ergibt sich das gemeinsame Thema der ganzen Nacht und umgekehrt bestimmt das gemeinsame Thema die Bedeutung der einzelnen Träume. Im zirkelhaften Hin und Her kristallisieren sich die Einzel-Themen und das Gesamt-Thema immer deutlicher heraus.

4.7.1   Agnes: Sturz vom Hochhaus/Verletzter Motorradfahrer

Agnes erzählt, sie habe in derselben Nacht zwei unverständliche, nicht zusammen-hängende Träume gehabt.

Erster Traum: Sturz vom Hochhaus

„Ich stürze mich vom obersten Stockwerk eines weißen Hochhauses in die Tiefe, unten ist schwarzer Asphalt. Erwache im Sturz. Ich habe keine Angst. Kein deutlich erkennbares Gefühl – am ehesten mache ich das aus Trotz." ◄

Zweiter Traum: Ein verletzter Motorradfahrer

„Ich bin an einem Fest. Da kommt ein Verletzter mit einem Kopfverband, er war der Beifahrer eines Motorradfahrers. Ich bin betroffen, die festliche Stimmung ist vorbei." ◄

Da die beiden Träume auf den ersten Blick kein gemeinsames Thema zu haben schienen, sahen wir bei der Besprechung zuerst jeden Traum einzeln an.

Zum ersten Traum vom Sturz vom Hochhaus

Gab es am Vortag eine Erfahrung, die diesen Traum ausgelöst haben könnte? Ja, meinte Agnes. Sie habe ein Buch über „Selbststeuerung" gelesen und dabei sei ihr aufgegangen, wie sehr sie sich dauernd anpasse und wie wenig sie sich selbst steuere. Sie sei entsetzt gewesen über sich selbst. So wollte sie nicht weiterleben.

Als emotionale Erfahrung gesehen, fällt die trotzige Stimmung auf. Im Trotz ist Selbstbestimmtsein das oberste Ziel; vernünftige Gesichtspunkte bleiben außer Acht. Der Traum schildert die Stimmung, in die Agnes nach der Lektüre des Buches stürzte: Trotzig gegen sich selbst will sie sich aus ihrem bisherigen Zustand hinaus stürzen, und wenn es sie das Leben kosten sollte. Trotzig demonstriert sie, dass dies jedenfalls keine angepasste, fremdbestimmte Handlung ist, sondern eine selbstbestimmte.

Zum zweiten Traum vom verletzten Motorradfahrer

Emotional schildert auch der zweite Traum eine Absturzerfahrung, von der Träumerin selbst nur stimmungsmäßig, von einer anderen Person auch körperlich erfahren.

Es wird betont, dass der Verletzte der Beifahrer war, nicht der, der selbst steuerte. Dem anderen das Steuer zu lassen, hatte ihn nicht vor Gefahr bewahrt, im Gegenteil. Dem stimmte die Träumerin sofort zu: Ja, genau! Auch dieser Traum hat also, wie der erste, etwas mit Selbststeuerung zu tun.

Formal beginnen beide Träume in einer gehobenen Stimmung – hoch oben, im Hellen, bzw. an einem Fest – daraus dann der Absturz in eine lebensgefährliche Konfrontation mit dem harten, schwarzen Boden der Wirklichkeit.

Beide Träume zusammen gesehen

Inhaltlich geht es in beiden Träumen um die Problematik von „Selbststeuerung", also von Selbstbestimmtsein versus Fremdbestimmtsein, beide Male in negativer Perspektive erfahren, aber doch verschieden, einmal in auflehnender, das andere Mal in resignierter Stimmung. Im ersten Traum geht es um den trotzigen Willen, sich selbst zu steuern, der in den Untergang führt, im zweiten Traum um die Betroffenheit ob der Erkenntnis, dass man auch gefährdet ist, wenn man sich steuern lässt. Im Ganzen herrscht die schmerzliche Einsicht vor, dass sowohl der Wunsch, selbst über sich bestimmen zu wollen, wie der Wunsch sich von jemand anderem bestimmen zu lassen, in Gefahr bringen kann.

Die Frage, die Agnes in beiden Träumen sowie wachend am Vortag bewegt, lautet: Kann, muss, soll, will ich mein Leben selbst steuern? Bisher hatte sie sich dazu nicht fähig gefühlt, hatte sich dies nicht zugetraut, sich nicht legitimiert gefühlt, war überzeugt gewesen, sie könne nur quasi als Beifahrerin im Leben weiterkommen, gesteuert von einem starken Menschen neben sich. Lange war dies ihre Tante gewesen, seit der Heirat ihr Mann und im Hintergrund vielleicht auch etwas die Therapeutin. Dagegen lehnt sie sich nun trotzig auf, zumal ihr aufgeht, dass man auch als Beifahrerin Gefahren ausgesetzt ist oder, in ihrem jetzigen Blick, vielleicht sogar besonders als Beifahrerin. Diese Thematik hat sich uns im hermeneutischen Zirkel erschlossen: Die Gemeinsamkeiten der beiden Traumerfahrungen beleuchten die aktuelle Wacherfahrung und die Wacherfahrung vom Vortag beleuchtet beide Träume; dabei kristallisiert sich eine Grundthematik im Leben von Agnes heraus, die wiederum die Träume genauer beleuchtet.

Der eigentliche Anlass für die zwei Träume ist nicht das Buch, dieses gab nur den Anstoß. Agnes weiß im Grund, dass sie ihr Leben selbst führen und verantworten muss. Aktuell beziehen sich die Träume wahrscheinlich darauf, dass sie sich jetzt – trotz leichtem Zweifel – zutrauen will, die lange Therapie, in der sie sich gehalten fühlte, zu beenden. Empfindet sie diesen Entschluss untergründig vielleicht wie einen solch gewagten, gefährlichen Sprung?

Im Kontext der Therapie bedeuten diese Träume nun aber nicht, dass man von einer Beendigung der Therapie abraten sollte. Sie schildern nur das momentane Gefühl der Träumerin in Bezug auf die Problematik einer eigenständigen Lebensführung, nicht die ganze Realität. Ihr dringender Wunsch nach Autonomie, der den ersten Traum bestimmt, ist grundsätzlich zu unterstützen. Der zweite Traum gibt eine Begründung für diesen Wunsch. Auch sie ist, wie der Beifahrer im Traum, als Beifahrerin nicht immer „gut gefahren", auch sie hat dabei im übertragenen Sinn aus ihrer Sicht Kopfverletzungen erlitten. Therapeutisch gesehen ist es wichtig, dass sie selbst ausprobieren kann, wie viel mehr Selbstbestimmung für sie möglich ist und wo sie vielleicht doch zu viel von sich verlangt. Es scheint mir hier jedenfalls wichtig, dass die Beendigung der Therapie nicht radikal, sondern gleichsam probeweise gemacht wird.

Zur Auslegung im hermeneutischen Zirkel gehört es auch, den Traum im Zusammenhang mit anderen Träumen der Träumerin zu sehen: Agnes befasst sich in all ihren Träumen generell immer wieder mit der Grundtatsache menschlichen Ungesichert- und Unsicherseins und mit der Frage, wie viel sie riskieren kann und sich zutrauen darf; sie hat lebensgeschichtlich mehrere „Abstürze" erlitten, diese jedoch immer sehr tapfer überstanden. Siehe dazu in Abschn. 6.3. zwei andere Träume derselben Träumerin.

4.7.2   Martin: Apfelschäler/Unbeachtete Frage/Blockierter Weg

Martin erzählte, er habe drei Träume in derselben Nacht gehabt, in denen er sich ungerecht behandelt fühlte. In allen drei Träumen habe er sich dann aus Wut und Ärger über die erfahrene Ungerechtigkeit aber selbst ins Unrecht gesetzt. Die beiden ersten Träume träumte er nicht nacheinander, sondern parallel, wie zwei übereinander projizierte Filme.

Erster Traum: Der Apfelschäler

„Wir machten im Elternhaus mit Freunden zusammen einen Apfelkuchen für ein Fest. Da sehe ich, dass eine Freundin meinen Apfelschäler benutzt, ein Werkzeug, das ich mir selbst aus Legosteinen gebaut hatte. Ich hatte ihr den Schäler vor einer Woche geliehen, sie hatte ihn mir aber nicht zurückgegeben! Wie unehrlich! Ich war wütend, dass ich mir mein Eigentum selbst zurückholen musste, schrie sie an und nahm es ihr mit Gewalt weg, wissend, dass ich mich damit ins Unrecht setzte – aber ich war außer mir vor Wut.“ ◀

Zweiter Traum: Die unbeachtete Frage

„Bei der Arbeit im Büro stellte ich einem Kollegen eine Frage, bekam aber nur eine unsinnige Gegenfrage, die nichts mit meiner Frage zu tun hatte. Ich ärgerte mich sehr. Darauf wandelte sich die Szene, jetzt war ich Referent an einer Sitzung. Ich argumentierte wortreich, um mein Anliegen durchzusetzen, aber mit falschen Argumenten – das merkte ich erst mittendrin im Argumentieren.“ ◀

Dritter Traum: Der blockierte Weg

„Ich komme auf meinem Weg an ein Schild, das den Durchgang versperrt. Weil die Erklärung fehlt, ignoriere ich es und gehe trotzdem weiter. Dann sehe ich, es ist eine Baustelle, Straßenarbeiter sind am Werk, man kann nicht durch. Ich lasse mich jedoch nicht abhalten, sondern klettere an der Seite vorbei. Empört, als ob ich im Recht wäre, beschimpfe ich die Arbeiter dort, das ginge doch nicht, sie könnten doch nicht einfach mitten auf dem Weg jemanden nicht durchlassen – obwohl ich weiß, dass ich im Unrecht bin, weil der Weg ja schon vorher gesperrt war.“ ◀

Wir suchen das gemeinsame Thema

Da Martin die ersten beiden Träume parallel übereinander projiziert geträumt hatte, schildern sie die genau gleiche emotionale Erfahrung, aber in verschiedener Form. Wir schauen deshalb zuerst diese beiden Träume an:

In beiden Erfahrungen fühlt sich Martin nicht beachtet, nicht respektiert, nicht gehört – wie wenn er für die andern nicht existierte, wie wenn er keine Existenzberechtigung hätte. Gefühlsmäßig ist er völlig zu Recht fassungslos empört. Natürlich muss er sich Achtung und Gehör verschaffen, das ist existenziell für ihn.

Allerdings sieht er nach einer Weile auch, dass er sich aus der Sicht des gesunden Menschenverstandes inadäquat verhält und sich mit seinem Verhalten ins Unrecht setzt. Aber subjektiv waren diese Kränkungen für ihn eben keine solchen Kleinigkeiten, wie sie im Blick der anderen zu sein schienen.

Der Apfelschälertraum spielt in der Welt des ehemaligen Elternhauses. Ein selbstgemachtes Werkzeug, das nützliche Dienste für ein gemeinsames Fest leisten soll, wurde ihm – wie er meint – weggenommen; etwas was ihm gehört und zu ihm gehört, wird ihm vorenthalten, von jemandem, der die Grenze zwischen Mein und Dein nicht beachtet. So ungerecht behandelt kann er sich nicht mehr wie vorher für die Gemeinschaft einsetzen, die Freundin wird für ihn zur Gegnerin, die sein Eigentum – seine Eigenheit – nicht achtet. Außer sich vor Wut wird er gewalttätig und setzt sich so ins Unrecht.

Der Bürotraum spielt in der Arbeitswelt. Hier ist das Eigene, worum es Martin geht, ein Anliegen, eine Frage, die ihn interessiert. Verärgert, weil er kein Gehör findet, hat er dann nicht mehr nur einen Kollegen vor sich, sondern referiert im größeren und gewichtigeren Kreis einer Geschäftssitzung. Dabei ist ihm jedes Argument recht, um sich Gehör zu verschaffen, unbesehen davon, ob es richtig oder falsch ist. Beschämt entdeckt er plötzlich, dass er selbst „unehrlich" argumentiert und sich ins Unrecht setzt.

Dass dasselbe Thema in den beiden Träumen in unterschiedlichen Szenen erscheint, verweist darauf, dass es Martin in der Berufswelt geht wie damals in der Kindheit. Obwohl erwachsen und vernünftig, ist er emotional doch noch im Bann der Atmosphäre von damals im Elternhaus. Im Apfelschälertraum leidet er darunter, dass ihm respektlos genommen wird, was „ihm gehört". Im Bürotraum leidet er daran, kein „Gehör" zu bekommen. Im Gefühl, kein Gehör und keine Wirkung zu haben, muss er umso heftiger und lauter „agieren" (Holzhey 2014 145 ff., s. Abschn. 9.3.). Im Nachhinein erkennt er aber deutlich, dass er sich in der Gegenwehr selbst ungehörig und unrechtmäßig übergriffig verhielt. Er fühlt sich beschämt und schuldig.

Der dritte Traum, der blockierte Weg, wurde nach den beiden anderen geträumt und zeigt eine etwas andere Perspektive auf das Thema. Er handelt von Martins Reaktion auf eine Blockierung seines Weges – dies ist im existenzialen Sinn zu hören. Er fühlt sich blockiert, sein Leben in seiner eigenen Art, „in his own way", zu führen. Anders als in den beiden anderen Träumen setzt er sich mit seiner Reaktion hier aber bewusst ins Unrecht. Er missachtet einen allgemeingültigen Verbotshinweis und bahnt sich selbst einen illegitimen Weg im Abseits. Dabei weiß er hier von Anfang an, dass er nicht im Recht und nicht zu Recht empört ist. Aber wie in den ersten beiden Träumen fühlt er sich in seinen persönlichen Rechten nicht ernst genommen: Die Absperrung wurde ja nicht erklärt; das gibt ihm seinem Gefühl nach wohl die Berechtigung, sie nicht zu beachten. Er will nicht einfach ein Gebot befolgen, das er nicht versteht, dem will er kein „Gehör" schenken.

Das allen drei Träumen gemeinsame Thema

Alle drei Träume drehen sich um Martins Wunsch, Gehör für seine Anliegen zu finden, und um seine Empörung darüber, dass er dieses nicht bekommt. Er fühlt sich nicht respektiert als „eigener" Mensch, mit „Eigentum", eigenen Interessen und einem „eigenen Weg", und bekommt auch keine Erklärung, die ihm dies verständlich machen könnte – wie wenn er als Mensch keinerlei Rechte hätte und sich den Launen der anderen einfach fügen müsste, ohnmächtig ausgeliefert. Seine unangemessen heftigen und unrechtmäßigen Reaktionen auf die Respektlosigkeit der anderen entsprechen seinen heftigen Gefühlen. Die Heftigkeit ist ein deutlicher Hinweis auf seine große Hellhörigkeit für eine existenziale Problematik, die ihn in der Kindheit tief getroffen haben muss.

Lebensgeschichtlich verweist das Thema dieser Nacht auf Martins Kindheit. In der Beziehung mit seinem Vater fühlte er sich so, wie in diesen Träumen: Nicht gesehen und respektiert in seiner Eigenart und blockiert in seinen eigenen Zielen und Wünschen. Er rebellierte erfolglos und musste sich ohne Erklärung fügen.

Existenzial verstanden setzt sich Martin in allen drei Träumen revoltierend mit der existenzialen Wahrheit menschlichen Fremdbestimmtseins und menschlicher Ohnmacht auseinander und zwar vor allem bezogen auf den Bereich menschlicher Beziehungen. Die Grundfrage, die ihn quält, ist die Frage, ob er tatsächlich ganz machtlos ist und kein Recht auf Gehör und Wirkung hat, obwohl ihm doch fraglos klar ist, dass man als Mensch verantwortlich ist für die eigene Lebensführung. Dann kann es doch nicht sein, dass er sich immer wieder machtlos von anderen bestimmen lassen muss? Nein, das kann nicht sein – es ist also seine Aufgabe, sich um Selbstbehauptung zu bemühen.

Therapeutisch ging Martin bei der Besprechung dieser Träume auf, wie enorm empfindlich er schon auf kleinste Anzeichen reagiert, nicht ernst genommen zu werden. Er sah selbst, wie unangemessen und deshalb kontraproduktiv er sich durchzusetzen versucht, das zeigen diese Träume, in denen ihm die Unsinnigkeit seines Verhaltens klar vor Augen ist. Das Verständnis, das er in der Therapie für sein Verhalten gewann, war die Voraussetzung für eine Veränderung.

4.7.3 Hanna: Das bemalte Sofa/Die falschen Löffel

Hanna erzählte zwei Träume derselben Nacht, die auf den ersten Blick nicht nur nichts miteinander zu tun haben, sondern sogar Gegensätzliches zu fokussieren scheinen.

Erster Traum: Das bemalte Sofa

„Meine Freundin hatte selbst ein Sofa bezogen, sehr perfekt und schön, aber nur mit weißem Leintuchstoff; dadurch wirkte es etwas provisorisch. Ich bot ihr an, den Bezug zu bemalen, denn darin habe ich ja einiges Geschick. Ich begann ganz zuversichtlich, wild und bunt. Aber die Farben waren zu alt, zu trocken und auch nicht genug; es blieben weiße Flecken, der Effekt war schrecklich, das Sofa verunstaltet, mein Entwurf und die Ausführung ganz missraten. Ich regte mich sehr auf über mich, es war mir sehr peinlich, ich war ratlos. Da war nichts zu machen... So wachte ich auf." ◄

„Ich war zu Besuch bei meiner Tante, sie hatte etwas Gutes gekocht. Auf meine
Frage, ob ich ihr etwas helfen könne, bat sie mich, ihr aus einer Schüssel, in der
viele verschiedene, neuere und ältere Löffel lagen, einen Löffel zu holen. Ich
brachte einen, der war ihr nicht recht. Ich holte einen anderen, der aber auch
nicht der richtige war. So ging es weiter. Ich holte Löffel um Löffel, aber keiner
war ihr recht. Obwohl ich dies absurd fand und mich fragte, was die Tante
eigentlich wollte und warum sie nie zufrieden war, sagte ich jedoch nichts,
sondern fügte mich, zwar contrecoeur, aber brav. Ich dachte mir, sie sei eben
pedantisch." ◄

Das auslösende Wacherlebnis für beide Träume
Hanna erzählte, am Abend vorher sei sie im Zwiespalt gewesen. Eigentlich hätte
sie gern ihrem kleinen Sohn geholfen, der verzweifelt mit seinen Schulauf-
gaben kämpfte, aber ihr Mann fand, dieser müsse allein damit fertig werden. Mit
ungutem Gefühl fügte sie sich der väterlichen Autorität und ließ das Kind allein,
obwohl sie fürchtete, es damit zu überfordern. Das Ganze sei nicht weiter schlimm
gewesen, aber ein typischer Konflikt, in dem sie oft stecke: Soll ich auf meine
innere Stimme hören oder auf die äußere Autorität? Soll ich meinem Gefühl,
anderen helfen zu wollen, nachgeben oder ist das eigentlich gar nicht hilfreich,
sondern unnötig oder sogar schädlich? Dieser Konflikt ist bei der Suche nach dem
gemeinsamen Thema, das beide Träume und das vorangehende Wacherlebnis
bestimmt, im Auge zu behalten.

Auslegung der beiden Träume einzeln
Im ersten Traum vom bemalten Sofa möchte Hanna ihrer Freundin mit einer
eigenen Initiative helfen, versagt dabei aber in beschämender Weise. Ihr Fazit in
diesem Traum ist: Meine Hilfe taugt nichts. Wenn ich mich als kompetent und
hilfreich zeigen will, richte ich Schaden an.

Auch im zweiten Traum von den falschen Löffeln möchte Hanna einer anderen
Person helfen. Hier verzichtet sie jedoch aus Angst, einen Fehler zu machen, auf
jede eigenständige Handlung und fügt sich einer Autorität; trotzdem scheitert sie
auch jetzt. Unermüdlich bemüht sie sich, das Gewünschte zu bringen, aber es ist
nie das Richtige. Ihr Fazit in diesem Traum ist: „Ich verstehe nicht, warum ich es
nie recht machen kann, aber so ist es eben, ich muss mich einfach immer weiter
bemühen, vielleicht gelingt es doch irgendwann." Sich für die eigene Sicht zu
wehren, kommt ihr gar nicht in den Sinn. Aber die Tatsache, dass sie erkennt,
wie sie trotz dauerndem Misserfolg immer weiter bemüht ist, es der Tante recht
zu machen, beleuchtet grell, wie übertrieben sie ihr Anpassungsbedürfnis selbst
empfindet. Es wäre in der Traumsituation ja gar kein Problem, die Tante zu
fragen, worum es ihr denn gehe. Aber Hanna fügt sich fraglos, wohl um keine
Missstimmung zu riskieren. Nur in Gedanken erlaubt sie sich den Einwand, das
Verhalten der Tante sei übertrieben und merkwürdig. Im Vordergrund steht ihre

Konfliktscheu, also die Sorge, durch etwas so Eigenmächtiges wie eine kritische Frage Unfrieden zu bewirken.

Beide Träume im Zusammenhang mit dem auslösenden Wacherlebnis
Ich gehe davon aus, dass die beiden Träume zwei verschiedene Perspektiven auf dieselbe Problematik zeigen, mit der Hanna am Vorabend nicht zurecht kam. Auch am Vorabend wollte sie jemandem helfen, und wie in den Träumen gelang ihr dies nicht. Auch wachend fühlte sie sich weder legitimiert zu einer eigenen Entscheidung noch überzeugt von deren Richtigkeit. Aber nicht nur deshalb fügte sie sich der Autorität. Es war ihr vor allem wichtig, Unfrieden zu vermeiden.

Ein grundsätzlicher Konflikt
Sowohl im Wacherlebnis wie in den Träumen setzt Hanna sich mit einem grundsätzlichen Konflikt auseinander: Soll/darf ich mich in meinem Verhalten nach meinem eigenen Gefühl richten oder gehe ich dann fehl? Mache ich mich mit einer eigenen Initiative schuldig oder mache ich mich umgekehrt schuldig, wenn ich einfach einer Autorität folge?

Ihre Antwort im ersten Traum: „Ich kann mich nicht darauf verlassen, etwas richtig zu entscheiden. Besser meide ich eigenmächtige Entscheidungen, sonst mache ich große Fehler."

Ihre Antwort im zweiten Traum: „Auch wenn ich weiß, dass ich im Recht bin, schweige ich lieber, um keinen Streit zu riskieren." Dabei muss sie aber feststellen, dass diese Haltung zu keiner Lösung führt, sondern zu einem endlosen Agieren (s. Abschn. 9.3. und Holzhey 2014 S. 145 ff.).

Im Wacherlebnis schwingen diese beiden Antworten mit: Einerseits fühlt sie sich nicht legitimiert bzw. nicht kompetent für eine eigenständige Initiative, andererseits will sie keinen Streit.

Bei nachträglicher Reflexion in der Therapie bereute sie diese Entscheidung jedoch und fand, in diesem Fall hätte sie wagen sollen, ihrer eigenen Stimme zu folgen.

Das zugrundeliegende, unlösbare existenziale Dilemma liegt auf der Hand. Obwohl wir nie sicher sein können, ob wir uns mit einer Entscheidung schuldig machen, müssen wir dauernd Entscheidungen treffen und aushalten, uns dadurch vielleicht schuldig oder unbeliebt zu machen. Als „depressive Persönlichkeit" (s. Abschn. 11.5.) ist Hanna sehr empfindlich für Schuldgefühle, die sie typischerweise dadurch zu vermeiden sucht, dass sie möglichst auf eigenmächtiges Handeln und Entscheiden verzichtet. Letztendlich macht sie sich jedoch gerade durch den Versuch, unumgängliche existenziale Schuld zu umgehen, schuldig (sogenannt neurotischer Teufelskreis).

4.7.4 Robert: Fingernägel schneiden/Fortschrittsglauben

Robert hatte zwei ganz unterschiedliche Träume in derselben Nacht. Geht es trotzdem in beiden Träumen um das gleiche Thema?

Erster Traum: Fingernägel schneiden

„Ich schnitt einem Buben die ausgefransten, abgekauten Fingernägel schön glatt. Dabei hatte ich ein sehr gutes Gefühl, ich spürte eine innige Nähe. Ich war liebevoll zugewandt, er ließ mich vertrauensvoll machen. Einen solch schönen Traum dieser Art hatte ich noch nie." ◄

Zweiter Traum: Bedenkliche Folgen des Fortschrittsglaubens

„Ich sah als beobachtender Zuschauer, wie es damals war, als der zivilisatorische Fortschritt begann: Straßen werden durch Landschaften gebaut, lange, gerade Wege durch Felder und Wiesen. Die Sonne ist heiß, der Boden ist dürr und trocken, aber eine optimistische Stimmung herrscht. Ich selbst habe aber eine andere Stimmung. Ich weiß, dass es in Zukunft zu viele Autos geben wird, dass man eigentlich viel früher mit beschränkenden Gesetzen eingreifen müsste, um „ungutes Wachstum" einzudämmen. Neue Bestimmungen sind jetzt dringend nötig, um die destruktive Entwicklung zu stoppen." ◄

Die Suche nach dem gemeinsamen Thema der beiden Träume

Beim Vergleich der beiden Träume fallen auf den ersten Blick große Unterschiede auf.

Der erste Traum vom Fingernägel schneiden, schildert eine warme, persönliche Begegnung, in der es um wohltuend erlebte Fürsorge geht. Im Zentrum steht eine pflegende Behandlung, die das Ziel hat, einen Buben – einen Menschen in Entwicklung – kultivierter, sozial angepasster, also „zivilisierter" zu machen. Dies geschieht durch zurückstutzendes Eingreifen bei einem Problem, mit dem der Junge allein nicht adäquat umgehen kann. Fingernägel müssen geschnitten, nicht abgekaut werden, störendes Wachstum muss pflegend beschnitten werden. Aus der Perspektive des Jungen zeigt der Traum die Möglichkeit, sich für ein nötiges Zurechtstutzen kompetenter Hilfe anvertrauen zu können.

Der zweite Traum vom Fortschrittsglauben dreht sich dagegen um die kritische Betrachtung eines allgemeinen Themas menschlicher Entwicklung. Im Zentrum steht die Sorge um schädliche Entwicklungsziele im menschlichen Zusammenleben, genauer: Die Sorge um die Zerstörung der Natur durch wirtschaftliches Wachstum und Fortschrittsgläubigkeit. In diesem Traum ist die Stimmung bezeichnenderweise nicht warm im Sinn von liebevoll, sondern heiß, dürr und trocken, der Natur nicht förderlich. Hier wurde zu viel eingegriffen in die Natur, dem Träumer ist klar, dass dem Eingreifen Einhalt geboten werden muss. Inhaltlich geht es jedoch in beiden Träumen um das Gleiche, nämlich um eine notwendige Beschneidung, Begrenzung, Einschränkung von „ungutem Wachstum", das heißt störendem, destruktivem Wachstum.

Beide Träume stehen in einem Bezug zu einer kurz zurückliegenden, misslungenen Prüfung. Robert war in der Therapiestunde danach bedrückt und verunsichert, war er doch sehr gut vorbereitet gewesen. In der Besprechung zeigte sich aber, dass er neurotische, unrealistisch hohe Erwartungen an sich gehabt hatte. Er hatte von sich verlangt, alles allein zu meistern, ohne Hilfe in Anspruch zu nehmen. Diese Ansprüche an sich selbst konnten nun zurückgestutzt und den realen Gegebenheiten angepasst werden. Robert empfand dies als fürsorgliche wohltuende Beschränkung seines gutgemeinten Strebens nach Unabhängigkeit, das sich als irrig erwiesen hatte. Er sah ein, dass er auf Hilfe angewiesen war, und es gelang ihm, diese Möglichkeit dankbar anzunehmen. Beide Träume sind als Antwort auf die Erfahrung zu verstehen, die Robert in dieser Therapiestunde gemacht hatte, jedoch mit unterschiedlichem Fokus.

Grundsätzlich geht es um die verantwortliche Sorge, begrenzend in ein Wachstum einzugreifen, das sich als schädlich erweist. Für die persönliche Entwicklung, wie für die menschliche Entwicklung im Ganzen, sind Beschneidungen von Störendem wohltuend und hilfreich, auch wenn es um eine Entwicklung geht, die früher als förderlich angesehen wurde.

Existenzial verstanden setzt sich Robert hier kritisch mit seiner eigenen Haltung im Leben auseinander. Offenbar ist es für ihn nicht selbstverständlich, aktiv in ein Entwicklungsgeschehen einzugreifen, auch wenn dieses besorgniserregend erscheint, sonst würde er dies nicht träumen. Gewöhnlich traut er sich aber auch nicht, nötige Hilfe zu beanspruchen. Diese Haltung stellt er jetzt in Frage.

Therapeutisch ist die innige, liebevolle Stimmung zwischen den beiden Menschen im ersten Traum besonders wichtig, zwischen dem, der aktiv handelt, und dem, der sich behandeln lässt. Dieses Stimmungsbild ist wohl ein Hinweis auf eine gute, hilfreich empfundene therapeutische Beziehung; aber das Traumbild verweist auch auf eine freundliche, hilfreiche Stimmung sich selbst gegenüber – und noch mehr: Es ist auch ein Hinweis auf die dankbar empfundene Möglichkeit, dass es solch liebevoll innige Stimmungen und Haltungen unter Menschen gibt und dass aktives Handeln und passives Geschehenlassen so harmonisch und hilfreich ineinandergreifen können.

4.7.5 Morgaine: Strittige Thesen/Sauergrauechäpfel

Die folgenden beiden Träume derselben Nacht beginnen bezeichnenderweise mit derselben Ausgangssituation: Die Träumerin, Morgaine, hilft bei der Vorbereitung eines Geburtstagsfestes. Schon die Einleitung macht also klar, dass es sich um Variationen der gleichen Thematik handelt.

Erster Traum: Strittige Thesen

„Ich helfe einem Freund bei der Vorbereitung zu seinem Geburtstagsfest. Nach dem Essen soll ein philosophisches Thema erörtert werden. Er hat Flyer vorbereitet mit seinen möglicherweise etwas anstößigen Thesen, die diskutiert werden sollen. Es verspricht, ein interessanter Abend zu werden. Weil ich etwas anderes zu tun habe, muss ich aber für eine Weile weg. Wie ich dann zurückkomme, sind die meisten Gäste schon gegangen, sie haben die Flyer mitgenommen, ohne sie zu lesen. Es wurde nicht darüber diskutiert. Aber einige

Leute sind noch da, sie hätten viele Fragen, ich realisiere, eine einführende Erläuterung wäre wichtig gewesen. Das wäre meine Aufgabe gewesen, dumm, dass ich nicht mehr da war. Ich, bzw. mein Beitrag, wäre wichtig gewesen." ◄

Zweiter Traum: Sauergrauechäpfel

„Ich helfe einer Bekannten bei der Vorbereitung zu ihrem Geburtstagsfest. Im Gespräch fragt deren Mann, wo er wohl einen Sauergrauechapfelbaum für den Garten bekommen könnte. Ich sage ihm, mein Nachbar habe diese Bäume – aber das sei ein schwieriger Mann. Der Bekannte greift trotzdem sofort zum Telefon. Da bekomme ich Bedenken. Hätte ich doch nichts gesagt, die Idee unterdrückt, wie wird der Nachbar reagieren? Dann sehe ich das Grundstück nebenan: Dort steht (nur im Traum) ein Wald. Der Waldboden ist ganz abgedeckt mit türkisfarbenem Linoleum – schrecklich! Lebendiges aus dem fruchtbaren Boden wird am Wachstum gehindert, abgewürgt – wie bei einer Depression!" ◄

Beide Träume drehen sich um etwas Bereicherndes, das aber auch problematisch ist, und die Frage der eigenen Haltung dazu.

Die strittigen Thesen und deren Diskussion hätten Morgaine eigentlich sehr interessiert, und für den Freund und die Gäste wäre ihr Beitrag – eine erläuternde Einführung – wichtig gewesen. Es ist unverständlich, dass sie „weg musste". Offenbar hat sie sich nicht getraut, anzuerkennen, dass sie eine wichtige Rolle gehabt hätte. Hatte sie Angst, sich selbst zu wichtig zu nehmen? Oder in der Aufgabe zu versagen? Irgendwie in Schwierigkeiten zu geraten angesichts von Strittigem? In diesem Traum geht ihr auf, dass sie dazu tendiert, sich selbst nicht in angemessener Weise wichtig zu nehmen. Damit kommt sie ihrer Verantwortung nicht nach und macht sich schuldig.

Sauergrauechäpfel: Das ist eine exquisite, alte Apfelsorte, säuerlich, wie der Name sagt – und klingt nicht ganz entfernt im Namen auch ein Grauen an? Die fraglichen Äpfel gehören einem schwierigen Nachbarn; sich um sie zu bemühen, könnte Schwierigkeiten bringen. Trotzdem leistet Morgaine in diesem zweiten Traum ihren bereichernden, aber „strittigen" Beitrag zunächst ohne Zögern. Gleich darauf bereut sie es jedoch, ihren spontanen Impuls nicht unterdrückt zu haben, weil sie unangenehme Folgen fürchtet, die sie nicht verantworten möchte. Dann gibt es einen Schnitt, die Szene wechselt, jetzt kommt etwas anderes in den Blick. Der mit Linoleum bedeckte Waldboden, die türkis-blaue Abdeckung mit einem luftundurchlässigen Material, die weder farblich noch stofflich zum Wald passt, erscheint steril. Der lebendige produktive Grund wird verdeckt und das Wachstum darunter unterdrückt und erstickt. Hat der badezimmerartige Boden vielleicht den Zweck, keine Mühe beim Putzen zu machen? Sie ist entsetzt. Wie lebensfeindlich, welche Verarmung! In Morgaines Entsetzen zeigt sich ihre Antwort auf ihre eigenen ängstlichen Bedenken vorher, als sie es bereute, sich nicht zurückgehalten und ihren Impuls nicht unterdrückt zu haben. Jetzt sieht sie die Gegenseite. Sie erkennt: Spontan zum Vorschein kommendes, wie Lebendiges, das im Wald wächst, zu unterdrücken, bedeutet eine Verarmung, ist unnötig, nicht angemessen und sogar schädlich. Spontane Äußerungen können zwar vielleicht unangenehme Folgen haben, können jemandem „sauer aufstoßen", sind aber erfrischend und anregend, also wohl eher belebend und bereichernd.

In beiden Träumen liegt die Betonung auf einer Selbst-Erkenntnis: Morgaine erkennt bedauernd, dass sie sich nicht genug einbringt bzw. aus Angst vor Verantwortung nicht frei zu äußern wagt, und dass sie gerade dadurch schuldig wird. Implizit heißt das, sie erkennt, dass sie sich selber wichtiger nehmen müsste und sich weniger scheuen sollte, Einfluss zu nehmen, auch wenn sie dadurch vielleicht Anstoß erregen würde.

Der Traum hat eine Vorgeschichte: Am Vortag gab es eine reale Situation, in der Morgaine ihre Meinung zu einem strittigen Thema zurückgehalten hatte, um nicht Anstoß zu erregen. Im Traum setzt sie sich nun mit dem Pro und Kontra ihrer vorsichtigen Zurückhaltung auseinander und kommt zum Schluss, dass es besser wäre, mehr zu wagen.

Auch in anderen Träumen setzt sie sich immer wieder mit der Frage auseinander, ob, wie und mit welchen Folgen sie wagen kann, mit eigenen Äußerungen Einfluss zu nehmen (s. Abschn. 10.6.).

4.7.6 Andere Beispiele

Weitere Beispiele für mehrere Träume derselben Nacht, die sich jeweils um dasselbe Thema drehen, sind: Claire (Abschn. 5.4.7.), Robert (Abschn. 10.2.3 und 10.2.4.), Morgaine (Abschn. 10.6.1.), Katja (Abschn. 11.2.1.) und Carol (Abschn. 11.3.1.).

4.8 Stimmung und Kultur

Kulturspezifische Konventionen werden selten zum Thema eines Traumes – das fällt auf, wenn wir darüber nachdenken. Um zu verstehen, warum unsere kulturelle Heimat, von der wir doch wesentlich geprägt sind, im Traum so wenig Bedeutung hat, müssen wir uns klarmachen, um was es sich bei kulturellen Besonderheiten eigentlich handelt: Es sind gesellschaftlich gewachsene und tradierte Normierungen des Zusammenlebens, mit denen Sinn gestiftet und Orientierung bereitgestellt wird. Was als „normal" gilt, ist kulturell festgelegt und bedarf als kollektive Deutung der Wirklichkeit keiner weiteren Legitimierung; es erscheint „selbstverständlich" und braucht keine explizite Zuwendung, keine große Denk-, Gefühls- oder Willensanstrengung. Normales Verhalten, wie der Händedruck bei der Begrüßung, geschieht sozusagen nebenbei wie von selbst. Mit vorgegebenen, vereinfachenden Deutungen der komplexen Wirklichkeit schaffen kulturelle Standardformen Heimat und entlasten von Konflikten. Damit ist klar, dass wir gewöhnlich nicht von kulturspezifischen Gewohnheiten träumen, denn im Traum geht es erstens immer um komplex Mehrdeutiges und zweitens um persönlich Bewegendes, um unsere individuelle Deutung der Wirklichkeit. Kurz zusammengefasst: Im Traum setzen wir uns mit beunruhigendem „Unzuhausesein" auseinander, nicht mit beruhigtem "Zuhausesein (Heidegger 1927 S. 188 f.; Abschn. 2.3.3.)". Kollektiv-konventionelle Antworten werden nur thematisiert, wenn wir sie in Frage stellen – dann allerdings sind sie bedeutsam.

4.8.1 Der verweigerte Händedruck (Rahel)

Im Folgenden ein Beispiel, in dem es um die unanständige Verweigerung einer normalen Gepflogenheit geht. Die Träumerin, Rahel, ist eine höfliche, rücksichtsvolle junge Lehrerin, die sich selbst ein so anstößiges Verhalten, wie in diesem Traum, nie zutrauen würde (Jaenicke 2010).

Beispiel

„Im Traum hatte mein früherer Professor meine Schüler wegen irgendeines Unfugs mit Nazis verglichen. Über diesen beleidigenden Vergleich war ich so empört, dass ich am Ende des Gesprächs die Hand, die er mir reichte, nicht annahm. Sehr verärgert streckte er mir seine Hand ein zweites Mal hin, aber wieder nahm ich sie nicht. Jetzt war er wirklich wütend über diese Unverschämtheit. Noch ein drittes Mal wollte er mir die Hand geben und auch dieses Mal weigerte ich mich. Jetzt wusste ich, es ist vorbei. Mit dieser Weigerung hatte ich die Beziehung abgebrochen – das würde er mir nie verzeihen." ◄

Zum Sinn der kulturellen Geste, sich die Hand zu geben
Der Sinn unserer Sitte, sich zur Begrüßung die Hand zu geben, kann als kollektiv akzeptierte Antwort auf die grundsätzliche Unsicherheit menschlicher Beziehungen gesehen werden. Mit dem Händedruck steht uns eine selbstverständlich verstandene Gebärde zur Verfügung, die so etwas wie Verbundenheit und Verbindlichkeit signalisiert, auch wenn sie nur als formale Anstandsregel wahrgenommen wird. Verankert im gemeinsamen Boden des kulturell bestimmten „sensus communis" ist uns durch diese Geste der Lastcharakter von Begegnungen verdeckt, nämlich das Faktum, dass menschliche Beziehungen prinzipiell nicht in den Griff zu bekommen sind. Solange uns dieser unheimliche Grund der Geste verdeckt ist, träumen wir nicht davon. Wenn wir aber doch von einem Händedruck träumen – sowohl von einem verweigerten wie von einem freundlich akzeptierten – heißt das, dass es uns um den Sinn der Sitte geht.

Die Bedeutung von Rahels verweigertem Handschlag
Für Rahel ist Respekt in Beziehungen wichtig. Es kostet sie Überwindung, einem Mitmenschen den üblichen Anstand und Respekt zu verweigern. Aber hier will sie nun sogar einer wichtigen Autorität gegenüber schroff den Respekt verweigern und unübersehbar unversöhnlich ihre Missbilligung demonstrieren, um ihr tiefes Anliegen eines respektvoll-verbindlichen Umgangs mit den Mitmenschen zu verteidigen.

4.8.2 Der Weihnachtsbaum als kultureller Ritus (Silvia)

Dieses Beispiel dient mir zur Erörterung der Frage, ob man die Bedeutung einer kulturellen Besonderheit im Traum für die Auslegung kennen muss – können wir Träume aus einer uns fremden Kultur auslegen? (Jaenicke 2009). Hier geht es um einen Weihnachtsbaum.

Beispiel

„Im Traum stand ich todtraurig vor einem festlich erstrahlenden Weihnachtsbaum. Das war der ganze Traum. Warum träume ich jetzt, im Sommer, ausgerechnet von einem Weinachtsbaum? Ich bin doch wirklich nicht in einer weihnachtlichen Stimmung!" ◀

Was bedeutet der Weihnachtsbaum hier?
Dass Silvia im Traum traurig war, wunderte sie nicht, denn sie war auch wachend sehr bedrückt, weil sie sich an ihrem Arbeitsplatz ausgegrenzt und nicht geschätzt fühlte. Aber warum träumte sie in einer solchen Stimmung von einem Weihnachtsbaum im Glanz seiner Lichter?

Im Gegensatz zum kaum wahrgenommenen Händedruck ist der Weihnachtsbaum enorm mit Bedeutung aufgeladen. Im christlichen Kulturraum steht er für die Tradition von Weihnachten und ist damit ein allgemeingültiges Symbol für Festliches im Familienkreis, für Beschenkung und Besinnlichkeit. Auch wenn viele Menschen persönlich ganz andere Gefühle in Bezug auf Weihnachten haben, wissen alle in dieser Tradition Aufgewachsenen selbstverständlich, welche Gefühle mit dem Bild des Weihnachtsbaums kulturell angesprochen und normalerweise damit verknüpft sind. Das macht den Weihnachtsbaum sehr geeignet als Charakterisierung einer ganz bestimmten, eben „weihnachtlichen" Stimmung und damit als Traumphänomen, das eine solche Stimmung anschaulich verkörpert. Trotz des großen Unterschiedes in der stimmungsmäßigen Relevanz zwischen einem normalen Händeschütteln und einem normalen Weihnachtsbaum gilt auch für den Weihnachtsbaum, dass er, wenn von ihm geträumt wird, nicht als bloßer Hinweis auf eine bestimmte kulturelle Tradition auszulegen ist, sondern immer als Hinweis auf etwas sehr Persönliches. Die kollektive kulturelle Tradition ist auch in diesem Fall nur der allgemein bekannte und kollektiv gedeutete Hintergrund, von dem sich die Besonderheit der persönlichen Weltsicht abheben kann.

Wir verstanden den Traum folgendermaßen:

Silvia war zur Zeit dieses Träumens in Bezug auf ihr Leben so zumute bzw. sie fühlte sich so, wie wenn sie vor einem festlich geschmückten Weihnachtsbaum stünde, dessen Leuchten sie jedoch nicht erreichte. Im Gegenteil, dieser verstärkte ihre Traurigkeit noch. Sie fühlte sich so einsam und minderwertig wie dieses Traumbild es beschreibt. Einsam, weil zum Weihnachtsbaum normalerweise Familie oder ein Freundeskreis gehört; minderwertig, weil sie sich nicht, wie das normal wäre, am Weihnachtsbaum freuen konnte. Träumend geht sie die Tatsache an, dass sie in ihrem Leiden am Alleinsein verschlossen ist für die Art von Festlichkeit und Glanz des Lebens, die sich am besten mit dem Begriff „weih-nachtlich" beschreiben lässt. Sie nimmt wahr, dass es diesen festlichen Aspekt des liebevoll aufeinander Bezogenseins gibt, fühlt sich aber zu bekümmert über ihr eigenes Sein, um sich dafür öffnen zu können.

Muss man die betreffende Kultur kennen, um einen solchen Traum auszulegen? Nein. Träume sind ja nicht auf eine kulturelle Tradition hin auszulegen, sondern auf deren persönliche Bedeutung. Die kulturelle Sinngebung spielt allerdings als Hintergrund der persönlichen Bedeutung immer mit, als Kontrast oder in Übereinstimmung. Sie ist der nicht eigens thematisierte, selbstverständlich gültige Bezugsrahmen, der die abweichenden Besonderheiten, um die es thematisch geht, in aller Schärfe hervortreten lässt. Trotzdem ist es nicht nötig, sich in der Kultur des Träumers auszukennen, denn man kann ihn ja danach fragen. Oft ist es sowieso angebracht, sich auch bekannte kulturelle Besonderheiten aus der Sicht des Träumers schildern zu lassen, denn auch generell gültige Bedeutungsgehalte differieren je nach persönlicher Sicht in individuellen Nuancen und Akzenten.

4.9   Stimmung und Psychose

Traum und Psychose sind wesensverwandt, wie schon Freud feststellte. Wie im Traum dominieren in der Psychose ganz private Erfahrungen, die aus der normalen, mit anderen geteilten Sicht des Alltags herausfallen. Und wie im Traum wird Stimmungsmäßiges, körperhaft ausgestaltet, sinnlich wahrgenommen. Der Psychoanalytiker Harold Searles, einer der großen Schizophrenie-Therapeuten des letzten Jahrhunderts, hat sich eingehend mit dem auffallenden Phänomen der Konkretheit psychotischen Erlebens befasst – vor allem dieses Phänomen macht psychotisches Erleben dem Traumerleben so ähnlich. Verkennungen der all-gemeingültigen Realität gründen in der Psychose wie im Traum in der persön-lichen Gestimmtheit des Patienten. Diese ist so dominant, dass die Patienten sowohl Konkretes wie allgemeingültige Metaphern im Licht einer persönlichen Bedeutung verkennen.

4.9.1   Konkretes wird metaphorisch missverstanden

Im Folgenden wird ein Beispiel von Searles ausgeführt (Searles 1962 S. 569)). Ein Patient zeigte auf einen Haufen verwelkten Herbstlaubs mit den Worten: „Das sind Menschen". Dass er sagt: „Diese Herbstblätter sind Menschen", und nicht „Menschen sind so wie dieses Laub", ist bedeutsam. Es bedeutet, dass er den konkreten Unterschied zwischen Menschen und Herbstlaub nicht sieht; für ihn ist beides dasselbe, nämlich Unbeachtetes, Weggeworfenes, Vergäng-liches, Todgeweihtes. Die Bedeutung, die das Laub für ihn persönlich hat, nimmt er konkretisiert wahr und zwar konkreter als das konkrete Laub selbst. Offenbar verwandelt sich das konkrete Ding entsprechend der persönlichen Bedeutung, die für den Patienten darin mitschwingt, so stark, dass der Unterschied zwischen

Laub und Menschen aufgehoben wird. Konkretes und Metaphorisches ist nicht voneinander differenziert: Einerseits erscheint das Herbstlaub bedeutungsvoll verändert durch eine metaphorische Überlagerung, andererseits wird die Bedeutsamkeit nicht nur affektiv, sondern konkret verkörpert wahrgenommen. Wie im Traum drängt sich in der Psychose stimmungsmäßig Bedeutsames, handfest verdichtet, leibhaftig auf.

4.9.2 Metaphorisches wird konkret missverstanden (Cora)

Cora, eine Patientin, die an einer chronischen Psychose litt, verkehrte mit mir in einer ganz privaten, typisch psychotischen Art und Weise. Allgemein übliche Redewendungen verstand sie nicht in deren geläufiger Bedeutung, sondern in der ganz individuellen Bedeutung, die ihrer eigenen Gestimmtheit entsprach (Jaenicke 2018 S. 51 f.).

- Wenn ich zufällig einmal an meine Nase fasste, sah sie dies nicht als bedeutungslose, unabsichtliche Geste, sondern als bedeutsame metaphorische Mitteilung. Entsprechend der Bedeutung der Redewendung „sich selbst an der Nase fassen" meinte sie, ich wolle ihr damit sagen, sie müsse sich selbst an der Nase fassen, nämlich die Schuld bei sich selbst suchen. Hellhörig auf eigenes Schuldigsein gestimmt, sah sie die harmlose konkrete Geste metaphorisch als schwerwiegenden Vorwurf.
- Wenn ich einer Aussage von ihr zustimmte mit den Worten „ja, da haben Sie recht", protestierte sie: „Ich will nicht recht haben", als ob ich ihr mit meiner freundlich gemeinten Bemerkung tadelnd gesagt hätte, sie sei eine rechthaberische Person. Sie missverstand mich im Bann der Problematik, die für sie im Ausdruck „Recht haben" stimmungsmäßig anklang. Die konventionelle Bedeutung meiner Bemerkung blieb ausgeblendet, meine unterstützend-wohlwollend gemeinte Bemerkung verkehrte sich für sie ins Gegenteil. Vermutlich fürchtete sie im Grunde, immer im Unrecht zu sein, hellhörig für die Wahrheit, dass wir nie sicher sein können, ob wir etwas richtig erkennen. Um diese ständige Angst abzuwehren verhielt sie sich tatsächlich oft „rechthaberisch".
- Oft klagte sie: „Für Sie bin ich Judas". Das war ihre persönliche Metapher für ihr Gefühl, schuldig und ausgeschlossen aus der menschlichen Gemeinschaft zu sein. Es half nicht, wenn ich dies bestritt, sie glaubte mir nicht. Wenn ich dann bemerkte, sie glaube mir offenbar nicht, missverstand sie mich wieder und meinte, ich sage also, sie sei kein gläubiger Mensch – „dann bin ich Judas". Auch träumend und halluzinierend hörte sie mich sagen: „Cora, Sie sind Judas." Sie hörte von außen, nämlich von mir, der Autorität, was sie sich eigentlich selbst sagt, entsprechend der Deutung auf der Subjektstufe (s. Kap. 6).
- Manchmal sagte sie unvermittelt, beglückt lächelnd: „Danke für das Licht." Sie war überzeugt, dass auch ich den Engel neben ihr sah – ihren Engel, dem sie dankte. Wenn ich dann sagte: „Ich sah, wie sich Ihre Stimmung veränderte,

als ob ein Engel Sie besuchte", protestierte sie: „Als ob?" Ich musste mich korrigieren: „Ich sah, dass Ihr Engel bei Ihnen war." Auch die Engel-Erfahrung muss natürlich als Konkretisierung einer Stimmung interpretiert werden, als Kristallisation eines ersehnten Gefühls, das ihren Ängsten, Judas zu sein, entgegenwirkt. Wie eine Träumende erlebt Cora Stimmungsmäßiges als konkrete Erfahrung. Sie fühlt sich dankbar beglückt, und zwar so dankbar und beglückt, als ob ein Engel sie besuchen würde. Dieses Gefühl erfährt sie konkret als die beglückende Erfahrung, dass ein Engel sie besucht. Auch im Traum ist das so. Erst nach dem Erwachen kann erkannt werden, dass die Traumerfahrung eine Stimmung beschreibt.

4.9.3 Psychotisch anmutende Selbsterfahrungen im Traum

- Ein Träumer, der sich wachend wertlos und unbeachtet fühlte und klagte, man übergehe ihn ständig, ja trample auf ihm herum, träumte er sei leibhaftig ein Teppich. Im Wachen fühlte er sich wie ein Teppich, im Traum war er ein Teppich (Boss 1975 S. 129).
- Eine Träumerin erfuhr sich im Traum als Ball, der hin und her geworfen wurde. Dieser Traum illustriert ihr Gefühl, selbst gar keinen Einfluss auf ihre Lebensführung zu haben, sondern total geworfen zu sein, wie es in Hyperions Schicksalslied heißt: „Blindlings von einer Stunde zur andern, wie Wasser von Klippe zu Klippe geworfen…" (Hölderlin 1944 S. 260).
- Die in Abschn. 4.4. angeführten Träume vom Gras, das über etwas wächst, oder vom Senf, den man zu etwas dazu gibt, illustrieren, wie im Traum – genau wie im psychotischen Erleben – eine gängige Redensart konkretistisch veranschaulicht erscheint.

4.9.4 Angst als gemeinsamer Grund von Psychose und Traum

In den auffälligen Abweichungen vom normalen Erleben und Verhalten, die psychotisches Existieren charakterisieren, geht es um dasselbe wie in den Auffälligkeiten der Träume, nämlich um eine persönliche, ganz private Auseinandersetzung mit abgründigen Erfahrungen des eigenen Seins, die hellhörig vernommen werden.

Im Traum verdankt sich die „eigenartige", dem gesunden Menschenverstand rätselhaft erscheinende Sicht und Erfahrung der Welt dem schlafbedingten Rückzug aus der gemeinsamen Welt, der die Verankerung im kollektiven Verständnis der Realität lockert. Allgemeingültiges und Selbstverständliches spielt in der Eigenwelt des Traums keine Rolle und hat keine Gültigkeit; alles im Traum handelt von Fraglichem, Uneindeutigem. Im psychotischen Erleben ist das auch außerhalb des Träumens so, auch im Wachzustand. In der Psychose dominiert die Hellhörigkeit für abgründig Rätselhaftes im eigenen Sein auch wachend so stark, dass das kollektive Verständnis keinen Halt gibt. Begegnendes erscheint primär uneindeutig und unverständlich, jedenfalls nicht selbstverständlich. Psychotisches Erleben ist gekennzeichnet durch den Verlust der natürlichen Selbstverständlichkeit im Umgang mit sich und der Welt, wie Wolfgang Blankenburg in seinem sehr lesenswerten Buch über symptomarme Schizophrenien ausführt (Blankenburg 1971).

Zugrundeliegend ist beiden Verfassungen, im Traum wie in der Psychose, ein meist verborgenes Gefühl von Unsicherheit und Ungewissheit, das auf existenziale Angst verweist. Dieses unheimliche Gefühl von Ratlosigkeit wird möglichst abgewehrt, es wird fassbar gemacht in einer subjektiven, privaten Interpretation, die dann laut Blankenburg immerhin eine quasi „unnatürliche Selbstverständlichkeit" erlaubt. Dass diese existenziale Auseinandersetzung nicht nur als Gefühl, sondern als konkretes Geschehen, nämlich als Traum, Wahn oder Halluzination erfahren wird, ist einerseits ein Zeichen für deren Dominanz, andererseits jedoch auch ein Zeichen der Abwehr. Anders als rein Gefühlsmäßiges erscheint handfest Konkretes im Prinzip bekämpfbar bzw. wenn es um einen Wunsch geht, im Prinzip erreichbar.

4.10 Zusammenfassung

Die Beispiele dieses Kapitels zeigen, dass traumhaftes Erleben, das der Vernunft nicht zugänglich ist, einen Sinn bekommt, wenn wir es als Stimmungserfahrung auffassen. Für die Auslegung empfiehlt sich deshalb eine entsprechende Paraphrasierung: Der Träumer, die Träumerin fühlt sich so, als ob… Oder: Den Träumer, die Träumerin beschäftigt zurzeit eine Thematik, die am besten so wie das Geschehen im Traum beschrieben wird. Es ist eigentlich ja naheliegend, dass Träume Gefühlsmäßiges fokussieren – viele Menschen verstehen ihre Träume instinktiv als Stimmungserfahrungen. Lew Tolstoi beispielsweise schreibt in „Krieg und Frieden" den wunderbaren Satz: „So wie im Traum alles ungenau, unsinnig und widersprüchlich ist, außer dem Gefühl, das den Traum leitet, so war in dieser […] Kommunikation nicht das, was gesagt wurde, folgerichtig und klar, sondern allein das Gefühl, das sie leitete" (Tolstoi 2018 S. 1008). Diese These entspricht der existenzphilosophischen Einsicht, dass das eigene Sein primär gefühlsmäßig erfahren wird.

Literatur

Binswanger L (1992) Traum und Existenz. Gachnang und Springer, Bern (Erstveröffentlichung 1930, Neue Schweizer Rundschau 23,S 673-685)
Blankenburg W (1971) Der Verlust der natürlichen Selbstverständlichkeit. Ein Beitrag zur Psychopathologie symptomarmer Schizophrenien. Ferdinand Enke, Stuttgart
Boss M (1953) Der Traum und seine Auslegung. Huber, Bern
Boss M (1975/1991) "Es träumte mir vergangene Nacht, …". Sehübungen im Bereiche des Träumens und Beispiele für die praktische Anwendung eines neuen Traumverständnisses. Huber, Bern

Ermann M (2005) Träume und Träumen. Kohlhammer, Stuttgart

Freud S (1900) Die Traumdeutung, GW Bd 2/3. Fischer, Frankfurt

Freud S (1911) Die Handhabung der Traumdeutung in der Psychoanalyse, GW Bd 8 Fischer

Freud S (1932) Neue Folge der Vorlesungen zur Einführung in die Psychoanalyse, GW Bd 15 Fischer

Heidegger M (1927) Sein und Zeit. Niemeyer, Tübingen

Hölderlin F (1944) Hyperions Schicksalslied, in Kleine Stuttgarter Ausgabe, 1. Bd, Cotta, Stuttgart

Holzhey-Kunz A (2014) Daseinsanalyse. Der existenzphilosophische Blick auf seelisches Leiden und seine Therapie. facultas.wuv, Wien

Holzhey-Kunz A (2014) Daseinsanalyse. Der existenzphilosophische Blick auf seelisches Leiden und seine Therapie. facultas.wuv, Wien

Jaenicke U (2009) Fremde Träume? Daseinsanalytische Traumauslegung im Kontext der Interkulturalität. Daseinsanalyse 25:34–46

Jaenicke U (2010) Does globalization affect our dreams? An inquiry into the subject matter of dreaming International Forum of Psychoanalysis 19:92–97

Jaenicke U (2018) Die Fremdartigkeit psychotischer und träumender Erfahrung und ihr gemeinsamer Grund – aus der Sicht der Daseinsanalyse. In: Nowack N (Hrsg) Psycho-dynamische Psychosen-Psychotherapie und sozialpsychiatrische Behandlung der Psychosen. Psychosozial-Verlag Gießen, S 47–63

Searles HF (1962). The differentiation between concrete and metaphorical thinking in the recovering schizophrenic patient. Collected papers on Schizophrenia and related subjects. The Hogarth Press, London

Tolstoi L (2018) Krieg und Frieden. Carl Hanser München

von Matt P (2003) Schadenfreude. Die Auskunft der Literatur über die Regeln eines zwie-lichtigen Gefühls, in: Öffentliche Verehrung der Luftgeister. Reden zur Literatur, Carl Hanser, München Wien

Albträume, Glücksträume

5

▶ In diesem Kapitel möchte ich zeigen, dass Alb- und Glücksträume, obwohl gegensätzlich, im Grund zusammengehören: Sie haben dieselbe Struktur, drehen sich um dieselbe Thematik und veranschaulichen beide eine Stimmung, in der Fassungslosigkeit angesichts von Unbegreiflichem mitschwingt, einmal in einer Spielart von Angst und Qual, einmal in freudiger Dankbarkeit. Sowohl in der ausweglosen Angst wie im wunschlosen Glück geht es um die Auseinandersetzung mit einem schwer erträglichen Aspekt menschlichen Seins – nur die Antwort darauf ist anders: Im Albtraum erliegen wir der Last, im Glückstraum fühlen wir uns wunderbar entlastet.

5.1 Existenziale Angst als Grund allen Träumens

Grundlegend für mein Traumverständnis ist die Annahme, dass Träume eine stimmungsmäßige Auseinandersetzung der Träumenden mit dem eigenen Sein beleuchten. Da das eigene Sein uns in der rätselhaften, philosophischen Stimmung existenzialer Angst erschlossen ist, müssen Träume also in Angst gründen – der tiefste Grund unseres Träumens ist existenziale Angst (s. Abschn. 2.3.3. und Jaenicke 2020). Das ist nicht unmittelbar einleuchtend, handeln Träume doch meistens von konkreten emotionalen Erfahrungen, die fassbar und erzählbar sind und zudem oft ganz alltäglich erscheinen. Existenziale Angst meint dagegen eine Stimmung tiefster Betroffenheit jenseits von allen Worten und jedem Verstehen. Meine These ist, dass existenziale Angst – bzw. unser Betroffensein von der eigenen Existenz – zwar der Grund allen Träumens ist, sich in den Träumen jedoch fast immer in verhüllter Form zeigt, gefasst in eine konkretere Stimmung, die benennbar und beschreibbar ist.

Ludwig Binswanger äußert sich ähnlich zur Rolle existenzialer Angst für das Träumen (Binswanger 1992 S. 134). Er sagt pointiert: „Träumen heißt, ich weiß

© Springer-Verlag GmbH Deutschland, ein Teil von Springer Nature 2022
U. Jaenicke, *Traumdeutung*, Psychotherapie: Praxis,
https://doi.org/10.1007/978-3-662-64925-1_5

nicht, wie mir geschieht". Ein Gefühl ratloser Fassungslosigkeit wird im Traum in einem Bild gefasst. Aber dieses Bild hat immer eine existenziale Bedeutung, es verweist auf das eigene Sein. Binswanger erläutert: „Hier ist, um mit Heidegger zu sprechen, das Dasein vor sein Sein gebracht. [...] Das ist der ontologische Grundzug alles Träumens und seiner Verwandtschaft mit der Angst!".

Wir folgern: Ganz im Verborgenen gründet jeder Traum, auch ein ganz unauffällig erscheinender, in einer Spur von Fassungslosigkeit angesichts des eigenen Seins. Je intensiver und überwältigender die Traumstimmung, desto deutlicher schwingt Existenziales mit.

5.1.1   Verarbeitung einer existenzialen Angsterfahrung (Eva)

Selten gibt es jedoch auch Träume, die in ihrer Stimmung der puren existenzialen Fassungslosigkeit sehr nahe kommen. In diesen Träumen herrscht verständnislose Ratlosigkeit vor, wenn auch wohl immer irgendwie spezifisch getönt und deshalb mit Worten beschreibbar, beispielsweise als Grauen, Entsetzen, Scham oder Schuld – oder aber auch, wie später gezeigt wird, in einer Form fassungslosen Beglücktseins (s. Abschn. 5.6.).

Die folgenden beiden Träume handeln vom Schock einer Träumerin, Eva, als sie erfuhr, dass eine nahe Freundin lebensgefährlich erkrankt sei.

Erster Traum: Der Schocktraum
Im ersten Traum, den sie in der Nacht direkt nach dem Schock träumte, herrschte fast pure Fassungslosigkeit vor.

Beispiel

„Im Traum erlebte ich den Schock, den diese Nachricht bei mir ausgelöst hatte, noch einmal wie im Wachen, nur noch intensiver, wie unter einem Vergrößerungsglas hell angestrahlt. Unfähig, das Unbegreifliche zu begreifen und irgend eine Haltung dazu einzunehmen, fühlte ich mich mit der unabdingbaren Tatsache menschlicher Endlichkeit und Vergänglichkeit konfrontiert." ◄

Bekanntlich ist die exakte Wiederholung eines traumatischen Geschehens im Traum ein Kennzeichen sogenannter posttraumatischer Träume. In diesen Träumen kann die schockierende Erfahrung in keiner anderen Form treffender gefasst werden als in der Form des Wachgeschehens – insofern könnte man diesen Traum einen posttraumatischen Traum nennen. Der Traum zeigt Evas enorme Betroffenheit angesichts der existenzialen Wahrheit, dass wir alle, auch sie selbst, jederzeit sterben können, schon in der Jugend. Diese Tatsache irgendwie einzuordnen und wegzustecken war ihr nicht gelungen, das beängstigend Unheimliche hielt sie bis in den Traum hinein in Bann, ohne dass sie dafür eine neue Gestaltungsform fand. Goethe beschreibt eine solche Betroffenheit im Drama „Torquato Tasso" folgendermaßen: „Wenn ganz was Unerwartetes begegnet,

Wenn unser Blick was Ungeheures sieht, Steht unser Geist auf eine Weile still, Wir haben nichts, womit wir das vergleichen." (Goethe 1965 S. 399).

Zweiter Traum: Angst gefasst und verhüllt als Furcht
Nach dem Erwachen dachte Eva länger über den Traum nach. Der Traum der folgenden Nacht zeigt, dass ihr dabei eine gewisse Verarbeitung des Schocks gelungen war. Ihre Betroffenheit erscheint jetzt besser handhabbar, in einer narrativen Szene gefasst. Auch dies ist eine typische Entwicklung bei post-traumatischen Träumen – das schockierende Erlebnis wird im Lauf der Zeit im Traum verändert und weniger überwältigend erfahren. Das lähmende Grauen vor dem Unverstandenen, Unbegreiflichen wird durch Geschichten erträglich – mehr Furcht, aber weniger Angst.

Beispiel

„Ich war daheim in meinem Zimmer. Plötzlich schoss eine Schlange aus einer Ecke hervor – ich war zu Tode erschrocken. Zum Glück entwich sie durch ein offenes Fenster. Aber sie blieb außen am Fenster mit dem Kopf am Glas und schaute herein, offensichtlich im Bestreben, Kontakt aufzunehmen. Dann passierte etwas ganz Erstaunliches: Ein kleines Mädchen, das auch im Zimmer war, begann die Schlange durch das Glas zu streicheln. Ich sah dies mit Entsetzen, aber auch fasziniert, froh darüber, dass zwischen dem Kind und der Schlange das Glas war." ◄

Zwischen dem ersten und dem zweiten Traum war Eva eine Reinterpretation der schockierenden Tatsache gelungen, wodurch sich Stimmung und Inhalt des Traumgeschehens veränderten. Psychoanalytisch gesprochen wurde eine Symbolisierung bzw. eine Metaphorisierung der Angst möglich (von Koppenfels 2021 S. 1126). Die abgründige Erfahrung im ersten Traum hatte sich gewandelt, sie erschien jetzt nicht mehr „nackt", sondern „gewandet" – zwar immer noch erschreckend, aber konkret, begreifbar und verständlich. Die Stimmung unbestimmter existenzialer Angst, wo Hoffnung keinen Platz hat, war zu Furcht vor etwas Konkretem geworden – und bei Furcht ist Hoffnung auf einen guten Ausgang noch möglich. Eva hat Distanz gewonnen; es gibt Ausweich- und Abgrenzungsmöglichkeiten. Sie ist noch immer betroffen, aber nicht mehr so direkt getroffen, nicht mehr überwältigt. In der Furcht haben wir, anders als in der Angst, wenigstens ein konkretes Objekt, das heißt, hier haben wir die Möglichkeit zu handeln, die bestürzende Problematik zu bekämpfen oder zu fliehen. Eine Schlange ist weniger unheimlich als eine tödliche Krankheit, leichter zu verstehen und leichter zu bewältigen. Aber der Traum zeigt noch mehr als das: Verkörpert im kleinen Mädchen im Traum kann Eva nun auch sehen, dass es trotz dauernd lauernder Gefahr doch möglich ist, unbekümmert und sogar freundlich akzeptierend mit potentiell Bedrohlichem umzugehen – darauf vertrauend, dass alles auch gut gehen kann.

Diese Veränderung zeigt, dass Eva in der Zwischenzeit einen Weg gefunden hat, die unbegreifliche Wahrheit bis zu einem gewissen Grad zu akzeptieren. Der Traum zeigt ihren ganz persönlichen Versuch, damit zurecht zu kommen.

Therapeutisch geht es bei beiden Träumen um die Auseinandersetzung mit der existenzialen Wahrheit, die sie thematisieren. Zusammen zeigen sie eindrücklich, wie sich ein Schock zunächst erdrückend unverstellt im Traum zeigen kann, nach einer gewissen Zeit der Verarbeitung aber, in ein Narrativ gekleidet, etwas ferner rückt und bewältigbar erscheint. Das ist die Voraussetzung, sich dem Bedrohlichen handlungsfähig zuwenden und sich wieder um anstehende Dinge des eigenen Alltags kümmern zu können.

5.2   Posttraumatische Träume

Die Art und Weise, wie Traumatisches sich im Traum niederschlägt, variiert zwischen strikter Wiederholung, symbolischer Wiederholung und Mischformen. Je weniger das Trauma verarbeitet werden kann, desto unveränderter erscheint es im Traum. Ausschlaggebend dafür, ob und wie ein traumatisches Ereignis Thema eines Traums wird, ist die Intensität der subjektiven Erfahrung, nicht die objektive Schwere des Ereignisses.

5.2.1   Boss' Beispiel von 23 verunfallten Soldaten

In seinem ersten Traumbuch (Boss 1953 S. 140–144) berichtet Boss von einem schweren Unfall, bei dem 23 Soldaten auf einer Alpenpassfahrt in einem Lastwagen acht Meter tief in eine Schlucht abstürzten; einer fand den Tod, die anderen blieben unverletzt. Zwei der Abgestürzten machten nach dem Unfall jede Nacht die Katastrophe träumend noch einmal durch – ganz genau so, wie sie diese im Wachen erlebt hatten, sogar mit Einzelheiten, an die sie sich wachend nicht erinnerten. In höchster Angst erlebten sie den Absturz und schreckten im gleichen Moment mit einem Schrei aus dem Schlaf auf. Diese beiden Soldaten brauchten therapeutische Hilfe; alle anderen hatten keine auffälligen Träume und blieben auch sonst psychisch unauffällig – aber aus verschiedenen Gründen. Die meisten von ihnen – 18 Soldaten – standen offenbar fester „auf dem Boden der Wirklichkeit" und wurden deshalb nicht so tief erschüttert, dass sie den Unfall im Traum wiederholen mussten, meint Boss. Bei zwei Soldaten gab es jedoch einen tieferen Grund dafür, dass sie keine Albträume hatten und kein psychotherapeutische Betreuung brauchten. Diese beiden Ausnahmen waren zwar auch tief erschüttert und konnten wie die beiden traumatisierten Soldaten den Unfall nicht verdrängen, es gelang ihnen jedoch mit der immer vorhandenen Gefahr, plötzlich sterben zu müssen, bewusst umzugehen. Sie konnten die Angst auf religiöse oder philosophische Weise bewältigen bzw. aushalten.

Sehr bemerkenswert ist, wie Boss die beiden an Schockträumen erkrankten Menschen beschreibt: Dies seien Menschen, die gleichsam zwischen den beiden

Ausnahmen und den anderen, den „gesunden Alltagsmenschen" zwischendrin stünden. Einerseits gelinge es ihnen nicht, vor der Todesangst zu fliehen, andererseits hätten sie sich aber auch noch nicht dazu durchgerungen, das jederzeit mögliche Sterben als unentrinnbar zum Leben gehörig zu übernehmen. Deshalb, meint Boss, „jagte ihnen der Absturz, der nun mit überwältigender Plötzlichkeit alle Verschleierungen zerriss und ihnen das Wissen um die Endlichkeit ihres Daseins mit nackter Brutalität aufdrängte", einen nicht bewältigbaren Schrecken ein. Die posttraumatischen Angstträume verrieten, wie sehr sie sich der Angst ausgeliefert fühlten: Es konnte sich ihnen nur stets von neuem der gleiche Aspekt höchster Lebensbedrohung zeigen.

Alice Holzhey nennt diese große Empfindlichkeit Hellhörigkeit (Holzhey 2014 S. 140). Die beiden traumatisierten Soldaten waren hellhörig, das heißt sie waren der existenzialen Wahrheit menschlichen Endlich- und Sterblichseins mehr ausgesetzt als die anderen. Posttraumatische Schockträume sind als Symptom zu verstehen; sie verraten die tiefe Betroffenheit der Träumer und zeigen, dass diesen weder die Abkehr vom Beängstigenden noch die Ankehr daran gelingt. Symptome sind Zeichen für misslingende Abwehrversuche (Abschn. 2.4 und 2.5).

Wie ist die exakte Wiederholung des Wacherlebnisses im Traum zu verstehen?
Üblicherweise unterscheiden sich Träume in ihrer manifesten Erscheinung von der konkreten Wachsituation, die sie ausgelöst hat. Das deshalb, weil es im Traum nicht um das konkrete, objektive Geschehnis geht – nicht dieses wird abgebildet: Im Traum geht es um dessen subjektive existenziale Bedeutung, quasi um die persönliche Lesart des Geschehens. Selten sind die auslösende Wachsituation und der entsprechende Traum bildlich identisch. Wenn dies so ist, heißt dies, dass der Träumende kein besseres Bild findet, um das Bedeutsame, worum es geht, auszudrücken. Wie Goethe sagt: „Wir haben nichts, womit wir das vergleichen" (s. Abschn. 5.1.1.). In posttraumatischen Wiederholungsträumen ist das Trauma so überwältigend, dass über lange Zeit keine andere Sicht darauf möglich ist, kein anderer Umgang damit. Der gleiche Traum wiederholt sich Nacht für Nacht. Gebannt von der als grundsätzlich empfundenen Bedrohung bleiben die Träumer in der Angst stecken; Dankbarkeit oder Beglückung über das wieder geschenkte Leben haben keinen Platz.

5.2.2 Schöne Träume nach durchlittener Todesgefahr

Erstaunlicherweise kann ein erschütterndes Erlebnis aber auch schöne Träume zur Folge haben. Zwei Wochen nach einem Flugzeugabsturz mit 24 Toten, den sie unbeschadet überlebt hatte, versicherte die Flugbegleiterin Sandra, sie brauche keine psychologische Hilfe und habe keine Albträume. Im Gegenteil: Seit der Katastrophe träume sie vermehrt vom Fliegen hoch über den Wolken. Es seien ganz schöne Träume, in denen überhaupt nichts Erschreckendes vorkäme.

Sandra ist nicht traumatisiert – sie hat keine schrecklichen Wiederholungsträume, im Gegenteil. Aus den schönen Flugträumen können wir entnehmen,
dass sie jetzt, nach der glücklichen Rettung, vor allem vom Wunder ihres Über-
lebens betroffen ist und nicht von der Katastrophe des Absturzes, wie dies bei
einem traumatisierten Passagier der Fall wäre. Dies lässt darauf schließen, dass
sie jetzt vor allem tief beglückt ist, dass es ihr Schicksal war, weiterleben und
weiterfliegen zu dürfen. Sie weiß, dass dies überhaupt nicht selbstverständlich ist
und dass sie selbst auch hätte umkommen können. Es ist bezeichnend, dass diese
schönen Träume ausgerechnet Flugträume sind. Fliegen meint hier die Erfahrung
eines unsicheren Lebens, in dem immer etwas passieren kann, das aber trotzdem
beglückend schön, weit und frei ist.

Wer dagegen trotz einer glücklich überlebten Katastrophe Albträume hat (wie
zwei der Soldaten im Beispiel von Boss), ist vor allem davon betroffen, *dass* überhaupt so etwas passieren kann. Völlig gebannt von der schockierenden Wahrheit,
dass er jederzeit plötzlich in den Tod gerissen werden könnte, kommt er über diese
schreckliche Erkenntnis, vor der er zu fliehen versucht, nicht hinweg. Gepackt
von panischer Angst ist es ihm nicht mehr möglich, sich noch ein beglückendes
Leben vorzustellen. Posttraumatische Träume gehören als Sonderform zu den Albträumen.

5.3   Albträume

Albträume gründen in einer teils angeborenen, teils lebensgeschichtlich
erworbenen Hellhörigkeit für beängstigende Grundbedingungen der conditio
humana (Abschn. 2.4). Menschen, die oft unter Albträumen leiden, sind besonders
hellhörig. Oft haben sie zwar auch mit konkreten, schwierigen Lebensumständen
zu kämpfen, ausschlaggebend ist jedoch ihre Hellhörigkeit für den „ontologischen
Einschluss" im Konkreten (Abschn. 2.3.1). Albträume kennzeichnet ein unheimliches Gefühl auswegloser Ohnmacht angesichts eines Geschehens, das „aus der
Fassung bringt", nämlich von „Entsetzlichem" im Wortsinn. Der Kern dieses
Gefühls ist existenziale Angst, die sich in einer spezifischen, negativ getönten
Färbung zeigt, z. B. als Todesangst, Scham oder Schuld, Grauen, Verzweiflung,
Wut oder nicht klar definierbaren anderen unangenehmen Gefühlen. Diese stark
gefühlsbetonten Träume rufen geradezu danach, der hermeneutischen Bedeutung
der unterschiedlichen Stimmungen nachzugehen. In ihrer Unterschiedlichkeit
verweisen Traumstimmungen auf vielfältig differenzierte Erfahrungsweisen des
eigenen Seins (s. Abschn. 2.3.2,).

5.3.1   Angst: Ohnmächtig Todesgefahr ausgesetzt (Irene)

Im folgenden Albtraum erfährt Irene existenziale Angst als Todesangst.

Beispiel

„Ich hatte einen furchtbaren Albtraum letzte Nacht. Ich bin auf einer Leiter in einem engen Schacht. Über und unter mir Schwärze. Auf meiner Höhe karges Licht. Der Abstand zwischen den Leitersprossen ist ganz klein, ich finde nur mit großer Kraftanstrengung Halt mit den Füßen. Um meine Schultern hängen schwere Taschen, die Riemen schneiden ins Fleisch, das riesige Gewicht droht mich in die Tiefe zu ziehen. Ich kann die Last aber nicht abwerfen, weil ich mich mit beiden Händen festhalten muss. Die Angst zu fallen ist unbeschreiblich! Ich erwache völlig erschöpft." ◄

Der Traum zeigt, wie erschöpft, wie am Ende ihrer Kraft, wie überbelastet, angestrengt und absturzgefährdet Irene sich zur Zeit fühlt. Nur wenn sie sich entlasten könnte, könnte sie sich befreien, dies erscheint ihr jedoch unmöglich, weil dann völlige Haltlosigkeit und der sofortige Absturz drohen würden. Der Traum schildert Irenes derzeitiges Lebensgefühl. Unerträglich schwer, ja zu schwer, kommt ihr das Leben vor – wie ist es möglich, solche Lasten tragen zu müssen und dabei so unsicheren Stand zu haben?

In ihrer derzeitigen Lebenssituation ist sie tatsächlich persönlich, familiär, beruflich, aber auch lebensgeschichtlich enorm belastet und gefordert und sieht keinerlei Möglichkeit, sich zu entlasten. Es ist von großer Wichtigkeit, dieses konkrete Leiden, das wirklich kaum aushaltbar ist, in der Therapie zu erkennen und anzuerkennen.

Der Traum ist jedoch auch als Irenes hellhörige Antwort auf die zum Menschsein gehörende, existenziale Last zu sehen. Es ist zwar keine frei gewählte Antwort, denn Gefühle geschehen uns, „die Stimmung überfällt" uns (Heidegger 1927, S. 136). Trotzdem können wir unsere Gefühle im Wachen als im wörtlichen Sinn „fragwürdig" bedenken, denn sie sind subjektiv, relativ, von den Umständen abhängig und veränderbar. Ist es vernünftigerweise wirklich so, dass keine Entlastung möglich wäre? Oder wäre im realen Leben nicht doch eine gewisse Erleichterung und Befreiung möglich? Könnte Irene in einer so verzweifelten Stimmung wie im Traum nicht wenigstens um Hilfe rufen? Dazu meinte sie, selbst wenn im Realen eine gewisse Entlastung möglich wäre, würde sie diese nicht einfordern; sie wage es nicht. Auch im Traum sei es ihr nicht in den Sinn gekommen, um Hilfe zu rufen. Sich einzugestehen, dass sie ohnmächtig ist und notwendig Hilfe braucht, würde für sie ein beschämendes Versagen bedeuten. Das verweist auf ihre große Hellhörigkeit für die existenziale Aufgabe, das eigene Sein in eigener Verantwortung führen zu müssen – im Innersten überzeugt von dieser Grundwahrheit, gesteht sie sich keinen Anspruch auf Hilfe zu.

Therapeutischer Hinweis
Beim Bedenken des Traums hat Irene eine wichtige Einsicht: Was ihr im Traum als passiv erfahrenes Unvermögen vorkommt, kann sie wachend als fehlenden Mut erkennen. Um sich aus der Lebensgefahr in dem dunklen Schacht, in dem sie steckt, zu befreien, müsste sie als erstes wagen, Lasten abzuwerfen. Dafür müsste

sie aber noch mehr Haltverlust riskieren, also noch mehr Angst aushalten, als sie sowieso jetzt schon aushalten muss. Ohne Hilfe ist das zu viel verlangt – zum Glück hat sie den Mut für eine Therapie fassen können.

Der wichtigste therapeutische Hinweis, den Irene diesem Traum entnehmen kann, heißt: Ich muss Last loslassen. Und das bedeutet, die Schuld und Scham aushalten, dass es nicht gelingt, sich um die ganze Last, die zum Leben gehört, zu kümmern. Dass sie diese Erkenntnis untergründig gefühlsmäßig schon angeht, zeigt der Traum.

5.3.2 Grauen: Ohnmächtig Unheimlichem ausgesetzt (Robert)

Grauen ist die Erfahrung existenzialer Angst in einer anderen spezifischen Tönung. Zentral ist im folgenden Traum von Robert die lähmende Ohnmachts-erfahrung angesichts von Unheimlichem.

Beispiel

„Ich lag im Bett bei offenem Fenster. Es war dunkle Nacht. Vor dem Fenster draußen wuchs hohes Schilf, darin raschelte es. Mir war schrecklich unheim-lich zu Mut. Ich wusste, ich müsste nur das Fenster zumachen, dann wäre alles gut. Aber ich war vor Angst wie gelähmt, fühlte mich total ausgeliefert und völlig unfähig zu irgend einer Bewegung, es war wie ein Totstellreflex. Mir fehlte jede Orientierung. Ich wusste, wenn ich aufstehen könnte, hätte ich meine Orientierung wieder und könnte das Fenster schließen. Dass ich das nicht konnte, war furchtbar. Dann erwachte ich mühsam und fand mich allmäh-lich wieder zurecht." ◄

Robert fühlt sich in unheimlicher Weise im Dunklen Unerkennbarem aus-geliefert. In düsterster Stimmung sieht er sozusagen nur schwarz. Es gäbe zwar eine Möglichkeit, sich vom Unheimlichen abzugrenzen und sich wieder zurecht zu finden, nämlich aufzustehen. Aber dies erscheint ihm unmöglich, die Angst lähmt ihn. Um wieder Herr der Lage zu werden und Sicherheit und Orientierung zu finden, wäre ein eigenständiger Akt notwendig; aber ohne Sicherheit und Orientierung fühlt er sich unfähig zu einer aktiven Haltung. Die Stimmung, die Robert im Griff hat, ist ein Gefühl absoluter Unsicherheit. Das Unheimliche, das ihn angeht, hat keinerlei Gestalt, es zeigt sich nur als Rascheln im Dunkeln. Damit verweist es vielleicht auf etwas Lebendiges, das unberechenbar, unkontrollier-bar, unvorstellbar und deshalb bedrohlich ist. Hellhörig nimmt Robert dies wahr – er kann es nicht überhören, kann sich dem Unheimlichen nicht verschließen. Nicht einmal der Versuch einer Abwehr ist ihm möglich – diese Erfahrung sei das Schlimmste gewesen.

Im Kontext des wachen Lebens macht der Traum Sinn. Robert stand vor einer Prüfung im Studium und fürchtete, nicht zu bestehen. Den Stoff beherrschte er, aber er hatte Angst vor der unheimlichen Unberechenbarkeit dessen, was auf ihn zukommen würde. Würde er die Fragen verstehen, würde er sie für sich selbst so eingrenzen können, dass sie beantwortbar wären? Oder würden sich ihm darin unfassbare Tiefen und unlösbare Schwierigkeiten auftun? Würde ihn ein unheimliches Blackout überfallen?

Als existenziale Erfahrung zeigt der Traum Roberts Betroffenheit über grundsätzlich Unheimliches, das in seiner konkreten Furcht vor der bevorstehenden Prüfung mitschwingt. Um sich davon abgrenzen und aus seinem Bann befreien zu können, muss er aktiv werden und eine Haltung dazu finden. Das gelingt ihm nicht, besser gesagt: Das wagt er nicht. Er wagt nicht aufzustehen, Stand zu halten, sich zu stellen. Nur dies würde ihn wieder handlungsfähig machen. So bleibt er in der grauenhaften Ohnmacht stecken.

Der Traum zeigt auch Typisches für Robert. Dass Robert für unfassbar Rätselhaftes, das zur menschlichen Existenz gehört, hellhörig ist, zeigt sich nicht nur in seinen Träumen, sondern auch im wachen Leben. Er kann oft nicht unbekümmert handeln oder sich schützend abgrenzen. Aber seine Hellhörigkeit für unbegreiflich Anderes ist vielleicht auch der Grund dafür, dass er dem Anderssein seiner Mitmenschen ungewöhnlich respektvoll begegnet.

Therapeutisch erwies sich der Wachbezug des Traums als hilfreich. Bei der Besprechung des Traums ging Robert auf, dass er sich selbst zu wenig zutraut. Im Traum hat er das Gefühl, dem Unheimlichen, Unsicheren, Undurchsichtigen, dem er sich ausgesetzt fühlt, nicht Stand halten zu können. Sieht er den Traum aber im Zusammenhang mit der bevorstehenden Prüfung, dann erkennt er, dass er wagen muss, sich unvermeidlicher Unsicherheit zu stellen, und dass dies auch möglich wäre.

5.3.3 Scham: Ohnmächtig Schamgefühlen ausgesetzt (Irene)

Als spezifische Erfahrung existenzialer Angst bezieht sich Scham vor allem auf Unheimliches im Bereich des Mitseins. In der Scham fühlen wir uns, wie in Angst und Schuld, radikal als Einzelne betroffen, hier aber in der spezifischen Form, abgetrennt von den Anderen exponiert zu sein, sozusagen am Pranger zu stehen. Exemplarisch veranschaulicht dies der folgende Traum von Irene.

Beispiel

„Ich war in einem riesigen, hohen, weißen Raum. Es war unerträglich hell, es war kalt, rundum gab es Fenster unterhalb der Decke, schwarze Scheiben. Ich fror, meine Kleidung war dünn, papierähnlich, Teile zerfielen, wenn ich mich bewegte. Ich fühlte mich unendlich ausgesetzt, beobachtet durch diese schwarzen Fenster, wusste nicht, wer dahinter steht. Es gab einen Tisch, den ich vorsichtig in eine Ecke schob, um mich dahinter zu ducken, zu verstecken, zu verschanzen. Es war furchtbar. Ohnmächtig unbekannten Blicken ausgesetzt zu sein, noch dazu ohne verhüllende Kleider, das war absolut unheimlich und im höchsten Maß verunsichernd. Das Schlimmste war, dass keine konkrete Gefahr fassbar war und also keine Möglichkeit, sich zu wehren. Aber auch keine taugliche Möglichkeit, sich zu entziehen." ◄

Bezeichnend ist, dass Irene für ihr furchtbares Gefühl im Traum keinen Namen fand – sie empfand es als pure Unheimlichkeit. Die inhaltliche Ausgestaltung des Traums zeigt jedoch, dass das Unheimliche mit den schwarzen Fenstern zu tun hatte, hinter denen möglicherweise unbekannte Blicke auf sie gerichtet waren. Der Traum beschreibt eine emotionale Erfahrung, die wir Scham nennen: Das Gefühl, ohnmächtig im Blick der Anderen zu stehen. Dazu gehört das Gefühl, irgendwie „ungehörig" zu erscheinen, so wie es sich nicht gehört, wenn man zugehörig sein will. Auch das peinliche Gefühl, entblößt zu sein und Intimes, das man verbergen möchte, zur Schau zu stellen, sowie der Wunsch, sich den Blicken zu entziehen, ist bezeichnend für eine Schamerfahrung.

Für diesen Traum gab es einen Anlass im Wachen. Irene träumte dies, nachdem sie in der Therapie erzählt hatte, dass sie kürzlich wegen einer verletzenden Bemerkung ihrer Schwester völlig die Fassung verloren habe und furchtbar wütend geworden sei. Diesen Vorfall in der Therapie zu erzählen, fiel ihr sehr schwer, sie fühlte sich dabei so entsetzlich entblößt wie im Traum. Die Fassung zu verlieren, das heißt jede Kontrolle über sich selbst zu verlieren, ginge für sie gar nicht. Der Traum passe auch zu ihrem Gefühl in der Therapie im Ganzen. Sie fühle sich dem Blick der Therapeutin schutzlos ausgesetzt und habe oft den Wunsch, sich zu verstecken, nicht sichtbar zu sein.

Auch dem Analytiker kann man sich ausgeliefert fühlen in der eigenen Bedürftigkeit und Fragwürdigkeit. Irene erfährt dies als zutiefst unheimlich. Bezeichnend im Traum ist, dass sie selbst in hellem, kaltem Licht exponiert ist, die Fenster aber schwarzen Löchern gleichen. Sie selbst sieht nichts, die Anderen sehen sie in aller Schärfe. Auch dies entspricht der analytischen Situation: Der Analysand steht entblößt im Fokus der Blicke, der eigenen und der des Analytikers, während die Blößen des Analytikers weitgehend verhüllt bleiben.

Scham existenzphilosophisch verstanden
Sartre hat in seinem Hauptwerk „Das Sein und das Nichts" Scham existenzialphilosophisch untersucht. Er sagt: „Ich schäme mich meiner, *wie ich Anderen erscheine*" (Sartre 1943 S. 406), meint aber eigentlich, wie Alice Holzhey bemerkt: „Ich schäme mich meiner, *dass* ich dem Anderen erscheine." (Holzhey 2014 S. 105) In der Scham leide ich darunter, unweigerlich vom Anderen gesehen zu werden, ohne zu wissen, wie der Andere mich sieht. Geängstigt erfahre ich mich der willkürlichen Beurteilung des Anderen ohnmächtig ausgeliefert. Sartre betont, reine Scham sei nicht das Gefühl, dieses oder jenes tadelnswerte Objekt zu sein, sondern überhaupt ein Objekt zu sein und sich in diesem abhängigen, erstarrten Objekt, das man für den Anderen ist, wiederzuerkennen. In der Scham sind wir als Einzelne auf die Mitmenschen als die Anderen bezogen: Ich bin

einzeln, die Anderen gehören zusammen. Ich fühle mich durchschaut als ein Mensch, der in fragwürdiger Weise anders ist, ungehörig, nicht dazu gehörig. Neben der puren Tatsache, *dass* ich keine Macht darüber habe, wie die Anderen mich sehen, geht es aber auch um Konkretes, um die Befürchtung, als unwert, unfähig, unangepasst, schmutzig, usw. gesehen und ausgegrenzt zu werden.

Therapeutisch ist eigentlich nur die Frage zu stellen, warum Irene so besonders hellhörig auf Situationen reagiert, in denen sie sich den Blicken anderer ausgesetzt fühlt. Diese Frage sollte die Therapie begleiten in der Hoffnung, dass schon dadurch eine Änderung bewirkt wird. Im Grunde schämt sie sich nämlich vor sich selbst, vor dem eigenen Blick, mit dem sie sich selbst als mangelhaft verurteilt. Das gilt es zu erkennen als Voraussetzung dafür, dass sie sich selbst anerkennen und akzeptieren kann, in der Unvollkommenheit, Vereinzelung und Machtlosigkeit, die existenziell unabdingbar zum Menschsein gehört.

5.3.4 Schuld: Ohnmächtig eigener Schuldhaftigkeit ausgesetzt (Silvia)

Schuld ist neben Todesangst und Scham eine dritte wesentliche Abwandlung existenzialer Angst. Ebenso wie unfassbare existenziale Angst im Traum meist als konkrete Furcht erscheint und unfassbare existenziale Scham als konkrete, soziale Scham, so erscheint unfassbare existenziale Schuld im Traum meist in Gestalt konkreter moralischer Schuld. Jedes Schuldgefühl im Traum, auch wenn es moralisch motiviert erscheint, bezieht sich im Kern auf eine unabdingbar zum menschlichen Sein gehörige vormoralische Schuldhaftigkeit, für die der Träumer, die Träumerin hellhörig ist. Je unverständlicher und pathologischer die Schuldgefühle im konkreten Kontext erscheinen, desto deutlicher ist ihre existenziale Dimension. Unfassbare, unverständliche Schuldgefühle wie die „grundlosen" Schuldgefühle depressiver Patienten – grundlos im Doppelsinn des Wortes, nämlich einerseits ohne realen Grund, andererseits abgründig tief – sind das Zeichen einer besonders großen Hellhörigkeit für existenziale Schuld.

Schuld existenzphilosophisch verstanden
Heidegger hat sich ausführlich mit der Schuld befasst. Er sieht Schuld als eine Grundstimmung, die menschliches Sein wesentlich bestimmt: Philosophisch stehen wir in der Schuld, unsere Existenz zu vollziehen. Damit sind wir unabdingbar schuldig, denn wir müssen Raum beanspruchen–das heißt anderen Raum wegnehmen–und haben mit unserem Handeln unabsehbare Wirkungen, an deren Folgen wir im Sinne eines Urhebers schuld sind. Außerdem sind wir philosophisch gesehen schuldig dadurch, dass wir mit jeder Entscheidung für eine bestimmte Möglichkeit notwendigerweise alle anderen Möglichkeiten ausschließen. Wir begehen, wie Alice Holzhey überpointiert sagt, mit jeder Wahl sozusagen einen „Mord" an nicht gewählten Möglichkeiten (Holzhey 2014 S. 112).

Grundlose Schuldhaftigkeit im Traum

Folgender Traum von Silvia, einer depressiven Patientin, illustriert das Gefühl abgründiger existenzialer Schuld besonders plakativ.

Beispiel

„Heute Nacht hatte ich einen merkwürdigen Traum, der mir ganz unverständlich ist. Ich war wegen einer schweren Schuld verurteilt zu einer Gefängnisstrafe, wusste aber, dass ich nichts verbrochen hatte. Moralisch war ich unschuldig. Trotzdem fand ich die Verurteilung gerecht, irgendwie war ich eben doch schuldig. Deshalb verteidigte ich mich nicht, sondern nahm diese Strafe ohne Widerspruch auf mich." ◄

Silvia fühlt sich in diesem Traum zutiefst schuldig, obwohl sie sich keiner schuldhaften Tat bewusst ist. Sie fühlt sich durch ihre pure Existenz schuldig. Deshalb kann sie sich nicht gegen das in der Sicht des Common Sense falsche Urteil wehren. Resigniert gibt sie jeden Anspruch darauf auf, sich zu verteidigen und nimmt die Gefangenschaft auf sich. Möglicherweise empfindet sie die Bestrafung sogar als Entlastung. In ihrer von Schuldhaftigkeit geprägten Grundstimmung sieht sie darin vielleicht die Möglichkeit, ihre Schuld abbüßen zu können – was natürlich eine Illusion wäre.

Lebensgeschichtlich gibt es Bezüge zum Traum. Silvia ist in einer wenig bemittelten, kinderreichen Familie aufgewachsen. Alle Kinder fühlten sich emotional zu kurz gekommen, alle rivalisierten im Kampf um die Liebe der Eltern. Silvia fühlte sich unnötig und überflüssig, nur eine Last für die andern: Der Kern dieses konkreten Schuldgefühls ist existenziale Schuld. Als sie in die Therapie kam, war sie verzweifelt in Schuld- und Insuffizienzgefühlen gefangen. Sich – mit Hilfe der Therapie – aus diesem einengenden Gefängnis zu befreien, war harte, mühsame Arbeit. Es galt, die unvermeidliche Schuld, mit dem eigenen Sein anderen Platz und Freiheit wegzunehmen und den an sie gestellten Erwartungen nicht genügen zu können, aushalten zu lernen.

Therapeutischer Hinweis: Obwohl Silvia hellhörig von einer unabdingbaren Wahrheit träumt, ist ihre Antwort im Traum in Frage zu stellen. Existenziale Schuld kann weder aufgehoben noch abgebüßt werden, sie gehört unabdingbar zum Vollzug des Lebens und ist im Vollzug des Lebens auszuhalten und zu akzeptieren. Deshalb Gefängnis auf sich zu nehmen, ist Flucht, die die Schuld noch vergrößert. Vom Wachen aus betrachtet fordert der Traum Silvia auf, sich für sich, für die eigene Existenz, zu wehren und sich nicht aus Angst vor unvermeidlicher Schuldhaftigkeit vom Leben abhalten zu lassen.

5.4   Einstellungen zu Albtraumhaftem

In den bisher dargestellten Albträumen ist die Betroffenheit der Träumenden so immens, dass keine oder fast keine eigene Aktivität möglich erscheint. Ohnmächtig ausgeliefert, fühlen sie sich nicht in der Lage, Stellung zu beziehen und sich aktiv zu ihrer Situation zu verhalten. Solche Träume, in denen eine abgrundtief entsetzliche Erfahrung fast ohne konkrete Ausgestaltung überwältigend im Vordergrund steht, sind jedoch selten. Viel häufiger sind Albträume, in denen sich die unheimliche Seinserfahrung, für die die Träumenden hellhörig sind, verhüllt in konkreter Form zeigt. Erst dann gibt es auch die Möglichkeit, sich dazu zu verhalten.

Im Folgenden einige Traumbeispiele, in denen Gefühle von Angst, Grauen, Scham und Schuld konkretisiert erfahren werden. Hier können die Träumenden eher zum eigenen Ohnmachtsgefühl Stellung beziehen, es abwehren oder sich damit abfinden.

5.4.1   Verzweifeln angesichts von Ekligem (Irene)

Ekel und Grausen ist handfester als pures Grauen. Im Gegensatz zu Grauen bezieht sich Ekel meist auf ein Objekt, auf etwas Bestimmtes, das grauenvollgrausig erscheint.

Deskriptiv-phänomenologisch ist Ekel charakterisiert als eine Stimmung, in der man Widerwillen vor Widerwärtigem empfindet, das einem zu nah auf den Leib rückt. Zur Natur von Ekligem gehört, dass es nicht klar strukturiert und nicht eindeutig begrenzbar, sondern unkontrollierbar, undefinierbar, schwer fassbar, z. B. schleimig ist. Es stört verunreinigend die eigene Ordnung, das selbstbestimmte Leben. Ekliges kontaminiert und infiziert mit unabsehbaren Folgen. Bezeichnend ist, dass es sich oft auch mit einem üblen Geruch verbreitet und dass es Brechreiz bewirkt.

Im Folgenden ein Beispiel, in dem die Träumerin, Irene, verzweifelt angesichts von Ekligem, dem gegenüber sie sich nicht zu helfen weiß.

Beispiel

„Im Traum will ich mit meinem Auto wegfahren. Aber die Türen klemmen, nur ein kleiner Spalt geht auf. Die Fenster sind von innen beschlagen, man sieht nichts genau. Erkennbar ist nur, dass das Auto voll von ekligem Zeug ist: Ineinander verschlungenes, verklebtes, verkeiltes Gerümpel, Holz, Metall, Unrat, alte Kleider. Verfault, verdorben, stinkend, eklig, widerlich. Unmöglich, es aus dem Türschlitz rauszukriegen. Ich realisiere: Es geht nicht. So, wie ich es versuche, geht es nicht. Alles klemmt, ist verklemmt. Ich sehe nichts, müsste tastend etwas packen, das widert mich an. Ich erkenne auch nichts als mir gehörig. Es ist einfach nicht zu fassen, dieses Chaos, nicht aufzulösen. Es ist nicht möglich, etwas Einzelnes herauszuholen, alles hängt miteinander zusammen. Was am meisten behindert, ist, dass ich nicht sehen kann, wohin ich fassen müsste – blindes Tasten bringe ich nicht über mich. Das ist mir unheimlich. Nur sehend habe ich Kontrolle. Ich bräuchte Hilfsmittel, die ich nicht habe – Handschuhe, eine Brechstange, um die Türe weiter zu öffnen. Ich kann nicht wegfahren. Ich erwache im Gefühl von Verzweiflung, den ekligen Geruch noch in der Nase." ◄

Irenes Traum ist ein gutes Beispiel dafür, dass Gefühle oft schwer von einander abgrenzbar sind, bzw. sich vermischen. Neben Grauen und Ekel angesichts des Gerümpels, und Scham und Schuld, weil das ihr eigenes Auto ist, für das sie verantwortlich ist, spielen auch Hoffnungslosigkeit und Verzweiflung eine große Rolle in Irenes Gefühlschaos. Je heftiger und totaler ein Gefühl erfahren wird, desto weniger ist es mit gewohnten Begriffen benennbar und desto näher ist es der existenzialen Angst. Träume beschreiben die Gefühle jedoch präzis und anschaulich:

Irenes Auto-Traum schildert, wie es Irene zurzeit in ihrem Leben geht. Sie will sich auf den Weg machen, fühlt sich aber blockiert. Ihr Auto, das heißt die Möglichkeit, sich frei und selbstbestimmt fortzubewegen, ist ihr verschlossen, die Zugänge dazu sind verklemmt. Das, was blockiert, ist nicht sichtbar. Auch ohne Überblick könnte sie zwar blind hineingreifen und versuchen, etwas aus dem verklumpten Chaos herauszuziehen, sie bringt dies jedoch nicht über sich, weil es sie ekelt. Das Konvolut, das blockierend im Weg ist und geräumt werden müsste, widert sie an, macht ihr tiefstes Unbehagen und Übelkeit. Sie will Abstand dazu, will nichts damit zu tun haben müssen – aber dann kommt sie nicht zu ihrem Ziel. Verzweifelt steht sie vor dem unlösbaren Problem.

Auch in der Therapie fühlt Irene sich blockiert, so wie im Traum. Ihr Ekel vor dem widerwärtigen Zeug im Auto verweist im Wachleben auf Ekel in Bezug auf Chaotisches, Unentwirrbares in ihrem Leben, das sie in ihrer Freiheit behindert, das angepackt, angeschaut und aufgeräumt werden müsste. Dies hat mit schlimmen Erlebnissen in ihrer Lebensgeschichte zu tun, die sie nicht anzuschauen wagt. Ihr Abscheu vor dem, was sich zeigen könnte, wird verstärkt durch die Tatsache, dass nichts Einzelnes fassbar ist, sondern alles untrennbar zusammenhängt. Sie scheut die Annäherung, die zunächst nur sinnlich-tastend möglich wäre. Ein solches Vortasten wäre hier die Voraussetzung dafür, dass das Eklige erkannt und benannt werden könnte – davor graust ihr. Auch wenn es ihr fremd vorkommt, es steckt in ihrem eigenen Auto – das heißt, es gehört zu ihr selbst –, sie muss sich darum kümmern. Aber dazu müsste sie Hilfsmittel haben, Handschuhe, um sich zu schützen, Werkzeuge, um sich Zugang zu verschaffen.

Das eigene Auto ist für viele Menschen ein wichtiges Symbol für Bewegungsfreiheit und Selbstbestimmtheit. Irene bezieht das widerwärtige Zeug im Auto, das zu berühren sie graust, auf verstörende widerwärtige Erfahrungen in ihrem eigenen Leben, ja in sich selbst. Sie will sich nicht damit befassen. Um sich davon zu befreien, müsste das Eklige aber ans Licht gezogen werden. Subjekt-stufig gesehen (s. Abschn. 6.1.) graust es Irene nicht nur vor außen Begegnendem, sondern es graust ihr auch vor sich selbst. Und sie schämt sich und fühlt sich schuldig, nicht so sehr bezüglich einer äußeren Sache, sondern in Bezug auf sich selbst und vor sich selbst. Sie empfindet sich als Zumutung für sich selbst.

Mit der existenzial-philosophischen Bedeutung von Ekel hat sich vor allem Sartre befasst. Sartre versteht Ekel – la nausée – als Ausdruck von Übelkeit erregendem Überdruss an der als sinnlos erfahrenen eigenen Existenz (Sartre 1938). In einer Spielart existenzialer Angst verweist Ekliges auf Abscheu vor unangenehm Unkontrollierbarem im eigenen Sein. Im Abscheu ist der Wunsch bestimmend, das „Widrige" – das, was einem „zuwider" ist – auf Distanz zu halten, sein Leben rein zu halten, frei von Unerwünschtem, ganz unter eigener Kontrolle.

Psychopathologisch heißt dies, dass vor allem Persönlichkeiten, denen eine selbstbestimmte Lebensführung besonders wichtig ist, mit Ekelgefühlen zu kämpfen haben. Häufige Ekelgefühle gehören wie der Waschzwang zur Psycho-pathologie von Zwanghaftigkeit; sie verweisen auf die hellhörige Erfahrung, das eigene Sein nicht frei und selbstbestimmt führen zu können, nicht einmal im eigensten Bereich.

Therapeutisch war für Irene der Hinweis wichtig, dass man in einer Situation, die so aussichtslos ist wie die im Traum, doch selbstverständlich Hilfe holen müsste. Darauf entgegnete sie, zuerst nur auf den Traum bezogen: „Es ist niemand da zum Fragen. Und wenn, ginge das nicht, das wäre eine Zumutung, erst ganz zuletzt würde ich jemanden suchen und um Hilfe bitten." Dann bezieht sie den Traum aber auch auf ihr waches Leben: „Wie im Traum finde ich, ich kann es niemandem zumuten, mir zu helfen. Aber Faktum ist: Im Traum wie im Wachen schaffe ich es nicht mehr selbst. Ich muss mich anvertrauen, preisgeben – obwohl ich mich schäme, wenn ich um Hilfe bitten muss. Damit gestehe ich ein, dass ich allein unfähig und auf Hilfe angewiesen bin. Ich muss Scham und Schuld aus-halten, die ich spüre, wenn ich bitten muss."

5.4.2 Bekämpfen von Ekligem (Robert)

Im folgenden Beispiel von Robert ist der Ekel mehr eingegrenzt und wird also distanzierter erfahren; entsprechend gelingt die Abwehr zurzeit. Robert träumte dies einige Zeit nach dem Traum, in dem er sich vor Grauen gelähmt gefühlt hatte (s. Abschn. 5.3.2.). Diesmal begegnet ihm das Grauen nicht mehr in purer Unheimlichkeit, sondern in der konkret fassbaren Form eines ekligen Tieres, dem gegenüber er sich jetzt aktiv und handlungsfähig fühlt.

„Ich bin im Traum in einem dunklen Urwald, nur wenig Licht dringt durch die Bäume. Ein undefinierbares Tier, halb Reptil, halb Vogel, pelzig, braungelb gefärbt wie die Umgebung, kommt von hinten auf mich zu, ist irgendwie um mich herum. Das Tier ist nicht gefährlich, aber furchtbar eklig. Ich will es fort haben, werfe es in eine Umzäunung und meine, damit hätte ich es los. Aber es kann auch fliegen, schon ist es wieder da. Ich packe es, um ihm den Kopf abzuhauen. Weil mir wichtig ist, dass das Blut nicht in der Gegend herum-spritzt, lege ich es auf einen Teller und halte es ganz fest, damit es nicht durch Flattern und Strampeln Blut verspritzt. Dann haue ich ihm den Kopf ab. Was für ein ekliges Wesen es eigentlich ist, ist nicht erkennbar. Das Tier war nicht klar konturiert, nicht deutlich von der Umgebung abgegrenzt mit seinem braun-gelben Pelz, etwas Vieldeutiges, das nicht einzuordnen war, unerträglich in seiner grausigen Undefinierbarkeit, unheimlich. Außerdem sah man es schlecht im dämmrigen Zwielicht. Es sicher einzugrenzen in der Umzäunung ging nicht. Die einzige Möglichkeit, es los zu werden, war es zu töten. Ich musste es aus der Welt schaffen und zwar vollständig, ohne dass irgendwelche Blutspuren zurückblieben, die die Umgebung verseuchen würden." ◄

Aktuell hing der Traum mit einem schlimmen Erlebnis in einer Prüfung zusammen. Robert hatte eine Frage nicht klar einordnen können – so wie er das Tier im Traum nicht eindeutig definieren und erkennen konnte. Das quälende Gefühl von Ratlosigkeit verfolgte ihn im Traum – er wollte es wie ein ekliges Tier aus seiner Welt schaffen, nicht mehr daran denken müssen. Das gelang, wie der Traum zeigt.

Auch in Roberts Kindheit gab es schwerwiegende, unerträgliche Erlebnisse, mit denen er sich nicht abfinden konnte und gegen die er sich vehement abzu-grenzen suchte, um sein Leben davon rein zu halten und sich durch das Ver-störende nicht lähmen zu lassen. Auch in dieser Beziehung kann er sich zurzeit besser abgrenzen.

Therapeutisch ist der Hinweis wichtig, dass Widerliches im eigenen Leben, das sich aufdrängt, angegangen werden muss; da es ein Teil des eigenen Lebens und des menschlichen Lebens als solchem ist, muss es anerkannt, näher angeschaut und befragt werden: Warum bedrängt es mich und lässt mich nicht in Frieden? Es zu vernichten ist immer nur vorübergehend möglich – es wird in anderer Gestalt wieder bedrängend auftauchen, bis es als unvermeidlich anerkannt wird.

Trotzdem ist dieser Traum therapeutisch ein gutes Zeichen. Die Tatsache, dass Robert das eklige Tier anzufassen wagt und es auch in den Griff bekommt, zeigt, dass er sich jetzt, anders als im früheren „grauen-vollen" Traum, kraftvoll und entschlossen fühlt. Er wagt die handgreifliche Auseinandersetzung und es gelingt ihm, sich durchzusetzen. Das gibt ihm die Bewegungsfreiheit und die Distanz, die er zur Verarbeitung der unangenehmen Erfahrung braucht.

Im Märchen vom „Froschkönig" aus der Sammlung der Gebrüder Grimm macht die Königstochter eine ähnliche Ekelerfahrung. Ein ekliger Frosch, dem sie sich durch ein Versprechen verpflichtet hat, drängt sich ihr hartnäckig auf. Zuerst will er bei Tisch neben ihr sitzen. Auf Befehl der väterlichen Autorität muss sie dies ertragen, obwohl es ihr graust. Dann will er sogar bei ihr im Bett schlafen! Jetzt wagt sie sich aufzulehnen und ihren Bereich zu verteidigen; wie Robert überwindet sie ihren Ekel, packt das garstige Tier und wirft es entschlossen gegen die Wand; wie Robert will sie es aus ihrer Welt schaffen. Im Märchen geht es dann aber weiter: „Als er aber herabfiel, war er kein Frosch, sondern ein Königssohn mit schönen, freundlichen Augen." Peter von Matt beschreibt dieses märchenhafte Geschehen als Beispiel für eine existenzielle Krise, die Voraussetzung ist für Erlösung und Verwandlung (von Matt 2003 S. 28 ff.). Die Königstochter muss mehrere Zustände von existenziellem Grausen durchmachen, weil ein Anderes, Fremdes in ihr vertrautes Leben eindringen will. Erst als sie sich dem väterlichen Gebot widersetzt, sich eigenständig mit dem Bedrängenden auseinandersetzt und das Problem eigenhändig anpackt, zeigt sich: Der Frosch ist „in Wahrheit" gar kein Frosch, sondern ein schöner Königssohn. Aus psychologischer Sicht scheint mir das Entscheidende die eigenständige, tatkräftige Stellungnahme zu sein, mit der sie sich aus dem Status einer braven Tochter in eine selbstverantwortete Freiheit wagt; diese bewirkte die Verwandlung.

5.4.3 Sich empören (Martin)

Heftige aggressive Gefühle wie Wut, Zorn und Ärger bedeuten immer Empörung über ein Ohnmachtsgefühl. Im Gefühl ohnmächtiger Wut lehnt man sich auf gegen eine vernichtend erlebte Erfahrung eigener Machtlosigkeit – existenzial verstanden deutet dies auf eine Empörung gegen die bittere Wahrheit eigener Nichtigkeit.

Martin ist geprägt durch schlimme Erfahrungen in der Kindheit mit seinem autoritären Vater, von dem er sich nicht geachtet und in seinen eigenen Interessen nicht wahrgenommen fühlte. Sein Vater hatte versucht, seinen Willen zu brechen. Trotz aller Versuche, sich zu behaupten, hatte Martin sich fügen müssen. Entsprechend hat er oft das Gefühl, auf kränkende Weise kleingemacht, missachtet oder zu Unrecht eingeschränkt zu werden und sich mit Gewalt durchsetzen zu müssen. Wie unangemessen und auch ungerecht wütend er sich dann manchmal fühlen konnte, zeigt der folgende Traum.

Beispiel

„Am Tag vor dem Traum hatte ich mich sehr geärgert, weil eine Kollegin sagte, sie wundere sich, dass ich beruflich schon eine so gute Position habe, ich sähe doch noch so jung aus. Ich empfand dies als kränkend. Fand sie mich etwa nicht genug erwachsen? Ich reagierte aber nur mit der knappen Antwort: „Ich bin 33". Im Traum, den ich daraufhin hatte, war die Situation die gleiche wie im Wachen. Der Vorfall hatte offenbar einen tieferen Eindruck auf mich gemacht, als ich mir zunächst selbst eingestand. In krassem Unterschied zu meiner gemäßigten Reaktion im Wachen wurde ich im Traum jedoch schrecklich wütend. Ich ergriff einen großen Maßstab aus Metall und schlug damit mit voller Wucht auf die junge Frau ein." ◄

Martins Wut zeigt drastisch, wie empfindlich er schon auf kleinste Hinweise, vielleicht nicht ernst genommen zu werden, reagiert. Offenbar fühlte er sich durch die harmlos gemeinte Bemerkung der Kollegin aufs heftigste attackiert. Für ihn war es wie damals, als er sich von seinem Vater nicht ernst genommen fühlte. Bezeichnenderweise will er sich im Traum mit einem Maßstab Recht und Achtung verschaffen – das ist nicht zufällig. Mit einem überdimensionierten, ehernen Maßstab will er der Kollegin die Notwendigkeit einbläuen, richtig und gerecht zu messen. Sein unbezähmbarer Drang, sich gegen eine angenommene Geringschätzung zu wehren, muss als verzweifelter Versuch verstanden werden, sich die ihm gerechterweise zustehende Geltung zu verschaffen.

Martins Grundangst, auf die der Traum verweist, ist existenziell. Missachtet und bedeutungslos zu sein bedeutet für ihn, keine Existenzberechtigung zu haben. Das zeigt seine Hellhörigkeit für die existenziale Wahrheit, dass es tatsächlich keine Legitimation für die eigene Existenz gibt; dagegen rebelliert er. Seine Grundsehnsucht, beachtet und wichtig zu sein, hat jedoch auch einen verborgenen existenzialen Grund: Die existenziale Aufgabe, das eigene Leben selbst zu gestalten, impliziert ja die Notwendigkeit, Gewicht und Bedeutung zu haben.

Die Tatsache, dass Martin die vermeintliche Erniedrigung im Traum genau in der gleichen Form wie im Wachen erlebt, zeigt, dass das Wacherlebnis für ihn traumatisch war und zunächst nicht verarbeitet werden konnte. Aber der Traum zeigt auch, dass Martin wachend schon andeutungsweise merkte, dass er überreagierte. Wäre er wirklich ganz überzeugt gewesen, dass ihm Unrecht geschah, hätte er anders geträumt, z. B. dass die Kollegin ihn ausdrücklich herablassend und demütigend behandelt hätte. Der Traum fokussiert also nicht in erster Linie Martins Zorn über die Tatsache, hilflos herabwürdigendem Verhalten von anderen ausgesetzt zu sein, sondern seine eigene, übertriebene impulsive Reaktion darauf. Martin weiß im Grund schon um seine Überempfindlichkeit, er fühlt sich dieser zurzeit jedoch noch hilflos ausgeliefert.

5.4.4 Resignieren versus Akzeptieren von Ohnmacht (Lina)

In resignierter Stimmung wird eigene Machtlosigkeit zwar hingenommen, aber widerwillig, keineswegs akzeptierend. Ausschlaggebend ist die Stimmung: In der Resignation ist diese verneinend, im Akzeptieren bejahend. Resignieren bedeutet, ein gewünschtes Ziel aufzugeben im Gefühl zu schwach, zu unfähig, zu wertlos, also machtlos zu sein. Akzeptieren bedeutet, einsichtig auf ein als illusionär erkanntes Ziel verzichten zu können.

Schauen wir den folgenden Traum von Lina an, der ein typisches Verhaltensmuster depressiver Persönlichkeiten zeigt:

Beispiel

„Im Traum hatte mein Bruder, ohne mich zu fragen, Sachen von mir weggeworfen, die mir lieb sind, einen Goldanhänger und meine Lieblingsjacke. Ich holte sie wieder und legte sie ordentlich hin. Dann warf meine Mutter wieder alles auf den sandigen Boden. Traurig und verletzt hob ich die Dinge wieder auf, staubte sie ab und legte sie auf den Tisch. Aber dann warf mein dreijähriger Enkel Max wieder alles auf den Boden. Jetzt gab ich auf und unternahm nichts mehr. Resigniert ging ich weg.

Dann wechselte die Szene. Jetzt war es meine Tochter, die sich machtlos fühlte, weil ihre Kinder heftig stritten. Max nahm seiner Schwester Sachen weg, diese wehrte sich wütend. Verzweifelt fragte meine Tochter, was sie dagegen machen könne. Ich sagte, da gäbe es nur eines: Die Kinder brauchen je ein eigenes Zimmer. Ja, fand sie, Platz hätten wir ja." ◄

Der Traum zerfällt in zwei Teile.

Im ersten Teil sieht sich Lina als Opfer. Sie fühlt sich unfähig, sich zu wehren oder zu schützen, machtlos. Resigniert gibt sie ihr berechtigtes Anliegen auf. Das bedeutet, sie gibt sich selbst auf, sie lässt sich verschwinden. Warum wird sie nicht ärgerlich? Warum verschließt sie ihre Sachen nicht im eigenen Schrank?

Im zweiten Teil resigniert sie nicht. Sie sieht – konkretisiert in der Gestalt der Enkelin – die Möglichkeit, sich vielleicht doch wehren zu können. Allerdings riskiert sie dann Streit und kann sich möglicherweise trotzdem nicht behaupten. Aber sie verliert die Hoffnung nicht, Wege zu finden, mit Machtlosigkeit zu leben, etwa indem sie sich abgrenzt. Sie akzeptiert die Tatsache, dass Machtlosigkeit zum Leben gehört.

Lina träumt dies, weil ihr selbst auffällt, dass sie sich inadäquat verhält. Sie sieht sich selbst als jemand, die viel zu schnell resignierend aufgibt. Wir fragten uns nach den Gründen dafür. Offenbar wagt sie nicht, sich abzugrenzen und ihr Eigentum zu verteidigen, obwohl dies durchaus möglich wäre, denn die anderen verhalten sich im Traum nicht aggressiv, nur unbekümmert und rücksichtslos. Lina hat Angst, sich zu wehren, weil sie sich dazu nicht berechtigt fühlt und folglich fürchtet, irgendwie bestraft zu werden, falls sie sich dazu erdreistet. Sie fürchtet Streit, also den Verlust der Gemeinschaft, auf die sie sich angewiesen fühlt.

Damit hoffnungslose Resignation angesichts eigener Ohnmacht sich in eine Stimmung lebensbejahender Akzeptanz wandeln kann, muss Lina das Wagnis eingehen, sich selbst Macht zuzugestehen, auch ohne Legitimation von anderen. Menschen wie Lina, die sich nicht legitimiert fühlen, eigene Ansprüche zu haben, sind Gefühlen von Angst und Schuld ausgesetzt, wenn sie sich für sich selbst wehren. Im ersten Teil des Traums ist Lina nicht bereit, dies auf sich zu nehmen. Im zweiten Teil, in dem sie sich für einen anderen, nicht für sich selbst einsetzt, ist ihr dagegen völlig klar, dass man sich für sich selbst wehren muss. Die zugehörigen Ängste müssen und können ausgehalten werden: Man muss sich das Recht nehmen, sich für eigene Anliegen gegen die Wünsche anderer durchzusetzen, man muss „Spielraum" für sich beanspruchen. Es ist möglich, sich zu wehren, wie die kleine Enkelin zeigt, und es ist notwendig, sich abzugrenzen. Dass sie so träumt, zeigt, dass Lina sich mit dieser wichtigen Einsicht auseinandersetzt.

5.4.5   Selbsterkenntnis in Scham (Nicole)

Schamerfahrungen werden oft zum Thema von Träumen. Die Träumenden erleben sich selbst negativ auffallend unter anderen Menschen, etwa unpassend oder schmutzig gekleidet oder mit peinlich unpassendem Benehmen. In solchen neurotischen Schamgefühlen verbirgt sich die Erfahrung eigener menschlicher Unvollkommenheit, an der diese Menschen hellhörig leiden. Das sind albtraumhafte Erfahrungen.

Gelegentlich ist Scham im Traum aber auch als Zeichen einer zwar als beschämend erlebten, aber wertvollen Selbsterkenntnis zu sehen. Das sind diejenigen Schamerfahrungen, in denen wir plötzlich wie aus einer Selbstvergessenheit erwachen. Plötzlich sehen wir uns selbst und unser Verhalten sozusagen mit anderen Augen, weniger „selbst-befangen". Dann können wir eine bisher gewohnte Haltung in Frage stellen und ändern. Unter diesem Gesichtspunkt ist Scham nicht nur eine unvermeidliche, unwillkommene „Nebenwirkung" des Gesehenwerdens in der Therapie, sondern manchmal auch ein therapeutisch willkommenes Zeichen für ein plötzliches Aufwachen aus einer illusionären Selbsttäuschung. Beschämt öffnen sich die Augen für eine unangenehme Wahrheit, die bisher verborgen gehalten werden konnte. In Abschn. 3.2. findet sich dafür das Beispiel von Anna, die entdeckt, dass sie sich über einen Mangel hinwegtäuschen wollte, in Abschn. 9.7.1 das Beispiel von Sara, die beschämt ihre zu große Selbstbezogenheit erkennt.

Hier nun das eindrückliche Beispiel einer Studentin, Nicole:

Beispiel

„Ich hatte einen außerordentlich eindrücklichen Traum, der mir zu denken gibt. Ich kniete im Nachthemd auf der Straße! Bei mir war ein Mann, zu dem ich im Traum eine sehr nahe, innige Beziehung hatte. Er hatte Schlangen dabei, diese wickelte er mir so um den Oberkörper, dass beide Arme gefesselt waren. Ich ließ dies zu, obwohl es mir unangenehm war. Angst hatte ich keine; solange der Mann bei mir war und solange ich mich nicht bewegte, würde mir nichts passieren. Also blieb ich starr und bewegungslos auf den Knien. Da kamen Leute. Wir erschraken, weil ich im Nachthemd war. Ich wollte weg, deshalb stand ich auf und breitete meine Arme aus, sodass die Schlangen abfielen. In diesem Moment überfiel mich entsetzliche Angst plötzlich fühlte ich mich von den Schlangen bedroht. So erwachte ich." ◄

Die Traumerfahrung schildert ein beschämtes Aufschrecken aus einer plötzlich als unangemessen empfundenen Haltung. Am Anfang des Traums realisiert Nicole nicht, wie absurd unfrei sie auf den Mann bezogen ist. Sie kniet wie selbstverständlich vor ihm, im Nachthemd – sogar auf der Straße – und lässt sich von ihm mit Schlangen umwickeln. Er „fesselt" sie – sowohl im wörtlichen Sinn von „einengend umschlingen" wie im übertragenen Sinn von „faszinieren" – mit etwas so bedrohlich uranimalisch Unheimlichem, wie dies Schlangen für sie sind. Im Bann des Mannes lässt sie dies fraglos geschehen und verharrt regungslos, überzeugt, dass ihr so nichts passiert. Die Situation ist unbequem, beengend und potentiell gefährlich, sie scheint auch keinen Sinn zu haben und nirgends hinzuführen, aber dies merkt Nicole nicht. Sie ist nur auf den Erhalt der innigen, vertrauensvollen Beziehung ausgerichtet; das ist der einzige Wunsch, den sie spürt.

Dann die Wende: Andere Menschen kommen in den Blick und Nicole sieht sich mit deren Augen. Beschämt schreckt sie aus ihrer Selbstbefangenheit auf. Der unbefangene Blick der anderen bricht den Bann, der sie entrückt und verzaubert hatte. Plötzlich erkennt sie die Unangemessenheit ihres Verhaltens, jetzt möchte sie möglichst schnell weg aus dieser Situation. Allerdings möchte sie nicht im Erdboden verschwinden, wie dies oft in der Scham geschieht, sondern sie will sich aufrichten. Sie merkt, sie muss und will sich ändern. Dieser neue Wunsch gibt ihr die Kraft und den Mut, aktiv zu werden, die Arme auszubreiten und das beengend Fesselnde abzuschütteln. Indem sie sich so Raum und Bewegungsfreiheit verschafft, überfällt sie aber entsetzliche Angst, existenziale Angst, die existenzphilosophisch unabdingbar zur Freiheit gehört. Denn Freiheit bedeutet, wählen zu können, aber auch wählen zu müssen, und das bedeutet beängstigende Verantwortung und eventuelle Schuld. Kierkegaard spricht von Angst als vom „Schwindel der Freiheit" (Kierkegaard 1844 S. 72). In der neuen Haltung, frei für „Entwicklung" und „Entfaltung", fühlt sich Nicole plötzlich schutzlos und bedroht, allein, nur auf sich selbst gestellt.

Erwacht befasste sich Nicole intensiv mit diesem Traum. Er schien einen wichtigen Entwicklungsschritt anzuzeigen – zu jeder neuen Entwicklung gehört Angst. Der Traum zeigt, dass Nicole sich zurzeit ihrer selbst, ihrer Lage, ihrer Möglichkeiten, aber auch ihrer Verantwortung für sich selbst bewusst wird, plötzlich sieht sie sich mit dem Blick von außen in einer Haltung, die sie nicht verantworten kann. Wie beschämend, dass sie dies nicht schon früher gemerkt hatte! Erschrocken erwacht sie wie aus einem Traumzustand oder wie aus einem Puppenstadium zum Schmetterling, zu neuer Freiheit und Verantwortung für sich selbst.

Der Traum zeigt Typisches. Nicole tendiert dazu, in nahen Beziehungen Autonomie und Selbstständigkeit aufzugeben, dies realisiert sie jetzt. Sie erkennt, wie verträumt und unselbstständig sie auf Bezugspersonen bezogen ist, auch auf ihren jetzigen Freund. Und sie erkennt, dass sie die Wahl hat, sich aufzurichten und zu entfalten, und die Freiheit, diese Wahl zu ergreifen. Aber die vertraute Haltung aufzugeben macht Angst.

5.4.6   Ich muss einen Mord vertuschen (Bernd)

Bernd, ein gewissenhafter, verantwortungsbewusster Student, hat moralisch hohe Ansprüche an sich selbst und versucht, entsprechend zu leben. Warum träumt er dann so?

Beispiel

„Es war ein Mord geschehen, mit dem ich irgendwie zu tun hatte, ich war irgendwie beteiligt. Man musste dies verbergen. Geschäftig und zielstrebig traf ich verschiedene raffinierte Vorkehrungen, um die schreckliche Realität zu vertuschen und der Verantwortung dafür zu entgehen, zerstückelte die Leiche, versteckte sie usw. Auch versuchte ich, die Sache von mir weg in die anonyme Öffentlichkeit zu verschieben. Dieses Tun erschien mir notwendig und richtig, nur dafür fühlte ich mich verantwortlich – Schuldgefühle spürte ich keine, auch keine Angst. Was ich erreichte, war jedoch das Gegenteil von dem, was ich wollte. Durch mein emsiges Verdeckungsmanöver zog ich die Aufmerksamkeit immer mehr auf die Tat und auf mich; statt die Sache zu verdecken, machte ich sie öffentlich und offensichtlich. Dauernd drohte die Entdeckung, gerade durch mein eigenes Handeln. Sollte ich mich nicht am besten stellen, um von diesem erfolglosen, quälenden Vertuschungsversuch befreit zu werden? Mit dieser Frage hörte der Traum auf." ◄

Bernd fühlt sich mitschuldig an einer Tat, die ihm so schlimm vorkommt wie Mord. Auffällig ist jedoch, dass er sich im Traum sozusagen nur von außen gesehen schuldig fühlt – er bereut nicht die Tatsache, sich schuldig gemacht zu haben, sondern fürchtet, dafür zur Verantwortung gezogen zu werden. Der Traum fokussiert nicht auf die Schuld selbst, sondern auf seine Angst vor Entdeckung und seinen Versuch, zu verdecken – sein Abwehrverhalten. Im Traum sieht er sich selbst als jemanden, der mit raffiniertem, von Denken und Planen geleitetem Agieren buchstäblich über Leichen gehend, eine Schuld zu vertuschen sucht. Dabei geht ihm auf, dass dies unmöglich ist, ja, dass er im Gegenteil, ohne es zu merken, aus dem Verdeckungsmanöver ein Enthüllungsmanöver macht. Am Schluss dieser Selbsterfahrung realisiert er, dass er durch sein Agieren erst recht jede Freiheit verliert, die er doch bewahren möchte, und dass er erst durch Übernahme der Verantwortung, das heißt durch Zulassen und Aushalten von Schuld- und Angstgefühlen, sich gefühlsmäßig wieder frei fühlen kann.

Im Wachzusammenhang könnte es sich bei dem Verbrechen, für das Bernd sich schuldig fühlt, um seinen Bezug zur Sexualität handeln. Bernd fühlt sich schuldig für sein suchtartiges Anschauen von Pornovideos und möchte diesen

Impuls bei sich unterdrücken. Solch ein Verhalten passe nicht zu seiner moralisch und ethisch strengen Einstellung Frauen gegenüber. Schon ganz harmlose sexuelle Gedanken und Gefühle kommen ihm übergriffig vor; er fürchtet, damit die Würde der Frau zu verletzen, obwohl sein tatsächliches Verhalten Frauen gegenüber tadellos ist – er ist eher zu schüchtern und zu zurückhaltend. In der Therapie setzt er sich mit seinem widersprüchlichen Verhältnis zur eigenen Sexualität auseinander: Einerseits möchte er sein Erleben und Verhalten nicht wahrhaben und möglichst verstecken, andererseits spürt er die Notwendigkeit, dazu zu stehen und mit der Therapeutin darüber zu reden.

Der Traum als Auseinandersetzung mit verhüllter existenzialer Schuld
Traumphänomene sind als Konkretisierung von Gefühlsmäßigem zu sehen. In welcher Beziehung fühlt sich Bernd schuldig daran, dass etwas Menschliches nicht leben konnte? Bernd geht in der Therapie auf, dass er sexuelle Gefühle, die sich ihm ungewollt aufdrängen, nicht dulden will, weil er meint, er mache sich damit schuldig. Solche Gefühle will er bei sich nicht akzeptieren – er will schuldlos leben. Aber Schuld gehört unabdingbar zum menschlichen Leben, dafür ist er hellhörig – hellhörig verkennt er aber schon ganz Harmloses als Schuld. Die Tatsache, dass er nicht zu diesen Gefühlen stehen will, ist das Problem. Dies vor sich selbst zu vertuschen geht nicht mehr, das zeigt sich ihm immer deutlicher. Er spürt, dass der Wunsch, jede Schuld abzuwehren, illusionär ist, ja, dass seine Abwehrversuche ihn nur noch schuldiger machen. Entsprechend meldet sich jetzt der gegensätzliche Wunsch, nämlich, sich der Wahrheit zu stellen und die Möglichkeit eigener Schuld zu akzeptieren. Er spürt, dass er sich paradoxerweise erst dann aus dem Bann von Angst und Schuld befreit fühlen kann, wenn er sich selbst annimmt als der Mensch, der er ist. Dass diese undeutlich gespürte Auseinandersetzung zur Sprache kommen konnte, hat der Traum bewirkt.

5.4.7 Ich bin eine Mörderin/Hochstaplerin (Claire)

Claire, die wegen einer schweren Depression in die Therapie kam, ist hellhörig für eigene Schuld. Sie stellt sich dauernd kritisch in Frage in der Befürchtung, ihren hohen moralisch-sittlichen Ansprüchen nicht zu genügen; obwohl sie sehr bemüht ist, verantwortlich zu leben, fühlt sie sich oft schuldig. Von außen gesehen sind diese Schuldgefühle aber völlig grundlos. Im Folgenden zwei Träume aus einer Nacht, die Claires Gefühl, in krimineller Weise moralisch zu versagen, drastisch beleuchten. Im Zentrum steht ihr Gefühl, wegen dieser Schuldhaftigkeit nicht berechtigt zu sein, ein unbeschwertes Leben zu führen, und, was das Ganze noch schlimmer macht, trotz dieser Schuld ein unbeschwertes Leben führen zu wollen. Das depressive Schuldgefühl bzw. die hellhörig vernommene existenziale Schuld zu verdrängen, gelingt ihr jedoch nur oberflächlich. Im Grunde ist sie überzeugt, schuldig zu sein.

Erster Traum: Ich bin eine Mörderin (Claire)

Das Gefühl, einen Mord begangen zu haben, weist auf schwerste Schuldgefühle –
steht doch menschliches Leben für das höchste Gut. Ein im Traum begangener
Mord heißt, der Träumer hat das Gefühl, schuld daran zu sein, dass etwas Menschliches im eigenen Sein nicht leben darf.

Beispiel

„Es ist Krieg. Ich schaue aus dem Fenster und sehe draußen eine leicht
bekleidete junge Frau, wohl eine Prostituierte, tot auf dem Boden liegen. Ich
weiß, ich bin schuld, habe den Mord veranlasst oder begangen. Aber ich fühle
die Schuld nicht, tue so, als ob mich dies nichts anginge, niemand wird heraus-
finden, dass ich schuld bin. Dann steht die Frau aber auf – sie lebt doch noch
– und kommt zu meinem Haus. Jetzt habe ich Angst, zur Rechenschaft gezogen
zu werden." ◄

Claire fühlt sich so, wie wenn sie in kriegerischen Zeiten – das heißt hier wohl in
existenziell schwierigen Zeiten – daran mitbeteiligt gewesen wäre, dass Menschliches nicht hatte leben können. Sie fühlt dies zunächst nicht als Schuld, obwohl
sie weiß, dass es eine Schuld ist, für die sie zur Rechenschaft gezogen werden
würde, wenn man davon wüsste. Schuldig fühlt sie sich erst, als die Totgeglaubte
wieder aufersteht – erst dann, wenn die vermeintlich abgetötete Lebensweise
wieder erweckt erscheint, muss sie sich schuldbewusst damit auseinandersetzen.

Claires depressive Stimmung hatte sich etwas aufgehellt, als sie dies
träumte, sie litt aber immer noch an depressiven Einbrüchen, in denen sie sich
unlebendig fühlte. Dafür fühlte sie sich schuldig. So, wie sie sich im Traum die
Schuld gibt am Tod der jungen Frau draußen, gibt sie sich selbst die Schuld an
ihrer depressiven Stimmung von Leblosigkeit. In ihren Augen ist die Depression
die selbstverschuldete Folge ihres „falschen Lebenswandels", wie sie sagt; mit
falschem Lebenswandel meint sie, sie sei eben zu träge, nehme die Aufgabe nicht
wahr, ihr Leben verantwortlich zu führen. Die Tatsache, dass die Tote im Traum
eine leichtbekleidete Prostituierte ist, lässt vermuten, dass die Leblosigkeit, für
die Claire sich in Bezug auf sich selbst schuldig fühlt, eine Lebensart betrifft,
die diese Frau für Claire verkörpert. Sie verkörpert für Claire sozusagen einen
„falschen Lebenswandel", eine „leichtlebige" Lebensweise, die in Claires streng
religiöser Erziehung als sündhaft galt und nicht sein sollte: Das Leben war als
ernste, schwere Aufgabe zu nehmen. Auffällig unverständlich ist der Schluss des
Traums: Claire ist nicht erleichtert, dass die Frau noch lebt, obwohl dies doch
heißt, dass sie nicht ermordet wurde. Im Gegenteil, erst angesichts der Lebendigkeit der Totgeglaubten, fühlt sie sich wirklich schuldig und fürchtet die Strafe
– wie wenn ihr erst jetzt wirklich bewusst würde, wie schuldig sie sich gemacht
hätte.

Der wichtigste Punkt, der in der Therapie hervorzuheben und in Frage zu
stellen ist, ist Claires Überzeugung, sie sei selbst schuld an ihrer Depression,
sie sei quasi eine Mörderin an sich selbst. Dass sie die Depression, trotz ihrer

unübersehbaren familiären Disposition, nicht als Schicksal sehen kann, in das sie geworfen ist, sondern als selbstverschuldet, macht die Erkrankung nämlich noch schlimmer und erschwert die Therapie. Claire gesteht sich in ihren Selbstvorwürfen nur mit Mühe zu, die verordneten Medikamente zu nehmen.

Zweiter Traum: Ich bin eine Hochstaplerin
Der zweite Traum dieser Nacht beleuchtet ihr Schuldgefühl aus einem anderen Blickwinkel:

Beispiel

„Ich bin jung und als Hochstaplerin zusammen mit einer anderen jungen Frau in einem exklusiven Hotel mit reichen, vornehmen Gästen. Wir genießen dieses luxuriöse Leben, spüren aber immer die Gefahr, dass die Sache auffliegen könnte. Als wir nach einem Aufenthalt im Schwimmbad aus dem Lift steigen, sehe ich in der Lobby eine Frau, die mich kennt – meine Mutter! Rasch verschwinde ich in meinem Hotelzimmer, täusche Blasenschmerzen vor und lasse mir Tee und Essen aufs Zimmer bringen, damit es nicht zur Begegnung und Enthüllung kommt." ◄

Zunächst erlaubt sich Claire hier leichtfertig-leichtsinnige Lebensfreude, obwohl sie weiß, dass ihr das nicht zusteht – sie hat weder Anspruch noch Berechtigung darauf. Ein genussvolles, angenehmes Leben darf und kann sie sich nicht leisten; ihrem Gefühl nach maßt sie sich damit etwas an, was sie nicht verdient hat. Sie hat das Gefühl, sie müsse sich krank stellen, um nicht von der Mutterfigur als Hochstaplerin entlarvt zu werden, obwohl sie eigentlich gar nicht krank ist.

Claire meinte dazu: Ja, sie fühle sich oft unberechtigt, ein schönes Leben zu haben, das sei unverdient und Luxus. Auch die Tatsache, dass ihre Freunde große Stücke auf sie hielten und sie im Ruf stehe, ihr Leben gut zu meistern, heiße für sie, dass sie hochstaple. Sie täusche etwas vor, was nicht stimme. Der Traum legt die Vermutung nahe, dass Claire sich auch in Bezug auf ihre depressive Erkrankung im Verdacht hat, aus Angst vor einer Entlarvung als Hochstaplerin in eine vorgetäuschte Krankheit zu flüchten. Auch in diesem zweiten Traum sieht sie ihre Depression als „selbstentworfene" Verstellung und nicht als Schicksal, in das sie geworfen ist.

Auslegung beider Träume im Kontext einer depressiven Symptomatik
Beide Träume zeigen ein Schuldgefühl, wofür es im konkreten Wachzusammenhang keinen Grund gibt. Im wachen Leben ist Claire höchst gewissenhaft, verantwortungsbewusst und sehr um Wahrhaftigkeit bemüht – im Traum sieht sie sich als kriminell betrügerisch. Die zwei Träume schildern depressive Schuldgefühle: Bezogen auf das reale, wache Leben sind die Schuldgefühle depressiver Menschen „grundlos" und erscheinen „verrückt". Bezogen auf die existenzialen Bedingungen des Menschseins verweisen sie dagegen auf eine Hellhörigkeit

für eine existenziale Wahrheit: Menschliches Sein ist wesentlich schuldhaft (s. Abschn. 5.3.4.).

In beiden Träumen setzt sich Claire mit ihrer Hellhörigkeit für unaufhebbare existenziale Schuldhaftigkeit auseinander. Ihr tiefes Wissen um grundsätzliches menschliches Schuldig- und Nichtigsein drängt sich dominant in den Vordergrund und verzerrt ihren Blick auf die konkrete Wirklichkeit in grotesker Weise. Der erste Traum zeigt, dass sich Claire in und wegen ihrer depressiven Erkrankung so schuldig vorkommt, wie wenn sie einen Mord begangen hätte. Der zweite Traum zeigt ihr Ringen mit der existenzialen Wahrheit, dass niemand einen garantierten Anspruch auf ein schönes, bequemes Leben hat. Wenn sie sich gelegentlich jetzt, da die Depression sich aufhellt, das Gefühl erlaubt, das Leben zu genießen, kommt ihr das so unberechtigt vor, wie wenn sie eine Hochstaplerin wäre.

5.5   Zum therapeutischen Umgang mit Albträumen

Stimmungen zeigen unseren Bezug zur Last, die unsere Existenz für uns bedeutet. In Albträumen ist dies eine in höchstem Maß leidvolle Erfahrung. Ohnmächtig fühlen wir uns Unheimlichem ausgesetzt, in Gefühlen von Angst, Verzweiflung, Schuld, Scham, Grauen. Therapeutisch ist es wichtig, die Aussage dieser Träume und das Leiden, in dem sie gründen, sehr ernst zu nehmen. Albträume zeigen zwar nicht die konkrete Realität, aber doch eine Wahrheit. So, wie die Erfahrung im Traum ist, fühlen sich die Träumenden tatsächlich in Bezug auf eine Lebensproblematik, und zwar nicht nur in ihrer aktuellen Situation, sondern in Bezug auf ihr Leben überhaupt. Dies muss gehört, bedacht und angesprochen werden können. Erst in einem zweiten Schritt kann auch Erleichterndes in den Blick kommen. Das geschieht, indem der Traum in seinen verschiedenen Wach-Zusammenhängen beleuchtet wird. Dann kann nämlich differenziert werden zwischen seinem unbestreitbar wahren existenzialen Kern und der zur Hellhörigkeit gehörenden Verzerrung der konkreten Realität. Für Robert z. B. ist es erleichternd, wenn er sein entsetzliches Grauen auf den konkreten Kontext einer gewöhnlichen Prüfung im Studium eingrenzen kann; für Irene, Silvia und Claire ist es hilfreich zu erkennen, dass ihre Scham- und Schuldgefühle auf dem Hintergrund von unabdingbar Grundsätzlichem zwar begründet und verständlich, in der realen Wirklichkeit jedoch gegenstandslos sind.

Das eigentlich Wirksame der Arbeit mit Albträumen in der Therapie ist jedoch nicht die Erleichterung, die der Vergleich des Traumerlebens mit dem auslösenden Wacherlebnis bringt, sondern die Einsicht, dass Angst, Scham und Schuldgefühle unvermeidbar sind und ertragen werden müssen. Nur dadurch werden sie erträglich. Der Grund dafür, dass im Verlauf einer wirksamen Therapie Albträume immer seltener werden, ist, dass die Last, die zum eigenen Sein gehört, durch die therapeutische Auseinandersetzung mit dem Erschreckenden immer besser angenommen werden kann. Es gilt, sich der Angst zu stellen, die die Albträume bestimmt. Auch die heilsame Wirkung andere therapeutische Zugänge zu

Albträumen, wie beispielsweise Imaginationsübungen (IRT Imagery Rehearsal Therapy), in denen im Wachzustand ein guter Ausgang des Traums gesucht wird, sowie das Einüben des luziden Träumens, in dem der Ausgang des Traums während des Träumens willentlich gesteuert wird, verdankt sich m. E. vor allem der intensiven Zuwendung zu den albtraumhaften Erfahrungen.

5.6 Glücksträume

Obwohl Glücksträume stimmungsmäßig das Gegenteil von Albträumen sind, haben sie viel gemeinsam mit diesen. Sie befassen sich mit der gleichen Problematik, die den Träumer auch in seinen Albträumen beschäftigt, und schildern wie die Albträume einen scheinbaren Endzustand, jedoch mit umgekehrten Vorzeichen. Während der Endzustand in den Albträumen dem Gefühl hoffnungsloser Ausweglosigkeit entspricht, scheint in den Glücksträumen dagegen ein Zustand wunschlosen Glücks erreicht.

5.6.1 Was bedeuten glückliche Träume?

Gemäß der These, dass alle Träume im Grund mit einer Problematik der eigenen Existenz zu tun haben, müssen auch schöne Träume als Antwort auf angstmachende existenziale Fragen gesehen werden, die für uns in bestimmten Erfahrungen anklingen. Im Sinn von Hans-Georg Gadamer sind nur dies „eigentliche Erfahrungen" (Gadamer 1986, S. 359 ff.). Damit meint er Erfahrungen, mit denen wir „eine Erfahrung machen", nämlich die uns unerwartet aus selbstverständlich Gewohntem und Vertrautem herausreißen und in denen uns etwas Neues über uns und unser Leben aufgeht. Beglückende Träume gründen also wie die Albträume in einer aufrüttelnden Erfahrung. Erstaunt geht uns auf, dass etwas nicht so ist, wie wir angenommen hatten. Sowohl Erschreckendes wie Beglückendes kann uns fassungslos machen, kann also zu einer wirklichen, eigentlichen Erfahrung werden. Die emotionale Bandbreite, in der sich verständnislose Betroffenheit manifestieren kann, reicht vom Staunen bis zum Entsetzen. Ausgelöst wird die Betroffenheit durch Unvertrautes, das uns „reizt" im Doppelsinn des Wortes. Der Begriff „Reiz" ist doppelsinnig im Sinn von Freuds Text über den Gegensinn der Urworte (Freud 1910 S. 214 ff.), er umspannt Negatives und Positives, ärgerlich Belästigendes und verlockend Attraktives. Träume sind als Antwort zu verstehen auf etwas, das uns reizt, das uns auf- bzw. anregt und so zu einer Auseinandersetzung bewegt. Auch im Wort „aufregen" klingt ja übrigens sowohl Irritierendes wie Faszinierendes an. Träume befassen sich mit Aufregendem im weitesten Sinn. Unsere Antwort auf Aufregendes kann im Traum ablehnend oder bejahend sein. Ich gehe nun also von der befremdlich klingenden These aus, dass Betroffenheit angesichts der Abgründigkeit der eigenen Existenz – das Un-zuhause, die Unheimlichkeit und deren vielfältige Aspekte (z. B. menschliches Endlichsein) – stimmungsmäßig nicht einfach eindeutig als negativ festgemacht werden kann. Unfassbares, das im Traum thematisiert wird, umfasst potenziell alles; es kann in allen Nuancen von erschreckend bis zu beglückend erfahren werden, allerdings immer durchsetzt von unaufhebbarer Unsicherheit. Sowohl negativ wie positiv Empfundenes kann ins Gegenteil umschlagen oder irrelevant werden, alles kann sich auch als Täuschung entpuppen. Träume zeigen nur unsere derzeitige subjektive Interpretation einer abgründigen, unfassbaren Wahrheit. Übrigens zeigt schon die Umgangssprache, dass uns auch positiv Konnotiertes fassungslos machen kann: Als höchste Steigerung einer positiven Äußerung greifen wir oft zu einem Ausdruck des Grauens: etwas sei „unheimlich oder ungeheuer schön". Im Englischen gibt es das schöne Beispiel „awefully", das ehrfurchtgebietend, aber auch großartig und schrecklich bedeutet. In der Faszination angesichts einer überwältigend schönen Erfahrung schwingt untergründig Erschrecken mit. Damit klingt eine grundlegende Verunsicherung an, die der verborgene Kern jeder wirklichen Erfahrung ist, und die auch der Grund jedes Traums ist. Voraussetzung für eine schöne Traumerfahrung ist das untergründige Wissen darum, dass diese schöne Erfahrung nicht selbstverständlich ist. Sie sprengt überraschend Gewohntes und Erwartetes.

5.6.2   Drei Glücksträume: Zwei Sonnen (Ona), Kleiderladen und Wolf (Hanna)

Beglückendes in Träumen kann passiv als glückliche Fügung wie ein Geschenk erfahren werden, aber auch als unerwartetes Glücken einer eigenen Aktivität, als Gelingen einer eigenen Leistung. Zu beiden Spielarten gehört das Staunen über Wunderbares, das über die eigenen Erwartungen hinausgeht: Wunderbares, das einem geschieht oder das einem gelingt. Beides liegt nicht in der eigenen Hand, auch das Gelingen eines eigenen Tuns ist letztlich ein Geschenk, etwas, auf das man zwar hoffen, mit dem man aber nicht sicher rechnen kann. In vielen Glücksträumen ist gerade das gelungene Ineinanderspielen von beidem, von eigener Aktivität und von schicksalhaftem Geschehen, das besonders Beglückende. Ein gutes Beispiel dafür sind Roberts Träume im Abschn. 10.2.3. Beglückendes kann als beglücktes Staunen über das Wunder menschlichen Seins als solches erlebt werden, im Sinn von „Dass so etwas überhaupt möglich ist" oder besonders bezogen auf das individuelle, eigene Leben, im Sinn von: „Dass so etwas für mich möglich ist".

Zwei Sonnen am Himmel (Ona)
Ein Naturereignis wie im folgenden Traum bezieht sich offensichtlich auf ein nicht selbstverantwortetes Geschehen, sondern auf das Wunder des Lebens an sich.

Beispiel

„Staunend und zutiefst beeindruckt sah ich am Himmel zwei Sonnen stehen! Nicht nur wie normal und gewohnt die eine Sonne, sondern zwei Sonnen! Unfassbar!" ◄

Onas Traum schildert eine über die Maßen beglückende Erfahrung, die in ihrer Unwahrscheinlichkeit und Unverständlichkeit die Grenzen der Realität sprengt. Ona erfährt Wunderbar-Wundersames, das ihr so unvorstellbar unrealistisch vorkommt wie zwei Sonnen am Himmel. Im Traum bedeuten diese zwei Sonnen keineswegs Bedrohliches, wie das in der konkreten Realität natürlich der Fall wäre, sondern nur die unglaubliche Verdoppelung von zum Leben gehörigem Sonnenhaftem. Zum Begriff Sonne gehört zwar Vieldeutiges, auch Furchterregendes, hier geht es stimmungsmäßig aber eindeutig nur um die positiven Seiten, um Sonniges und Sonnenhaftes als Erwünschtes, das beglückt. Die Vieldeutigkeit klingt unterschwellig im fassungslosen Staunen an.

Ein Wachzusammenhang ist eine in dieser Zeit als wunderbar erlebte, erhellende und belebende Erfahrung in der Therapie. Nicht nur ein Licht war ihr aufgegangen, sondern sogar zwei Sonnen!

Staunen, dass mir so etwas glückt: Im Kleiderladen (Hanna)
Dieser Traum von Hanna betont dagegen vor allem ihre Freude über eine gelungene eigene Unternehmung, obwohl natürlich auch hier die Freude mitschwingt, dass es so Schönes überhaupt gibt.

Beispiel

„Ich war in einem Kleiderladen, alles war sehr bunt und farbig, zwar fremdartig, aber faszinierend. Eine sehr sympathische Frau beriet mich und ich fühlte mich wohl dabei (in Wirklichkeit finde ich es meist unangenehm, wenn man mich beraten will in einem Laden – ich komme dann unter Druck). Ich probierte verschiedene Sachen an, bunte Ketten, knallrote Stiefel, auffällige Sachen, die ich wachend nie tragen würde. Im Spiegel sah ich ganz anders aus als ich mich kenne, jünger, farbiger, schön geschminkt, ein dunklerer Typ, alles passend zu den roten Stiefeln, wie für eine Theaterrolle aufgemacht, lebendig und selbstsicher. Ich wunderte mich erfreut und lachte belustigt, fühlte mich erfrischt, verjüngt, belebt. Dann verließ ich den Laden mit gutem Gefühl, ohne etwas gekauft zu haben. Es war eine erstaunliche, wunderbare Erfahrung. Dass mir so etwas möglich war!" ◄

Hanna erlebt sich im Traum in einer bunten Welt von Schein und Glanz, die ihr unvertraut ist, die sie aber fasziniert. Auch sich selbst erfährt sie im Traum spektakulär verändert: verjüngt, erfrischt, lebendig und lebensfreudig, selbstsicher und unabhängig, frei. Ihr nun dunklerer Typ, die roten Stiefel und bunten Ketten erinnern an eine temperamentvolle Südländerin. Ohne Scheu probiert sie Neues und Fremdes aus. Ohne Scham wagt sie aufzufallen, Raum, Zeit und Zuwendung zu beanspruchen, sich den Blicken – auch den eigenen – auszusetzen, wie auf einer Theaterbühne im Zentrum der Aufmerksamkeit zu stehen. Erfreut über sich kann sie alles genießen, ohne sich zu einer Gegenleistung – einem Kauf – verpflichtet zu fühlen. Schließlich geht sie ohne das geringste Schuldgefühl oder Bedauern wieder ihrer Wege. Von Bedeutung war in dieser Erfahrung vor allem die Erkenntnis, dass ihr diese Möglichkeiten als Möglichkeiten offen standen und sie sich frei fühlte, zu wählen. Es war nicht nötig, die neuentdeckten Möglichkeiten auch konkret zu verwirklichen.

Hannas Glücksgefühl in diesem Traum wird erst ganz verständlich, wenn wir es im Zusammenhang mit ihren gewohnten Erlebens- und Verhaltensweisen sehen. Gewöhnlich sieht und erlebt Hanna sich nämlich keineswegs so frei und selbstbestimmt. Sie verhält sich zurückhaltend, unauffällig, angepasst und bescheiden und kleidet sich entsprechend dezent; sie findet theatralisches Sich-Aufspielen peinlich; sie richtet sich nach den anderen und findet es selbstverständlich, eigene Wünsche zurückzustellen. Im Traum erlebt sie sich also als völlig gegensätzlich zu ihrem gewohnten, oft depressiv gefärbten Wacherleben, allerdings gar nicht im Sinn einer manischen Symptomatik. Dass ihre Erfahrung ganz im normal-vernünftigen Rahmen bleibt, wird durch Hannas besonnenes Verhalten am Schluss hervorgehoben. In manischer Stimmung hätte sie Kauflust gespürt: „Ich will das haben", in depressiver Stimmung hätte sie resigniert gefunden: „Das ist sowieso nichts für mich." Hannas Stimmung hier zeugt dagegen von freiem, selbstbewusstem Verantwortungsgefühl sich selbst gegenüber: „Ich habe das nicht nötig."

Der Traum weist auf Hannas beglücktes Gefühl, sich in der Begleitung einer als hilfreich empfundenen Therapeutin erfreulich positiv verändert zu haben. Ihre Hauptklage zu Therapiebeginn war die traurige Feststellung: „Ich gestalte mein Leben nicht." Das hat sich geändert – sie hat Lust bekommen, neue Gestaltungsmöglichkeiten auszuprobieren.

Hannas Staunen im Traum zeigt, dass sie eine neue Erfahrung macht. Die spezifische Art und Weise der Erfahrung zeigt, an was sie gewöhnlich leidet. Dass sie hier betont keine Scheu hat, sich nicht schämt und keine Schuldgefühle hat, lässt erkennen, dass sie üblicherweise fürchtet, abgelehnt zu werden und in beschämender Weise negativ aufzufallen, wenn sie die Blicke auf sich zieht, schuldig zu werden, wenn sie eigene Ansprüche und Wünsche äußert. Diese Ängste gründen in ihrer Hellhörigkeit für den „Lastcharakter" des menschlichen Seins (Heidegger 1927 S. 134), für menschliche Ohnmacht, Wertlosigkeit, Unsicherheit, Fehlerhaftigkeit, Schuldhaftigkeit. Auch dieser glückliche Traum bezieht sich also auf eine untergründige Auseinandersetzung der Träumerin mit der Seinslast, in der sie hier aber zu einer bejahenden Antwort gekommen ist. Der tiefste Grund für diesen Traum bezieht sich also nicht auf die Tatsache, dass Hanna in der Therapie eine gute Erfahrung gemacht hat, sondern auf die Tatsache, dass sie in der Therapie Einsicht und Mut gefunden hat, ihre Ängste auszuhalten. Der Traum zeigt, dass Hanna sich mit den bisher als unzumutbar empfundenen

Schwierigkeiten auseinandergesetzt und deren existenzialen Kern als unabdingbar wahr anerkannt hat. Konkret: Voraussetzung dafür, dass Hanna diese gute Erfahrung machen konnte, war, dass sie in der Therapie trotz ihrer existenzial begründeten Angst-, Scham- und Schuldgefühle wagte, Platz, Zeit und Aufmerksamkeit zu beanspruchen und offen über sich und ihre Schwierigkeiten zu reden. Existenzphilosophisch ausgedrückt hat eine Ankehr (s. Abschn. 2.5.) stattgefunden, nämlich die Erkenntnis, dass es gilt, Angst auszuhalten, statt sie zu fliehen oder abzuwehren. Dadurch wird Energie frei und Neues möglich.

Beglückt über eine neue Sicht auf sich und die Welt: Der freundliche Wolf (Hanna)

Jahre nach Therapieabschluss schickte mir Hanna einen ganz besonders beglückenden Traum, der eigentlich keiner Deutung bedarf, er wirkt unmittelbar verständlich; Bedeutung und Aussage der Traumerfahrung erscheinen unmittelbar fassbar, anschaulich und eindrücklich.

Beispiel

„Vor einigen Wochen hatte ich einen merkwürdigen, besonders schönen Traum. Ich wurde plötzlich geweckt, weil neben meinem Bett ein ganz eindeutig wilder Wolf stand, der aber sehr freundlich war! Ich habe Wölfe sehr gern. Den Traumwolf hätte ich gerne behalten - aber das wäre nicht gut für ihn. So dachte ich, das Beste wäre, ihn in den Wald zu bringen. Ich fuhr ihn mit dem Auto dorthin und der Wolf sprang fröhlich hinaus, waldwärts. Ich hatte ein gutes, erleichtertes Gefühl und große Freude an diesem abenteuerlichen Erlebnis. Und hinterher auch Freude an dem eindrücklichen Traum! Ist er vielleicht noch eine Frucht der Therapie?" ◄

Wie gesagt, braucht dieser Traum keine reflektierte Auslegung – es genügt völlig, sich stimmungsmäßig in das, was sich darin zeigt, zu vertiefen. Auf die schon länger abgeschlossene Therapie bezogen, ist jedoch ein Vergleich dieses Glückstraums mit Hannas Initialtraum (s. Abschn. 7.1.) interessant: Damals träumte sie von ihrem eigenen Hund, der zwar den Drang in die Weite hatte, aber an der Gartenmauer scheiterte. Sich selbst erlebte sie nicht offen für diesen Wunsch nach Freiheit, nicht wach dafür, sie half ihm nicht. Jetzt träumt sie dagegen von einem wilden Wolf, der freundlich zu ihr ans Bett kommt und sie weckt. Jetzt erkennt sie, was nottut und hilft ihm hinaus in die Freiheit. Wie anders ist ihre jetzige Sicht und Haltung zur Problematik! Sie fühlt sich souverän in der Begegnung mit unvertrautem Wilden, das ihr erstaunlich freundschaftlich begegnet; so, wie wenn etwas wie ein wilder Wolf freundlich mit ihr in Beziehung treten würde, ein Tier, das seit alters her als Inbegriff von Bösem und Unheimlichem gilt. Und sie ist nicht wie damals wünschend auf ein eingegrenztes Zuhause bezogen, zu dem Qualitäten wie Vertrautheit, Zugehörigkeit, Bravsein, Schutz gehören, sondern auf Wildheit, Freiheit und Eigenständigkeit.

Dass der Wolfstraum so deutlich die wesentlichen Elemente des Hundetraums aufnimmt, könnte damit zusammen hängen, dass Hanna sich im Rückblick auf die Therapie nochmals mit dem Initialtraum befasst hatte. Der Wolfstraum erscheint als Antwort – jetzt hat sie die Zuversicht und den Mut gefunden, die ihr damals für den Sprung in die Freiheit fehlten.

Weitere Beispiele für Glücksträume in anderen Kapiteln
Carols Traum vom gelungenen Wurf (s. Abschn. 3.4) ist ein Beispiel für einen Traum, der den beglückten Stolz der Träumerin darüber schildert, dass ihr mit Kraft und Geschick eine außergewöhnliche Leistung gelungen ist. Aus der Art dieser Leistung schließen wir, was sie sich sehnlichst wünscht, nämlich die Fähigkeit, sich stark und geschickt gegen Widerstand durchzusetzen. Und aus diesem spezifischen Wunsch schließen wir dann, woran sie leidet, nämlich am Gefühl, sich nicht durchsetzen zu können, nichts bewirken zu können, schwach zu sein, eine Versagerin. Voraussetzung dafür, dass ihr das Ersehnte in diesem Traum glückt, ist, dass sie die Angst ausgehalten hat, eventuell zu versagen.

Andere Beispiele sind unter anderen: Der schlüpfrige Fisch (Abschn. 4.6.2.), Versteckte Liebesgefühle (Abschn. 4.6.2.), Die huldvolle Königin (Abschn. 6.6.1.), Die lustige Sägevorrichtung und der Glücksfall (Abschn. 10.2.3.), Die Eiche und das Liebeszeichen (Abschn. 10.2.4.), Der offene Himmel (Abschn. 10.6.2).

5.6.3 Zum therapeutischen Umgang mit Glücksträumen

Glückliche Träume handeln davon, dass der Wunsch, von Leidvollem verschont zu werden oder Erstaunliches bewirken zu können, manchmal unerwartet – zeitweilig – in Erfüllung gehen kann. Therapeutisch freuen wir uns mit den Träumern über solche schöne Erfahrungen. Dass dies geträumt werden kann, setzt nämlich immer die Einsicht voraus, dass der Wunsch sich auch als illusionär erweisen könnte. Mit anderen Worten: Glückliche Erfahrungen und glückliche Träume setzen die Erkenntnis voraus, dass Angst, Leid und Misslingen unvermeidbar zum Leben gehören. Nur auf diesem Hintergrund kann Beglückendes als beglückend erfahren werden.

Für die Therapie bedeutet dies, dass glückliche Träume im Verlauf einer Therapie als gute Zeichen für die Wirksamkeit der Therapie zu werten sind. Sie zeigen, dass es gelungen ist, Beängstigendes, das bisher übermächtig erschien, auszuhalten. Vordergründig aus dem Blick verschwunden, schwingt es nämlich untergründig mit, anerkannt als unabdingbarer Hintergrund des Beglückenden.

5.7 Zusammenfassung

Äußerst beängstigende wie äußerst beglückende Träume sind Antworten auf ein und dieselbe Seinsproblematik, für die der Träumer hellhörig ist. In Albträumen fühlen sich die Träumer ohnmächtig gelähmt, unfähig zu einer selbstbestimmten Antwort.

Im Spezialfall der posttraumatischen Träume gelingt nicht einmal eine andere Darstellung der traumatischen Erfahrung, es findet sich kein Vergleich. Im Verlauf einer Therapie gewinnt das Beängstigende konkretere Kontur, die Träumer werden handlungsfähiger, Abwehrversuche gelingen, aber auch Einsichten. Qualvolles wird als unumgänglicher, aber auch notwendiger Aspekt einer existenzialen Wahrheit erkannt und akzeptiert. Glücksträume sind ein Zeichen dafür, dass dies gelungen ist. Durch die Annahme des Unvermeidlichen verschwindet sein Bann, so dass auch beglückende Aspekte erfahren werden können. Die Gefühle, die in vielfältigen Schattierungen und Färbungen auf Albtraumhaftes oder Beglückendes verweisen, werden im Zusammenhang der Träume hermeneutisch-phänomenologisch ausgelegt.

Literatur

Binswanger L (1992) Traum und Existenz. Gachnang und Springer, Bern (Erstveröffentlichung 1930, Neue Schweizer Rundschau 23, S. 673–685)

Boss M (1953) Der Traum und seine Auslegung. Huber, Bern

Freud S (1910) Über den Gegensinn der Urworte. GW Bd 8 Fischer, Frankfurt

Gadamer HG (1960/1986) Wahrheit und Methode. Mohr (Siebeck) Tübingen

Goethe JW von (1965) Goethe Werke, Bd 2. Inselverlag Frankfurt

Heidegger M (1927) Sein und Zeit. Niemeyer, Tübingen

Holzhey A (2014) Daseinsanalyse. facultas.wuv Wien

Jaenicke U (2020) Angst as the essential element of concern in all our dreaming. Int Forum Psychoanal 29(3):132–135

Kierkegaard S (1844) Der Begriff Angst. Reclam, Stuttgart

von Koppenfels M (2021) „Traumdeutung" und „Totenhemdchen". Eine Fallstudie zur Poetik des Alptraums. Psyche, Z - Psychoanal 75:1105–1130

Sartre JP (1938) Der Ekel/La Nausée. Reinbek (Rowohlt) Hamburg

Sartre JP (1943) Das Sein und das Nichts. Versuch einer phänomenologischen Ontologie. Rowohlt Reinbeck Hamburg

von Matt P (2003) Die Beweise und Erschütterungen. Über die eigentümliche Wahrheit der Literatur. In: Öffentliche Verehrung der Luftgeister. Reden zur Literatur, Hanser München, Wien

Deutung: Objektstufe und Subjektstufe

6

▶ Dieses Kapitel widmet sich der Frage, wie Personen und Dinge, die neben dem Ich im Traum vorkommen, zu verstehen sind. In der Auffassung von Freud meinen sie außen Begegnendes (Objektstufe). Aus der Sicht von C.G. Jung verweist dagegen alles im Traum auf den Träumer selbst (Subjektstufe). Aus daseinsanalytischer Sicht sind diese beiden unterschiedlichen Perspektiven nicht zu trennen: Im Traum dreht sich alles um das Verhältnis zum eigenen Sein, sowohl in Erfahrungen mit der Umwelt wie mit mir selbst. Zu beachten ist allerdings die unterschiedliche Nähe, in der sich mir im Traum eine Erfahrung zeigt.

6.1 Alles im Traum verweist auf das eigene Sein

Es klingt zunächst befremdlich, dass sich alles im Traum, auch Feindliches und Fremdes, auf den Träumer selbst beziehen soll. Im psychoanalytischen Blick – auch im daseinsanalytischen – hat sich diese Auffassung jedoch durchgesetzt: Nicht nur das Ich im Traum, auch Nebenpersonen und Dinge, die im Traum auftreten, verweisen verborgen auf Eigenes. Träume bringen uns vor uns selbst, sie verweisen immer auf das Verhältnis, das wir zu uns selbst haben. Für den Traum gilt, wie für alles Emotionale, „tua res agitur", es geht um deine Sache! – und zwar auch dann, wenn uns etwas scheinbar nur in Bezug auf andere zu betreffen scheint. Auch im Wachen ist dies eigentlich so: Alles, was uns gefühlsmäßig stark bewegt und angeht, auch von den Mitmenschen her, hat immer auch mit uns selbst zu tun – sonst würde es uns nicht berühren. Nicht umsonst waren es Philosophen, die dies zuerst erkannten. Schon in der Antike, in der Philosophenschule der Stoa, galt, dass ein Mensch einem Menschen allein schon aus dem Grunde, dass er ein Mensch ist, nicht als ein Fremder gelten darf. Das meint der vielzitierte Vers aus einer Komödie des Menander: „Ich bin ein Mensch: Nichts Menschliches – nichts,

© Springer-Verlag GmbH Deutschland, ein Teil von Springer Nature 2022
U. Jaenicke, *Traumdeutung*, Psychotherapie: Praxis,
https://doi.org/10.1007/978-3-662-64925-1_6

was Menschen betrifft – nenne ich mir fremd" (Bartels 2017). Schopenhauer
schreibt: „Denn so gut wie im Traum in allen uns erscheinenden Personen wir
selbst stecken, so gut ist es im Wachen der Fall – wenn es auch nicht so leicht ein-
zusehen [ist]" (Schopenhauer 1918, S. 667). Und Nietzsche: „Nichts ist mehr euer
Eigen als eure Träume!…Stoff, Form, Dauer, Schauspieler, Zuschauer – in diesen
Komödien seid ihr alles ihr selber" (Nietzsche 1895, S. 127). Die Hinweise auf
Schopenhauer und Nietzsche verdanke ich Kemper (Kemper 1983, S. 168). Auch
Freud erwähnt einmal indirekt, dass auch andere im Traum auftretenden Figuren
den Träumer selbst meinen können (Freud 1900, S. 414). Systematisch hat jedoch
erst Jung diese Sicht berücksichtigt (Jung 1916/1942, GW 7, § 97 ff.).

Benedetti führt aus, dass konkrete Gestalten im Traum, die vom Träumer als
seine Mitmenschen erlebt werden, oft Spiegelbilder seiner Person seien. Als
Selbstobjekte haben sie „den tiefen Sinn aufzuzeigen, wie der Träumer sich in der
Traumprojektion zu sich selber verhält" (Benedetti 1998, S. 27).

Daseinsanalytisch sah dies auch schon Binswanger. Er betont, für die Deutung
eines Traums komme es absolut nicht darauf an, ob sich das Drama, das sich
in der Seele abspielt, in der Rolle der Person des Träumers selbst oder in einer
Nebenrolle abspiele. Wenn sich der Wunsch oder die Befürchtung in andere
Personen oder Tiere kleide, entsprächen die einzelnen Mensch- oder Tierfiguren
einzelnen seelischen Strebungen (Binswanger 1992, S. 104 ff.). Auch Boss ist entschieden der Ansicht, dass alles im Traum den Träumer selbst betrifft (Boss 1975).

Jede Begegnung im Traum meint implizit eine Begegnung mit einem Aspekt
des Menschseins bzw. mit einer menschlichen Verhaltensweise, die uns im
Traum außen bei anderen wie auch innen bei uns selbst beschäftigt. Die Art und
Weise, wie das Begegnende im Traum erscheint und wie wir darauf antworten,
grenzt die Bedeutungsvielfalt des Begegnenden ein auf diejenigen Aspekte, die
uns zurzeit besonders betreffen. In Kap. 4 finden sich Beispiele dafür, dass auch
Tiere oder Dinge im Traum auf das Verhältnis verweisen, das wir zu uns selbst
haben. Sie verkörpern also Selbsterfahrungen: Ein Igel verweist auf Igelhaftes
im eigenen Erleben und Verhalten, eine Klammer auf Klammerndes – und zwar
als Haltungen, die uns in der Begegnung mit anderen, wie auch in Bezug auf uns
selbst angehen.

Therapeutischer Hinweis

Aus daseinsanalytischer Sicht ist es wichtig, bei der Traumauslegung immer
zuerst von der Erfahrung des Traum-Ichs auszugehen, denn dieses verkörpert diejenige Antwort auf eine Thematik, die dem Träumer, der Träumerin zurzeit am
nächsten liegt. Wie auch Boss oft betont, ist die Distanz zwischen der Haltung
des Protagonisten und der Haltung der anderen Traumpersonen unbedingt zu
beachten. Die anderen Traumpersonen verkörpern zwar auch mögliche eigene
Antworten auf die Problematik des eigenen Seins, aber das sind Antworten, mit
denen die Träumenden sich nicht – noch nicht oder nicht mehr – identifizieren
bzw. mit denen sie sich nicht identifizieren möchten. Ob diese anderen im
Traum thematisierten Blickwinkel dann auch zur Sprache kommen, entscheiden
therapeutische Überlegungen.

6.2 Getrennte Wege (Nora)

Das folgende Traumbeispiel, in dem neben der Protagonistin Nora noch eine andere Person vorkommt, beleuchtet zwei gegensätzliche Möglichkeiten, sich gefühlsmäßig zur Thematik, die beschäftigt, einzustellen.

Beispiel

„Ich war mit meiner 17-jährigen Tochter auf einer Wanderung und merkte plötzlich, dass diese einen anderen Weg gegangen war und wir uns verloren hatten. Ich ging auf einem oberen Höhenweg, sie parallel zu mir weiter unten. Rufkontakt schien mir noch möglich. Ich rief immer wieder und hoffte sehnsüchtig auf Antwort, die aber nicht kam." ◀

Beim Versuch, diesen Traum zu verstehen, gehen wir zunächst wie früher dargestellt vor (s. Kap. 3 und 4) und betrachten die Traumerfahrung aus der Perspektive des Traum-Ichs, weil dies die Perspektive ist, die der Träumerin vertraut ist.

6.2.1 Die Erfahrung des Traum-Ichs (Objektstufe)

Dominant in Noras Traum ist die traurige Stimmung der Protagonistin. Nora fühlt sich zur Zeit des Träumens offenbar so, wie wenn sie unerwartet ganz allein unterwegs wäre, nicht mehr wie vorher in einer Beziehung, in der man Ansichten und Aussichten miteinander teilt. Ihr ist, als hätte sich der vorher gemeinsame Weg getrennt, als ob man sich nicht mehr hörte, obwohl man sich eigentlich noch hören können müsste, als ob sie riefe und keine Antwort bekäme. Genauer nach dieser Stimmung befragt, meinte sie, sie sei nicht von Angst um sich selbst oder um die Tochter, auch nicht von Ärger oder Schuldgefühlen bestimmt gewesen, sondern von Schmerz über einen Verlust an Gemeinsamkeit, in der man sich aufgehoben fühlt, über den Verlust eines Wir-Gefühls, ein Schmerz wie Heimweh. Allerdings sieht sie sich dadurch nicht in Panik geraten, sie traut sich das Allein-unterwegs-sein zu, wenn auch schmerzlich berührt.

Gab es kürzlich wachend eine solche Erfahrung? Erst im weiteren Horizont des Wachlebens kann die ganze Fülle der Bezüge, in denen Noras Traum steht, aufleuchten. Die schmerzliche Stimmung erinnert Nora an ein Telefongespräch mit ihrer Freundin am Vortag. Genau so hatte sie sich da gefühlt – so, als ob die Freundin sich distanziert habe. Sie schien ihr nicht so herzlich und freundlich zu sein wie sonst. Der Ton befremdete sie, sie fühlte sich unwohl, verunsichert. Ging die Freundschaft in die Brüche?

Der Hinweis auf eine dem Traum analoge Stimmung im Wachen lässt darauf schließen, dass es Nora emotional wachend wie träumend um dasselbe ging. Traumerfahrung und Wacherfahrung beleuchten in zwei unterschiedlichen

Szenen dieselbe existenziale Wahrheit, die Nora als „ontologischer Einschluss"
(vgl. Abschn. 2.3.1) ihrer Erfahrung am Telefon getroffen hatte: Menschliche
Beziehungen sind fragil und können jederzeit zerbrechen; dafür ist Nora hellhörig. Die Möglichkeit, dass Beziehungen auseinandergehen können – und also
auch diese ihr wichtige Beziehung –, ist für sie beängstigend. Solange wir wie
selbstverständlich davon ausgehen, dass Beziehungen zwar nicht immer gleich
nah und warm sind, aber trotzdem meist doch einigermaßen beständig, solange
kümmert uns ein kühler Ton wenig und wir träumen nicht davon. Nora dagegen
ist angstvoll bezogen auf diesen Aspekt menschlichen Seins und reagiert deshalb
schon auf kleine Warnzeichen so besorgt, dass sie sich gefühlsmäßig nicht davon
abwenden kann. Deshalb träumt sie davon. Wachend war Nora das schmerzliche
Trennungsgefühl zunächst nicht bedeutungsvoll vorgekommen. Erst der darauf-
folgende Traum machte sie aufmerksam auf die fundamentale Bedeutung ihrer
Verstimmung, nämlich auf die existenziale Dimension, die für sie im kühlen Ton
der Freundin mitschwang. Was sie tagsüber nur flüchtig angedeutet gespürt hatte,
zeigt der Traum anschaulich ausgestaltet. Das nur leicht beunruhigende Gefühl
im Gespräch mit ihrer Freundin ist im Traum das alles beherrschende Thema,
szenisch dargestellt ans Licht gehoben.

Es fällt auf, dass Nora es im Traum mit ihrer Tochter zu tun hat, nicht wie
im Wachen mit ihrer Freundin. Wie ist das zu verstehen? Differenzen zwischen
Wachgeschehen und Traumgeschehen verweisen immer auf stimmungsmäßig
Relevantes. Offenbar verkörpert die Tochter treffender als die Freundin das,
worum es Nora emotional in der Wacherfahrung ging. Dass sich im Traum die
Tochter von ihr entfernt und nicht die Freundin, illustriert präzis die Art und
Weise, wie Nora sich von der Distanzierung betroffen fühlt: Der kühle Ton der
Freundin trifft sie so, wie wenn eine Beziehung in Gefahr wäre, die so nah und
wichtig für sie ist wie diejenige zu ihrer Tochter.

Träume sind überdeterminiert, wie Freud bekanntlich betont. Noras Traum
bezieht sich nicht nur auf die ja eigentlich unproblematische Beziehung zur
Freundin; es klingen darin andere, schwerwiegendere lebensgeschichtliche
Erfahrungen an. Je mehr sich Nora auf die Stimmung des Traums einließ, desto
mehr schmerzliche Trennungserfahrungen, jetzt und früher, fielen ihr dazu ein.

Zur aktuellen Situation fiel ihr ein, dass sie in letzter Zeit tatsächlich gewichtige
sachliche Differenzen mit einem Arbeitskollegen hatte und das schmerzliche
Gefühl, getrennte Wege zu gehen. Dieses Ereignis war viel einschneidender als
das Telefongespräch mit der Freundin. Es hatte einige Zeit gebraucht, bis sie sich
damit abfinden konnte, wichtige Entscheidungen nicht mehr in Übereinstimmung
treffen zu können, und sie hatte längere Zeit vergeblich versucht, die frühere
Gleichgesinntheit wiederherzustellen; so, wie sie im Traum rief und nicht gehört
wurde, so fühlte sie sich im Wachen von diesem Kollegen nicht gehört.

In der Kindheit hatte jedoch das prägendste Trennungserlebnis stattgefunden,
denn der Vater hatte die Familie verlassen. Es ist anzunehmen, dass dieser frühe
Verlust einer wichtigen Beziehung lebensgeschichtlich der Hauptgrund für Noras
hellhörige Empfindlichkeit für Trennungen ist.

Nora fand, der Traum zeige für sie Charakteristisches. Differenzen und Trennungen halte sie generell schlecht aus und vermeide sie möglichst. Das ist typisch für sogenannt depressive Persönlichkeiten (s. Kap. 11). Deren übliche Abwehr von schmerzlich empfundenen Differenzen besteht darin, sich möglichst anzupassen und unterzuordnen, um nicht Halt und Schutz durch die Mitmenschen zu verlieren. Situationen, in denen sie selbstbestimmt und eigenverantwortlich sein müssen, scheuen sie. Dieser Traum zeigt jedoch, dass Nora sich zurzeit stark genug fühlt, das fundamentale Alleinsein, dem sie sich ausgesetzt fühlt, auszuhalten – wenn auch nicht leichten Herzens.

6.2.2 Die Erfahrung der Tochter (Subjektstufe)

Auf der Subjektstufe verstanden kommt eine andere Sicht auf die Thematik in den Blick. Verkörpert in der Gestalt der Tochter schildert der Traum eine andere Einstellung zu Trennungen, eine Haltung, die Nora untergründig auch beschäftigt. In der anderen Person wird eine andere Einstellung dem eigenen Leben gegenüber beleuchtet. Wollte die Tochter vielleicht ihren eigenen Weg gehen? Hat sie sich absichtlich getrennt und antwortet sie absichtlich nicht, weil sie ihren Weg allein machen will, ohne Rücksicht auf eine haltende, aber auch einengende nahe Beziehung wie die zu einer Mutter? Auch diese Haltung geht Nora in Bezug auf sich selbst an, sagt sie. Gelegentlich spüre sie selbst auch den Wunsch, ihren eigenen Weg zu gehen. Und trotz aller Schmerzlichkeit habe sie die Differenz mit ihrem Arbeitskollegen nicht nur als Zumutung, sondern auch als wichtige Herausforderung und letztlich als gute Erfahrung erlebt, durch die sie selbstständiger geworden sei. Die Tochter passt übrigens auch darum als Repräsentanz des Wunsches nach einem eigenen Weg, weil für eine 17-Jährige die Frage nach dem eigenen Weg nahe liegt. Trennungen gehören zur normalen Entwicklung.

6.2.3 Die Bedeutung der beiden Rollen

In der unterschiedlichen Erfahrung der beiden Traumpersonen zeigen sich zwei gegensätzliche Strebungen, die Nora bestimmen in ihrer Auseinandersetzung mit der existenzialen Wahrheit, dass wir das Leben letztlich als Einzelne, allein, bestehen müssen.

Die Sicht der Protagonistin im Traum zeigt, wie Nora die sie beängstigende Tatsache, letztlich auf sich allein gestellt zu sein, abzuwehren sucht, indem sie den Kontakt rufend wieder herzustellen versucht. Sie muss feststellen, dass dieses Bemühen vergeblich ist und erkennt, dass sie sich damit abfinden muss, ihren Weg allein zu gehen und zu verantworten.

Aus der Sicht der Tochter im Traum geht ihr aber – noch mit einer gewissen Distanz – auch auf, dass es möglich ist, dies zu akzeptieren und dabei gute neue Erfahrungen zu machen.

Die Traumerfahrung als Ganzes zeigt Noras Erkenntnis, dass sie akzeptieren muss, dass Trennungen unvermeidlich zum Leben gehören. Im Grund weiß sie sogar, dass die unwillkommene Wahrheit sogar positive Aspekte haben kann. Weil sie dies einsieht, macht sie dies zwar traurig, aber nicht depressiv. Das zeigt der Traum.

6.3   Ein Kind rutscht aus den Armen (Agnes)

Das folgende Beispiel ist in diesem Zusammenhang besonders interessant, weil es zeigt, wie dasselbe Thema in zwei Träumen derselben Träumerin stimmungsmäßig ganz verschieden erfahren werden kann. Das Beispiel zeigt, wie sich die Einstellung der Träumerin zur Thematik im Verlauf der Zeit ändern kann, sowohl manifest, explizit und dominant in der Sicht der Protagonistin, wie latent, implizit, in der Sicht einer anderen Person im Traum.

Agnes, eine Mutter fast erwachsener Kinder, hatte im Abstand mehrerer Monate zwei Träume, die sich inhaltlich um die gleiche Thematik drehten, um die Mutter-Kind Beziehung. Dominant und explizit ist in beiden Träumen die Erfahrung der Mutterfigur: Einmal ist dies die Träumerin selbst, das zweite Mal irgendeine andere Mutter. Implizit geht es jedoch in beiden Träumen auch um die Erfahrung des Kindes. Stimmungsmäßig erfährt die Protagonistin die Thematik in beiden Traumerfahrungen völlig unterschiedlich, einmal erschreckend, einmal beglückend. Wenden wir uns zuerst der erschreckenden Traumerfahrung zu.

6.3.1   Eine angstvolle Sicht

Beispiel

„Ich träumte, ich hätte ein kleines Kind in den Armen, es war etwa zweijährig. Ich konnte es aber nicht sicher genug halten, es rutschte mir hinunter und war im Begriff, auf den Boden zu fallen. Voller Schreck erwachte ich." ◀

Aus der Perspektive der Protagonistin (Objektstufe) illustriert der Traum eine erschreckende Erfahrung, die Agnes zur Zeit des Träumens in Bezug auf sich selbst macht: Es gelingt ihr ihrem Gefühl nach nicht, etwas ihr Wichtiges verantwortlich fest zu halten, etwas, das so wichtig ist und so sicher gehalten werden müsste wie ein kleines, schutzbedürftiges Kind. Dass sie so träumt, heißt, dass das Nicht-sichern-können eine sie beunruhigende Lebenserfahrung ist.

Auch aus der Perspektive des Kindes (Subjektstufe) geht es um Verlust von Halt, jedoch passiv erfahren. Das Kind leidet am Nicht-gehalten-sein, am Ungesichertsein.

Daseinsanalytisch gesehen geht es um dieselbe Problematik, die aktiv und passiv erfahren wird. Die Träumerin betrifft beides: Sie kann keine Sicherheit geben und fühlt sich selbst ungesichert. In diesem Traum leidet sie jedoch vor allem am eigenen Versagen; die Gefährdung durch eigenes Ungesichertsein ist zurzeit ferner, im Kind, personifiziert.

Im Kontext ihres wachen Lebens fiel Agnes zuerst ein Tagesrest ein: Sie hatte gesehen, wie ein ziemlich kleines Nachbarkind ein Baby herumtrug. Alle hätten das ganz normal gefunden, nur sie selbst habe Angst gehabt, das Kind könne das Baby fallen lassen. Dieser sogenannte Tagesrest ist ein zufälliger äußerer Anlass für das inhaltliche Thema des Traums. Allerdings ist auffällig, dass nur Agnes Angst hatte, das Baby könnte fallen, niemand sonst. Sie war offenbar hellhörig für den ontologischen Einschluss, dass es letztlich keine Sicherheit gibt. Es muss aber noch einen sie tiefer angehenden Grund dafür geben, dass gerade dieser kürzlich geschehene Vorfall im Traum nachklang.

Erst beim genaueren Bedenken fiel Agnes ein, dass sie abends mit ihrem Mann über ihre Tochter gesprochen hatte, die in einer Krise steckte. Wie können die Eltern ihr mehr Halt und Sicherheit geben? Agnes weiß, sie kann die Tochter nicht so fest und sicher halten, dass diese vor einem Absturz geschützt ist. Dieses Gespräch hat wahrscheinlich den Traum ausgelöst, das Nachbarkind gab ihm dann die äußere Gestalt.

Aber es gab noch andere Wachanalogien. Agnes fand, sie habe ihre Pflichten im Haushalt nicht fest und verantwortlich in der Hand. Und auch in Bezug auf die Therapie fühle sie sich inkompetent. Sie verliere immer wieder aus den Augen, worum es ihr eigentlich gehe, ihre wesentlichsten Lebens-Anliegen würden ihr immer wieder entfallen. Statt auf Wesentliches bezogen zu sein, verliere sie die kostbare Therapiezeit mit Geplapper über Haushalt und anderen alltäglichen Kram.

Bei der Traumbesprechung ging Agnes auf, dass sie die bestürzend erlebte Erfahrung, etwas ihr Wichtiges nicht sicher festhalten zu können, in verschiedenen Zusammenhängen immer wieder macht. Sie fühle sich minderwertig und schuldig, ihr Leben nicht verantwortlich genug im Griff zu haben, ihren Pflichten und Ansprüchen an sich als Mutter und Ehefrau, ja als Mensch, nicht zu genügen. Der Traum zeige ihr, dass sie als Mensch nicht genüge. Gegen diese Traumauslegung protestierte ich sofort. Ich erinnerte Agnes daran, dass Träume immer Gefühle widerspiegeln, nicht objektive Realitäten. Der Traum zeige nur, dass sie sich ungenügend fühle, nicht, dass sie ungenügend sei. Möglicherweise seien ihre Ansprüche an sich selbst zu hoch, so dass sie diesen gar nicht genügen könne. Der Traum verweise nicht auf ein Unvermögen, sondern beleuchte einen wichtigen Aspekt ihres Selbstverhältnisses – des Verhältnisses, das sie zu sich selbst habe. Sie komme sich inkompetent vor in Bezug auf ihr Leben.

Auch lebensgeschichtliche Erfahrungen klingen im Traum an. Agnes identifiziert sich auch mit dem Kind. Sie fragt sich, ob sie sich selbst vielleicht im Leben auch nicht sicher gehalten fühle, sondern „herumgeworfen". Sie denkt an ihre Kindheit. Sie wuchs in einer kinderreichen Familie auf, ihre Eltern waren gefühlsmäßig überfordert. Den Halt, der ihr bei den Eltern fehlte, suchte sie in einer symbiotischen Beziehung mit einer Tante. Diesen Halt erlebte sie jedoch zwiespältig. Einerseits genügte dieser Halt nicht, andererseits empfand sie die abhängige Beziehung zunehmend als hinderlich und einengend. Sie wünschte sich eine haltende Beziehung, gleichzeitig sträubte sie sich aber auch dagegen. Auch den Halt, den sie in der therapeutischen Beziehung fand, empfand sie zwiespältig – mehrmals brach sie die Therapie für einige Wochen in einem Aufruhr heftiger Gefühle ab, kam dann aber immer wieder zurück. Wir sehen: Fehlender Halt und fehlendes Haltenkönnen ist ein Thema in Agnes' Leben, für das es lebensgeschichtliche Gründe gibt. Das ist auch aus daseinsanalytischer Sicht relevant, jedoch nicht der letzte Grund für den Traum.

Der letzte Grund des Traums ist Agnes' Auseinandersetzung mit der unabdingbaren Wahrheit, dass wir Menschen nie einen absolut sicheren Halt haben noch einen solchen geben können. Jederzeit kann uns etwas passieren, sowohl schicksalsmäßig wie auch durch unsere eigenen Handlungen. Sensibilisiert durch prägende Kindheitserfahrungen leidet Agnes hellhörig an der grundsätzlichen Unsicherheit und Ungesichertheit menschlichen Seins. Sie kann nicht fassen, dass dies unabänderlich einfach so ist und versucht immer wieder, dagegen anzukämpfen. Entsprechend hoch sind ihre Erwartungen an sich selbst. Sie kann sich nicht verzeihen, dass sie ihr Leben nicht so verantwortlich in der Hand haben kann wie sie dies nötig findet, wie es aber grundsätzlich gar nicht möglich ist. Der Traum zeigt also ihr entsetztes Erschrecken angesichts der existenzialen Wahrheit menschlichen „Geworfenseins" in grundsätzliche Begrenztheit und Unsicherheit. Dafür ist sie hellhörig.

Zur Therapie
Therapeutisch regte der Traum Agnes zu weiteren Fragen an. War es nicht eigentlich so, dass sie, statt immer noch fester halten zu wollen – was sich ja als unmöglich erwies – lernen müsste loszulassen? Ganz konkret fiel ihr dies zu ihrer Tochter ein. Diese ist erwachsen; es ist unmöglich, sie weiter wie ein kleines Kind im Arm zu halten, sie muss sie loslassen – wenn ihr dies auch so schrecklich vorkommt, wie wenn sie ein Kind fallen ließe. Der Traum verweist Agnes auch schmerzlich darauf, dass ihre Zeit als aktive Mutter endet. Kann sie die Kinder loslassen? Und in Bezug auf sich selbst fragt sie sich: „Was bleibt dann von mir, wenn die Kinder weg sind?" Auch um sich selbst hat sie Angst. Kann man darauf vertrauen, gehalten zu werden, fragt sie – sie selbst ohne den Halt, den die Mutterrolle ihr bisher gab, und die Kinder ohne ihren Halt? Muss sie vertrauen, obwohl man im Grund doch nie völlig vertrauen kann? Dasselbe gilt für ihre anderen, zu hoch gesteckten Ansprüche an sich. Diese fallen zu lassen fällt ihr schwer. Dass es ihr aber trotz ihrer tiefen Ängste loszulassen doch manchmal gelingt, zeigt der folgende erstaunliche Traum.

6.3.2 Eine vertrauensvolle Sicht

Beispiel

„Ich sah, wie eine große, robuste Frau ein ganz kleines Kind – fast ein Neugeborenes – absichtlich aus ihren Armen rutschen ließ, vorne an sich hinunter auf den Boden, wie auf einer Rutschbahn. Ich war entsetzt, meinte, das Kind sei jetzt tot. Aber keineswegs. Die Frau hob es auf und ließ es noch einmal an sich hinunter wegrutschen. Beide waren vergnügt, es machte Spaß." ◄

Der Traum schildert in beiden Perspektiven eine beglückende Erfahrung. Agnes' erschrockenes Staunen über die Möglichkeit, so mutig und vertrauensvoll zu sein wie Mutter und Kind in diesem Traum, zeigt, dass sie sich eine solche Haltung sehnlichst wünscht, jedoch noch nicht wirklich zutraut. Tief betroffen erkennt sie aber, dass ein solches Vertrauen tatsächlich möglich ist. Der Traum schildert ihre Betroffenheit.

Vertrauen ist lebensnotwendig, obwohl es prinzipiell immer enttäuscht werden kann – wir könnten nicht leben, wenn wir nicht vertrauen würden. Im Alltag ist uns das gewöhnlich kein Problem. Wir sind gewohnt, uns scheinbar sicher auf trügerischem Boden zu bewegen und sehen den doch so nahen Abgrund zum Glück gewöhnlich nicht. Immer wieder stoßen wir jedoch unvermutet auf Zeichen, die auf die ständig drohende Gefahr hinweisen. Dann ahnen wir angstvoll die Unsicherheit des Halts, auf den wir uns verlassen. Wie stellen wir uns zu dieser Tatsache ein? Gelingt es, das Unabdingbare hinzunehmen, ohne den Mut zu verlieren?

Dieser Traum zeigt Agnes' Auseinandersetzung mit dieser Frage. Bezeichnenderweise ist das Kind, das so vergnügt aus den Armen auf den Boden rutscht, ja eigentlich noch viel zu klein für ein potentiell so gefährliches Spiel – es ist neugeboren. Das zeigt, wie ungeheuerlich und unverantwortlich Agnes das Vertrauen vorkommt, das die starke fremde Frau hat, und wie unfassbar es ihr erscheint, dass es gut geht. Dass sie diesen Traum träumen kann, ist ein gutes Zeichen. Er zeigt: Sie erkennt, es ist nicht nur notwendig, sondern auch bereichernd, Unsicherheit auszuhalten und zuzulassen.

Der angstvolle und der glückliche Traum gehören zusammen
In beiden Träumen ist Agnes untergründig mit der fundamentalen Unsicherheit, die zum Menschsein gehört, befasst. Beide Träume beziehen sich auf das Gefühl grundsätzlichen Ungesichertseins und Unsicherseins, jedoch einmal mit einer verneinenden, das andere Mal mit einer eher bejahenden Einstellung.

Der angstvolle Traum nimmt Agnes' Gefühl fehlender Sicherheit und Geborgenheit sowie ihre abwehrende Antwort darauf in den Blick: „Ich verhalte mich immer noch nicht verantwortlich genug, ich muss mich noch mehr um Sicherheit bemühen."

Der glückliche Traum zeigt ihr Erstaunen über die Erfahrung, dass es trotz grundsätzlicher Unsicherheit möglich ist, das Leben sogar zu genießen und die fundamentale Unsicherheit, die immer bleibt, in Kauf zu nehmen. Nur wenn man diese existenziale Wahrheit akzeptiert, kann man auch dankbar schätzen, dass es trotz allem doch auch eine gewisse Sicherheit gibt. In diesem Traum fragt sich Agnes: „Bin ich vielleicht zu ängstlich? Müsste und könnte ich vielleicht eine mutigere, vertrauensvollere Einstellung zum Leben haben?" Hier ist ihre Antwort auf die Problematik also weitgehend akzeptierend.

Die beiden Träume scheinen eine Entwicklung anzuzeigen – aber der glückliche Traum lag Monate vor dem verzweifelten Traum. Das spricht jedoch nicht gegen eine Entwicklung. Veränderungen in der Therapie geschehen nicht geradlinig, immer wieder gibt es Rückfälle, erkennbar an Verstimmungen im Wachen und im Träumen. Trotzdem ereignen sich durch die ständige Auseinandersetzung mit den Problemen untergründig mit der Zeit doch Veränderungen und damit schließlich ein dauerhafter Stimmungsumschwung. Entscheidend dafür ist eine Veränderung der Einstellung. Der Mut, Unerträgliches, das nicht zu ändern ist, als unabdingbar anzuerkennen, macht dieses erträglich. Das deshalb, weil sich der Blick dann neben dem Schwierigen auch für die dazugehörigen positiven Aspekte weitet.

6.4   Verfolgtwerden und Verfolgen

Auch in der Auslegung von Verfolgungsträumen gilt, dass nicht nur das Traum-Ich, das verfolgt wird, mit dem Träumer zu tun hat, sondern auch der Verfolger. Das liegt zunächst nicht nahe. Die Erfahrung des verfolgten Protagonisten springt zentral ins Auge, während der oder die Verfolger meist so undeutlich oder so fremdartig bleiben, dass wir wie selbstverständlich zu einer einseitig objektstufigen Deutung tendieren. Wir nehmen nur die Erfahrung des Traum-Ichs wahr, nämlich die angstvolle Erfahrung, verfolgt zu werden. Den Träumer subjektstufig auch als den aktiven Verfolger zu sehen, liegt gefühlsmäßig fern – wie könnte das Gefürchtete auf Eigenes verweisen? Trotzdem ist es nützlich, daran zu denken, dass latent der Aspekt des aktiven Verfolgens immer auch im Horizont ist. Verfolgtwerden und Verfolgen sind gegensätzliche, aber im Grunde zusammengehörige Einstellungen zu einem Thema, zu dem ein bedrängender Bezug besteht. Das zeigt sich eindrücklich, wenn ein Träumer, der von sich bisher immer als passiv Verfolgter träumte, im Traum einmal selbst der Verfolger ist. Träume, in denen der Protagonist der Verfolgende ist, sind allerdings viel seltener. Sie kommen auch meistens erst später im Verlauf einer Therapie vor, wenn der Träumer sich etwas stärker und mutiger fühlt. In beiden Erfahrungen, sowohl als Verfolger wie als Verfolgender, ist das Gefühl des Träumers aber meistens gleich qualvoll: Angespannt, obsessiv getrieben, ohne Möglichkeit zur Entspannung. Trotzdem ist es etwas anderes, ob man, um sein Leben fürchtend, vor einer unfassbaren Gefahr davon rennt, oder ob man obsessiv ein Ziel verfolgt, das man unbedingt fassen muss und doch nie zu fassen bekommt. Beides, Verfolgtwerden und Verfolgen, bezieht sich auf eine unbewältigbar erscheinende Problematik, gegenüber der man sich in höchster Anspannung abmüht. Man flieht sie oder versucht sich ihrer zu bemächtigen.

Zur Therapie
Obwohl beide Erlebens- und Verhaltensweisen qualvoll erlebte Unfreiheit in Angst- und Zwangsgefühlen angesichts einer Not schildern, ist die aktive Haltung des Verfolgens doch als Fortschritt gegenüber der passiven Haltung des Verfolgt-

werdens zu sehen. Benedetti sagt in diesem Zusammenhang, der Therapeut freue sich, wenn ein Patient, der unter einem Verfolgungswahn leidet, endlich davon träumt, dass er seinen Verfolger packen kann. Dies bedeute nämlich, dass er das Gefühl habe, sich mit der Problematik konfrontieren und Herr der Lage werden zu können statt sich ausgeliefert zu fühlen (Benedetti 1998, S. 28).

Therapeutisch ist die Frage wichtig, was der Träumer als so beängstigend erlebt. Was ist es, dem er nicht standhalten kann, bzw. das er unbedingt fassen muss? Um welche Ängste und Wünsche geht es hier? Dieser Frage müssen sich Träumer und Therapeut zuwenden. Statt blind zu rennen, gilt es innezuhalten und sich dieser Frage zu stellen. Manchmal zeigt sich der Wendepunkt, der durch das Innehalten bewirkt wird, auch im Traum: Der Träumer dreht sich auf der Flucht um und konfrontiert sich mit dem Verfolgenden, worauf sich die Gefahr auflöst. Oder umgekehrt: Es gelingt der Träumerin, sich von dem zwanghaft verfolgten und jetzt als unerreichbar erkannten Ziel abzuwenden, die Sache auf sich beruhen zu lassen und sich umzuorientieren.

In Abschn. 9.5.2 findet sich ein schönes Beispiel: Bernd flieht vor bösen Verfolgern. Die Angst vor Bösem, das ihn verfolgt, entpuppt sich dann als Angst vor einer Seminararbeit, die er flieht, weil er fürchtet, sie nicht seinem Wunsch entsprechend glanzvoll zu bewältigen. Im Verborgenen ist er es natürlich selbst, der sich quält mit dem Anspruch, unbedingt eine glänzende Arbeit schreiben zu müssen.

6.5 Begegnung mit Löwenhaftem

Ein typisches Sinnbild für Bedrohliches, von dem man verfolgt wird und vor dem man fliehen muss, weil man sich der Übermacht in keiner Weise gewachsen fühlt, sind wilde Tiere, etwa Löwen.

Löwen sind Tiere, die immer wieder in Träumen vorkommen, weil sie sprichwörtlich für übermenschliche Kraft und Stärke stehen. Sie verkörpern damit sowohl eine bedrohliche wie eine erstrebenswerte Seinsweise.

6.5.1 Ein Löwe als Sinnbild für Aggression (Lina)

Beispiel

„Im Traum wurde ich von einem wütenden Löwen verfolgt. In Todesangst flüchtete ich in die hinterste Ecke des Zimmers, wo ich mich notdürftig mit einem dünnen Netz zu schützen suchte, wusste aber, es war vergeblich, ich hatte keine Chance. Erbarmungslos würde er mich töten. Ich erwachte in Panik." ◄

Zuerst sah Lina den Löwen nur als Verkörperung eines aggressiven Verhaltens von einer anderen Person ihr gegenüber, also als äußeres Geschehen. Von jeher hatte sie Angst, dass jemand auf sie wütend werden könnte, schon Andeutungen von Kritik empfand sie jeweils als vernichtende Aggression. Im Gespräch ging ihr dann aber auf, dass sie auch Angst vor ihrer eigenen Wut hatte. Sie habe gemerkt, dass sie eine rasende, lang angestaute, bisher unterdrückte Wut auf ihren Chef habe, die sie nicht zulassen, geschweige denn äußern könne, weil sie sich den Folgen nicht gewachsen fühle. Jedes aggressive Verhalten – sei es bei andern, sei es bei sich selbst – komme ihr so bedrohlich vor wie dieser Löwe. Allerdings sei sie manchmal auch gerade deshalb wütend auf sich selbst. Sie erwarte von sich, Aggressionen besser auszuhalten.

Im Verlauf der Therapie änderte sich das Verhältnis zu ihrer eigenen Aggressivität. Sie konnte sich jetzt sogar freuen, wenn es ihr mindestens im Traum gelang, wütend zu werden und ihr Anliegen mit Vehemenz zu vertreten. In diesen später folgenden Träumen hatte sie die eigene Wut integriert und träumte also nicht von einem wilden Löwen, sondern von sich selbst als einer Frau, die völlig zu Recht wütend war.

6.5.2 Ein Löwe als Sinnbild für Souveränität (Beispiel von Freud)

Freud erzählt den Traum einer Frau, die im Traum drei Löwen begegnete. Das Beispiel dient ihm als Illustration für seine an dieser Stelle geäußerte These: „die Affekte [sind] der resistente Anteil, der uns allein den Fingerzeig zur richtigen Ergänzung geben kann… Der Affekt [im Traum] hat immer Recht, wenigstens seiner Qualität nach; […]" (Freud 1900, S. 464 f.). Was er hier sagt, entspricht dem daseinsanalytischen Grundsatz, dass die Stimmung für das Traumverständnis leitend ist. Allerdings hält sich Freud nicht konsequent an diese Erkenntnis, wohl weil sie bei ihm nicht theoretisch begründet ist. Er hat seine Meinung zur Bedeutung der Affekte im Traum mehrmals geändert. Nun zum Beispiel:

Beispiel

Freud erzählt: „Die Träumerin sieht in einer Wüste drei Löwen, von denen einer lacht, fürchtet sich aber nicht vor ihnen…". ◄

Freuds Interpretation

Ein Erlebnis am Vortag, das den Traum ausgelöst hatte, ist für Freud wegleitend: Die Träumerin hatte am Vortag einen wichtigen Besucher, den Vorgesetzten ihres Mannes, ein „großes Tier", der die Rolle eines „Löwen der Gesellschaft" spiele, aber sie habe sich nicht vor ihm gefürchtet.

Freud legt den Traum auf der Objektstufe aus, als Verarbeitung eines äußeren Geschehens: Der Löwe im Traum repräsentiere den hohen Besucher, vor dem die Dame sich nicht fürchtete, wie sie offenbar erwartet hatte.

Auf der Subjektstufe ausgelegt verkörpert der Löwe das Gefühl der Träumerin, ihr souveränes, unbekümmert fröhliches Gefühl bei dieser Begegnung.

In daseinsanalytischer Sicht bezieht sich der Traum auf das Verhältnis der Träumerin zum eigenen Sein: Der Traum zeigt ihre Erfahrung von sich selbst am Vortag in der Begegnung mit dem „Gesellschaftslöwen", nämlich die Konfrontation mit einer Existenzweise, die ihr löwenhaft bedrohlich erscheint. Diesem Aspekt des eigenen Seins muss sie sich stellen. Erstaunlicherweise geht das gut: Das Furchteinflößende erweist sich nicht als bedrohlich, sie muss keine Angst haben, der Löwe lacht ja. Sie freut sich über diese Begegnung wie über ein Geschenk. Aber sie ist auch froh und stolz über sich selbst und ihre eigene Haltung, nämlich dass es ihr gelungen ist, sich so sicher und stark zu fühlen, dass Löwenhaftes ihr keine Angst macht. Sie setzt sich also auseinander mit „Löwenhaftem", das zu ihrem eigenen Sein gehört, sowohl passiv als Gegebenheit wie aktiv als eigene Haltung dazu.

6.6 Begegnung mit Königlichem

Ein König oder eine Königin im Traum verweist gewöhnlich auf die Grundproblematik von Herrschen versus Untertansein bzw. freiem Selbstbestimmtsein versus abhängigem Fremdbestimmtsein. Die Zusammenhänge, in denen Königliches im Traum steht, wie Traumstimmung, Traumgeschehen, analoge Wacherlebnisse und typische Persönlichkeitszüge der Träumenden, erschließen die spezifische, zurzeit dominante stimmungsmäßige Bedeutung.

6.6.1 Königliches als Sinnbild für huldvolle Gunst (Lina)

Lina hatte einen außerordentlich schönen Traum, in dem sie sich sehr geehrt fühlte.

> **Beispiel**
>
> „Ich war an einem Fest, an dem auch Königin Margarethe von Dänemark war. Das Besondere war, dass ich die Einzige war, die bei der Begrüßung den Mut hatte, etwas zu ihr zu sagen. Ich sagte ihr, ich sei stolz, sie treffen zu dürfen! Dann sollten wir im Auto wegfahren, ich wollte und sollte eigentlich neben der Königin im Auto sitzen, aber jemand drängte sich dazwischen. Das ist eine Situation, die ich gut kenne, jemand schiebt mich zur Seite und missachtet meinen berechtigten Anspruch. Üblicherweise wage ich mich in solchen Situationen nicht zu wehren, sondern gebe klein bei. Auch dieses Mal wehrte ich mich nicht, aber nicht, weil mir der Mut dazu gefehlt hätte: Ich war zu stolz, um wie der andere zu drängeln. Ich fand, das sei unter meiner Würde, das würde der Königin nicht gefallen und das hätte ich auch nicht nötig. Souverän verzichtete ich auf den Ehrenplatz, sehr zufrieden damit, wie ich die Situation gemeistert hatte!" ◄

Als emotionale Erfahrung war dieser Traum für Lina sehr beglückend. Sie fühlte sich geehrt und empfand sich selbst der Ehre würdig. Königliches begegnete ihr zwar von außen, sie fühlte sich jedoch auch selbst königlich. Was Königliches hier bedeutet, ergibt sich aus dem Traumzusammenhang und aus Linas Assoziationen zum Traum: Eine Seins- und Verhaltensweise, die Königin Margarethe für Lina verkörpert. Diese Frau sei in ihren Augen wahrhaft königlich, nämlich außergewöhnlich gebildet, kultiviert, elegant, huldvoll, souverän. So ähnlich fühlte Lina sich auch selbst im Traum: Geehrt, selbstsicher, freier als die anderen, mit Anstand und gebotener Höflichkeit souverän in der Lage, eine peinliche Situation zu vermeiden. In diesem Traum fühlt sie sich nicht minderwertig, sondern im Gegenteil bewundernswürdig souverän wie eine Königin.

Im Wachzusammenhang ist wichtig, dass Lina dies träumte, nachdem sie sich in einer Therapiestunde von der Therapeutin besonders beschenkt gefühlt hatte und dieses Geschenk auch dankbar hatte annehmen können, ohne in Verlegenheit zu kommen. Besondere Bedeutung bekommt der Traum auf dem Hintergrund von Linas üblichem Erleben und Verhalten. Üblicherweise versucht sie, sich möglichst am Rand des Geschehens zu halten und sich nicht als Person mit eigenen Wünschen und Bedürfnissen zu exponieren. Lange konnte sie nicht einmal in den gewöhnlichsten Alltagssituationen normale Ansprüche verteidigen. Wenn sich z. B. jemand auf ihren reservierten Platz im Zug setzte, unterdrückte sie ihren Ärger und setzte sich ohne ein Wort des Protestes kleinmütig an einen anderen Platz, still leidend. Auffällig ist Linas Traum also vor allem auf dem Hintergrund ihres typischen Verhaltens im Wachen. Im Traum steht Lina zwar wie im Wachen zurück und verzichtet auf ihren Wunsch – aber in völlig anderer Stimmung als gewöhnlich im Wachen. Das ist ausschlaggebend für die Deutung, denn die Stimmung ist für die Interpretation leitend, nicht der Inhalt. Linas übliches Zurückstehen im Wachen ist von Minderwertigkeitsgefühlen bestimmt. Träumend ist sie jetzt dagegen stolz auf ihre Fähigkeit, aus freien Stücken und mit guten Gefühlen zurückstehen und verzichten zu können. In dieser Stimmung empfindet sie diese Haltung als Bereicherung, als eine würdige, königliche Haltung.

6.6.2 Königliches als Sinnbild für Machtmissbrauch (Georg)

Ganz anders ist dagegen die Bedeutung, die Königliches im folgenden Traum Georgs hat.

Beispiel

„Im Traum war ich König, aber offenbar in einem fremden Reich, denn ich trug fremdartige Gewänder, wie auf alten orientalischen Bildern, dazu ein großes Schwert. Ich wusste, ich musste die Königin töten. Diese Aufgabe zu erfüllen fiel mir schwer, aber es musste sein." ◄

Der Traum schildert eine emotionale Erfahrung, in der Georg sich nicht wohl fühlt, er fühlt sich nicht daheim im Vertrauten, sondern in einer Rolle, die ihm fremd ist und nicht zu ihm zu passen scheint. Obwohl König, fühlt er sich nicht frei, sondern gezwungen, seine Macht für etwas einzusetzen, das ihm zuwider ist. Er muss die Königin töten; warum, bleibt unklar. Ist sie im Traum seine Frau oder eine Rivalin? Jedenfalls weiß er, Königliches, eine Herrscherin, muss aus der Welt geschafft werden – und das ist ausgerechnet seine Aufgabe. Der Zusammenhang macht deutlich, dass Königliches hier negativ konnotiert ist, befremdlich, unsympathisch, unmoralisch, gewalttätig und tyrannisch. Auch für denjenigen, der die Machtposition inne hat, für den König selber, bedeutet Königsein hier Unfreiheit und Schuld, es repräsentiert den Schrecken einer autoritären Herrschaft.

Georg bestätigt, dass er ein zwiespältiges Verhältnis zur Monarchie habe und auch zu bestimmenden Persönlichkeiten in seinem eigenen Leben. Er wolle sein Leben selbstbestimmt führen, tendiere aber leider dazu, sich unterzuordnen und eigene Interessen aufzugeben. So, auf der Objektebene gedeutet, macht der Traum für ihn Sinn; er muss sich von anderen Autoritäten befreien, muss sich unabhängiger machen, obwohl ihm das schwerfällt – so schwer, als ob er töten müsste.

Aber auch auf der Subjektebene gedeutet leuchtet ihm der Traum ein: Nicht nur äußerlich muss er sich autonomer verhalten, sondern auch innerlich, gegenüber seiner eigenen, von Kind auf gewohnten Haltung, sich der mütterlichen Autorität anzupassen. Er muss sich von der internalisierten Repräsentanz der mütterlichen Autorität befreien. Dass ihm dies im Traum tödlich vorkommt, zeigt, wie problematisch dies für ihn ist.

In daseinsanalytischer Sicht weist der Traum auf Georgs Hellhörigkeit für die existenziale Wahrheit, dass Herrschen und Beherrschen unabdingbar problematisch ist – einerseits lebensnotwendig, andererseits schädlich, ja eventuell sogar lebensgefährlich. Dies beschäftigt ihn in seinen Beziehungen und bei sich selbst.

6.7   Die Ermahnung der großen Schwester (Tanja)

Bei den Verfolgungsträumen hatten wir festgestellt, dass eine objektstufige Deutung viel näher liegt und viel verständlicher erscheint als eine subjektstufige. Jetzt zum Umgekehrten. Mit dem folgenden Beispiel möchte ich zeigen, dass es Träume gibt, die in der vordergründigen Sicht der Objektstufe direkt widersinnig erscheinen, auf der hintergründigen Sicht der Subjektstufe jedoch Sinn ergeben.

Tanja pflegte sich seit ihrer Kindheit an ihrer dominanten älteren Schwester zu orientieren, und zwar aus zweierlei Motiven: Einerseits, weil sie die kluge, tüchtige Schwester bewunderte, andererseits, weil sie keinen Streit mit dieser wollte. Diese überangepasste Haltung hatte sie auch sonst im Leben – sie traute sich eigenständiges Handeln nicht zu. Im Lauf der Therapie wurde sie jedoch allmählich mutiger und eigenständiger, jetzt riskierte sie auch öfter mit einer abweichenden Meinung oder Haltung die Missbilligung ihrer Schwester. Die beiden hatten jetzt immer wieder Streit, die Schwester warf Tanja fehlende Loyalität vor. In der Zeit dieser Auseinandersetzungen hatte Tanja einen Traum, der ihr überhaupt nicht zur Situation zu passen schien.

Beispiel

„Ich träumte, dass meine Schwester mir in aggressivem Ton sagte: „Mach nicht immer das Gleiche wie ich".“ ◄

In Wirklichkeit, meinte Tanja, sei es genau umgekehrt. Sie verfolge seit einiger Zeit bewusst und betont ihre eigenen Anliegen, ohne sich dabei nach der Schwester zu richten, und zwar ganz von sich aus. Warum fühlte Tanja sich im Traum ausgerechnet von ihrer Schwester, die in der wachen Wirklichkeit ja mehr Gleichgesinntheit von ihr wünschte, zu größerer Eigenständigkeit und zum Aushalten von Differenzen aufgefordert? Auch die Therapeutin wunderte sich zunächst. Klar war nur, dass Tanja sich träumend mit der Problematik von Eigenständigkeit versus Angepasstheit herumschlug und sich fragte, wie sie sich dazu einstellen sollte.

Als emotionale Erfahrung auf der Objektstufe gedeutet, fühlt sich Tanja im Traum gemaßregelt. Sie hat das Gefühl, sich in den Augen einer Autorität nicht richtig zu verhalten, nämlich zu angepasst, nicht eigenständig genug. Wichtig ist bei diesem ersten Schritt zum Verständnis des Traums – ich betone dies hier nochmals –, nicht am Konkreten zu haften. Es geht nicht um die Person der Schwester, sondern um die Bedeutung, die diese für Tanja hat: Die Schwester ist für sie eine maßgebende Autorität.

Auf der Subjektstufe gedeutet entspricht die Schwester im Traum einer eigenen Haltung von Tanja zu sich selbst. Es ist Tanja selbst, die von sich eine eigenständigere Haltung fordert. Äußerlich erscheint sie anderen jetzt zwar schon viel eigenständiger, ihrem eigenen Gefühl nach ist sie dies jedoch noch nicht wirklich. Nur in dieser Deutungsversion wird die Bemerkung, die ihre Schwester im realen Leben nie machen würde, verständlich.

Thema des Traums ist die Problematik des Eigenständigseins. Wir müssen als Menschen unser Tun selbst verantworten. Das heißt aber auch, wir müssen Angst, Scham und Schuld aushalten, denn jede selbstbestimmte Entscheidung oder Handlung kann negative Konsequenzen haben, sie kann misslingen oder sich als falsch erweisen. Mit dieser Wahrheit, bzw. mit ihrer eigenen Haltung zu dieser Wahrheit, setzt sich Tanja auseinander. Der Traum zeigt ihre derzeitige Antwort: Tanja fühlt sich gerügt wegen ihrer Neigung zu Fügsamkeit und zu mehr Eigenständigkeit gemahnt. Es ist nicht zufällig, dass sie sich gerade jetzt so gemahnt fühlt, jetzt, da sie sich erstmals wirklich eigenständig verhalten will. Die Rüge zielt auf ihren trotzdem noch virulenten Wunsch, sich wie bisher der schwesterlichen Autorität fügen zu dürfen. Wäre sie völlig überzeugt, sich nicht nach einer äußeren Autorität, sondern nur nach ihrer eigenen Überzeugung richten zu wollen, hätte sie dies nicht so geträumt.

Warum in der scheinbar so unpassenden Gestalt der Schwester? Es ist zunächst völlig unverständlich, dass sich Tanja im Traum ausgerechnet von der Schwester zu Eigenständigkeit und zum Aushalten von Differenzen aufgefordert fühlt, obwohl diese doch im Wachen mehr Loyalität von ihr wünscht. Wieder ist darauf hinzuweisen, dass für das Verständnis eines Traums Emotionales und nicht inhaltlich Thematisches wegweisend ist. Offenbar ist die ältere Schwester trotz allem noch maßgebend für Tanja. Tanja fürchtet grundsätzlich genau die Art von Missbilligung, die sie von ihrer Schwester kennt, und wünscht sich grundsätzlich eine Anerkennung, die so anerkennend wäre, wie wenn sie von der bewunderten und gefürchteten großen Schwester käme – aber in Bezug auf ihre eigenen spezifischen Anliegen.

Innere Unabhängigkeit von der Schwester, nicht nur im Tun, sondern auch gefühlsmäßig, das wäre der nächste therapeutisch anzustrebende Schritt. Genau darauf fühlt Tanja sich im Traum hingewiesen. Existenzial meint dies, Bereitschaft zum Aushalten von Angst-, Scham- und Schuldgefühlen bei einer selbstverantworteten Haltung.

6.8 Beispiel aus der Antike (Xerxes I)

Der griechische Historiker Herodot erzählt ein sehr interessantes Beispiel für eine in tragischer Weise irreführende Traumdeutung (Herodot S. 33–41). Ausschlaggebend für diese Irreführung war die Annahme, dass Träume als etwas objektiv Gegebenes, von den Göttern Gesandtes zu verstehen sind, nicht als etwas subjektiv Gefühlsmäßiges aus dem eigenen Inneren Kommendes.

Der persische König Xerxes I hatte beschlossen, gegen Griechenland in den Krieg zu ziehen, um seinen eigenen Ruhm und die Macht des persischen Reichs zu vergrößern. Sein Onkel Artabanus warnte ihn jedoch und riet ihm dringend von diesem Feldzug ab, der sicher in eine Katastrophe führen würde. Xerxes wies den Ratschlag zunächst empört als schlecht und feige zurück, bekam aber, als er vor dem Einschlafen darüber nachdachte, doch Bedenken und beschloss, sich umzuentscheiden und auf den Feldzug zu verzichten. Als er dann einschlief, hatte er einen Traum, der den Entschluss zum Verzicht aber in Frage zu stellen schien:

> **Beispiel**
>
> Herodot erzählt, ein großer, gut aussehender Mann sei im Traum zu Xerxes getreten und habe ihm gesagt: „[…] Du tust nicht gut daran, deinen Beschluss zu ändern und es gibt niemanden, der dir beistimmen wird. Wie du am Tag zu handeln beschlossen hast, diesen Weg gehe weiter." (Herodot S. 33). ◄

Xerxes beachtete diesen Traum jedoch nach dem Erwachen nicht. Entsprechend dem Rat von Artabanus und seinen am Vortag des Traums erwachten Bedenken widerrief er seinen Beschluss, in den Krieg zu ziehen, worauf ihm seine persischen Gefolgsleute voller Freude dankbar zu Füßen fielen. In der folgenden Nacht träumte er jedoch wieder.

Beispiel

Herodot erzählt, dasselbe Traumgesicht sei ihm wieder erschienen mit den Worten: „Sohn des Dareios, du… beachtest meine Worte offenbar nicht…? Nun wisse dies genau: Wenn du den Feldzug nicht sofort unternimmst, wird sich Folgendes für dich daraus ergeben: So groß und mächtig du in kurzer Zeit geworden bist, so gering wirst du bald wiederum sein." (Herodot S. 35). ◄

Über diesen Traum erschrak Xerxes sehr. Er ließ Artabanus rufen und erzählte ihm, dass ihm im Traum ernstlich gedroht worden sei, wenn er dem Traumgesicht nicht Folge leiste. Artabanus widersprach jedoch: Was der Traum sage, sei nicht gottgewollt. Er, als der viel Ältere wisse, dass Traumgesichter das zu thematisieren pflegen, worum man sich untertags Gedanken macht – und in den Tagen vorher seien sie doch ganz besonders mit diesem Feldzug beschäftigt gewesen.

Um herauszufinden, ob der Traum aber nicht doch gottgesandt sei, schlug Xerxes jetzt vor, dass Artabanus sich auf Xerxes Thron setzen, dessen Kleider anziehen und in dessen Bett schlafen solle. Würde dann auch zu ihm derselbe Traum kommen? Artabanus willigte ein, obwohl ihm dieses Täuschungsmanöver nicht einleuchtete. Er versicherte jedoch, er bleibe bei seiner jetzigen Meinung bis ihm wirklich dasselbe wie Xerxes erscheine.

Beispiel

Dasselbe Traumgesicht, das zu Xerxes gekommen war, kam nun aber auch zu Artabanus und sagte: „Du bist also derjenige, der Xerxes davon abbringen will, einen Feldzug gegen Griechenland zu unternehmen, als ob du dich um ihn sorgtest? Aber weder später noch jetzt wirst du ungestraft bleiben, wenn du versuchst zu verhindern, was geschehen muss. Was Xerxes erleiden muss, wenn er nicht gehorcht, ist ihm selbst schon offenbart worden". Artabanus glaubte im Traum, das Traumgesicht drohe, ihm seine Augen mit einem heißen Eisen zu verbrennen (Herodot S. 39). ◄

Erschrocken erzählte Artabanus Xerxes den Traum. Er erklärte, mit dem Abraten vom Feldzug habe er ihn vor einem sehr wahrscheinlichen Sturz ins Unglück schützen wollen. Er sehe jetzt aber, dass dieser Feldzug doch gottgewollt sei. Damit war der Feldzug, der mit der bitteren Niederlage der Perser bei Salamis enden sollte, für beide beschlossene Sache.

Als Xerxes sich dann anschickte, das Heer ins Feld zu führen, hatte er einen dritten Traum.

Beispiel

Herodot erzählt: Xerxes glaubte, mit dem Zweig eines Ölbaums bekränzt zu sein, dessen Zweige sich über die ganze Erde hin erstreckten. Dann aber verschwand der um sein Haupt gelegte Kranz. Die Auslegung der Magier lautete:

Der Traum sage, alle Menschen der ganzen Welt würden Xerxes untertan sein (Herodot S. 41). Diese Deutung bestärkte Xerxes in seinem Entschluss. ◀

Die Traumauslegung in der Antike
Träume wurden damals weitgehend als gottgesandt verstanden, gründeten also nicht in Gefühlen, Wünschen und Ängsten des Träumers, sondern entsprachen göttlichen Prophezeiungen über objektiv gegebene, künftige Geschehnisse. So verstanden, wollten die Götter Xerxes und Artabanus mit diesen trügerischen Träumen offenbar absichtlich täuschen und in den verderblichen Feldzug locken, der ihnen als Schicksal vorbestimmt war. Obwohl Artabanus, anders als Xerxes, Träume offenbar schon so wie wir heute verstand, als Zeichen einer seelischen Auseinandersetzung mit einer Problematik, ließ er sich jetzt umstimmen. Die bedrohliche Warnung in seinem eigenen Traum schlug ihn so in Bann, dass er sich gefühlsmäßig nicht entziehen konnte.

Die vier antiken Träume aus heutiger Sicht ausgelegt
In heutiger Sicht gründen Träume einzig und allein in der Seele des Träumers. Alle Geschehnisse und Aussagen im Traum sind subjektive Antworten, die der Träumer sich selbst auf eine ihn bewegende Frage gibt; die Träume sind bestimmt von eigenen Wünschen und Ängsten.

Schauen wir zuerst die drei Träume von Xerxes an:

Den ersten Traum bestimmt sein eigener, machtgieriger Wunsch, den er aber von außen kommend empfindet, wie wenn er gottgesandt wäre. Zwar hatte er vor dem Einschlafen das große Risiko dieses Feldzuges erkannt und beschlossen, darauf zu verzichten. Der Traum zeigt aber, dass er im Grund diesen Verzicht nicht leisten will. Untergründig will er bei seiner früheren Haltung bleiben und redet sich ein, niemand würde ihm bei einem Meinungsumschwung beistimmen. Ist Artabanus niemand? Und ahnt er nicht, dass die Perser Frieden wünschen, wie sich ja gleich zeigen wird? Er selbst ist es, der seiner vernünftigen Einsicht, zu der er wachend gekommen war, nicht beistimmen will. Nach dem Erwachen siegt die Einsicht dann wieder, er verwirft den Traum als Hirngespinst. Dass er gefühlsmäßig aber überhaupt nicht bereit ist, seinen Wunsch nach größerer Macht aufzugeben, zeigt der zweite Traum, in dem er sich noch drängender als im ersten Traum zum Feldzug aufgefordert fühlt.

Im zweiten Traum macht er sich eigentlich selbst den Vorwurf, seinen Wunsch nach Macht und Einfluss nicht ernst zu nehmen. Dieser Traum zeigt auch, was er fürchtet, wenn er auf den Krieg verzichten würde: Er fürchtet, unbedeutend zu werden. Das erscheint ihm offenbar schlimmer als eine schwere Niederlage und riesige Verluste verantworten zu müssen.

Der dritte Traum zeigt, dass Xerxes sich nun als der ruhmreiche Welteroberer fühlt, dem alle Menschen untertan sein werden. Ahnt er irgendwo, dass dieser Wunsch illusorisch ist? Oder warum verschwindet der Kranz?

Aber wie ist nun der merkwürdige Traum von Artabanus zu verstehen? Dieser Traum ist sehr befremdlich und erscheint völlig unverständlich, denn seine Aussage widerspricht diametral der Einstellung, die Artabanus bisher immer so klug und entschieden vertreten hat. Offenbar hat sich seine Einstellung geändert. Unterschwellig scheint er jetzt zu zweifeln. Ich denke, er zweifelt, ob er überhaupt einen solchen Einfluss auf Xerxes und dessen Schicksal ausüben darf, ob er die Verantwortung tragen kann, ihn umzustimmen. Offenbar fürchtet er bedrohliche Folgen, wenn er sich durchsetzt. Der Traum lässt vermuten, dass Artabanus Angst bekommen hat, zu stark eingegriffen zu haben – man kann ja bei keiner Entscheidung wissen, was die Folgen sind. Interessant ist, dass er fürchtet, zur Strafe würden ihm die Augen versengt werden – er soll seine Fähigkeit, die Wirklichkeit zu sehen, verlieren.

6.9   Zusammenfassung

Die Beispiele dieses Kapitels zeigen, dass Träume mit mehreren Akteuren auch unter der Perspektive der Nebenrollen auszulegen sind. Dominant im Vordergrund steht die Sicht und Seinsweise des Traum-Ichs; es ist diejenige Sicht auf sich selbst und die Welt, mit der sich der Träumer oder die Träumerin derzeit identifiziert. Verborgener, aber deshalb nicht weniger wichtig, sind die in anderen Traumpersonen oder Traumdingen verkörperten anderen Sichten und Seinsweisen. Diese gehen den Träumer untergründig auch an und beschäftigen ihn auch – als möglich oder unmöglich, erwünscht oder abgewehrt – aber in größerer Ferne. Alle im Traum vorkommenden Seinsweisen verweisen auf fragliche eigene Möglichkeiten. Die größere Ferne kann Abwehr bedeuten (Linas Traum vom Löwen) oder Annäherung (Noras Traum von der Tochter). Entsprechend ist die subjektstufige Deutung mit Vorsicht und unter Beachtung des richtigen Timings zur Sprache zu bringen.

Literatur

Bartels K (2017) Neue Zürcher Zeitung 24.06.2017, Von der Freundschaft mit den Fernsten. https://www.nzz.ch/feuilleton/was-heisst-menschlichkeit-von-der-freundschaft-mit-den-fernsten-ld.1302559
Benedetti G (1998) Botschaft der Träume. Vandenhoeck & Ruprecht, Göttingen
Binswanger L (1992) Traum und Existenz. Gachnang und Springer, Bern
Boss M (1991) „Es träumte mir vergangene Nacht, …". Sehübungen im Bereiche des Träumens und Beispiele für die praktische Anwendung eines neuen Traumverständnisses, 2. Aufl. Huber, Bern (Erstveröffentlichung 1975)
Freud S (1900) Gesammelte Werke Band 2/3 Die Traumdeutung. Fischer, Frankfurt
Herodot (5. Jhdt v. Chr) Historien, 7. Buch, 8–19. Reclam, Stuttgart
Jung CG (1942) Über die Psychologie des Unbewussten, GW Bd 7, § 97 ff (Erstveröffentlichung 1916)
Kemper W (1983) Der Traum und seine Be-Deutung. Fischer, Frankfurt a. M., S 168
Nietzsche F (1895) Werke in 12 Bänden, Bd 4, Morgenröte. Naumann, Leipzig
Schopenhauer A (1918) in Grundlagen der Moral, Sämtliche Werke. Cotta, Stuttgart

Teil II
Der therapeutische Prozess im Traum

Initialträume

7

▶ Dieses Kapitel beschäftigt sich mit der besonderen Bedeutung von Träumen am Beginn der Therapie. Die ersten erzählten Träume sind oft besonders aufschlussreich. Anklingende Hoffnungen, Zweifel und Ängste lassen erkennen, woran die Träumenden leiden sowie was sie in Bezug auf die Therapie fürchten und erhoffen. Was bedeutet es für sie, sich in eine nahe Beziehung mit einem fremden Menschen einzulassen und sich Unbekanntem zu öffnen? Initialträume – der Begriff stammt von C.G. Jung – können wegweisende Hinweise geben darüber, was zu erwarten und was besonders zu beachten ist, welche Schwierigkeiten auftreten könnten und wo besondere Vorsicht geboten ist.

Es ist davon auszugehen, dass der Beginn einer Therapie gefühlsmäßig oft als einschneidender, schwerwiegender Entschluss erfahren wird und deshalb auch die Träume der Anfangszeit bestimmt (Jung 1957, GW 16, § 294 ff.). Probleme, Fragen, Ängste und Sehnsüchte, die die Träumenden im Traum bewegen, stehen zwar in vielfältigen Lebenszusammenhängen, aktuell aber im Besonderen im Zusammenhang des Therapiebeginns. Aus therapeutischen Gründen empfiehlt es sich, diesen Aspekt besonders zu beachten.

7.1 Hanna: Wagnis ins Unvertraute

Hanna war wegen depressiver Verstimmungen von ihrem Hausarzt in die Therapie geschickt worden. Sie fand jedoch auch selbst, sie müsse etwas in ihrem Leben ändern: „Ich gestalte mein Leben nicht", klagte sie. Sie wäre gern eigenständiger, unabhängiger, freier, hätte gern ein abenteuerlicheres Leben. Die vier ersten Träume, die sie in der Therapie erzählte, zeigen als Initialträume ihre Auseinandersetzung mit diesem Wunsch im Zusammenhang mit dem Beginn der Therapie – obwohl keiner dieser Träume manifest von der Therapie handelt; die

© Springer-Verlag GmbH Deutschland, ein Teil von Springer Nature 2022
U. Jaenicke, *Traumdeutung,* Psychotherapie: Praxis,
https://doi.org/10.1007/978-3-662-64925-1_7

vier unterschiedlich in Szene gesetzten emotionalen Erfahrungen lassen sich jedoch alle auf Ängste und Wünsche beziehen, die Hanna derzeit in Bezug auf die begonnene Therapie bewegen. Sie handeln von vier verschiedenen Unternehmungen, die unterschiedliche Aspekte und Gefühle gegenüber derjenigen Unternehmung schildern, die Hanna zurzeit emotional am meisten beschäftigt: die Unternehmung einer Therapie.

7.1.1   Resignation: Die Gartenmauer

Die Unternehmung, die der erste Traum schildert, erscheint im Traum als misslingender Versuch, aus einem eingehegten Raum auszubrechen.

Beispiel

„Im Traum war ich mit anderen in einem Garten, der von einer Mauer umgeben war. Es war gemütlich. Mein Hund dagegen versuchte immer wieder vergeblich an der Mauer hoch zu springen, um sich ins Freie ziehen zu können. Schließlich gab er die erfolglosen Versuche auf. Was mir jetzt wachend am meisten auffällt: Alle nahmen das ganz gelassen hin, auch ich und der Hund selbst. Niemand fand es schlimm, niemand versuchte, dem Hund zu helfen. Wie wenn es selbstverständlich wäre, dass es eben nicht geht." ◄

Hanna fühlt und sieht sich zurzeit so, wie wenn sie angesichts des Wunsches nach mehr Freiheit, Unabhängigkeit und Abenteuerlichkeit resignieren würde. Den Wunsch spürt sie nicht als eigenen, er berührt sie verkörpert in ihrem Hund – einem Lebewesen, das näher an seinen Instinkten ist. Aber auch im Hund erscheint der Wunsch nicht dringend genug, um durchgesetzt werden zu können; die Hindernisse erscheinen unüberwindbar, niemand hilft. Abgesehen von hemmenden Begrenzungen erscheint es Hanna jedoch auch nicht als großes Opfer, sich zu bescheiden und einfach im vertrauten Rahmen zu bleiben. Es ist ja gemütlich, so wie es ist, und die Mauer hat ja auch ihren Sinn. Träumend missachtet sie das Freiheitsbedürfnis, das hier nur der Hund hat.

Im Wachzustand erkennt sie aber, dass die resignierte Haltung ihrem eigenen Freiheitsbedürfnis gilt: Hanna hat wenig Hoffnung angesichts der Unternehmung einer Therapie. Ihre Gefühle der Therapie gegenüber sind zwiespältig: Einerseits spürt sie Lust darauf, ihr Leben selbstständiger und abenteuerlicher zu gestalten, andererseits fürchtet sie aber, wie der Hund zu scheitern. Auch fürchtet sie, ihr vertrautes, familiäres Leben, das Schutz und Gemeinsamkeit bietet, zu gefährden. Ein Ausbrechen würde bedeuten, sich allein unbekannten Gefahren aussetzen zu müssen. Die Angst überwiegt – was im Traum als behindernde Mauer erscheint, kann Hanna wachend als Behinderung durch Angst erkennen. Kann und will sie sich zutrauen, hemmende Schwierigkeiten zu überwinden und sich auf das Abenteuer einer Therapie einlassen?

Auf ihre Ängste die Therapie betreffend angesprochen, meinte Hanna, seit einiger Zeit empfinde sie ihr Leben als grau und eintönig, nicht erzählenswert; wie könne sie damit die Therapiestunden füllen? Wäre sie überhaupt fähig, eine Therapie zu machen und davon zu profitieren? Sie klang resigniert.

Die gemeinsame Betrachtung des aussagekräftigen Traums erwies sich dann jedoch als Beginn einer ungewöhnlich fruchtbaren Arbeit mit Hannas Träumen. Diese wurden zum Leitfaden der Therapie, sozusagen zur „Leiter" über die Mauer.

Schon in der nächsten Stunde nach der Besprechung des ersten Traums erzählte Hanna drei weitere interessante Träume. Auch diese sind noch als Initialträume zu sehen – alle Träume in den Wochen um den Therapiebeginn herum gelten als bedeutsam im Sinn von Initialträumen.

7.1.2   Mut trotz Scham: Die Essenseinladung

Im zweiten Traum erscheint die fragliche Unternehmung, die sie sich jetzt aber trotz Selbstzweifeln zutraut, als Essenseinladung. Sie ist die Gastgeberin.

Beispiel

„Im Traum hatten ich und mein Mann einen netten Nachbarn zum Essen eingeladen – das war etwas Ungewöhnliches, das mich Überwindung kostete, weil ich nicht gut kochen kann. Das Essen gelang auch nur einigermaßen, aber die Einladung verlief trotzdem erstaunlich gut, wir unterhielten uns gut, der Gast lobte das Essen. Ich glaubte ihm allerdings nicht – das sagte er sicher nur aus Höflichkeit; ich schämte mich für dieses Essen." ◄

So, wie in diesem Traum in ihrer Rolle als Gastgeberin, fühlt sich Hanna nun vermutlich in Bezug auf die Unternehmung einer Therapie. Auch in der Therapie hat sie gewissermaßen die Rolle einer Gastgeberin, sie bietet einem Außenstehenden etwas „Selbstgemachtes" von sich an, um es gemeinsam zu würdigen. Obwohl sie sich für die Aufgabe ungenügend findet, wagt sie es, sich mit ihren vermeintlich geringen Fähigkeiten zu exponieren. Erstaunt stellt sie fest, dass ihr die anspruchsvoll erscheinende Unternehmung in den Augen des Anderen zu glücken scheint, selbst ist sie aber nicht mit sich zufrieden. Die Scham darüber hält sie jedoch aus. Das ist ein gutes Zeichen!

7.1.3   Durchhalten: Die Bergtour

Hier, im dritten Initialtraum, erfährt Hanna die anspruchsvolle Unternehmung einer Therapie wie eine Bergtour.

Beispiel

„Ich war mit meiner Familie auf einer Bergwanderung. Der Aufstieg war sehr mühsam, die Erde war nass, glitschig und rutschig, wir kamen kaum vorwärts. Aber niemand beklagte sich oder gab auf. Wir gingen langsam, aber stetig weiter. Ich wusste, irgendwie wird es gehen." ◄

Auf den Therapiebeginn bezogen erscheint Hanna die begonnene Unternehmung hier zwar als ein mühsames Unternehmen, das nur langsam vorwärts geht und Kraft und Zeit braucht, aber wie in den vorigen Träumen fühlt sie sich auch auf dieser Wanderung gehalten in einer Gemeinschaft. Sie stellt diese Unternehmung nicht in Frage, beklagt sich nicht, denkt nicht daran aufzugeben; beharrlich macht sie Schritt um Schritt auf dem rutschigen Boden, zuversichtlich, ihr Ziel schließlich erreichen zu können. Auch das ist ein gutes Zeichen in Bezug auf die Therapie! Ein mühsames Unterfangen, aber sie hält durch.

7.1.4 Erfreuliches: Der aparte Nasenstrich

In diesem vierten Initialtraum erscheint die Therapieunternehmung als entspannte, gesellige Unternehmung, in der sie sich selbst durch sonniges Licht verschönert erfährt.

Beispiel

„Ich hatte mit der Familie draußen an der Sonne einen Spaziergang gemacht und war im Gesicht schön braun geworden. Im Spiegel sah ich, dass ich auf dem Nasenrücken einen auffälligen, langen dunkleren Strich hatte. Ich fand das seltsam, aber gar nicht schlecht, im Gegenteil, apart. Erstaunt, aber zufrieden dachte ich, so könnte man sich eigentlich schminken." ◄

Jetzt empfindet Hanna die Therapie offenbar als schöne Unternehmung, die sich anfühlt wie „mit meinen Lieben draußen, im Freien, im Licht der Sonne sein". Sie sieht sich durch die Sonne in auffallender Weise verändert, ungewohnt, aber „apart"; dadurch ermutigt, erwägt sie, auch selbst etwas zu tun, um sich so apart hervorzuheben – sich selbst gewissermaßen zu „gestalten". In Bezug auf die Therapie ein höchst erfreulicher Traum!

7.1.5 Die Entwicklung in Hannas Initialträumen

Die resignierte, mutlose Stimmung im ersten Traum, in dem Hanna das Gefühl hat, die gewagte Unternehmung könne nicht glücken, hat sich erstaunlich schnell gewandelt. Schon in den drei darauf folgenden Träumen setzt sie sich hoffnungsvoll mit der Erfahrung von Ungewohntem, Mühsamem, Fragwürdigem auseinander – und zu ihrem Erstaunen geht jetzt alles gut. Die Voraussetzung dafür ist, dass sie Scham über eigenes Ungenügen und Mühsal wegen widriger, hemmender Umstände auf sich nehmen und aushalten konnte. Schließlich konnte sie sich sogar vorbehaltlos über ihre veränderte Erscheinung freuen – eine Veränderung, die nicht einer Norm entspricht. Es scheint mir bezeichnend, dass sie die Veränderung „apart" fand. Apart meint „getrennt" im Sinn von besonders, anders als gewohnt, in positivem Sinn auffallend und sich vom Üblichen und von den anderen abhebend. Darin zeigt sich Mut zum „einzigartig" und „einzeln" sein. Auffallend ist aber, dass sie sich trotzdem in diesen Unternehmungen nicht allein fühlt im Sinn von verlassen. Ihre Lieben sind bei ihr. Dies lässt auch eine gute, tragfähige Beziehung zur Therapeutin erwarten.

Diese Entwicklung zeigt, dass sich Hannas Ambivalenz in Bezug auf den Beginn einer Therapie zusehends verringert hat, obwohl sie die Risiken sieht, die sie damit auf sich nehmen muss: Sie muss sich exponieren, ihre Schwächen werden deutlicher sichtbar, sie muss Scham aushalten. Sie muss Anstrengungen und Enttäuschungen ertragen ohne die Gewissheit, ihre Idealvorstellungen erreichen zu können. Aber die Verlockung, sich auf dieses Abenteuer einzulassen, ist inzwischen größer als ihre Angst. Hätte die Therapeutin nach dem ersten Traum Bedenken gehabt, ob Hanna sich auf die Therapie einlassen würde, wäre sie jetzt eines Besseren belehrt. Die vier Initialträume sind zusammen prognostisch ein außerordentlich gutes Zeichen. Hannas Antwort auf ihre anfängliche Frage, ob sie sich ins beängstigende Unvertraute hinauswagen kann, ins „Un-zuhause" (s. Abschn. 2.3.3), lautet jetzt: Ja, das kann ich und das will ich!

In Abschn. 5.6.2 finden sich zwei Träume, die Hanna am Ende bzw. nach der Therapie träumte. Sie bestätigen die erfreuliche Entwicklung, die die Initialträume vermuten lassen.

7.2 Hilda: Der Mann mit der Maske

Eine junge Lehrerin, Hilda, hatte in der Anfangsphase ihrer Therapie einen Traum, der in der Sicht der Therapeutin vor allem ihre Ambivalenz in Bezug auf die therapeutische Beziehung im Fokus hat. Konkret manifest träumte sie zwar nicht von der sie beunruhigenden Therapiesituation und auch nicht von der Therapeutin; trotzdem handelt der Traum – als Initialtraum verstanden – von der spezifischen Angst und Sehnsucht, die Hilda derzeit in Bezug auf die Therapie bewegt, ist die Therapie doch das Thema, das sie derzeit zentral angeht und beschäftigt.

Beispiel

„Ich kam nach Hause. Als ich meine Türe aufschloss, um hinein zu gehen, schloss sich mir wie selbstverständlich ein fremder Mann an. Sein Gesicht war mit einer Maske verdeckt. Ich hatte natürlich Angst, aber er versicherte mir, er tue mir nichts, ich bräuchte keine Angst zu haben. Ich ließ ihn also tatsächlich herein. Er verhielt sich dann auch sehr fürsorglich, half mir, das Pyjama anzuziehen, brachte mich ins Bett, dann ging er in die Küche, um etwas zum Essen für mich herzurichten. Ich ließ dies alles geschehen, obwohl ich immer Angst hatte, er wolle mir sexuell zu nahe kommen und mich vergewaltigen." ◄

Fühlt Hilda sich in Bezug auf die Therapie so, wie sie sich im Traum fühlt? Ist ihr so unheimlich, wie wenn sich ihr ein fremder Mann aufdrängen und bei ihr eindringen würde, der sie zwar fürsorglich behandelt, der aber sein Gesicht vor ihr verdeckt? Hat sie das Gefühl, zu etwas Unheimlichem verführt zu werden? Sich selbst erlebt Hilda im Traum als erschreckend naiv und fahrlässig unvorsichtig. Nur weil der Eindringling – die Therapeutin? – sich fürsorglich verhält, öffnet sie diesem fremden Menschen ihren privaten Bereich und zeigt sich unverhüllt, wie ein vertrauensvolles Kind. Aber sie hat Angst. Die Situation, der sie sich ausliefert, scheint ihr auf einen Missbrauch angelegt zu sein. Warum lässt sie sich trotzdem zu einer Haltung solch extremen Vertrauens verleiten? Aber noch geht alles gut.

Der Traum zeigt, wie stark betroffen Hilda vom Therapieangebot ist und wie zwiespältig sie auf die unheimliche Situation antwortet. Er deutet darauf hin, dass Hilda sich eine solch kindlich-vertrauensvolle Beziehung zur Therapeutin eigentlich sehnlichst wünscht – wie schön wäre es, Misstrauen, Angst und Kontrolle aufgeben zu können! Das kommt ihr jedoch extrem gefährlich vor. Sie fürchtet, verletzt und geschädigt zu werden und als eigenständige, selbstbestimmte Frau unterzugehen. Dieses Dilemma bezieht sich jedoch nicht nur auf die äußere Situation mit einem anderen Menschen, sondern auch auf eine innere Problematik, auf eine Erfahrung, die sie mit sich selbst macht. Sie fürchtet, ihr Wunsch, sich anzuvertrauen, könnte sie verführen, sträflich leichtsinnig zu handeln.

Bevor Hilda diesen Traum erzählte, hatte sie in einem anderen Zusammenhang erwähnt, sie könne nie ihr wahres Gesicht zeigen, am ehesten noch hier in der Therapiestunde. Offenbar ist die zu einer Therapie gehörige Offenheit und Entblößung für sie etwas Ungewohntes, Gefährliches. Dass sie sich der Therapeutin so erstaunlich offen zeigt, dieser Fremden, die sich hinter der Couch verbirgt und ihr Gesicht nicht zeigt, während sie selbst auf der Couch – also wie im Bett – liegen soll. Ist dies Fürsorge oder droht ein Missbrauch, eine Vergewaltigung? Wie soll sie die Situation einschätzen? Hat sie sich schon zu weit eingelassen? Diese Fragen bewegen sie wachend jedoch nur gefühlsmäßig, sie sind noch nicht „spruchreif".

Wie jeder Traum stehen auch Initialträume in vielfältigen Zusammenhängen, nicht nur im Zusammenhang der Therapie. Hilda hatte von Kind auf das Gefühl, sie dürfe ihre wahren Gefühle in der Familie nicht zeigen; sie fühlte sich in ihrer Eigenart nicht verstanden und respektiert. Im Zusammenhang eines späteren Traums, des Traums vom Liebesverrat (s. Abschn. 8.5.3), kam das ausführlich zur Sprache.

Therapeutisch erwies sich der Traum als sehr hilfreich, Hildas zugrunde liegende Problematik bezüglich einer abhängigen Beziehung zur Sprache zu bringen. Das unheimliche Gefühl, das den Traum bestimmt, verweist deutlich auf tiefste Ängste, verborgener aber auch auf eine genauso tiefe Sehnsucht. Entsprechend empfand Hilda die für eine Therapie notwendige, vertrauensvolle Offenheit einerseits als höchst bedrohlich, andererseits aber auch als verführerische Chance. Für die Therapeutin war es in diesem Dilemma vorrangig, Hildas Verantwortungsgefühl für sich selbst zu unterstützen. Um sich wirklich auf die Therapie einlassen zu können, musste Hilda sich in der Lage fühlen, selbstverantwortlich zu bestimmen, ob und wie weit sie sich einlassen will – ihre Angst war im Auge zu behalten. Sobald ein Widerstand spürbar werden sollte, war dieser anzusprechen. Die therapeutische Abstinenz musste aufmerksam gehandhabt werden, fürsorgliche Nähe und freilassende Distanz mussten sich die Waage halten.

Existenzial gesehen setzt sich Hilda hellhörig mit der grundsätzlichen Unsicherheit und Ungesichertheit auseinander, die zum Menschsein und im Besonderen zu menschlichen Beziehungen gehört. Sie ist hellhörig für das Fremde, Unvertraute, Unkontrollierbare, das ihr im Mitsein mit anderen Menschen, aber auch in ihr selbst begegnet. Sie spürt Strebungen in sich selbst, die sie nicht unter Kontrolle haben kann, die potentiell gefährlich sind, die sie fürchtet. Wie soll, will, muss sie sich dazu verhalten? Sich abwehrend dagegen verschließen oder sich ankehrend dieser Erfahrung öffnen (Abschn. 2.5)?

Eine vertrauensvolle Haltung birgt immer Risiken, denn der Andere ist letztlich immer undurchschaubar und unkontrollierbar – für diese Wahrheit ist Hilda hellhörig. Entsprechend erfährt sie die konkrete Situation mit der Therapeutin im Traum bedrohlich verzerrt, viel bedrohlicher als bewusst im Wachen. Zwar hört sie die Botschaft „fürchte dich nicht", kann sie jedoch, geprägt von schmerzlichen Erfahrungen in der Kindheit, die sich ihr vor die derzeitige reale Wirklichkeit schieben, nicht richtig glauben.

7.3   Silvia: Die Stromschnelle

Silvia kam sehr depressiv und mit einer einengenden, zwanghaft gefärbten, schweren Angstsymptomatik in die Therapie. Ihr soziales Leben war enorm eingeschränkt, sie stand ständig unter Anspannung und Druck und in Angst, nicht zu genügen. Auch in gewöhnlichen Alltagsdingen fürchtete sie zu versagen. Nach den ersten Therapiestunden, in denen sie ihre Lebensgeschichte erzählt hatte, verstummte sie. Sie war blockiert, es fiel ihr nichts mehr ein. Sie fühlte sich unfähig für eine Therapie. Auch ich sah keinen Weg aus dieser Blockade, meine hilfreich gemeinten Fragen führten nicht weiter. Nach einigen qualvollen Stunden kam uns ein Traum zu Hilfe.

> **Beispiel**
>
> „Im Traum stehe ich an einem wilden Fluss, in dem ich auf einem Surfbrett flussabwärts muss. Es geht über eine Klippe mit Stromschnellen in reißendem Wasser, eine andere Möglichkeit gibt es nicht. Ich bin schon zweimal so hinuntergegangen, da ging es. Jetzt aber stehe ich da und wage es nicht. Das Risiko ist zu groß. Lange stehe ich starr vor Angst angesichts des tosenden Strudels auf der Stelle, blockiert, unfähig, mich weiter zu wagen. Da sehe ich

auf einmal andere Leute gefahrlos in derselben Richtung unterwegs, zu Fuss auf einem Weg am Flussufer entlang, sie schwatzen heiter und vergnügt, mit dem Surfbrett unter dem Arm. Das ist wie eine Erleuchtung – es gibt ja einen Weg! Weitergehen ist möglich! Ich entschließe mich, ebenfalls diesen einfachen Weg zu nehmen, aber nicht mit gutem Gefühl. Ich finde mich feige und bequem." ◄

Silvia fühlt sich auf dem Weg zu einem Ziel, das ihr nur unter Lebensgefahr mit tollkühnem Mut und riesiger Anstrengung erreichbar erscheint. Obwohl sie früher schon wagemutig solche Gefahren überstanden hat, scheint es ihr jetzt viel zu gefährlich. Sie fürchtet, ihre Standfestigkeit und die Kontrolle über die Situation zu verlieren, mitgerissen zu werden und unterzugehen. Aus ihrer Sicht gibt es nur diese höchst riskante Möglichkeit. Vor Angst gelähmt kann sie keinen Schritt weiter tun. In dieser Situation blickt sie – vielleicht Hilfe suchend – um sich und entdeckt andere Menschen, die in die gleiche Richtung wollen, die aber einen einfachen Weg dorthin kennen. Sie gehen gefahrlos und zufrieden auf ihr Ziel zu. Das ist wie eine Erleuchtung für Silvia – aber darf man, darf auch sie selbst es sich so einfach machen? Es bleibt ihr nichts anderes übrig, denn sonst kommt sie nicht weiter. Resigniert gibt sie den Anspruch auf, Außergewöhnliches wagen und leisten zu können und geht wie die anderen den normalen, bequemen Weg, obwohl sie sich dabei schlecht fühlt.

Der Traum spiegelt Silvias typische Haltung dem Leben gegenüber, bevor sie in die Therapie kam. Sie hatte sich immer zu viel zugemutet, hatte sich zu weit hinaus gewagt in ein wildes Leben, dem sie nur knapp standhalten konnte; immer wieder hatte sie riskiert, überschwemmt und fortgerissen zu werden und den Boden unter den Füßen zu verlieren. Diese Gefahr erkannte sie jetzt deutlich. So wie bisher würde sie es nicht schaffen, sie musste sich bescheiden und Hilfe annehmen, sie musste sich Erleichterungen erlauben, das heißt eine Therapie beginnen. In ihrem Fall war die unterstützende Haltung der Therapeutin und der Rat, im Notfall ein Medikament zur Hand zu haben, der gangbare Weg, den sie sich jetzt erlaubte.

Der Traum lässt vermuten, dass Silvia den viel zu großen Anspruch an sich hatte, direkt auf sie Beängstigendes zugehen und jeden Widerstand, den sie spürte, überspringen zu können. Das war auch in der Therapie so – sie wollte zu viel. Das war illusionär – das Unterfangen war zu unheimlich. Ich hatte ihr vorgeschlagen, Freuds Grundregel zu folgen und zu versuchen, alles, was ihr in den Sinn kam auszusprechen, auch wenn es ihr selbst banal und unwichtig zu sein schien. Das schien ihr jedoch keine Hilfe zu sein, im Gegenteil. Die gewöhnlichen Alltagskleinigkeiten erschienen ihr sinnlos und nicht der Rede wert. Alles, was ihr einfiel, kam ihr viel zu „nichtig" vor, um es ernst zu nehmen und in Worte zu fassen. Sie fühlte sich zutiefst unfähig. Der Traum schildert ihr enttäuschtes Gefühl über sich selbst. Im Hintergrund ist aber auch ihre Erleichterung zu spüren, doch einen gangbaren Ausweg aus ihrer beängstigenden Situation gezeigt bekommen zu haben – auch wenn dies hieß, sich zu bescheiden und zu hohe Ansprüche an sich selbst aufzugeben. Es galt, die eigene Schwäche als menschliche Grundgegebenheit hinzunehmen.

Dieser Traum war der erste Lichtblick in der Therapie und der Anfang erstaunlicher Veränderungen. Silvia wandte sich fasziniert ihren Träumen zu und erlebte die Therapie jetzt als ein spannendes Abenteuer, bei dem sie sich aber begleitet und nicht überfordert fühlte.

Ausschlaggebend war Silvias Einsicht, dass sie, im Wunsch ihr Leben „heldenhaft" zu bestehen, ihre Möglichkeiten und Kräfte überschätzt und zu viel von sich verlangt hatte. Sie hatte sich geweigert, unüberwindbare Begrenztheiten anzuerkennen. Erst durch die Therapie gelang es ihr, sich auch, wie die anderen, den einfachen Weg zu erlauben, ohne sich dabei feig und bequem zu finden. Im Gegenteil, jetzt erfüllte sie dies mit Dankbarkeit: Dieser Traum, oder besser die Arbeit mit diesem Traum, habe ihr das Leben gerettet, meinte sie später.

7.4 Irene: Die verklebte Schranktüre/Im Boot

Irene ist eine äußerst pflichtbewusste, gewissenhafte junge Frau mit hohem Verantwortungsgefühl. Der erste Traum, den sie in der Therapie erzählte, war ein vielsagender Initialtraum, der aus zwei nacheinander geträumten Einzelteilen bestand. Er schildert in zwei unterschiedlichen Szenen treffend, was sie als ihre Hauptproblematik sah, worunter sie litt und was sie sich wünschte sowie ihr Dilemma angesichts der bevorstehenden Therapie.

Beispiel

„Ich wollte duschen und dafür ein Badetuch aus dem Schrank holen. Aber die Türe ließ sich nicht öffnen, sie war mit Pech übergossen und ganz hart verklebt. Ich konnte also nicht duschen. Weil ich einen Termin hatte, eilte ich weg, ohne mich weiter um die Türe zu kümmern. Dann wachte ich kurz auf und schlief wieder ein.

Jetzt war ich im Traum in Ferienstimmung in einem schönen Restaurant am Meer. Ich fühlte mich wohl und war glücklich. Am Strand lag ein Boot, in das stieg ich hinein – mein Rucksack lag noch auf einem Stuhl im Restaurant. Das Boot löste sich und glitt hinaus aufs Meer. Ich dachte, ich sollte eigentlich schnell zurück, um meinen Rucksack mit all meinen Sachen zu holen, es hätte dafür noch gereicht. Aber ich unternahm nichts und das Boot glitt weiter hinaus. Jetzt war es zu spät. Ich blieb sitzen, auf einer Bank in der Sonne, wunderbar entlastet." ◄

Beide Traumteile beziehen sich auf dieselbe Problematik:

Im ersten Teil fühlt sich Irene daran gehindert, sich pflegend um sich selbst zu kümmern, einerseits durch einen mit Pech (!) verschlossenen Zugang zu dieser Möglichkeit, andererseits durch das Gefühl, dringend einer Pflicht nachgehen zu müssen. Sie fühlt sich unfrei, gehemmt und gezwungen, fügt sich aber, ohne zu rebellieren.

Im zweiten Teil fühlt sie sich dagegen frei zu tun, wonach ihr der Sinn steht und frei, sich selbst etwas zu gönnen. Der Zugang dazu steht ihr offen – ein Boot, das sie wegträgt von ihrer Last, hinaus ins Offene, ohne dass sie selbst irgendetwas tun muss. Sie wagt es, diese Möglichkeit zu ergreifen und Ruhe und Entspannung zu genießen. Sie erlaubt sich Pflichtvergessenheit, lässt die Last und den Ballast selbstgewählt zurück und erträgt die anklingenden Schuldgefühle. Eine wunderbar erholsame Entlastung ist ihr hier, jedenfalls zeitweilig, möglich.

Der Traum zeigt, dass Irene mit widersprüchlichen Wünschen und Ängsten bezüglich der Aufgabe der eigenen Existenz ringt. Insbesondere beschäftigt sie die Last, die diese Aufgabe bedeutet, und die Verantwortung bzw. Pflicht, sich mit dieser Last zu befassen. Wie soll sie sich dazu einstellen?

Im ersten Teil lässt sie sich ganz von Druck und Pflichtgefühl bestimmen. Es fehlt ihr an Zeit und Mitteln, sich um einen Zugang zu ihren ganz persönlichen Bedürfnissen zu bemühen, auch erscheint ihr dieser Wunsch nicht so wichtig. Dominant ist ihr Wunsch, pflichtbewusst zu handeln. Sie eilt davon.

Umgekehrt im zweiten Teil. Hier erlaubt sie sich Muße und Entspannung, obwohl dies für sie immer noch bedeutet, unverantwortlich pflichtvergessen zu handeln. Sie überlässt sich bewusst der schönen Erfahrung, die sich bietet, obwohl deren Ausgang ungewiss ist. Jetzt ist die Sorge für das eigene Wohlergehen ihr dominanter Wunsch. Sie traut sich zu, die Folgen zu tragen und bleibt.

Auf den Therapiebeginn bezogen zeigt der Traum Irenes Ambivalenz. Anfänglich war Irene tatsächlich sehr ambivalent, ob sie sich in die Therapie einlassen sollte. Sie fand es außerordentlich schwer, sich zu öffnen; der Zugang erschien ihr versperrt, auch schien der Aufwand, sich um eine Öffnung zu bemühen zu groß in Anbetracht der Tatsache, dass sie im Alltag enorm gefordert war. Gleichzeitig spürte sie jedoch, dass sie sich nichts sehnlicher wünschte als Raum und Muße für sich selbst zu haben in der Art, wie dies in einer Therapie möglich ist: Wie schön wäre es, frei von allen Alltagspflichten sich nur auf sich selbst besinnen zu können! Dieser Wunsch siegte, sie begann die Therapie.

Dass sie die Erfahrung des zweiten Traumteils so früh schon träumen konnte, ist prognostisch ein gutes Zeichen. Sie kann sich eine Ruhepause gönnen trotz ihres starken Verantwortungsgefühls. Wenn die Zeit dafür gekommen ist, wird sie sich auch der von Pech verklebten Türe zuwenden; im Wort „Pech" klingt der Ausdruck „Pech haben" an, nämlich die unglücklichen Schicksalsumstände, die der Grund für dieses Verschlossensein sind. Vorbedingung ist allerdings, dass Irene lernt, sich immer wieder Entspannung und Erholung zu gönnen, um genug Kraft für diese Anstrengung zu haben, sonst könnte sie sich damit überfordern. Dies ist ein wichtiger Hinweis, den der Traum auch der Therapeutin gibt: Irene braucht Zeit, sie muss ihr Zeit lassen.

7.5   Lina: Die zornige Rede

Als Lina in die Therapie kam, war sie sehr depressiv, scheu, zurückhaltend, ängstlich, voller Scham- und Schuldgefühle. Sie wagte nicht, Bedürfnisse anzumelden, weil sie meinte, dazu nicht berechtigt zu sein. Auch wenn sie ungerecht behandelt wurde, wagte sie kaum Ärger zu spüren, geschweige denn zu äußern. Umso erstaunlicher war der erste Traum, den sie in der Therapie erzählte.

„Meine Tante war gestorben und die Familie war dort, um sich etwas von ihren Sachen auszusuchen. Ich wollte nur ein besticktes Deckchen für meine Tochter haben, auf dem „Frohe Weihnachten" stand. Die anderen nahmen sich raffgierig, was sie wollten, schon bevor man das eigentlich durfte. Ich war empört und hielt eine kleine Rede, dass ich diese Habgier abscheulich fände. Jemand sagte darauf, wenn das so sei, solle ich sofort gehen! Ohne zu zögern stand ich auf, um zu gehen. Obwohl ich sonst immer fürchte, ausgeschlossen zu werden, machte mir dies jetzt gar nichts aus – ich fühlte mich völlig im Recht. Ich hatte Recht und ich war berechtigt, dies vehement zu vertreten, davon war ich absolut überzeugt." ◄

Lina fühlt sich im Traum mutig, stark und völlig im Recht. Sie empfindet sich nicht nur berechtigt, sondern geradezu gedrängt, Gehör für ihre Ansicht und ihr Anliegen zu beanspruchen, selbst um den Preis, nicht verstanden, weggeschickt und ausgeschlossen zu werden. Ohne Rücksicht auf die Gefühle der anderen gelingt es ihr, für eine gute Sache, nämlich für Rücksicht und Gerechtigkeit in der Gemeinschaft einzutreten und gegen die empörend eigensüchtige Raffgier zu wettern, die sie wahrnimmt. Sie nimmt damit selbstverständlich in Kauf, aus der Gemeinschaft ausgeschlossen zu werden. Dies ist für sie die erwartete, vielleicht sogar insgeheim willkommene Folge ihrer mutigen Rede, denn so erhält sie Gelegenheit, ihre Unabhängigkeit und Eigenständigkeit stolz zu demonstrieren.

Was sagt der Traum auf den Therapiebeginn bezogen? Ihre Haltung in diesem Traum war für Lina etwas ganz Neues. So kannte sie sich nicht. Im wachen Leben hätte sie nie gewagt, sich so unbekümmert vehement zu äußern – ihre Angst, den Rückhalt in der Gemeinschaft zu verlieren, hätte sie gehindert. Für Lina ist es selbstverständlich, das Wohl der anderen im Auge zu haben und keinen Anlass für Streit bieten zu wollen. Das illustriert das Tüchlein mit den Wünschen für ein frohes Familienfest, nämlich Weihnachten, das sie für ihre Tochter möchte, während sie nichts für sich selbst will. Für Einigkeit und Gemeinsamkeit stellt sie gewöhnlich alle eventuell „eigennützigen" Wünsche, die die Harmonie gefährden könnten, rücksichtsvoll zurück. Die Rücksichtslosigkeit der anderen nimmt sie für gewöhnlich hin, im Gefühl, nicht legitimiert zu sein, sich zu wehren. Im Traum geht es nun um eine Situation, in der man aufgefordert ist, sich zu nehmen, was man möchte. Das ist aus verschiedenen Gründen eine konflikthafte Sache für Lina; zwar verlockend, aber auch riskant, denn solch ein Angebot verleitet zu rücksichtsloser Eigennützigkeit, eine Haltung, die Lina zuwider ist. Dazu kommt, dass sich Lina ihre persönlichen Wünsche gar nicht bewusst macht – sie erlaubt sich diese nicht. Diesen Konflikt spürt Lina auch in Bezug auf die bevorstehende Therapie. Hier fühlt sie sich explizit aufgefordert, rücksichtslos zu sein, nämlich rückhaltlos und rücksichtslos anzusprechen, was sie bewegt. Ist sie dazu legitimiert? Darf sie Gehör für ihre Gefühle beanspruchen, auch für aggressive Gefühle? Der Traum zeigt ihre überraschend eindeutige Antwort in diesem Konflikt: Sie spürt deutlich, dass sie das nicht nur darf, sondern auch muss. Sie

muss Gehör fordern für ihre Gefühle und Anliegen; diese sind berechtigt. Der
Mut, mit dem Lina sich im Traum Gehör verschaffen will, entspricht vielleicht
dem Mut, den sie aufbringen musste, um sich nach langem Zögern endlich zu
einer Therapie aufzuraffen, in der sie hoffte, Gehör zu finden. Dazu gehörte der
Mut, Gefühle zuzulassen und zu äußern, die in ihren eigenen Augen vielleicht
eigennützig und rücksichtslos erscheinen mochten. Die für sie so ungewöhnliche
Vehemenz, mit der sie jetzt Gehör zu fordern wagt, zeigt ihre Not. Offenbar hat
sich etwas geändert: Sie erkennt, dass sie sich selbst wichtig nehmen muss. Nicht
wichtig zu sein hat ja auch Vorteile – eine bescheidene, zurückhaltende Haltung
schützt davor, abgelehnt zu werden. Wer dagegen beansprucht, Wirkung zu haben,
riskiert Ablehnung, Schuld- und Schamgefühle.

Als Initialtraum ist dieser Traum sehr erfreulich. Lina steht zu ihrem Anliegen,
koste es, was es wolle. Sie hält ihrer Angst vor Ablehnung stand und hält Scham-
und Schuldgefühle aus, die sie für gewöhnlich daran hindern, sich Gehör zu verschaffen. Mit der Zeit wird sie sich auch berechtigt fühlen können, sich wie die
anderen Dinge „herauszunehmen" und sich eigene Wünsche zu erfüllen.

Therapeutisch war es vor allem wichtig, Linas Freude und Stolz über ihr
mutiges Auftreten zu teilen und als ersten gewichtigen Schritt für eine Veränderung gebührend anzuerkennen. Ihre grundsätzliche Problematik, nämlich,
dass sie es immer noch höchst ungehörig findet, sich Gewünschtes zu nehmen
und etwas nur für sich selbst zu beanspruchen, ist im Traum zwar deutlich erkennbar, jedoch noch kaum spruchreif. Es wäre nicht das richtige „Timing", dies
jetzt schon anzusprechen. Im Lauf der Therapie änderte sich ihre Sicht auf diese
Problematik dann allmählich, wie spätere Träume zeigen.

7.6   Morgaine: Eine passende Therapeutin?

Morgaine kam zu mir, weil sie nach der Pensionierung in eine Krise geraten war.
Sie hatte schon Therapieerfahrung, denn als junge Frau hatte sie eine jahrelange
Psychoanalyse gemacht, die ihr sehr geholfen hatte. Bei einer späteren Krise, in
der sie wieder Hilfe gebraucht hätte, hatte sie jedoch nicht die zu ihr passende
Therapeutin gefunden. Zögernd hatte sie sich nun erneut zu einer Therapie ent-
schlossen. Nach der zweiten Stunde hatte sie folgenden schönen Traum, der, als
Initialtraum verstanden, voller Hoffnung ist.

Beispiel

„Im Traum bin ich noch jung, in einer Sprachschule im Ausland. Es gibt einen
Konflikt zwischen den Männern und den Frauen; den Frauen wird etwas
Belastendes ungerecht zugeschoben. Ich wehre mich wütend, boxe einem der
jungen Männer in den Bauch, das wirkt. Dann soll der Unterricht beginnen, ich
bin schlecht vorbereitet, habe die Aufgaben nicht gemacht. Zufällig sitze ich
neben dem jungen Mann, den ich geboxt habe, der mir aber offenbar nicht böse
ist. Im Gegenteil, er hilft mir, teilt seine vorbildlich gute Lösung mit mir, wir

beantworten die Fragen gemeinsam. Offenbar habe ich ihn mit meiner Haltung beeindruckt. Zwischen ihm und mir herrscht eine liebevolle Stimmung mit Zärtlichkeiten.

Dann kommt eine Zwischenszene:
Eine ältere Frau, eine Schneiderin, kommt zu mir, weil sie eine Nadel braucht. Ich habe drei Nähsets mit Nadeln und gebe ihr alle drei. Allerdings habe ich kurz etwas Bedenken, ob es klug sei, gleich alles herzugeben, aber dann finde ich, ich brauche ja nicht viel, das wird schon gehen. Die Frau ist überglücklich, sie will mir zum Dank ein Kleid schneidern, denn das Kleid, das ich anhabe, passt überhaupt nicht – es ist Secondhand, von anderen übernommen. Sie beginnt mit den Abmessungen, um mir ein passendes Kleid zu machen.

Nach dieser Zwischenepisode gehen die Zärtlichkeiten zwischen dem Jungen und mir weiter, ich erwache glücklich in einer Umarmung." ◄

Morgaine fühlt sich wie eine junge Schülerin, die noch Neues dazu lernen will. Die Therapie entspricht in diesem Traum sozusagen einer Sprachschule, in der sie eine neue Sprache lernen will, die ihren Horizont und ihre Kommunikationsmöglichkeiten erweitert. Zuerst muss sie sich jedoch für ihre Rechte als Frau durchboxen – wütend und kraftvoll wehrt sie sich für Gleichberechtigung. Das gelingt wider Erwarten – gewöhnlich fürchtet sie negative Folgen, wenn sie sich wehrt. Jetzt stellt sie erstaunt fest, dass sie gerade dadurch, dass sie wagte, sich aggressiv durchzusetzen, Hilfe und liebevolle Zuneigung bekommt und ihre Aufgabe nicht allein lösen muss, sondern gemeinsam mit einem anderen Menschen, einem kompetenten Mitschüler. Eingeschlossen in der zärtlich-liebevoll erlebten neuen Erfahrung geht ihr dann, in der Episode mit der Schneiderin, beglückt und dankbar auf, dass sie etwas im Überfluss hat und geben kann, was diese Fachfrau für ihre Arbeit braucht. Als Gegengabe soll sie ein ihr genau passendes, neues Kleid auf den Leib geschneidert bekommen, ein Kleid, das individuell auf sie abgestimmt ist und ihre Gestalt schön zur Geltung bringt – das Kleid, das sie jetzt anhat, passt ihr nicht bzw. passt nicht zu ihr. Für das neue Kleid wird an ihr selbst Mass genommen.

Bezogen auf den Therapiebeginn klingt hier viel Wesentliches an, das Morgaine in Bezug auf diese neue Therapie beschäftigt. Es gibt Anklänge an ihre Lebensgeschichte: Als Mädchen hatte sie sich den Brüdern gegenüber benachteiligt gefühlt; die Erlaubnis, aufs Gymnasium gehen zu dürfen, hatte sie sich z. B. erkämpfen müssen. Aktuell beschäftigte sie die Frage, ob sie sich ihrem Mann gegenüber besser durchsetzen sollte. Grundsätzlich fühlt sie sich oft unzulänglich in Bezug auf ihre Aufgaben. Zur Therapeutin wünscht sie sich eine liebevolle, hilfreiche Beziehung, in der sie ihre Anliegen ohne hemmende Rücksichten auf sich oder andere durchsetzen kann, so wie mit dem Schulkameraden, und in der sie selbst rückhaltlos geben kann, was ihr möglich ist, so wie mit der älteren Fachfrau. Freuds analytische Grundregel klingt an: Seine Forderung an den Analysanden, dem Analytiker gegenüber rückhaltlos und rücksichtslos alles auszusprechen, was ihm in den Sinn kommt. Dazu fühlt sie sich gewillt und dies erscheint ihr derzeit auch möglich – obwohl sie die für sie damit verbundenen Schwierigkeiten von früheren Erfahrungen her kennt. Auch inhaltliche Wünsche, die Morgaine für diese Therapie hat, klingen hier schon an, es sind Anliegen, die in späteren Träumen zum zentralen Thema werden (s. Abschn. 10.6): Ihr Wunsch, Neues zu lernen, insbesondere im Bereich von Sprache, nämlich die Möglichkeit sich auszudrücken und Gehör zu finden; ihr Wunsch, den Mut zu finden, sich auch aggressiv zu wehren; ihr Wunsch, selbst „maßgebend" sein zu können. Diese Themen entpuppten sich in der Therapie als Hauptanliegen. Morgaine ist also nach den ersten zwei Stunden in der neuen Therapie erleichtert und beglückt, offenbar hat sie das Gefühl, die ihr passende Therapeutin gefunden zu haben.

7.7　Nils: Eine verlässliche Beziehung?

Ein junger Mann, Nils, kam mit der Klage über Probleme am Arbeitsplatz in die Therapie. Seine eigentliche Problematik, die vor allem in schmerzlichen Erfahrungen mit seiner dominanten, ihn völlig in Besitz nehmenden Mutter gründete, war in den ersten Therapiestunden nur im Hintergrund spürbar – es bahnte sich jedoch gerade der endgültige Bruch mit der Mutter an, den er dann auch bald mit harter Konsequenz vollzog.

Beispiel

„Ich träume häufig immer den gleichen Traum: Meine Mutter ist gestorben und ich weine verzweifelt." ◄

Dass der erste Traum, den Nils in der Therapie erzählte, von der schmerzlichst als endgültig erfahrenen Trennung von seiner Mutter handelt, ist bedeutungsvoll. Im wachen Bewusstsein war er selbst ja derjenige, der sich völlig zurückzog und nichts mehr mit ihr zu tun haben wollte, weil er sich von ihr missbraucht und nicht als eigenständiger Mensch respektiert fühlte. Was bedeutet diese Diskrepanz? Der Traum fokussiert Nils' Leiden am Verlust seiner Mutter. Im realen Leben war seine Mutter zwar nicht gestorben, sie war jedoch nicht die hilfreiche, ihn in seiner Eigenart fördernde Mutter gewesen, die er dringend gebraucht hätte, im Gegenteil, sie hatte ihn in seiner Entwicklung behindert. Im Traum geht es also nicht um den Verlust seiner Beziehung zu ihr als Person, sondern um seine Verzweiflung über den Mangel an hilfreich Mütterlichem im eigenen Leben. Sein Schmerz ist ein ganz grundsätzlicher: Er fühlt sich endgültig und radikal ganz auf sich allein gestellt, so verzweifelt, wie ein Kind es wäre, dem die Mutter stirbt. Das ist das einzige und bestimmende Thema des so eindrücklichen Initialtraums.

Weil dieser Traum keine Geschichte erzählt, sondern nur eine einzige, intensive Stimmung schildert, gehört er zu den sogenannt niederstrukturierten Träumen; so bezeichnet Michael Ermann Träume, die nur einen somatisch-affektiven Zustand konkretistisch in einem einzigen Bild darstellen wie hier die verzweifelte

Stimmung von Verlassenheit und Hoffnungslosigkeit. „Diese Träume sprechen für sich, [...] ihre Botschaft ist unverhüllt erkennbar" schreibt er (Ermann 2005, S. 78).

Nils' Traum drückt unmittelbar und unverhüllt sein Lebensgefühl aus; es deutet sich keine Möglichkeit eines Auswegs aus dem Schmerz an. Wohin der schmerzliche Zustand sich entwickeln wird, bleibt offen. Für die Therapeutin stellt sich die Frage, inwiefern es für ihn darum geht, mütterliche Geborgenheit zu finden, und inwiefern darum, das Alleinsein als notwendig zu akzeptieren. Verena Kast meint, dass es dann, wenn in den Initialträumen keine mögliche Entwicklung angedeutet wird, auch nicht um eine Entwicklung gehe, sondern darum, „den aktuellen Zustand eines Menschen erträglicher zu machen..." (Kast 2006, S. 167). Wie könnte dies geschehen? Als Therapeutin fühlte ich mich in einer mütterlichen Funktion angesprochen, so, wie wenn ich Nils die Mutter hätte ersetzen wollen. Verena Kast schreibt: „Die Reaktion auf den Initialtraum entspricht einer globalen Gegenübertragung auf den Analysanden und drückt aus, in welchem gemeinsamen psychischen Felde die Arbeit sich ereignen wird" ... (Kast 2006, S. 158). Der Traum lässt vermuten, dass sich eine intensive Übertragung und Gegenübertragung auf dem Hintergrund von Nils' destruktiven Erfahrungen mit seiner Mutter entwickeln würde. Für Nils würde die therapeutische Beziehung vermutlich geprägt sein vom Zwiespalt zwischen seinen sehnlichen Wünschen nach Geborgenheit und seinen überwältigenden Ängsten, in einer nahen Beziehung wieder Schaden zu nehmen – mit der entsprechenden Wut der Mutterfigur gegenüber. Ich, als Therapeutin, fühlte mich durch den Traum einerseits zu besonderem Engagement, andererseits zu besonderer Behutsamkeit aufgefordert; Mütterliches hatte sich für Nils als äußerst bedrohlich erwiesen. Konnte ich vermeiden, für Nils wieder zu einer Enttäuschung zu werden? Würde die schmerzliche Erfahrung mit seiner Mutter in der therapeutischen Beziehung bearbeitet werden können, oder würde es auch wieder zu einem Abbruch der Beziehung kommen?

7.8   Andere Beispiele

Die Träume von Elke (Abschn. 10.5.1), Carol (Abschn. 11.3.1) und Myrta (Abschn. 11.6) sind auch Initialträume.

Viele analytisch arbeitende Therapeuten schenken Initialträumen besondere Aufmerksamkeit: Beispiele und Ausführungen dazu finden sich z. B. bei Adam (2006, S. 294 ff.), Altmann (2002, S. 55 ff.), Kast (2006, 156 ff.), Kemper (1983, S. 175 ff. und 208).

7.9   Zusammenfassung

Die vorgestellten Initialträume zeigen unterschiedliche Ängste und Wünsche im Zusammenhang mit dem Therapiebeginn, denn beängstigend Unheimliches, worum es im Grunde in jeder Therapie geht, zeigt sich in je anderer, spezifischer

Ausgestaltung. Ob es eher um unbekannte, neue Möglichkeiten, sich selbst und das eigene Leben zu erfahren geht, oder eher um die Notwendigkeit, vertraute Abwehrhaltungen aufzugeben, immer geht es um die Auseinandersetzung mit existenzialem „Unzuhause-sein", nämlich mit Angst, Unsicherheit und Ungewissheit. Das erfordert Mut und Ausdauer.

Literatur

Adam KU (2006) Therapeutisches Arbeiten mit Träumen. Springer, Berlin
Altmann LL (2002) Praxis der Traumdeutung. Psychosozial, Gießen
Ermann M (2005) Träume und Träumen. Kohlhammer, Stuttgart
Jung CG (1957) Praxis der Psychotherapie Kap. 2. Spezielle Probleme der Psychotherapie. GW Band 16
Kast V (2006) Träume. Die geheimnisvolle Sprache des Unbewussten. Patmos Walter, Düsseldorf
Kemper W (1983) Der Traum und seine Be-Deutung. Fischer, Frankfurt

Die therapeutische Beziehung

8

> Die Traumbeispiele in diesem Kapitel drehen sich alle um die
> besondere Rolle der therapeutischen Beziehung. Die Beziehung, die
> zum Therapeuten, zur Therapeutin entsteht, ist einer der wesent-
> lichsten Wirkfaktoren einer Therapie und spielt auch in den Träumen
> eine zentrale Rolle. Träume geben Hinweise darauf, wie die ana-
> lytische Beziehung erlebt wird, aber auch, darin mitschwingend,
> wie wichtige Bezugspersonen in der Kindheit erfahren wurden. In
> der Übertragung – nämlich in denjenigen Gefühlen gegenüber der
> Therapeutin, die Gefühle aus der Kindheit wiederholen – kommen
> grundsätzliche Beziehungsprobleme ans Licht, die dann mit Hilfe des
> Arbeitsbündnisses im Hier und Jetzt bearbeitet werden können. Im
> Besonderen beleuchten diese Träume aber auch spezifische Ängste,
> Wünsche und Konflikte in Bezug auf nahe Beziehungen überhaupt.

8.1 Die Rolle des Psychotherapeuten

In Psychoanalyse und Psychotherapie geht es um Hilfe bei seelischen Problemen
– der Therapeut, die Therapeutin hat eine helfende Rolle. Die ganz besondere
Art der Hilfe, die zu dieser Rolle gehört, kann aber sehr verschieden aufgefasst
werden. Oft wird der Begriff „Therapie" in der eingeschränkten Bedeutung einer
medizinisch-technischen Heilbehandlung verstanden, vergleichbar der ärztlichen
Behandlung somatischer Krankheiten. Der Wortstamm „therap" hat ursprünglich aber eine viel weitere und tiefere Bedeutung (Benseler 1904): Im klassischen
Griechenland hatte der Therapeut – griechisch therápon oder therapeutés – die
Bedeutung eines seinem Herrn mit Ehrerbietung und Achtung zugetanen Gefolgsmannes und Gefährten, auch eines Kampfgefährten und Wagenlenkers. Er war
ein treu ergebener Helfer, Begleiter und Freund, der sorgfältig auf seinen Herrn
aufpasste und sich in diesen einfühlen konnte – wie der Wagenlenker sich in den

© Springer-Verlag GmbH Deutschland, ein Teil von Springer Nature 2022
U. Jaenicke, *Traumdeutung*, Psychotherapie: Praxis,
https://doi.org/10.1007/978-3-662-64925-1_8

Kämpfer einfühlt, um den Wagen dem Willen des Kämpfers entsprechend zu lenken. Ein Beispiel dafür ist Patroklos, der therápon von Achilles (Homer, Ilias, 16. Gesang, 165, 244, 653).

In einer solchen „therapeutischen" Beziehung entsteht eine gefühlsmäßige Bindung, die zwar in der Funktion der Beziehung wurzelt, aber weit darüber hinausgeht. In den Träumen zeigt sich, welcher der vielfältigen Aspekte, unter denen diese Beziehung erfahren werden kann, zurzeit oder auch grundsätzlich bestimmend ist.

8.2   Grundgegebenheiten

Die folgenden Bespiele befassen sich mit Befürchtungen und Sehnsüchten, die grundsätzlich zu einer Therapie und zu dieser Art naher, abhängiger Beziehungen gehören. Sie beziehen sich auf unterschiedliche Beziehungsaspekte, die als Problem empfunden werden können, wie beispielsweise Fragen von Nähe und Distanz, Vertrauen und Misstrauen, Bestimmtwerden und Selbstbestimmung.

8.2.1   Hilfe beanspruchen (Elsa, Rahel)

Eine Vorbedingung jeder Therapie ist das Eingeständnis, auf Hilfe angewiesen zu sein – das wirft vielfältige Fragen auf: Bin ich dazu berechtigt? Kann mir überhaupt geholfen werden? Mache ich mich dadurch abhängig? Die folgenden Traumbeispiele drehen sich in ganz unterschiedlicher Weise um Fragen von Hilfsbedürftigkeit.

Hilfe ist notwendig: Der Sturz (Elsa)
Elsa, eine zu schizophrenen Dekompensationen neigende Patientin, bejaht die Frage der eigenen Hilfsbedürftigkeit und die Notwendigkeit von Hilfe in der derzeitigen Therapiephase klar, wie der folgende Traum zeigt.

Beispiel

„Ich ging hinter meiner körperlich behinderten Freundin eine Kellertreppe hinunter, sie war schon vor mir um eine Ecke verschwunden. Ich war besorgt, weil ich befürchtete, dass sie stürzen könnte. Und tatsächlich, ich hörte einen Aufschrei von ihr, offenbar war sie gestürzt. Aber anstatt sofort zu Hilfe zu eilen, wie ich das im Wachen in dieser Situation natürlich tun würde, überlegte ich kühl und distanziert, dass ich sofort den Notfallarzt rufen müsse. Dabei war ich überzeugt, das Richtige zu tun, hatte also kein schlechtes Gewissen, nicht das Gefühl, mich zu drücken." ◄

Elsa fühlt sich mit einem ihr vertrauten, aber behinderten Menschen auf dem Weg in den Keller. Dieser Weg in die dunklen Räume unten ist für ihre Freundin, die an einer Behinderung leidet, gefährlich, sie könnte stürzen, was dann auch geschieht. Ein „Not-fall" – ein Fall in eine Not – ereignet sich, zu dem Elsa sich verhalten muss. Sie „überlegt kühl und distanziert" – lässt sich also nicht einfach von ihrer Angst mitreißen – und holt kompetente Hilfe: einen Notfall-Arzt. Sie weiß, mit dieser Notsituation wäre sie allein überfordert, ihre Entscheidung ist richtig.

Auf die Therapie bezogen lässt der Traum vermuten, dass Elsa auch die analytische Arbeit als ein solches Unterwegssein in tiefere Gefilde erfährt, das die Gefahr birgt, abzustürzen und sich nicht mehr selbst helfen zu können. Möglicherweise ist die Nähe, die in der Therapie entsteht, für sie eine Bedrohung, die sie als Verlust der eigenen, autonomen Identität erlebt. Sie macht im Traum aber eine gute Erfahrung mit sich selbst: Sie hat das Gefühl, sie verhalte sich richtig. Es gelingt ihr, die bedrohliche Nähe zu vermeiden und auf Distanz zur Not zu gehen, indem sie sich auf die professionelle Hilfe der Therapeutin als Fachperson bezieht. Im Hintergrund klingt aber unausgesprochen neben dem manifesten Anliegen, Distanz zu nehmen, verborgen doch auch der Wunsch an, zusammen mit einem nahen anderen Menschen in die Tiefe zu steigen. Im Konflikt zwischen dem Wunsch nach menschlicher Nähe und der Angst davor, erkennt sie jedoch einsichtig die Notwendigkeit, sich selbst nicht zu überfordern. Wenn die Nähe zu bedrohlich wird, muss sie Distanz nehmen.

Therapeutisch ist es hier völlig genügend, Elsas Einsicht, Hilfe anfordern zu müssen, anerkennend hervorzuheben.

Hilfe als Problem (Rahel)
Rahel, eine Analysandin, hat einen völlig anderen Blick auf die Problematik. Sie befasst sich mit der Frage, inwieweit sie berechtigt ist und was es bedeutet, Hilfe zu bekommen oder gar zu beanspruchen. Hierzu drei Träume von ihr, in größeren Abständen geträumt, die verschiedene problematische Aspekte von Hilfe beleuchten.

Erster Traum: Die Prüfung
Im ersten dieser Träume empfindet Rahel ein Hilfsangebot als störend und unerlaubt, obwohl sie es dringend bräuchte.

> **Beispiel**
>
> „Ich saß in großem Stress in einer schwierigen Prüfung, die mich völlig überforderte. Es ging um ein psychologisches Thema, aber ich konnte mir keinen Überblick über den Prüfungsstoff verschaffen. Das Schlimmste war jedoch, dass neben mir eine Studentin saß, die mir in die Blätter sah und mir helfen wollte, das störte mich sehr. Unter Tränen schrie ich sie an, sie solle gehen und mich in Ruhe lassen. Dabei war ich voller Verzweiflung, dass jemand, der mir helfen wollte, mich störte." ◄

Rahel fühlt sich im Konflikt. Sie bräuchte notwendig Hilfe, findet aber, sie müsse die Aufgabe allein lösen – Prüfungen muss man bekanntlich allein bestehen. Auf die Therapie bezogen heißt dies, dass sie sich offenbar nicht berechtigt fühlt, therapeutische Hilfe zu beanspruchen; im Gegenteil, das Hilfsangebot stört sie extrem. Erlebt sie es als unerlaubte Versuchung oder als beschämend? Rahel fühlt sich überfordert. Die psychologische Prüfung im Traum, in der sie sich so unfähig fühlt, meint vielleicht gerade dies: Die Aufgabe, mit einem Hilfsangebot umzugehen, erscheint ihr zu schwer.

Zweiter Traum: Die Hand reichen
Im zweiten Traum erfährt sie erstaunt, dass helfende Zuwendung Unglaubliches bewirken kann. Neues Leben entsteht – allerdings muss man dann das Neue aushalten und ihm standhalten können.

Ist das erstrebenswert?

Beispiel

„Im Traum hielt ich meiner toten Tante über längere Zeit die Hand und machte sie dadurch wieder lebendig. Ich war erfreut und stolz, dass ich dieses Lebendigwerden mit meinem Handhalten bewirkt hatte, aber meine Mutter meinte, das sei nicht in Ordnung und gefährlich. Die Tante war wieder stark und lebenslustig, sie sang lauthals in der Öffentlichkeit, aber ganz unmelodiös in der Art der neuen Musik, es klang nicht schön. Ich ging zu ihr und gab ihr die Hand, da riss sie mich mit ungeheurer Kraft weg von meinen Begleitern, in ihre Richtung. Das war wohl das Gefährliche, was meine Mutter angedeutet hatte." ◄

Rahel fühlt sich mit einem Dilemma konfrontiert: Jemandem hilfreich die Hand reichen, ist ungeheuer wirkungsvoll, hat aber unabsehbare Folgen. Totgeglaubtes kann wieder zum Leben erwachen und Probleme mit sich bringen – gefühlsstarke, unkonventionelle schräge Ausdrucksmöglichkeiten, die sich auffällig in den Vordergrund drängen. Lässt man sich von diesen neuen Gefühlen hinreißen, wird man weggerissen vom vertrauten Leben und Verhalten, nämlich vom bisher gewohnten, aufopfernden und rücksichtsvollen Verhalten einer folgsamen Tochter.

Im Verlauf der Therapie änderte sich diese Sicht sehr, wie ein späterer Traum zeigt, der auch vom Handhalten handelt (s. Abschn. 8.5.4).

Dritter Traum: Das Brotmesser
Der dritte Traum dreht sich um Rahels Schamgefühle, die sie hindern, zu ihrer Hilfsbedürftigkeit zu stehen.

Beispiel

„Ich hatte Gäste bei mir zu Hause. Da läutete es an der Türe, es war meine Freundin Magda, der es sehr schlecht ging. Sie wollte, dass ich mich um sie kümmere, ihre Klagen anhörte usw., fordernd und anspruchsvoll, so wie Magda auch in Wirklichkeit oft ist. Als sie merkte, dass ich nicht allein war, ging sie enttäuscht wieder, obwohl ich sie hereinbitten wollte. Nachts, als die Gäste weg waren und ich gerade ins Bett gehen wollte, stand sie wieder vor der Tür. Ganz aufgelöst drückte sie mir theatralisch ein Brotmesser in die Hand, damit solle ich sie jetzt töten. Das sei die einzige Hilfe, die ich ihr jetzt geben könne! Ich war wütend und empört (was ich mir ja selten erlaube), empfand diesen Anspruch als unerhörte Zumutung, schrie sie ärgerlich an und schickte sie fort. Nachher hatte ich zwar ein schlechtes Gewissen und fragte mich, ob ich ihr die Adresse meiner Therapeutin hätte geben sollen. Aber ich zweifelte, ob das gut wäre, wenn sie auch bei meiner Therapeutin wäre. Das hätte sicher nur Schwierigkeiten gegeben." ◄

Gefühlsmäßig setzt sich Rahel hier mit einem Anspruch an Hilfe auseinander, der ihr unangemessen erscheint, viel zu dramatisch, hysterisch übertrieben, rücksichtslos und egoistisch. Die Freundin hat im Traum den Anspruch, die ganze Aufmerksamkeit nur für sich allein zu haben und sich nicht mit dem zu bescheiden, was in der Situation mit den anderen Gästen zusammen möglich wäre. Ihr Anspruch gipfelt in der Szene mit dem Brotmesser. Ein Brotmesser, das sonst der Zubereitung eines Grundnahrungsmittels dient, soll zur tödlichen Waffe werden, mit der Rahel ihre Freundin umbringen soll, da ihr anders nicht mehr zu helfen sei. Es scheint fast, als ob die Freundin sagen wollte: „Wenn ich Dich in meiner Not schon nicht für mich alleine haben kann, bleibt mir nur noch der Tod." Von dieser unfasslich anspruchsvollen Haltung und unzumutbaren Forderung fühlt sich Rahel abgestoßen; damit will sie nichts zu tun haben. Keineswegs würde sie ihre eigene Therapeutin mit einer so über Gebühr fordernden Hilfsbedürftigen teilen wollen!

Auch wachend liegt Rahel eine solch fordernde Haltung ganz fern – noch dazu so theatralisch hysterisch vorgebracht. Rahel hat in Wirklichkeit überhaupt keine hysterischen Züge. Sie ist zurückhaltend und bescheiden, immer hilfreich auf die Bedürfnisse anderer ausgerichtet und darauf bedacht, nie zur Last zu fallen. Wünsche nach Zuwendung und Hilfe kommen ihr schnell unberechtigt und überrissen vor, deshalb äußert sie diese meist gar nicht, sondern zieht sich zurück.

Ihrem manifesten Wunsch nach Bedürfnislosigkeit steht jedoch der verdeckte Wunsch gegenüber, sich mit der eigenen Hilfsbedürftigkeit auseinanderzusetzen, sich ihr zu stellen und Hilfe zu erbitten. Dem stellt sich dann aber die Angst entgegen, abgewiesen zu werden, denn ihre Bedürfnisse könnten unangemessen sein und die Therapeutin über Gebühr belasten.

Bei der Besprechung des Traumes war es mir wichtig, das Traumgeschehen zunächst nur als ein äußeres Geschehen auf zwischenmenschlicher Ebene (objektstufig) zu deuten. Rahels Empörung ist berechtigt. Die absurd hohe Anspruchshaltung der Freundin sowie deren bedrängend-appellatives, tragisch-komisches Verhalten, das jede eigene Verantwortung verweigert, ist natürlich inakzeptabel. Rahels Verhalten im Traum ist nicht nur völlig legitim, sondern auch als mutige Abgrenzung zu würdigen, die sich positiv abhebt von ihrer gewohnten Neigung, immer hilfsbereit zur Verfügung zu stehen.

Eine Deutung als innere Auseinandersetzung zwischen widersprüchlichen eigenen Gefühlen (subjektstufig) lag zunächst fern, denn ein Verhalten, wie das von Magda im Traum, ist für Rahel schlichtweg undenkbar – wie könnte dies etwas mit ihr zu tun haben? Einige Stunden später gab es aber doch eine Gelegenheit, bei der ich auch auf diese andere Seite der Traumerfahrung zurückkommen konnte. „Ich denke", sagte ich ihr, „dass jedes Bitten um Hilfe, auch ein ganz angemessenes, für Sie etwas Beschämendes hat – denken Sie an den Magdatraum. Lieber würden Sie auf jede Hilfe verzichten als nur das kleinste Risiko einzugehen, zur Last zu fallen oder jemanden zu bedrängen. Zuwendung und Aufmerksamkeit ist zwar etwas, das Sie notwendig brauchen, aber auch etwas, worauf Sie keinen Anspruch zu haben meinen. Eine Bitte darum käme Ihnen wohl so unangenehm bedrängend, egoistisch-fordernd vor, wie das Verhalten von Magda. Entsprechend heftig und empört lehnen Sie jedes Bedürfnis nach Zuwendung bei sich selbst ab." Der Traum lässt vermuten, dass es Rahel immer noch weitgehend selbstverständlich ist, gegen eigene Gefühle der Hilfsbedürftigkeit anzukämpfen. Die Drastik der Traumerfahrung drückt aus, wie bedrohlich und beschämend es ihr vorkommt, die eigene Hilfsbedürftigkeit in den Vordergrund zu stellen.

Die therapeutische Intervention zielt in beiden Deutungsperspektiven – sowohl mit Blick auf äußere wie mit Blick auf innere Auseinandersetzungen – darauf, die Träumerin zu ermutigen, die eigenen Bedürfnisse im Auge zu haben und für sich selbst zu sorgen. Das schlechte Gewissen, das sie jetzt noch dabei hat, muss sie vorläufig aushalten.

Achtung: Es ist wichtig, wie wir eine subjektstufige Deutung formulieren. Magda verkörpert im Traum nicht eine andere Seite von Rahel, sondern Rahels derzeitige Sicht auf eine hilfefordernde Haltung: So käme Rahel sich selbst vor, wenn sie Hilfe fordern würde. Der Traum zeigt im Bild von Magdas inakzeptablem Verhalten, warum Rahel nicht zu ihren Bedürfnissen stehen kann – sie fürchtet, dann so zu sein wie Magda im Traum.

8.2.2 Warme Gefühle (Agnes)

Die gefühlsmäßige Beziehung, die sich durch die oft langjährige Zusammenarbeit entwickelt, ist ein unabdingbares Kernstück jeder Therapie, ganz besonders jeder analytisch orientierten Therapie. Intensive Gefühle aller Art können die Therapie erschwerend oder erleichternd bestimmen. Sie erscheinen oft schwer aushaltbar, weil sie im Alltagszusammenhang unpassend und unverständlich erscheinen.

Hier zunächst ein Traumbeispiel, in dem es um warme Gefühle in der Beziehung geht, die sich langsam und ganz unauffällig allmählich entwickelten. Agnes hielt immer eine vorsichtige Distanz zu mir. Auch ihre auffallend heftigen Scham- und Schuldgefühle und ihr Leiden am Gefühl, minderwertig und abhängig zu sein, wagte sie nur zurückhaltend zu äußern. Mehrmals brach sie die Therapie ab, um ihre Autonomie zu beweisen, kam aber jeweils nach einigen Wochen zurück, dankbar dafür, dass die Beziehung noch Bestand hatte und ihr immer wieder offen stand. Schließlich gelang es uns jedoch, die Therapie in Übereinstimmung, gut vorbereitet und mit guten Gefühlen zu beenden. Den folgenden Traum träumte sie gegen Ende der Therapie.

Beispiel

„Im Traum war ich in der Praxis meiner Frauenärztin, im Untersuchungs-raum. Dort war ein Ofen – in Wirklichkeit ist das nicht der Fall –, in dem die Assistentin für mich Feuer gemacht hatte. Auffallend war die schwarze Ofen-türe, die offen stand; ich sah das Feuer. Ich war erstaunt und erfreut, dass der Raum für mich so angenehm warm gemacht worden war. Nur das Schwarz der Ofentüre war irgendwie unheimlich." ◄

Als emotionale Erfahrung gesehen fallen verschiedene Diskrepanzen auf – der nüchtern, technisch eingerichtete Raum kontrastiert mit dem gemütliche Wärme spendenden Ofen, das unheimliche Schwarz der eisernen Ofentüre mit dem hell-flackernden Feuer im Ofen. Auch die Tatsache, dass die Ofentüre offen steht, ist sehr auffällig – normalerweise ist eine Ofentüre geschlossen, sie müsste eigentlich geschlossen sein. Im Zusammenhang der Therapieerfahrung gesehen fällt auf, dass Agnes von einem Untersuchungsraum träumt, in dem es um körperliche Probleme des Frauseins geht, nicht um Psychisches.

Auf die therapeutische Beziehung bezogen legt der Traum nahe, dass Agnes die Beziehung zur Therapeutin derzeit hauptsächlich nüchtern sieht, einfach not-wendig für die Gesundheit, wie die Termine bei der Frauenärztin. Wärme gehört für sie eigentlich nicht zu diesem Bereich, aber erfreut und erstaunt stellt sie jetzt fest, dass der Raum besonders für sie erwärmt wurde. Sie wird warm willkommen geheißen, die Ofentüre ist absichtlich offen gelassen, so dass sie das schöne Feuer sehen kann und sich die Wärme noch besser verbreiten kann, wie sie auf meine Frage hin erläutert.

Aber worauf deutet das Schwarz der Ofentüre, das Agnes unheimlich ist? Es betont die Türe, das heißt die Möglichkeit, den feurigen Raum, der jetzt auf-fälligerweise sichtbar und zugänglich gemacht wurde, zu- oder aufzumachen, ihn ein- oder abzugrenzen. Diese Möglichkeit verweist Agnes auf Unheimliches – auf Ersehntes und Gefürchtetes in Bezug auf die Notwendigkeit und Möglichkeit, sich - gegen ,Feuriges' - abzugrenzen. Es ist schön, wenn eine Ofentüre offen-stehen kann, aber wichtiger ist, dass man sie schließen kann – wenn sie immer offenstünde, wäre dies viel zu gefährlich. In der angedeuteten Unheimlichkeit steht die schwarze Ofentüre im Zusammenhang mit der Problematik von Abgrenzung, die Agnes zentral beschäftigt. Im mitmenschlichen Bereich ist es für sie wichtig, sich abgrenzen zu können, denn sie fühlt sich schnell überwältigt. Gelegentliche Öffnungen zu lebendiger Wärme erstaunen und erfreuen sie aber andererseits umso mehr, obwohl dabei immer auch etwas Angst mitschwingt. Das ist wohl auch in der Beziehung zur Therapeutin so.

8.2.3 Schwierige Gefühle (Miriam)

Miriam ist es sehr wichtig, die Kontrolle zu behalten und sich abgrenzen zu können. Es dauerte lange, bis sie sich erlauben konnte, sich wirklich in die therapeutische Beziehung einzulassen.

Die folgenden Träume zeigen in drastischer Anschaulichkeit, wie bedrohlich sie die zunehmende Nähe und Offenheit, die sich allmählich entwickelte, erlebte. Das Schlimmste für sie war dabei ihr Gefühl, jede Kontrolle zu verlieren – ohnmächtig fühlte sie sich Gefühlsmäßigem ausgeliefert, das sie zu überwältigen drohte.

Erster Traum: Mein Arm wird in den Ofen gerissen
Dieser erste Traum einer Serie ist ein purer Albtraum.

Beispiel

„Ich versuche, in einem Ofen ein Feuer zu machen. Die Ofenöffnung ist unheimlich, tief, dunkel. Ich lege Holz hinein, schon mit Angst. Da packt mich etwas unentrinnbar wie ein Schraubstock am Arm und zieht und zerrt mich in diese Öffnung. Bis zur Schulter bin ich schon darin. Durch das gewaltige Ziehen und Zerren knallt mein Kopf wieder und wieder gegen die Ofenwand. Ich leiste verzweifelt Gegenwehr, mit riesiger Kraftanstrengung und Todesangst. So wache ich auf." ◄

Als emotionale Erfahrung gesehen erfährt sich Miriam hier anfänglich frei und selbstbestimmt. Sie möchte Feuer machen, ihren Raum angenehm erwärmen. Obwohl die dunkle Öffnung, in die sie dazu hineingreifen muss, ihr unheimlich vorkommt, wagt sie dies, sie bereitet das Feuer vor, legt das Holz hinein. Da geschieht, völlig unerwartet und ganz unvorhersehbar, etwas Unheimliches: Sie wird aus dem Dunkel gepackt und nicht nur festgehalten, sondern mit Macht noch weiter in die gefährliche Tiefe hinein gezerrt. Nicht nur „den Ärmel hat es ihr hineingezogen", wie es in der Redensart in Bezug auf eine unerwartete Faszination heißt, sondern den ganzen Arm. Sie wird buchstäblich gefesselt. Ohnmächtig einer unheimlichen Macht ausgeliefert, schlägt ihr Kopf gegen die harte Wand des dunklen Raums, in den es sie hineinreißt. Ein furchtbarer Albtraum.

Im Wachzusammenhang illustriert dieser Traum vermutlich eine aktuelle bedrohliche Erfahrung, die Miriam im Zusammenhang mit der für sie unheimlichen Nähe in der therapeutischen Beziehung macht – so fühlt sich Miriam, ihr selbst verborgen, derzeit. Entsetzt merkt sie, dass sie keinerlei Kontrolle darüber hat, in was sie da hineingezogen wird und was gefühlsmäßig mit ihr passiert, sie fühlt sich „wie vor den Kopf geschlagen". Wachend spürt sie diesen Zusammenhang jedoch nicht, da überwiegen positive Gefühle gegenüber der Therapeutin. Sie fühlt sich angezogen, aber nicht hingerissen.

Lebensgeschichtlich klingen im Traum frühere Erfahrungen von verletzenden Grenzüberschreitungen und bedrohlichen Übergriffen feindlich erlebter Machtpersonen an. Dass sie die Gefühle, die sich in der therapeutischen Beziehung entwickeln, so überwältigend bedrohlich erlebt, hängt wohl damit zusammen.

Zweiter Traum: Der gewaltige Schrei

Ein Jahr später erfuhr Miriam das als Kontrollverlust erlebte Geschehen in der nun näher und intensiver gewordenen Beziehung zwar immer noch als überwältigend, aber jetzt nicht mehr als puren Albtraum, sondern auch und vor allem als Erlösung, wenn auch extrem schmerzhaft erfahren.

Beispiel

„Ich stehe Ihnen gegenüber, will und will nicht Ihnen die Hand geben, ein innerlicher Kampf. Spüre Ihre Hand an meiner Schulter. Die nicht und doch auch gewollte Berührung löst etwas extremst Schmerzhaftes aus. Ich schreie – bis zur kompletten, absoluten Erschöpfung. Alles was tief drin sitzt, bricht sich Bahn im Schreien. Ich habe die Kontrolle komplett verloren – so wie wenn der fest verschweißte Deckel eines Dampfkochtopfes unter höchstem Druck in die Luft fliegt. Das Gefühl ist nicht benennbar: Höchst schmerzhaft, sehr beschämend, aber gleichzeitig und vor allem enorm erlösend. Total erschöpft erwachte ich." ◄

Als emotionale Erfahrung illustriert dieser Traum, wie unvorstellbar es für Miriam war, die Kontrolle über sich aufzugeben und ihren Gefühlen freien Lauf zu lassen. Gegen ihren bewussten Willen lässt sie sich berühren, und damit ist es um ihre Kontrolle geschehen. Ihr unterdrückter Wunsch, jede Sicherung und Verantwortung fallen zu lassen und sich anzuvertrauen, gewinnt in einem gewaltigen Schrei die Oberhand, sie ergibt sich erschöpft. Aber welche Scham über dieses ohnmächtig erlebte Geschehen und welche Anstrengung, zeitlebens als notwendig erachtete Sicherungen aufzugeben! Wie sie diese Anstrengung erlebte, zeigt der folgende Traum in aller Drastik.

Dritter Traum: Ich versinke im Moor und werde gehalten

Miriam ringt mit ihren nicht erlaubt erscheinenden Wünschen, sich anzuvertrauen und fallen zu lassen und mit ihrer entsetzlichen Scham, sich als schwach und bedürftig zeigen zu müssen. Sie meint, dem nicht standhalten zu können. Trotzdem sieht sie unmissverständlich deutlich, dass sie die Therapie lebensnotwendig braucht.

Beispiel

„Im Traum bin ich unendlich müde. Ich sehe mich selbst auf einem Bildschirm. Ich sehe, wie ich in einem Moor, in Schlamm und Morast versinke. Es ist schrecklich, das zu sehen, ich bin absolut hilflos, doppelt hilflos: Einmal, wie ich mich auf diesem Bildschirm sehe, und dazu, wie ich mich selbst davor fühle – ich kann nicht eingreifen. Von hinten kommt jemand, dessen Gesicht ich nicht sehe, der Bildschirm ist zu klein. Dieser Mensch versinkt nicht im Moor. Er oder sie greift mir unter die Arme und zieht mich heraus auf festen Boden. Die Erleichterung, die Erschöpfung....beide sind gleich groß. Erwacht bin ich sicher, dass nur Sie das sein können, keiner sonst." ◄

Als emotionale Selbst-Erfahrung gesehen fällt auf, dass Miriam in diesem Traum-erleben erst durch die Außenansicht auf dem Bildschirm merkt, dass sie den festen Boden verloren hat und im Begriff ist, im morastigen Moorboden zu versinken; sie spürt dies nicht direkt am eigenen Leib. Vielleicht wurde ihr erst durch die Reflexion in der Therapie richtig klar, wie hoffnungslos ihr Kampf um Kontrolle ist. In ohnmächtiger Verzweiflung muss sie zuschauen, wie sie unterzugehen droht, ohne eingreifen zu können. Sie kann sich selbst nicht helfen. Wie durch ein Wunder kommt jedoch jemand, der festen Stand hat, ihr „unter die Arme greift" (der Traum greift eine Redensart auf!) und sie auf festen Boden zieht. Dass man – mit Glück – überleben kann, auch wenn man alle Kontrolle verloren hat, dass man lebensnotwendige Hilfe bekommen kann und dass auch sie selbst dieses Glück hat – das ist das Wunder, das sie hier erfährt. Erwacht bezieht sie die wunder-bare Erfahrung sofort auf die Therapie als eine Erfahrung, in der sie sich unter die Arme greifen lässt, sich helfen lässt.

Vierter Traum: Ich lasse mich fallen und werde aufgefangen
Die zwei zuletzt beschriebenen Träume, die einen höchst erschreckenden, ja töd-lichen Kontrollverlust zum Thema hatten, der jedoch letztlich eine befreiende Erlösung bedeutete, waren ein Meilenstein in der Therapie. Es folgten Träume, in denen sie immer öfter wagte, dem sanft gespürten Zug zur Hingabe nachzugeben. Immer öfter gelang es ihr, mindestens teilweise Kontrolle aufzugeben – im Wissen um die absolute Notwendigkeit und im Vertrauen darauf, aufgefangen zu werden. Hier ein Beispiel:

Beispiel

„Ich habe Ihre Hand auf meiner Schulter. Es ist wie ein behutsamer und doch bestimmender und völlig stimmiger Zug in Ihrer Hand, dem ich nachgebe. Ich lasse mich sanft nach hinten fallen, angelehnt an Sie. Mit einem Schrei bin ich wachgeworden, dann Tränen über Tränen." ◄

Als emotionale Erfahrung der therapeutischen Beziehung ist der Unterschied zum ersten Traum dieser Serie bedeutsam. Damals fühlte sie sich unerwartet gewaltsam gepackt und gegen ihren Willen in eine gefährliche Situation gezogen, jeder Frei-heit beraubt. Jetzt spürt sie einen sanften, aber stimmigen Zug, dem sie nachgibt; sie gibt freiwillig den Widerstand und die Kontrolle auf, sie stürzt nicht, sondern lässt sich angelehnt an die Therapeutin in die Entspannung gleiten. Eine Erlösung, die sich wieder in einem Schrei löst, diesmal aber auch in erlösenden Tränen.

8.2.4 Orientierung suchen (Paul, Simon)

Relativ häufig begegnet man in Therapien Träumen, die von Orientierungs-losigkeit handeln. Eine Träumerin ist beispielsweise in einer fremden Stadt und sucht ratlos nach einer Möglichkeit, sich zu orientieren. In der konkreten Furcht, nicht mehr heim zu finden oder den vertrauten Partner und Begleiter verloren zu haben oder einfach ihr Ziel nicht zu finden, klingt existenziale Angst an. Das ist die unheimliche Stimmung angesichts der Aufgabe, ohne Halt und Boden, Ziel und Orientierung die eigene Existenz im „Un-zuhause" zu vollziehen (Heidegger 1927, S. 186 ff., s. Abschn. 2.3.3).

Eine undeutlich gespürte, grundsätzliche Orientierungslosigkeit kann der Grund dafür sein, eine Therapie zu beginnen, mit dem Wunsch, dadurch einen Boden zu finden, von dem aus erst Orientierung möglich ist.

Suche nach Orientierung mit einem Hund (Paul)
Im Folgenden ein Beispiel von einem Träumer, der die Frage der eigenen Orientierung am Anfang der Therapie schon angesprochen hatte. Er wünsche sich, Orientierung zu finden, aber ohne Fremdbestimmung. In der Therapeutin suche er eine Fachfrau, mit der er die Möglichkeit haben würde, alles zur Sprache zu bringen, worin er sich orientierungslos fühle, ohne dabei in eine bestimmte Richtung gelenkt zu werden. Ausdrücklich wünschte er sich also keine Ratschläge, sondern als Hilfe nur Freiraum bei seiner selbstständigen Suche nach dem eigenen Weg. Die Verbindlichkeit des therapeutischen Settings und das aufmerksame Gehör der Therapeutin waren ihm der geeignete Boden dafür. Er wusste aus Erfahrung, dass allein durch das Aussprechen von Unwägbarem oder Schwierigem in der Therapie schon eine gewisse Orientierung bzw. Neuorientierung geschieht, eine Neubewertung, ein neues Einordnen und eine neue Haltung dazu.

Beispiel

„Ich hatte einen Albtraum. Auf dem Weg zu Ihnen war ich plötzlich völlig desorientiert und kannte mich nicht mehr aus. Ratlos stieg ich in eine Trambahn, merkte aber dann, dass diese in die verkehrte Richtung fuhr. Schrecklich! Ich fühlte mich verloren. Wie es dann genau weiterging, weiß ich nicht … Aber am Schluss war ein Hund bei mir, der mir etwas Hoffnung gab. Mit ihm würde ich hoffentlich den Weg finden." ◄

Gibt es einen aktuellen Zusammenhang im Wachen? Abgesehen von seinem grundsätzlichen Gefühl, sich oft orientierungslos und ratlos zu fühlen, sah Paul auch einen aktuellen Anlass für diesen Traum. Er meinte, die fehlende Orientierung im Traum könnte mit einem Problem zu tun haben, das er in der Beziehung mit seinem Freund X hatte. „Ist diese Freundschaft verlässlich? Kann ich X noch vertrauen, obwohl er sich so lange nicht meldet? Obwohl er mich nicht besucht hat, als ich krank war? Ich bin total verunsichert – ich spüre Halt- und Bodenverlust, wie damals, als ich die Therapie anfing."

Warum ereignet sich die Desorientierung auf dem Weg in meine Praxis? Das habe er als zufällig angesehen, meinte er. Nein, fand ich, das sei bedeutungsvoll. Alles, was im Traum geschieht, steht in einem sinnvollen, gefühlsmäßigen Zusammenhang, ist ein Teil der ganzen Traumerfahrung, wie umgekehrt die ganze Traumerfahrung bestimmend ist für die Einzelelemente (Auslegung im hermeneutischen Zirkel, Abschn. 2.9.2). Auf dem Weg zur Therapeutin, die er als einen Menschen kennt, der Vertrauen in Beziehungen hat und ihn immer wieder zu einer vertrauensvollen Haltung ermutigt, überfällt ihn Angst – alles Vertrauen, den Weg zum Vertrauen-haben-können zu finden, ist plötzlich weg.

Was bedeutet die verkehrte Richtung? Es ist auffällig, dass Paul in seiner Ratlosigkeit zunächst in eine Bahn steigt, die in die seinem Ziel entgegengesetzte Richtung fährt. Auch das muss etwas bedeuten. Offenbar fällt ihm am Rand des Bewusstseins selbst auf, dass er kontraproduktiv handelt. In seiner angstvollen Desorientierung handelt er impulsiv so, dass statt größerer Nähe größere Distanz entsteht. Konkret wirkt sich dies in seinem Verhalten dem Freund gegenüber so aus: Er geht nicht auf diesen zu, sondern zieht sich zurück. Zu verstehen ist diese Distanznahme als Schutz vor der Beziehungsproblematik, von der er sich überfordert fühlt. Es ist eine Art Fehlleistung – dominiert von seiner Furcht, noch mehr verletzt zu werden, erreicht er das Gegenteil von dem, was er eigentlich will.

Was bedeutet der Hund? Dieser verkörpere seine Intuition, meinte Paul. Ich fand das einleuchtend. Der Hund verweist auf Pauls unterschwellig hoffnungsvolles Gefühl, den Weg zu seinem Ziel – den Weg zu einer vertrauensvollen Haltung – schließlich doch zu finden. Aber mehr als das: Er verweist wohl auch auf die sprichwörtliche Treue von Hunden. Paul kommt immer höchst verlässlich und treu in die Therapie – das ist sowohl Voraussetzung wie auch Zeichen für sein Vertrauen in die therapeutische Beziehung als ein für ihn nötiger Boden.

In Bezug auf die existenziale Dimension fokussiert der Traum Pauls Hellhörigkeit für die Wahrheit, dass Orientierungen immer fragwürdig sind und jederzeit hinfällig werden können; im Grund können wir uns mit dem eigenen Sein gar nicht auskennen. In einer analytischen Therapie geht es dementsprechend nicht darum, sich Ratschläge zu holen, an denen man sich orientieren kann, sondern darum, grundsätzliche Unsicherheit – hier die Desorientierung – anzuerkennen, auszuhalten und einen Weg zu finden, sich dazu zu verhalten. Das ist Paul zutiefst bewusst, deshalb möchte er auch explizit keine Beratung.

Orientierungssuche mit Hilfe der Therapeutin und eines Sextanten (Simon)

Das folgende Beispiel würde auch zu Abschn. 8.5 passen, denn die Therapeutin tritt selbst auf; es steht hier, weil es sich explizit um die Suche nach Orientierung dreht. Simon ist der Träumer, von dem wir schon den Traum mit den unlösbaren Prüfungsaufgaben (Abschn. 3.3) kennen – das war auch eine Situation, in der er keinen Durchblick, keinen Überblick und keine Orientierung hatte, und noch schlimmer, keine Hilfsmittel und keinen Helfer, um sich Orientierung zu verschaffen. Dies ist nun anders:

Beispiel

„Ich bin mit Ihnen in der Kapitänskajüte auf einem alten, großen Segelschiff. Keine elektrische Beleuchtung, Kerzenschein. Auf dem Tisch liegt ein Sextant. Sie beugen sich über eine sehr große (See-)karte, hantieren hochkonzentriert mit Zirkel, Lineal, verschiedenen Stiften. Ich sitze erschöpft an der gegenüberliegenden Seite des Tisches und schaue Ihnen zu, froh, dass ich diese Berechnungen nicht machen muss, weil ich davon nichts verstehe." ◄

Für Simon fühlt sich seine Situation so an, als ob er auf einem alten Segelschiff nachts, auf dem Meer navigierend, Ziel und Richtung suchen müsste. Er fühlt sich überfordert – professionelles Wissen ist nötig, das er nicht hat; außerdem ist er völlig erschöpft. Er ist in einer Situation, in der er sich nicht auskennt und keinerlei Orientierungspunkte hat; aber anders als früher ist er nicht allein, sondern hat kompetente Hilfe. Er hat keine Angst und keinen Leistungsdruck, denn er kann sich auf seine Therapeutin verlassen. Diese scheint sich auszukennen mit der Technik, wie man Anhaltspunkte zur Orientierung findet.

Und warum ein Sextant? Der Name des Gerätes könnte dazu verführen, an den Begriff „Sex" zu denken. Vorsicht! Ohne weitere Hinweise auf einen solchen Zusammenhang wäre dieser Gedanke abwegig – er passt weder in die Stimmung noch in den inhaltlichen Traumzusammenhang. Sogar wenn sich später vielleicht doch ein möglicher untergründiger Bezug zur Sexualität finden würde, wäre es irreführend, übergriffig und schädlich, dies jetzt anzusprechen. Eine Traumauslegung muss respektvoll und für den Träumer nachvollziehbar sein. Weiterführen könnte dagegen der Versuch, den Träumer näher zum fraglichen Traumphänomen zu befragen und dieses so für ihn auffällig und bedenkenswürdig zu machen. Simon meint dazu, ein Sextant sei für ihn ein so kompliziertes Gerät, dass nur Professionelle damit umgehen können; es setze ein mathematisch-technisches Können voraus, das jenseits seines Fassungsvermögens liege. Also, wie im Prüfungstraum (Abschn. 3.3) erscheint ihm die Aufgabe, sich im Leben zu orientieren, vergleichbar mit einer mathematisch-technischen Aufgabe!

8.2.5 Dinge verweisen auf die therapeutische Beziehung

Auch bestimmte Dinge, die im Traum eine zentrale Rolle spielen, können sich auf einen Aspekt der Beziehung zum Therapeuten beziehen.

Ein Telefon im Traum verweist beispielsweise auf die Möglichkeit von mitmenschlicher Kommunikation und Verständigung. Träumt jemand während der Therapie von einem nicht funktionierenden Telefon bzw. von einem plötzlich unterbrochenen Telefongespräch, so hat dies vermutlich auch etwas mit der Verständigung in der Therapie zu tun. Möglicherweise deutet sich ein Problem in der therapeutischen Beziehung an, das Aufmerksamkeit braucht.

Ein Kissen, ein Stock kann im Traum als Verdinglichung der therapeutischen Hilfe figurieren (Abschn. 11.2.2) Die Unterstützung der Therapeutin kann wie ein den Schmerz abfederndes Kissen erlebt werden oder wie ein stärkend und wehrhaft machender Stock.

Ein Haken kann die Möglichkeit einer anhänglich-abhängigen Verbindung verkörpern. Für einen Träumer (David, Abschn. 10.3) konkretisierte sich die Angst vor Abhängigkeit und Ohnmacht in der Beziehung im Traum in Gestalt eines Angelhakens, eines Hakens, mit dem Lebewesen gefangen und dann getötet werden. Später erlebte er dann seinen Wunsch nach Geborgenheit in der Beziehung sinnigerweise verkörpert in einem Rettungshaken, der ihn auffängt und vor einem tödlichen Absturz bewahrt.

8.3 Der Therapeut erscheint verhüllt

Gefühle, Erfahrungen und Erwartungen, die sich auf den Therapeuten, die Therapeutin beziehen, zeigen sich im Traum oft veranschaulicht in einer anderen Person. Damit wird auf einen bestimmten erwünschten, zwiespältigen oder gefürchteten Aspekt in der therapeutischen Beziehung hingewiesen, der für die Träumenden in dieser Gestalt am deutlichsten verkörpert ist. Vor allem am Anfang einer Therapie erscheint der Therapeut meist noch nicht in eigener Person, er ist noch zu unbekannt. Aber auch später erscheint er manchmal verhüllt, in Gestalt von jemandem, der sich besonders dazu eignet, derzeit Bedeutsames in der analytischen Beziehung zu verkörpern. Medard Boss sah besonders professionelle Autoritäten, von denen man träumend in irgendeiner Art „behandelt" wird, als Hinweis auf die therapeutische Beziehung, beispielsweise Ärzte, Pfarrer, Lehrer. Das lasse dann vermuten, dass sich die Träumer in der Therapie technisch-medizinisch behandelt, moralisch oder pädagogisch belehrt fühlten.

Viel wichtiger als der Beruf der Person, die stellvertretend für die Therapeutin im Traum auftritt, ist jedoch, wie diese charakterisiert erscheint und welche Haltung sie im Traum dem Träumer gegenüber zeigt.

8.3.1 Der hilfreiche Tierarzt (Hanna)

Das illustriert der folgende Traum von Hanna, der erste Traum in der Therapie, in dem sie von einer hilfreichen anderen Person träumte; bezeichnenderweise war dies ein Arzt.

Beispiel

„Im Traum herrschte eine schlechte Stimmung in der Familie. Unser Hund lag verletzt am Boden, ein Ohr fehlte ihm, es war ihm offenbar abgebissen worden. Wir fuhren mit ihm zum Tierarzt, aber nicht zu dem, den wir in Realität haben. Dieser Tierarzt sah anders aus: Er war attraktiv, stark und großgewachsen, vital und naturhaft, sympathischer als unser realer Tierarzt; trotz etwas leicht Unheimlichem, das dieser Arzt hatte, hatte er eine gute Ausstrahlung. Auffallend war, wie er den Hund behandelte: Ganz natürlich und unkompliziert; das Ohr nähte er einfach wieder an, so wie man es einem Plüschtier annähen würde." ◄

In Bezug auf die therapeutische Beziehung ausgelegt ist der Traum als Ganzes ein Zeichen für den Beginn einer vertrauensvollen Beziehung zur Therapeutin. Die Einzelheiten erschließen Charakteristisches. Dass Hanna von einem Tierarzt und nicht von der Therapeutin selbst träumt, heißt nicht, dass sie die Therapeutin wie eine Tierärztin erlebt, sondern dass ein Tierarzt für sie das zurzeit treffendste Symbol für kompetente Hilfe ist. Sie träumt vom Tierarzt, weil sie sich so in Not fühlt, wie wenn ihr geliebter Hund verletzt wäre und sie dringend kompetente Hilfe für ihn bräuchte – die Not betrifft sie typischerweise in Bezug auf ihre Sorge um den Hund, nicht um sich selbst. Im Hintergrund klingt jedoch auch ihre Sorge um die Familie an. Aber anders als in ihren ersten Träumen (Abschn. 7.1) spürt sie sich nun ausdrücklich auf therapeutische Hilfe angewiesen. So, wie sie ihre Situation jetzt sieht, kann sie sich nicht selbst helfen, sie braucht professionelle Hilfe. Mit dem neuen Arzt macht sie eine erstaunliche, ja sogar etwas unheimliche Erfahrung: Weder er noch seine Behandlung sind technisch-medizinisch, die Behandlung ist nicht schmerzhaft, es ist keine Betäubung nötig, alles verläuft einfach, direkt und natürlich. Verletztes wird geheilt, schmerzlich Verlorenes wieder angefügt. So hat sie offenbar die Therapie bisher erlebt – wohltuend, aber so ungewohnt neuartig, dass es fast etwas unheimlich war. Der Tierarzt, ein Mann, und äußerlich eine völlig andere Erscheinung als die Therapeutin, verweist in seiner robusten, selbstverständlichen Natürlichkeit auf eine Weise zu leben, die Hanna für sich als hilfreich empfindet. Offenbar strahlt die Therapeutin für Hanna solch eine Stärke, Kompetenz und natürliche Sicherheit aus – etwas, das ihr selbst durch lebensgeschichtliche Ereignisse verloren ging, das ihr aber prinzipiell auch möglich erscheint – sonst könnte sie nicht so träumen. Obwohl sich dieser Traum auf den ersten Blick eindeutig auf die therapeutische Beziehung bezieht, also auf eine interpersonale Beziehung in der realen Außenwelt, bezieht er sich doch gleichzeitig auch auf Intrapersonales, also auf eine Selbsterfahrung. Hanna macht eine hoffnungsvolle, beglückende Erfahrung in Bezug auf sich selbst: Die Möglichkeit einer solchen menschlichen Existenz, wie sie dieser Tierarzt für sie verkörpert, gibt es auch für sie.

8.3.2 Der gefährliche Taxichauffeur (Bernd)

Das folgende Traumbeispiel von Bernd ist deutlich auf einen bestimmten Moment in der Erfahrung der analytischen Beziehung bezogen. Darüber hinaus beleuchtet es aber auch Typisches im Erleben und Verhalten des Träumers, typische Ängste und Wünsche, mit denen er sich in seinen Beziehungen auseinandersetzt.

> **Beispiel**
>
> „Im Traum fuhr ich in einem Taxi. Der Taxifahrer fuhr aber gefährlich schnell, jeden Moment konnte es einen Unfall geben. Ich wäre gerne ausgestiegen, aber ich fürchtete, er würde böse auf mich, wenn er merkte, dass ich die Fahrt mit ihm zu gefährlich fand. Aber es ging gut. Als ich dann ausgestiegen war – es war da, wo ich auch hin gewollt hatte, er wollte mir also im Grund schon helfen – verfolgte er mich tatsächlich noch eine Weile, aber nicht sehr lange. Ich glaube, er hatte eine Waffe." ◄

Als emotionale Erfahrung der analytischen Beziehung ausgelegt fühlt sich Bernd zurzeit in der Analyse offenbar so, wie wenn er die Dienste einer professionellen Person angenommen hätte, um bequem und schnell an sein Ziel gebracht zu werden und nun feststellen würde, dass dies eine gefährliche Sache ist: Diese Person fährt viel zu schnell, jeden Moment könnte etwas Schlimmes passieren. Könnte er doch aussteigen! Anders als dies im wachen Leben in solch einer Situation wäre, getraut er sich im Traum aber nicht, einzugreifen und den Fahrer zu stoppen. Offenbar fühlt er sich doch nicht wie in einer normalen Geschäftsbeziehung mit dem Chauffeur, denn er hat das Gefühl, vertrauen zu müssen, sonst würde es noch gefährlicher werden. Zwar passiert nichts, Bernd wird an sein Ziel gebracht und kann unbehindert aussteigen. Obwohl der Fahrer den Träumer in Gefahr gebracht hatte und mit seiner Pistole potenziell bedrohlich war, hatte er wohl doch keine bösen Absichten, sondern wollte ihm helfen. Aber Bernd fühlte sich noch eine ganze Weile von ihm verfolgt – die Angst bezüglich der bedrohlichen Situation ging ihm noch eine Weile nach, ließ ihn nicht sofort los.

Bernd war klar, dass dieser Traum mit seiner Beziehung zur Analytikerin zu tun hatte. Die Situation, die den Traum ausgelöst hatte, war folgende: Er hatte eine Therapiestunde verschlafen – vielleicht nicht zufällig, denn er hatte gerade den in Abschn. 5.4.6 vorgestellten Mord-Vertuschungstraum geträumt, möglicherweise wollte er diesen nicht gerne erzählen. Als er mich anrief, um sich zu entschuldigen, ließ ich mir diesen Traum jedoch erzählen; wir redeten lange am Telefon darüber. Das habe ihn stark berührt. Er habe eine ungewöhnliche, erotisch gefärbte Nähe gespürt, die etwas leicht Unheimliches hatte. Das Gefühl sei schwer beschreibbar, eine Mischung aus Vertrauen, Abhängigkeit und Angst, die Kontrolle zu verlieren. Wo könnte dies hinführen? Er hatte sich doch nur entschuldigen wollen, stattdessen fühlte er sich zu einer telefonischen Sitzung verführt.

Der Traum zeigt, dass die ungewöhnliche, intime Nähe, die er während des Telefongesprächs spürte, für ihn gefühlsmäßig Gefahr bedeutete – die Gefahr, abhängig und ausgeliefert zu sein und deshalb in den eigenen Bedürfnissen missachtet und überfahren zu werden. Oder umgekehrt, die Gefahr, diese Nähe selbst zu missbrauchen und sich schuldig zu machen.

Während des Telefongesprächs hatte ihn diese Problematik noch nicht so beängstigend berührt wie im Traum – erst der Traum brachte seine Angst deutlich ans Licht. Die Analytikerin fuhr ihm offenbar zu schnell, sie drohte ihn zu überfahren mit ihrem Anspruch, er solle sich in die analytische Beziehung einlassen, ohne dass er Kontrolle darüber hatte, wohin das führen könnte. Die Problematik „verfolgte" ihn bedrohlich auch noch außerhalb der Stunden, aber nicht sehr lange.

Der Traum zeigt, wie stark von Angst geprägt Bernd menschliche Nähe erlebte. Statt von der wohlmeinend empfundenen, vertrauten Analytikerin erfährt er sich abhängig von einem dubiosen fremden Mann, zu dem nur eine rein funktionale, berufliche Zweckbeziehung besteht. Dass er keine Kontrolle über das Geschehen hat, macht ihm Angst, er fürchtet aber auch, seine Angstgefühle zu offenbaren – das wäre eine ganz gefährliche Vertraulichkeit. Er schuldet doch Vertrauen, sein Misstrauen würde sicher bestraft werden. Hier klingt an, dass er es als Aufgabe empfindet, Vertrauen zu haben, obwohl dies eigentlich unzumutbar erscheint.

Träumend hat er das Gefühl, vertrauen zu müssen. Trotzdem bleibt bis zum Schluss die Unsicherheit, ob sein Misstrauen – das im Grund ein Misstrauen sich selbst gegenüber ist – nicht doch berechtigt ist.

Diese Traumerfahrung sei typisch für ihn, meinte Bernd. Auch in seiner Beziehung zu Freundinnen und zu Lehrern sehne er sich zwar nach vertrauensvoller Nähe, fürchte jedoch gleichzeitig, in eine unheilvolle Abhängigkeit zu geraten. Er habe die Tendenz „auszusteigen" und sich zurückzuziehen, wenn er das Gefühl habe, die Kontrolle zu verlieren.

In der Analyse bestand diese Gefahr jedoch nicht; wir hatten ein stabiles Arbeitsbündnis. Bernds Fluchttendenz stand das Gefühl entgegen, trotz der Gefahr, verletzt zu werden oder den anderen eventuell zu verletzen, vertrauen zu müssen – und auch zu können.

Grundsätzlich hat das Dilemma, vertrauen zu müssen, obwohl die Situation dies nicht rechtfertigt, eine existenziale Dimension. Tatsächlich müssen wir damit leben, dass wir letztlich keine Kontrolle haben, weder über unsere Mitmenschen noch wohin das Leben uns führt. Trotz dieser Unsicherheit müssen wir vertrauen, dass es irgendwie geht.

8.3.3 Der wachrüttelnde Pfarrer (Beispiel von M. Boss)

In seinem zweiten Traumbuch beschreibt Boss einen Traum (Boss 1975, S. 89 ff.), in dem ein Pfarrer die Rolle des Analytikers innehat. Ich lege ihn hier nach meiner eigenen Methode aus, die die Auslegung von Boss einbezieht, aber darüber hinaus geht. Genaueres zum Unterschied der beiden daseinsanalytischen Sichten siehe Kap. 12.

Beispiel

Gemäß Boss erzählte ein Analysand: „Ich träumte gestern Nacht, mich hätte um fünf Uhr früh das Kirchengeläute geweckt. Es war der Pfarrer, der so früh die Glocken läutete. Ich beschwerte mich bei ihm, dass er mich mit seinem Lärm so vorzeitig weckte und sagte, er solle dies in Zukunft gefälligst unterlassen." ◄

Der Träumer fühlt sich offenbar zurzeit in der Analyse so, wie wenn er rücksichtslos viel zu früh aus dem Schlaf geschreckt worden wäre, und zwar von einer Autorität, die er wie einen Pfarrer erlebt. Verärgert beschwert er sich darüber.

Was zeigt der Traum dem Träumer über sich selbst? Im Zentrum steht der Wunsch, weiter schlafen zu dürfen und nicht geweckt zu werden. Das heißt hier wohl, dass der Träumer nicht beansprucht werden und keine Verantwortung tragen will. Er erfährt sich als jemanden, der den Aufruf, verantwortlich zu leben, überlaut und viel zu früh hört. Aber auch als jemanden, der sich auffallend heftig gegen diese Störung auflehnt, wie wenn er mit dem Geläut persönlich gemeint wäre. Eventuell kennt er sich auch als jemanden, der einen leicht störbaren Schlaf hat und deshalb besonders darauf angewiesen ist, in Ruhe gelassen zu werden. Der Traum zeigt ihm, dass er zwar deutlich die Aufforderung spürt, „wacher" zu leben, dass er diese unangenehme Mahnung jedoch zurzeit entschieden abwehrt, und zwar – auffallenderweise – im Gefühl, ganz im Recht zu sein.

Auf die Frage des Analytikers nach einer entsprechenden Erfahrung in seinem Wachleben fiel dem Träumer sofort ein, dass er sich durch die aufrüttelnden Analytikerfragen – „die mich auf Einsichten in meine Verfassung bringen, die ich gar nicht haben will" – gestört fühle und sich darüber ärgere. Die Unlust, bzw. der Widerstand des Analysanden, sich in der Analyse mit seiner seelischen Verfassung auseinanderzusetzen, bildet also den Anlass für diesen Traum. Die Tatsache, dass er sich von den Fragen des Analytikers so gereizt fühlt, heißt, dass er hellhörig ist für grundsätzlich Fragliches, das sich ihm darin zu stark aufdrängt.

Warum ausgerechnet ein Pfarrer? Natürlich ist es nicht zufällig, dass der Analysand nicht vom Analytiker selbst, sondern von einem Pfarrer träumt. Boss betont: Wenn man hier den manifesten Traum nicht ernst nehme und kurzschließend meine, der Pfarrer sei doch eigentlich der Analytiker, die Figur des Pfarrers habe nur eine Verdeckungsfunktion, dann entgehe einem ein wesentlicher Aspekt des Traumes. Jedes Detail in einem Traum ist bedeutungsvoll und aussagekräftig. Die Frage an den Träumer, warum er wohl von einem Pfarrer und nicht vom Analytiker träume, ist wichtig. Erlebt er denn den Analytiker zu einem guten Teil wie einen Pfarrer, also wie jemanden, der als Vertreter einer öffentlichen, gesellschaftlichen Institution zu Moral und Pflicht auffordert? Dem Analysanden könnte dadurch aufgehen, dass er dazu tendiert, überempfindlich auf moralisch empfundene Aufforderungen zu reagieren, und dass er den Analytiker deshalb offenbar verzerrt wahrnimmt. Aber auch der Analytiker müsste sich fragen, ob er den Analysanden vielleicht über Gebühr bedrängt habe und ihm nicht die nötige Zeit gelassen habe, die dieser brauchen würde, um von sich aus „aufzuwachen".

Im lebensgeschichtlichen Zusammenhang lässt die heftige Auflehnung gegen den Analytiker, die dem Träumer bei sich selbst auffällt, eine Übertragungsreaktion vermuten. Vielleicht hat er auch seinen Vater als jemanden erlebt, der sich pfarrherrlich autoritär einmischte und ihm nicht die nötige Ruhe ließ.

In der existenzialen Dimension handelt der Traum vom untergründigen Wissen um die Aufgabe, sich mit dem Leben und seinen Schwierigkeiten wach auseinanderzusetzen; gewöhnlich möchte man diesen „aufrüttelnden Gewissensruf" (Heidegger 1927, S. 271 ff.) lieber nicht hören. Dieser Träumer erfährt den Aufruf zur Verantwortung sich selbst gegenüber zur Zeit als lästige Zumutung, er wehrt sich heftig dagegen. Empfindet er den Weckruf als zu schmerzhaft und deshalb als destruktiv? So wie der Träumer dies im Traum erlebt, ist allerdings keine Rede von einem objektiv gefährlichen Ausmaß der Störung, eher von einer übergroßen Reizbarkeit des Träumers – er ist überdurchschnittlich stark angegangen von dieser Problematik, er ist hellhörig dafür. Das heißt, er erfährt den Gewissensruf nicht nur von einer äußeren Autorität, sondern eigentlich von sich selbst, von seinem eigenen Gewissen her. Der Hinweis auf den aufrüttelnden Ruf des Gewissens, mit dem Heidegger sich in „Sein und Zeit" in § 54–§ 60 auseinandersetzt, fehlt erstaunlicherweise bei Boss in diesem Beispiel.

8.3.4   Eine Elternfigur

Gefühle, die in der Kindheit den Eltern galten, färben bekanntlich die therapeutische Beziehung, wie im geschilderten Pfarrertraum. Der Therapeut wird so erlebt wie Vater oder Mutter erlebt wurden. Aber es gibt auch das Umgekehrte: Neue Gefühle, die sich in der therapeutischen Beziehung entwickelt haben, können im Traum auch die Beziehung zu den Eltern in anderem Licht erscheinen lassen. Dann erscheint die Mutter oder der Vater im Traum im Licht der therapeutischen Beziehung verändert:

- Hilda wunderte sich sehr, dass sie einmal gegen Ende der Therapie im Traum ihre Mutter, zu der sie eine sehr schwierige Beziehung gehabt hatte, liebevoll angestrahlt im hellen Sonnenlicht vor dem freundlich anmutenden elterlichen Haus sah. Mütterliches und Elterliches hat für sie durch die Therapie einen positiven Aspekt bekommen.
- Agnes träumte einmal gegen Ende der Therapie zu ihrem Erstaunen, dass ihr Vater sie umarmte. In Wirklichkeit habe er dies nie getan, so etwas sei bei ihnen zuhause nicht üblich gewesen. Im Traum umarmten sie sich schweigend, im Bewusstsein, dass er bald sterben würde. Es habe eine gute, versöhnliche Stimmung geherrscht. In Wirklichkeit habe sie damals, als sie vor Jahren erfuhr, ihr Vater sei gestorben, den Boden unter den Füßen verloren. Das sei jetzt nicht mehr so – jetzt fühle sie sich gehalten. In diesem Traum klingt das Wissen um das bevorstehende Ende der Therapie an, und zwar in versöhnlicher Stimmung. Dieses zog ihr nicht den Boden unter den Füßen weg, denn sie fühlte sich gehalten, so wie von einem liebenden Vater – sie hatte durch die Therapie Halt in sich selbst gefunden.

Wie ist eine solch neue Sicht auf die Eltern zu verstehen? Daseinsanalytisch verstehe ich dies so: Die beiden Träumerinnen, Hilda und Agnes, erfuhren derzeit die Beziehung zur Therapeutin überraschend als außergewöhnlich nah und liebevoll, „so außergewöhnlich, wie wenn" sie mit der in Realität immer streng erlebten Mutter oder mit dem in Realität immer distanzierten Vater eine solch freundlich-liebevolle Beziehung hätten erfahren können. Die Träume sagen aber auch etwas über die Beziehung zu den Eltern aus. Es sind versöhnliche Träume, die vermuten lassen, dass die schmerzlichen Gefühle den Eltern gegenüber in der analytischen Beziehung bearbeitet werden konnten. In der Auseinandersetzung mit der Therapeutin konnten sich die Patientinnen gleichzeitig auch mit ihren schwierigen Beziehungen zu den Eltern auseinandersetzen und schließlich auch aussöhnen.

8.3.5   Anonyme Andere

In manchen Träumen ist die Problematik, die die Träumenden zurzeit in ihrer Beziehung zum Therapeuten besonders angeht, nicht in einer bestimmten Person verkörpert, sondern in anonymen Anderen:

Im Traum von Irene (Abschn. 5.3.3) beispielsweise gelten die Schamgefühle gegenüber unsichtbaren, möglicherweise aber hinter dunklen Fenstern verborgenen Menschen, deren Blicken sie sich ausgesetzt fühlt, eigentlich der Analytikerin.

In Silvias Traum (Abschn. 7.3) gelten die Dankbarkeitsgefühle den unbekannten Menschen gegenüber, die ihr einen gangbaren Weg um die Stromschnelle herum zeigen, der Analytikerin. Etwas deutlicher ist der Verweis auf die Therapeutin im Traum der Lehrerin (Abschn. 9.2.1). Dieser wird nämlich betont von einer älteren Frau wieder auf die Beine geholfen.

Andere Rollen, in denen die Therapeutin verhüllt auftritt, finden sich in Beispielen früherer Kapitel: Die huldvolle Königin in Linas Traum (Abschn. 6.6.1), der Schulkamerad und die Schneiderin in Morgaines Traum (Abschn. 7.6) oder der unheimliche Fremde mit Maske in Hildas Traum (Abschn. 7.2).

8.3.6 Praxiszubehör

Wenn vom Praxisraum des Therapeuten oder dessen Ausstattung geträumt wird, ist dies ein Verweis auf die therapeutische Beziehung:

Die grüne Türe
Eine Träumerin, die noch unschlüssig war, ob sie sich in eine Therapie einlassen wollte, träumte von einer grünen Türe. Sie konnte nichts mit diesem Traumbild anfangen, auch nicht, als sie in der Therapiestunde darüber sprach. Als sie aber das nächste Mal in die Stunde kam, fiel ihr zum ersten Mal auf, dass die Haustüre ihres Analytikers ja grün war! Der Traum verwies also in Gestalt der grünen Türe auf ihre Frage: Soll ich mich hier einlassen oder lieber nicht? Der strengabstinente Analytiker hatte sie dies selbst entdecken lassen, was natürlich viel eindrücklicher war, als wenn er ihr die Erklärung sofort selbst gebracht hätte.

Ein Raum wie das Praxiszimmer
Eine andere Patientin träumte, sie sei in einem schönen, ruhigen Raum mit Büchern und einem Teetischchen, auf dem eine Tasse mit warmem Tee bereit stand. Der Raum glich in verschiedenen konkreten Einzelheiten dem Therapiezimmer. Die Bücher und der Tee – für sie wertvolle Dinge, die Erkenntnis und Entspannung bedeuten – symbolisierten für sie nicht nur tiefe Sehnsüchte, sondern auch die wohltuende Stimmung im Zusammensein mit der Therapeutin. Diese Patientin hatte sich in die Therapie eingelassen.

Die Lehnstühle in der Praxis
Der orthodox-freudianische Analytiker Horacio Etchegoyen (2005, S. 229) erzählt den Traum einer befreundeten Kollegin, die nach dem Tod ihres Mannes einige Therapiestunden bei ihm erbeten hatte. Im Traum war sie mit ihrem Mann auf einem Schiff. Sie saßen beide auf einer langen Bank, die jedoch am Ende eine

merkwürdige Biegung hatte, so dass sie ihrem Mann schräg gegenüber saß. Plötzlich war ihr Mann verschwunden, sie fand ihn nirgends.

Beim Hören dieser Traumerzählung habe Etchegoyen, wie er erzählt, aus seiner Gegenübertragung heraus sofort gedacht, der Traum würde eigentlich von ihm, dem Analytiker handeln, nicht vom verstorbenen Mann der Kollegin, denn die letzte Therapiestunde hatte er abgesagt gehabt – war also nicht da gewesen. Diesen Gedanken habe er aber gleich wieder verworfen – so wichtig konnte diese Absage für die Kollegin doch nicht gewesen sein. Sie bestätigte dies. Trotzdem: Die merkwürdige Biegung der Bank erinnerte beide an die Stellung der Lehnstühle im Praxisraum. Nach weiterer gründlicher Besprechung des Traums und der zugehörigen Einfälle fiel der Träumerin jedoch plötzlich ein Traumdetail ein, das sie offenbar verdrängt hatte – erst jetzt wurde ihr bewusst, dass die Bank auf dem Schiff genau die gleiche Farbe hatte wie die Lehnstühle in der Praxis! Jetzt war beiden völlig klar, dass es im Traum doch um die Beziehung zum Analytiker ging, der mit dem verstorbenen Mann (und mit dem verstorbenen Vater der Kollegin) verschmolzen war. Seine Verhüllung war durchsichtig geworden.

8.4 Der Therapeut erscheint verändert

Träume, in denen der Therapeut zwar eindeutig selbst auftritt, jedoch irgendwie verändert, heben durch die spezifische Veränderung etwas in der Beziehung zu ihm hervor, das die Träumenden zurzeit besonders angeht. Die spezifische Veränderung kann auch nur den Raum des Therapeuten betreffen wie im Beispiel einer Patientin, die träumte, die Praxis ihrer Therapeutin befände sich in den Räumen ihres ehemaligen Kinderarztes. Dieser war in ihrer Erinnerung sehr behutsam, fürsorglich, sorgfältig und geduldig – diese Attribute gehören nun zur jetzigen Therapeutin. Die Träumerin hatte jahrzehntelang nicht mehr an diesen Raum gedacht, den sie nun im Traum genau vor sich sah.

8.4.1 Der Analytiker mit Bart (Beispiel von M. Boss)

Im Folgenden der Traum einer Patientin aus dem zweiten Traumbuch von (Boss 1975, S. 83 ff.). Es handelt sich um ein Beispiel aus einer Supervision, die Boss wöchentlich in der psychiatrischen Poliklinik gab. Meine Auslegung nimmt die Auslegung von Boss auf, geht jedoch darüber hinaus.

> **Beispiel**
>
> Der Therapeut berichtete: „Eine Analysandin erzählte, im Traum habe sie mich, ihren Analytiker, den sie im Wachleben immer nur glattrasiert und professionell im weißen Ärztemantel gekleidet sieht, in gewöhnlichen Kleidern und mit einem struppigen, wilden Bart gesehen. Der Bart war ihr unheimlich, sie bekam Angst und rannte davon." ◄

Der Traum schildert eine emotionale Erfahrung, die die Patientin im Kontext der therapeutischen Beziehung macht. Sie fühlt sich mit einer ihr unheimlichen Veränderung an ihrem Analytiker konfrontiert: Er erscheint ihr plötzlich nicht mehr wie ein professioneller Fachmann, sondern wie ein gewöhnlicher Mann, und vor allem nicht konventionell unauffällig glattrasiert, sondern mit einem wilden, struppigen Bart, der ihr so unheimlich ist, dass sie davon rennt. Im Wachen hatte sie bisher immer wieder betont, sie sehe in ihm nur den intelligenten, rational denkenden, vertrauenswürdigen, neutralen ärztlichen Berater.

Wie ist dieser Schrecken, den der Bart ihr einjagt, zu verstehen? Der Bart ist die auffälligste Veränderung im Vergleich zum Wacherleben. Der Analytiker begegnet ihr nicht nur einfach als Mann, sondern betont als ein wild-struppig bärtiger Mann. Nicht mehr professionell, sondern gewöhnlich menschlich, nicht mehr neutral, sondern geschlechtlich, männlich und wild. Vermutlich, sagt Boss, verweisen diese Veränderungen sie auf sexuell-triebhaft Emotionales, das sie plötzlich in der analytischen Beziehung auf unheimliche Weise betrifft. Damit will sie sich nicht konfrontieren, sie flieht.

Mögliche Wachzusammenhänge sind

- Das analytische Setting, nämlich Freuds Grundregel, alles anzusprechen, was in den Sinn kommt, sowie das unkonventionelle Liegen und die analytische Abstinenz, könnte die Patientin mit eigenen sexuell triebhaften Gefühlen konfrontiert haben, mit „Wildem", das sie aber vom Analytiker her erfährt.
- Vielleicht hat eine Bemerkung des Analytikers, die ihr befremdlich-verstörend vorkam, diese Wirkung auf sie gehabt.
- Der Bart könnte ein Verweis auf ihren Vater sein. Etwa, wenn dieser einen Bart hatte und/oder emotional unberechenbar war, also nicht eine strenge „überichhafte" Autorität, sondern jemand, der sich typischerweise gerade keiner Autorität fügte, sondern ein freies, wildes Leben anstrebte.

Die Analysandin erfährt im Traum etwas, das sie selbst im eigenen Leben angeht. Der Bart des Analytikers bedeutet eine Akzentuierung eines Beziehungsaspektes, der für sie wachend bisher ganz im Hintergrund war, jetzt aber plötzlich thematisch zentral ist. Er konfrontiert sie mit Unkontrollierbarem, das zu Beziehungen gehört. Diese Erkenntnis ist ihr unheimlich.

Der Traum lässt gegensätzliche Ängste und Wünsche erkennen, die die Patientin bestimmen:

Manifest fürchtet sie sich vor plötzlichen Veränderungen, die sie ungewollt mit Fremdem konfrontieren, das auf unkontrolliert Wucherndes, Wildes, den konventionellen Rahmen Sprengendes, emotional-sexuell-Triebhaftes verweist. Entsprechend strebt sie das Gegenteil an: Kontrolliertes Verhalten, neutrale Distanziertheit, kompetente Professionalität, sachbezogene Funktionalität, Ordnung, Perfektion, Verlässlichkeit.

Latent klingt jedoch an, was eine Beziehung ohne überraschende „Wildheit" bedeuten würde:

Steckenbleiben im Bekannten, keine Entwicklung, keine Spannung, keine emotionale Intensität, also keine lebendige emotionale Beziehung. Latent ist also ein noch weit entfernt liegender, dem Manifesten entgegengesetzter Wunsch zu ahnen: Eine neuartige, spannende, emotionale Beziehung, in der sich Unerwartetes entwickelt und neue Lebensbereiche entdeckt werden können, eine Beziehung, die von Ungezwungenheit und Spontaneität bestimmt ist und damit eine neuartige, freiere Weise, sich dem eigenen Leben gegenüber zu verhalten.

Im Traum bewegt sie die Frage, ob sie sich einlassen soll auf das Abenteuer einer gefühlsbetonten analytischen Beziehung oder sich nur professionell beraten lassen soll. Ihre Antwort ist zurzeit: Nein. Ich will ein kontrolliertes Leben, ich brauche Beratung, Sicherheit und Ordnung, ich muss mich auf eine Autorität verlassen können. Von unheimlich Wildem fühle ich mich überfordert, ja bedroht, dem kann ich nicht standhalten, damit will ich nichts zu tun haben.

Auf dem analytischen Weg zur Selbsterkenntnis ist es unvermeidlich, sich mit unerwarteten, unbekannten, unheimlichen Aspekten des eigenen Seins auseinanderzusetzen, das heißt, ihnen standzuhalten, sich ihnen zu stellen. Eine Verweigerung ist gleichbedeutend mit einem Analyseabbruch bzw. mit einer Fixierung in der gewohnten neurotischen Abwehrhaltung, die letztlich lebensfeindlich ist. Das kann der Analysandin aufgehen, wenn sie sich mit dem Analytiker zusammen in diesen Traum vertieft und ihn in Bezug auf seine Zusammenhänge und die damit verbundenen Ängste und Wünsche im Detail befragt.

Der Hauptunterschied dieser Auslegung zur Auslegung von Boss
Boss meint, dass die Träumerin Männliches als gefährlich und bösartig wahrnimmt, weil sie von Kindheitserfahrungen pathogen geprägt ist. Sie hat quasi eine „Hornhautverkrümmung ihres geistigen Auges", wie er zu sagen pflegte. Die Angst vor dem befremdenden Bart bedeutet für Boss also lediglich eine pathologische Einschränkung existenzieller Offenheit und Freiheit (vgl. Kap. 12). In hermeneutischer Sicht weist sie dagegen auf eine Hellhörigkeit für eine unabdingbare Wahrheit, beispielsweise für die grundsätzliche Unkontrollierbarkeit menschlicher Beziehungen.

8.4.2 Der Analytiker als Schlange (Birgit)

Für Birgit gehörte Schlangenhaftes zur Beziehung zu ihrem Analytiker:

Beispiel

„Ich hatte einen sehr eindrücklichen Traum von einer Riesenschlange, die Salomon hieß. Sie stand aufgerichtet neben mir, im kleinen Vorstadtgarten meines Elternhauses, zwischen Obstbäumchen und Blumen. Wir schauten uns ruhig in die Augen. Die Schlange hatte Menschenaugen, freundliche, warme

Augen, genau gleich wie die Augen meines Analytikers; sie war in keiner
Weise bedrohlich, sondern mir vertraut wie ein Freund, besonnen und weise.
Der ganze Traum bestand nur aus dieser einzigen Szene." ◄

Der Traum schildert eine eindrückliche emotionale Erfahrung der therapeutischen
Beziehung. Birgit erzählte mir diesen Traum Jahre nach Beendigung ihrer
früheren Analyse, immer noch beeindruckt von der intensiven, außergewöhnlichen
Stimmung zwischen ihr und dem Schlangenwesen. Dass die Schlange Salomon
hieß, fand sie bezeichnend. Einerseits war dies für Birgit der passendste Name
für eine große Schlange: Das geschlungene, schlingende S, die klangvollen
Laute L und A passten für sie zu Schlangenhaftem und zum Wort Schlange, das
O in Salomon stand für groß. Andererseits war Salomon der Name eines sprichwörtlich weisen, großen Königs – eine majestätische Persönlichkeit mit großer
Wirkung. Für Birgit illustrierte dieser Traum treffend die Stimmung, in der sie
ihren damaligen Analytiker zur Zeit des Traums in der Analyse erfahren hatte –
sie fand es schwer, diese Stimmung in Worte zu fassen. Es war so, wie wenn sie
sich mit etwas so außerordentlich Ungewöhnlichem, ihr ganz Fremdem, potentiell
übermächtig Gefährlichem, Urtümlichen wie einer Riesenschlange in tiefer Verbundenheit befände, und zwar an einem so gewöhnlichen altvertrauten Ort wie
dem elterlichen Vorstadt-Gärtchen, in das diese Schlange so gar nicht hinein
gehörte: Eine anschauliche, treffende Darstellung der besonderen Art positiver
(Übertragungs-) Gefühle, die Birgit mit ihrem Analytiker verbanden.

Ein niederstrukturierter Traum gemäß Michael Ermann
Wie der Traum von Nils in Abschn. 7.7 ist dies ein Traum, der nur eine einzige,
intensive Stimmung in einem einzigen Bild schildert; die Ansiedlung der Szene im
freundlich konnotierten, elterlichen Raum legt nahe, dass der Traum die Stimmung
einer heilsamen, regressiv getönten Phase in der therapeutischen Beziehung veranschaulicht. Ermann betont, dass niederstrukturierte Träume in bestimmten
Phasen bei allen Menschen vorkommen können, unabhängig von deren Persönlichkeitsstruktur (Ermann 2005, S. 73). Die Übertragung ist in solchen Träumen
implizit, sie enthält vorsprachliches Beziehungswissen (Ermann 2005, S. 82).
Birgit hatte tatsächlich eine grundsätzlich gute Beziehung zu ihren Eltern. Dass
die innige Beziehung aber nun so befremdlich „schlangenhaft" erfahren wird, verweist auf eine befremdlich neue, unheimlich getönte, aber schöne Beziehungser-
fahrung.

8.5   Die Therapeutin erscheint selbst

Was heißt es wohl, wenn der Therapeut persönlich, unverhüllt und äußerlich
unverändert in einem Traum vorkommt? Ich denke, dann geht es betont um die
Wirkung, die er als diese bestimmte Persönlichkeit auf den Patienten hat, als
dieser reale Mensch. Einige Psychoanalytiker vertreten gemäß dem Psychoanalytiker Etchegoyen die Ansicht, dass es ein prognostisch ungünstiges Zeichen

für den Beginn einer Analyse sei, wenn der Analytiker schon im ersten Traum in Person auftrete (Etchegoyen 2005, 155–157). Das könne nämlich bedeuten, dass der Patient Probleme mit der realen Person des Analytikers bekommen könnte, nicht mit seiner Funktion oder Rolle. Entweder deute ein solcher Traum auf eine Unfähigkeit des Patienten, zwischen dem Therapeuten und einer wichtigen Bezugsperson der Kindheit zu unterscheiden, also auf eine schwere Übertragungsproblematik, oder darauf, dass tatsächlich eine zu große Ähnlichkeit zwischen dem Analytiker und einer wichtigen Bezugsperson bestehe. Etchegoyen selbst dagegen meint, alle Träume, in denen der Analytiker als Person auftrete, nicht nur die am Anfang, hätten mit einer real gegebenen Tatsache in der analytischen Beziehung zu tun. Solche Träume bezögen sich also auf die reale Beziehung. Allerdings ist dazu zu bemerken, dass alle Beziehungen immer spezifisch subjektiv getönt erfahren werden, je nach lebensgeschichtlicher Prägung. Aus der Kindheit stammende Gefühle spielen in jeder späteren Beziehung eine gewisse Rolle; also auch dann, wenn der Analytiker persönlich in einem Traum vorkommt, ist die Beziehung zu ihm subjektiv lebensgeschichtlich gefärbt und gibt die derzeitige Gestimmtheit zu ihm wieder.

8.5.1 Die Therapeutin ist wie die Mutter (Lina)

Der folgende Traum zeigt deutlich, wie bestimmend Übertragungsgefühle sein können, auch wenn von der Therapeutin persönlich geträumt wird.

Beispiel

„Ich war an einem Fest, aber nicht in Form, nicht in Festlaune, wie man sein sollte, sondern in ernster Stimmung. Sie, meine Therapeutin, waren auch da. Sie schimpften mit mir und machten mir Vorwürfe, ich solle mich doch zusammennehmen und mich nicht so unhöflich gehen lassen. Aber zu meinem eigenen Erstaunen konnte ich das nicht, ich konnte einfach nicht fröhlich lächeln, wie es sich gehört hätte. Sie tadelten mich zu Recht, fand ich, das müsste ich doch können." ◄

Wir waren beide erstaunt über diesen Traum. Im Wachen war es Lina völlig klar, dass ich mich in Realität nie so verhalten würde wie in diesem Traum. Im Gegenteil, ich würde doch immer betonen, dass Stimmungen ernst zu nehmen seien und dass man nicht so tun müsse, als sei alles in Ordnung, wenn es nicht so sei. Im Traum hätte ich mich verhalten wie ihre Mutter früher, dieser sei ein konventionell angepasstes Benehmen sehr wichtig gewesen – Eigenheiten habe sie nicht geduldet. Noch heute stecke die Furcht vor dem mütterlichen Tadel in ihr, sie erlaube sich nicht, unangepasste Gefühle zu zeigen. Aber das wolle sie jetzt ändern.

Es gab einen aktuellen Anlass für den Traum. Lina hatte einem Cousin, der sie gekränkt hatte, gesagt, sie komme nicht mehr zu seinen Familienfesten. Sie hatte also ihren Unmut gezeigt und gewagt, ihm Schuldgefühle zu machen. Das sei neu für sie.

Der Traum thematisiert einen Konflikt. Lina fürchtet, Schuld und Strafe auf sich zu laden, wenn sie sich erlaubt, „eigen-sinnige" Gefühle zu zeigen. Um dies zu vermeiden, versucht sie gewöhnlich, Eigenes zu unterdrücken. Damit macht sie jedoch auch schlechte Erfahrungen, sie wird auf kränkende Weise übersehen. Zur Zeit dieses Träumens ist ihr schon bewusst, dass sie zu sich stehen muss, auch wenn dies Einsamkeit und Ausschluss aus der Gemeinschaft bedeuten sollte. Im Traum kann sie gar nicht anders, es ist ihr nicht möglich, sich anzupassen und zu lächeln, sie muss ihre wahre Stimmung zeigen. Sie muss zeigen, dass sie ernst ist – bzw. dass es ihr ernst ist mit sich selbst. Der von ihr geschilderte Wachanlass für den Traum ist einleuchtend – sie hatte ihren Unmut geäußert und sich selbst aus Familienfesten ausgeschlossen. Wachend war sie stolz auf diese eigenständige Haltung und fühlte sich darin von mir unterstützt. Unterschwellig hatte sie jedoch Zweifel, ob sie sich dies wirklich erlauben durfte. Diese Zweifel liegen dem Traum zugrunde.

Der Traum steht jedoch nicht nur im Kontext von Kindheitserfahrungen, sondern auch im Kontext von Linas hellhöriger Auseinandersetzung mit Grundbedingungen des Menschseins. Als depressive Persönlichkeit tendiert Lina dazu, sich allein auf sich gestellt, minderwertig und fehlerhaft zu fühlen. Folgsamkeit und Anpassung sind also nicht nur als Antwort auf die Forderungen der Mutter zu verstehen, sondern auch als (neurotische) Abwehr der unerträglich erscheinenden Zumutung, das eigene Leben allein verantworten zu müssen. Zur Zeit dieses Traums spürt sie jedoch deutlich, dass sie der Verantwortung für sich selbst gar nicht ausweichen kann.

Warum träumt Lina jedoch so von der Therapeutin und nicht, wie doch naheliegender gewesen wäre, von ihrer Mutter? Im Wachen findet sich dafür kein Anlass. Ich denke, dies heißt, dass die Therapeutin damals die größte Autorität für Lina war, wichtiger als ihre Mutter. Dass im Traum die Therapeutin die Forderung der Mutter – psychoanalytisch gesprochen eine Über-Ich Forderung – vertritt, zeigt, welches Gewicht diese Forderung immer noch hat für Lina. Weil sie jetzt nicht mehr Folge leistet, ja, nicht Folge leisten kann, fühlt sie sich schuldig, so wie wenn die verehrte therapeutische Instanz sie tadeln würde. Das ist aufschlussreich. Es zeigt, wie groß Linas Konflikt ist und wie schwer es ihr fällt, unangepasst und unfolgsam, nämlich eigenständig zu sein – sogar in der für sie zurzeit massgeblichsten Beziehung kann sie nicht mehr einfach gehorchen!

8.5.2 Annäherungen (Miriam)

Miriam hatte sich trotz großer psychischer Probleme lange gescheut, eine Psychotherapie anzufangen. Auch nach Beginn der Therapie zweifelte sie noch monatelang, ob sie sich wirklich verbindlich in eine solch befremdliche Beziehung einlassen sollte. In dieser Zeit hatte sie folgenden Traum:

Beispiel

„Ich sass am Strand der Insel, wo ich neulich in den Ferien war. Ein Schiff legte an und einige Leute stiegen ein, aber niemand stieg aus. Das wunderte mich – normalerweise stiegen immer auch Leute aus. Als das Schiff weg war, sah ich am Steg eine Frau stehen, undeutlich, weil weit weg, aber wahrscheinlich Sie, meine Therapeutin, schwarz angezogen, mit einer leuchtend roten Jacke. Offenbar waren Sie doch aus dem Schiff ausgestiegen. Als ich nochmals genau hinschaute, waren Sie aber weg – unerklärlich und rätselhaft – Sie hätten nur im Wasser sein können, überall sonst hätte ich Sie gesehen. Ich fragte mich, ob ich Sie wirklich gesehen hatte – oder war es eine Einbildung? So erwachte ich." ◄

Ich wies Miriam darauf hin, dass der Traum mit der Therapie zu tun haben müsse, da ich darin auftauchte. Auffällig war der starke Kontrast von Schwarz und leuchtendem Rot in meiner Kleidung, noch mehr aber mein plötzliches, unerklärliches Verschwundensein. Auch ihre Verwunderung darüber, dass niemand ausstieg fiel mir auf – ich fragte Miriam, was das bedeutete. Prompt antwortete sie: „Das hieß, dass niemand kommt." Also hatte sie sich vielleicht gewünscht, dass jemand kommt? Und überraschenderweise war ich tatsächlich gekommen. Oder hatte sie sich getäuscht? Wieder war sie allein auf der Insel („isola") – „isoliert".

Der Traum schildert Miriams Auseinandersetzung mit einer möglichen Begegnung oder sogar Beziehung mit mir. Der auffällige Farbkontrast meiner Kleider verweist sie intensiv und eindrücklich einerseits auf Dunkles, andererseits auf leuchtend Lebensfreudiges. Intensive Gefühle bezüglich einer Begegnung blitzen hoffnungsvoll auf, um dann plötzlich wie vom Erdboden verschwunden bzw. „ins Wasser gefallen" zu sein. Miriam zweifelt an ihrer (gefühlsmäßigen) Wahrnehmung – real erscheint ihr diese Begegnungsmöglichkeit nicht gegeben.

Als emotionale Erfahrung der therapeutischen Beziehung gesehen zeigt der Traum, dass Miriam sich passiv dem Geschehen ausgeliefert erlebt, sie selbst kann gar nichts tun, damit es zu einer Begegnung kommt, sie ist auf ein Entgegenkommen und Beständigsein der Therapeutin angewiesen. Zurzeit erlebt sie die Möglichkeit einer Beziehung als ganz vage, fern und unbeständig, sie traut ihrer flüchtigen, hoffnungsvollen Wahrnehmung nicht. Sie meint, Opfer einer Täuschung oder Selbsttäuschung geworden zu sein.

Zunehmende Annäherung in späteren Träumen

Auf diesen Traum folgten im Verlauf der nächsten Monate und Jahre viele weitere Träume, in denen die Therapeutin persönlich vorkam. Anfänglich ließen diese Träume auf große Vorbehalte, ja Angst schließen, sich näher in die Beziehung einzulassen; mit der Zeit schien Miriam die Frage von möglicher Nähe in der therapeutischen Beziehung jedoch immer hoffnungsvoller und vertrauensvoller zu beantworten. Zunehmend waren dies erholsame, beglückende Träume, in denen sowohl Freiheit wie Geborgenheit möglich war – etwa das Gefühl, warm umhüllt mit der Therapeutin auf dem Balkon des Praxisraums zu stehen, mit Blick auf das offene Meer. Dies zeigte, dass Miriam in der Therapie Fuß gefasst hatte, als Grundlage für die weitere gemeinsame, oft sehr mühsame Arbeit ins Offene hinaus. Vorbedingung dafür war, dass sie sich von ihren großen anfänglichen Ängsten nicht hatte abhalten lassen, sondern das ihr unheimliche Risiko, sich in die Therapie einzulassen, auf sich genommen hatte (s. Abschn. 8.2.3).

8.5.3   Plattdeutsch, Liebesverrat (Hilda)

Von Hilda kennen wir den Initialtraum vom Mann mit der Maske, der zeigt, wie riskant und unheimlich ihr die bevorstehende therapeutische Beziehung vorkam (Abschn. 7.2). Im Verlauf der Therapie konnte sie jedoch erstaunlich bald Vertrauen fassen und sich verbindlich in die Beziehung einlassen. Die beiden folgenden Träume zeigen, dass diese Entwicklung gefühlsmäßig viel mehr bedeutete, als es wachend den Anschein machte.

Das Gespräch auf Plattdeutsch
Im ersten Traum fühlt sich Hilda hilfreich begleitet in der Annäherung zu einer Beziehung mit ihr Fremdem, aber nicht persönlich betroffen.

> **Beispiel**
>
> „Im Traum war ich mit Ihnen, meiner Therapeutin, unterwegs. Da begegnete uns der Nachrichtensprecher vom Deutschen Fernsehen. Sie begannen Plattdeutsch miteinander zu reden – für mich als Schweizerin ganz unverständlich. Nachher erzählten Sie mir, es sei um seine demnächst bevorstehende Heirat gegangen, Sie hätten ihm dazu gratuliert." ◄

Als emotionale Erfahrung ausgelegt heißt dies: Hilda fühlt sich mit ihrer Therapeutin unterwegs. Auf diesem Weg begegnet sie einem Fremden, den die Therapeutin aber kennt – einer fremden Lebensweise, von jenseits der Grenze, ein Sprecher eines anderen Landes. Auch die Sprache, in der dieser mit der Therapeutin redet, ist Hilda fremd. Plattdeutsch ist der von der Schweiz entfernteste, unverständlichste deutsche Dialekt. Hilda interessiert sich dafür, wovon die Rede ist und erfährt, es gehe um eine baldige Heirat, also um verbindliche, auf Dauer angelegte Nähe zwischen zwei einander ursprünglich fremden Menschen. Sie bekommt also durch die Therapeutin, als Mittlerin zwischen der ihr vertrauten und einer ihr fremden Welt, einen gewissen Zugang zu Fremdem, das sie interessiert, und erfährt, dass es dabei um verbindliche menschliche Nähe geht.

Der Traum lässt vermuten, dass Hilda sich einer verbindlichen Beziehung mit der Therapeutin annähert, einer Beziehungsmöglichkeit, die ihr befremdlich erscheint. Der Albtraum wenige Wochen später zeigt jedoch, wie riskant und trügerisch ihr dieses Gefühl untergründig vorkommt.

Liebesverrat

Beispiel

„Ich hatte einen Traum, der mir ganz unverständlich und fremd ist. Nie hätte ich gedacht, dass ich so etwas träumen könnte! Ich träumte, ich hätte eine nahe, auch sexuell intime Beziehung mit Ihnen – so etwas ist mir ganz fremd, eine solche Beziehung kenne ich nicht, ich weiß nichts darüber, so etwas ist außerhalb meines Horizontes und Vorstellungsvermögens. Aber im Traum war es fraglos und natürlich. Plötzlich entschlossen Sie sich jedoch, zu Ihrem Mann zurückzugehen und verließen mich. Aber nicht genug damit, um mich ganz los zu werden, wollten Sie mich sogar töten. Und noch dazu hatten Sie Dinge, die ich Ihnen von mir anvertraut hatte, an irgendwelche Bekannte von mir verraten und diese mir also entfremdet und gegen mich eingenommen. Ich war verlassen, verraten und einsamer als zuvor – ein Albtraum." ◄

Als emotionale Erfahrung heißt dies, dass Hilda sich auf schmerzlichste Weise einem Liebesverrat ausgesetzt fühlt. Aus einem Gefühl intimer, vertrauensvoller Nähe fühlt sie sich in die weiteste Ferne, ja in den Tod gestoßen. Verraten und angefeindet verliert sie auch ihre alten Freunde. Es ist schlimmer als vorher. Die Konsequenz dieser Traumerfahrung könnte lauten: „Lieber bleibe ich auf Distanz, das ist sicherer, als mich in eine Beziehung einzulassen, in der ich auf Gedeih und Verderb abhängig bin. Zwar leide ich dann an Einsamkeitsgefühlen, aber so ein Liebesverrat bleibt mir dann erspart." In diesem Traum geht es nicht mehr um ein distanziertes Verstehen von bisher Fremdem, Hilda fühlt sich existenziell zutiefst betroffen.

Die Bedeutung des Traums in verschiedenen Zusammenhängen: Hilda sah keinen Zusammenhang des Traums mit ihrer aktuellen Situation – die Beziehung zu mir erfahre sie bei weitem nicht als so nah. Das einzige, was ihr als möglicher Anlass für den Traum einfiel, war, dass sie am Tag vor dem Traum zum ersten Mal gedacht habe, es sei schade, dass sie nicht in die Therapiestunde kommen könne – aus äußeren Gründen war diese Stunde ausgefallen. Offenbar hatte sie die Entdeckung, dass ihr an der Therapie etwas lag und sie den Ausfall einer Stunde bedauerte, untergründig tief geängstigt. Das zeigt der Traum – er ist hochemotional und dramatisch, die Problematik, um die es geht, kommt in der denkbar drastischsten Form zum Ausdruck. Das unauffällig adäquate Gefühl, dass ihr etwas an der Beziehung liegt, erscheint im Traum als innige, intime Beziehung. Dass ich einmal nicht für sie da sein konnte, löste das Gefühl aus, verlassen und verraten zu sein, ja mit dem Tod bedroht zu werden. Dies zeigt, welch ungeheure Resonanz das kurze Bedauern am Vortag im Traum gehabt hatte und wie schwerwiegend sie die angeklungene Problematik, die unaufhebbar zu jedem Vertrauen gehört, empfindet.

Lebensgeschichtlich steht Hildas Hellhörigkeit für diese Problematik im Zusammenhang mit ihrer Kindheit. In ihrer Familie fühlte sie sich nie richtig zugehörig und geliebt, im Innersten war sie überzeugt, nach der Geburt ausgetauscht worden zu sein. Sie fühlte sich abgelehnt in ihrer Eigenart, aber sie grenzte sich auch selbst ab und lehnte sich auf, indem sie sich den Familiennormen entzog. Obwohl sie unter Einsamkeits- und Fremdheitsgefühlen litt, suchte sie doch Distanz. Sie brauchte einen Freiraum für sich in den unerträglich beengenden familiären Verhältnissen. In Not wegen einer in die Brüche gegangenen Liebesbeziehung suchte sie schließlich eine Therapeutin. Mich wählte sie, wie sie später sagte, bezeichnenderweise deshalb, weil sie mich für die Distanzierteste und am wenigstens Empathische gehalten habe! Wieder wählte sie die Fremde und die Distanz. Sie habe diese Herausforderung durch das Fremde gesucht, meinte sie. Ich denke aber, es war auch ein Stück Abwehr in dieser Wahl; so hoffte sie vielleicht, eine abhängige Beziehung vermeiden zu können, in der wieder ein Liebesverlust drohte. Nach dem gefühlsmäßig so dramatischen Beginn entwickelte sich dann aber stetig eine stabile, vertrauensvolle Beziehung.

Die Dramatik des Traums vom Liebesverrat bezog sich – trotz des realen Anlasses des Stundenausfalls – im Grund nicht auf unsere reale Beziehung, sondern auf Ängste, die sich auf schmerzliche, nicht überwundene Kindheitserfahrungen bezogen und, damit zusammenhängend, auf Hildas Hellhörigkeit für die grundsätzliche Zerbrechlichkeit menschlicher Beziehungen.

8.5.4 Handhalten, Sich anvertrauen (Rahel)

Von Rahel, einer leistungsbewussten Analysandin, kennen wir drei Anfangsträume, die sich mit der Problematik von Hilfe befassen (Abschn. 8.2.1). Wie anders sie die therapeutische Beziehung später erfuhr, zeigen die beiden folgenden beglückenden Träume, die sie gegen Ende der Therapie träumte. Das Besondere in diesen Träumen war für sie, dass sie sich mit ihren Widerständen und Bedürfnissen fraglos angenommen fühlte. Eigentlich hieß dies aber, dass sie sich nun, nach langer mühsamer Auseinandersetzung mit Scham-, Schuld- und Angstgefühlen, selbst annehmen konnte.

Handhalten: Ärger und Eigensinn haben Platz

Beispiel

„Wir gingen zusammen, Sie wollten meine Hand nehmen. Ich war in ärgerlicher Stimmung und wollte nicht, krümmte deshalb die Finger etwas, spreizte mich sozusagen dagegen. Da umfassten Sie meine ganze sich sträubende Hand, das war sehr schön!" ◄

Die emotionale Bedeutung des Traums ist augenfällig: Rahel fühlt sich von der Analytikerin umfassend angenommen und in selbstverständlicher Weise in einer nahen Beziehung gehalten, auch als Widerständig-Eigenständige.

Im Zusammenhang früherer Träume leuchtet aber noch mehr auf: Jemandem die Hand geben, ist in Rahels Träumen ein wiederkehrendes Motiv. Im früheren Traum, in dem sie ihre tote Tante durch Handhalten wiederbelebte (Abschn. 8.2.1), war das Händehalten für sie noch zwiespältig: Leben spendend, aber auch gefährlich. Es konnte vom eigenen Weg wegreißen. Sich „in jemandes Hand geben" hieß, den eigenen Stand verlieren, abhängig werden und folgsam sein. Die mütterliche Autorität fand damals die Wiederbelebung von früheren, wilderen und freieren Verhaltensweisen nicht in Ordnung. Jetzt, am Ende der Therapie, ist Widerstand auch innerhalb der Beziehung möglich, ja, er gehört dazu, wird nicht als Hindernis, sondern als Teil der Beziehung empfunden.

Sich anvertrauen: Sich erlauben, umsorgt zu werden

Das Beglückende im folgenden Traum war, dass Rahel sich in der Beziehung fürsorglich aufgehoben und ausnahmsweise ganz frei von Leistungszwängen fühlen konnte. Sich eine solch vertrauensvolle Haltung zu erlauben und sich in einer solchen Haltung selbst annehmen zu können, war alles andere als selbstverständlich für sie, deshalb so beglückend.

Beispiel

„Ich kam zu Ihnen in die Praxis, musste aber auf Sie warten. Das Wartezimmer sah aus wie eine Bibliothek, es gab keine Stühle. Ich wartete sehr lange, bis es Abend war. Dann endlich kamen Sie und ließen mich herein. Sie hatten aber ein richtiges Bett mit weißen Laken, sehr bequem und schön. Da durfte ich hineinschlüpfen. Sie saßen auf einem Stuhl neben – nicht hinter – mir. Ich schlief ein, schlief lange. Als ich aufwachte, saßen Sie immer noch da!! Ich setzte mich noch verschlafen auf und rieb mir die Augen. Sie lächelten mich an und sagten, jetzt hätte ich sicher Hunger, ich hätte ja seit gestern nichts mehr gegessen. Sie selbst hätten auch Hunger. Also holten Sie ein Brot, das wie ein Stück Kuchen auf einem Teller lag. Gemeinsam aßen wir das Brot aus diesem Teller. Ein wunderschöner Traum!

Früher hatte ich schon mal geträumt, ich wäre bei Ihnen eingeschlafen. Damals weckten Sie mich aber mit strenger Stimme." ◄

Als emotionale Erfahrung schildert der Traum, wie Rahel die therapeutische Beziehung zurzeit erfährt. Sie hat eine lange, unbequeme Wartezeit auf sich genommen, in einem Raum, der auf Wissen, Lernen und Horizonterweiterung verweist, stehend, einen ganzen Tag lang, ohne etwas zu essen zu bekommen. Aber dann fühlt sie sich in außerordentlicher Weise belohnt. Sie darf nach Herzenslust schlafen und essen, behütet von einem Menschen, der spürt, was sie jetzt braucht und ihr dies auch geben kann. Beide sind fraglos aufeinander bezogen, lassen dem anderen aber auch Zeit für eigene Bedürfnisse, alles in ganz selbstverständlicher Weise.

Interessant ist auch Rahels letzte Bemerkung: In einem früheren Traum hatte die Therapeutin ihr nicht erlaubt, in der Stunde einzuschlafen. Das heißt eigentlich, früher habe sie sich selbst so etwas nicht erlauben können. Früher verkörperte die Therapeutin für sie eine strenge, lustfeindliche Autorität, jetzt dagegen fürsorgliche Zuwendung und Verständnis. Das heißt, nach einer langen, anstrengenden, auf Leistung ausgerichteten Zeit macht sie jetzt eine überaus schöne, neue Erfahrung in Bezug auf Beziehungen und mit sich selbst.

8.6   Ein Gegenübertragungstraum (Das Instrument)

Die therapeutische Beziehung spielt nicht nur in den Träumen der Patienten eine Rolle, sondern gelegentlich auch in den Träumen des Therapeuten, der Therapeutin. Das ist dann der Fall, wenn in der therapeutischen Beziehung ein emotionales Problem anklingt, das besondere Aufmerksamkeit fordert. Gegenübertragungsträume verraten also immer eine persönliche Betroffenheit des Therapeuten im Zusammenhang mit dieser Therapie. Manchmal bezieht sich diese Betroffenheit deutlich auf die aktuelle Beziehungssituation und die Frage, wie sich dazu einzustellen sei; manchmal drängt sich aber auch eine eigene Problematik vor, die durch die therapeutische Beziehung nur ausgelöst wurde. Vermutlich spielt jedoch immer beides zusammen. Gegenübertragungsträume sind, wie alle Träume, in vielfältigen Dimensionen zu verstehen. In unserem Zusammenhang sind sie bedeutsam, weil sie den Blick auf etwas lenken, das zurzeit in der Begegnung und in der Arbeit mit einem bestimmten Patienten vordringlich ist. Ob die Therapeutin einen Gegenübertragungstraum in der Therapie erzählen soll, hängt von vielerlei ab. Jedenfalls muss dies sorgfältig erwogen werden und immer im Dienst der Therapie stehen.

Als Beispiel führe ich einen Gegenübertragungstraum von mir an, den ich im Zusammenhang mit diesem Buch hatte. Ich hatte mich intensiv mit der Frage auseinandergesetzt, wie ich die Träumerinnen und Träumer meiner Beispiele bei dieser Arbeit einbeziehen und beteiligen könnte, ohne die Beziehung, die Therapie oder die Erinnerung an die Therapie zu stören. Meistens war dies problemlos, weil die Therapien lange abgeschlossen waren. Aber gelegentlich hätte ich ausnahmsweise gerne auch Träume aus einer noch laufenden Therapie verwendet. Wie und wann sollte ich um Erlaubnis bitten? Da kam mir der folgende Traum zu Hilfe. Die Patientin, von der ich träumte, nenne ich Stella – denn sie steht stellvertretend für alle Patientinnen und Patienten, die mir ihre Träume freundlicherweise für das Buch überließen.

Beispiel

„Im Traum war Stella, anders als im Wachen, auch Therapeutin. Wir hatten ein gemeinsames Therapieprojekt, für das wir einen Therapieraum brauchten, wo jede von uns zu bestimmten Zeiten mit Patienten arbeiten würde. Findiger und praktischer als ich, hatte Stella einen geeigneten Raum gefunden und wollte mir diesen jetzt zeigen. Man ging dorthin über kleine Wege an Schrebergärten entlang. Immer mal wieder musste man eine Art Gattertüre öffnen, denn der Weg war durch Gatter unterteilt. Sie führte mich und öffnete mir die Gatter. Wie dies geschah, war das Besondere, über das ich staunte: Sie hatte eine Art

Gitter aus Schmiedeeisen dabei, etwa ein Meter hoch, 30 cm breit, also ziemlich unhandlich und auch nicht ganz leicht, das war aber kein Problem für sie. Sie trug es, wie man vielleicht eine kleine Harfe mittragen könnte und demonstrierte mir stolz, wie dieses Instrument die Wege öffnete. Sie hielt es vor das Gatter wie eine Fernbedienung, es gab einen musikalischen Akkord von sich und die Türe ging auf. Ich bewunderte den Mechanismus, fragte mich aber innerlich, ob es nicht etwas beschwerlich war und wir die Gatter nicht einfacher mit der Hand öffnen sollten. Aber andererseits war es eindrücklich und ein besonderes Erlebnis, dass die Türen wie von selbst aufgingen, nur durch die Klänge von dem Gitterwerk ausgelöst. Das Gitterwerk war übrigens kein technisches Gerät, nichts Neues, es sah aus wie ein Teil eines schmiedeeisernen Zauns, wie ihn früher herrschaftliche Villen hatten (wie das Haus, in dem meine Praxis ist). Beeindruckt von diesem kleinen Wunderinstrument erwachte ich." ◄

Der Traum schildert meine derzeitige emotionale Erfahrung als Stellas Therapeutin. Beim Nachdenken über den Traum fiel mir auf, wie sehr ich offenbar die Therapie mit Stella als ein gemeinsames Projekt empfinde, in welchem sie, nicht ich, die Führende ist. Wir machen gemeinsam einen Weg auf ein gemeinsames therapeutisches Ziel zu, aber Stella führt mich, sie weiß, wo das Ziel zu finden ist, sie ist die Bestimmende; ich habe in diesem Traum die Rolle eines fürsorglich auf sie bezogenen Gefolgsmannes, wie die des therapeutés in der Antike (Abschn. 8.1) Sie ist es auch, die mir mit ihrem wundersamen Türöffnungsinstrument den Weg erleichtert und spannend macht. Wie selbstverständlich trägt sie diese Last, offenbar einfach, weil diese Öffnungsart beeindruckend schön und bereichernd ist.

Erst einige Zeit später ging mir auf, was das harfenähnliche Instrument wahrscheinlich bedeutet: Das sind Stellas Träume. Jeder Traum eröffnet wieder eine neue Strecke auf unserem Weg, gibt den Blick auf neue Gärtchen frei, bringt uns dem Ziel näher.

Was bedeutet der Traum aber im Zusammenhang mit Stellas Therapie? Nach reiflichem Bedenken erzählte ich Stella den Traum und seinen Zusammenhang mit meinem Anliegen das Buch betreffend. Sie zeigte sich berührt, dass ich sie eingeweiht und einbezogen hatte. Dankbar für mein Vertrauen versicherte sie mir, dass es sie überhaupt nicht stören, sondern im Gegenteil freuen würde, eigene Träume in meinem Buch zu lesen. Die Besprechung dieses Traums erwies sich als weiterer, wichtiger Schritt in unserer Beziehung.

Der Traum bezieht sich jedoch auch auf ein inneres Geschehen. Gegenübertragungsträume beziehen sich wie alle Träume sowohl auf außen, mitmenschlich Begegnendes, wie auf innen, im eigenen Inneren Begegnendes. Dank Stella und ihren Träumen – und das heißt eigentlich dank meinen Patienten und Patientinnen und ihren Träumen, aber auch dank der Beschäftigung mit meinen eigenen Träumen – erfahre ich Wundersames. Verschlossene Türen öffnen sich, das Weitergehen wird erleichtert und zu einer erstaunlichen, bereichernden Erfahrung – ganz unabhängig vom Ziel.

8.7   Zusammenfassung

Die Träume in diesem Kapitel machen deutlich, dass es der Hilfe eines außenstehenden, anderen Menschen bedarf, um neue Antworten auf Lebensschwierigkeiten zu finden, mit denen die Betreffenden in immer wieder derselben abwehrenden Weise seit ihrer Kindheit ringen. In den intensiven Gefühlen, die sich in der therapeutischen Beziehung entwickeln, zeigen sich spezifische Ängste und Wünsche in Bezug auf menschliche Beziehungen, zu denen durch die Therapie eine neue Haltung gewonnen werden kann.

Literatur

Benseler G (1904) Griechisch-deutsches Schulwörterbuch. De Gruyter, Berlin
Boss M (1975) „Es träumte mir vergangene Nacht, …". Sehübungen im Bereiche des Träumens und Beispiele für die praktische Anwendung eines neuen Traumverständnisses, Huber Bern (2. Auflage 1991)
Ermann M (2005) Träume und Träumen. Kohlhammer, Stuttgart
Etchegoyen H (2005) The fundamentals of psychoanalytic technique. Karnac books, London
Heidegger M (1927) Sein und Zeit. Niemeyer, Tübingen
Homer (700 v. Chr.) Ilias. G. Freytag Verlag, München. Übersetzt von Kurt Steinmann, 2017. Manesseverlag, München

Abwehr, Widerstand, Einsicht

9

▶ Im therapeutischen Prozess geht es wesentlich um den Umgang mit Angst. Die in diesem Kapitel vorgestellten Träume handeln vom Versuch, Angst abzuwehren, sowie vom Widerstand, sich einsichtig mit der eigenen Abwehr auseinanderzusetzen, obwohl die Abwehrversuche von Angst sich zunehmend als illusionär, ja kontraproduktiv erweisen. Die vielfältigen Möglichkeiten, sich zu Beängstigendem einzustellen – von Flucht bis zu Rebellion – entsprechen charakteristischen Abwehrformen im seelischen Leiden und führen in die Sackgasse einer spezifischen psychopathologischen Symptomatik. Träume zeigen drastisch die Vergeblichkeit und Destruktivität gewohnter Abwehrmuster und Widerstände, zeugen jedoch auch von der beglückenden Erfahrung, wenn es gelingt, unaufhebbar Widriges anzunehmen. Ausschlaggebend ist die Einsicht, dass Angst, wenn sie ausgehalten wird, ihre Macht verliert.

In Abschn. 2.5. und 5.1. wurde die These begründet, dass Träume sich mit bedeutungsschweren Erfahrungen beschäftigen, in denen für uns Existenziales mitschwingt, das so gewichtig ist, dass uns die Abkehr davon – das heißt ein selbstverständliches Ausblenden – nicht gelingt. Träume zeigen unsere Auseinandersetzung mit solchen Erfahrungen; sie spiegeln unsere derzeitige Antwort darauf. Diese kann ratlos, abwehrend oder anerkennend sein.

Abwehr zeigt sich im Traum in vielfältigen Nuancen, Varianten und Mischformen, beispielsweise als Flucht, Agieren, Wiederholung, Stagnation, Somatisierung, Selbsttäuschung, Verleugnung sowie als Widerstand gegen Einsicht. Wenn ein Abwehrverhalten im Traum in den Blick kommt, heißt das, dass dem Träumer seine Flucht vor unausweichlich Gegebenem schon irgendwie fraglich geworden ist. Deshalb sind Träume auch hilfreich für die Frage des sogenannten Timings: Sie zeigen an, dass es jetzt Zeit ist, das halb bewusst gespürte Abwehrverhalten in der Therapie zu bearbeiten.

© Springer-Verlag GmbH Deutschland, ein Teil von Springer Nature 2022
U. Jaenicke, *Traumdeutung*, Psychotherapie: Praxis,
https://doi.org/10.1007/978-3-662-64925-1_9

9.1   Abwehr von Ratlosigkeit

Bevor wir uns unterschiedlichen Formen der Abwehr zuwenden, zuerst noch ein
Blick auf das Abzuwehrende, die Angst. Existenziale Angst wird verhüllt in vielfältiger Form und in ganz unterschiedlicher Intensität wahrgenommen, aber wohl
immer als ein Gefühl von Beunruhigung und Ratlosigkeit, vom mildesten Gefühl,
dass etwas seltsam ist, bis zum fassungslosen Entsetzen. Pure Verständnislosig-
keit ist ein primärer Grund für Abwehr; sie liegt noch vor dem Moment, in dem
etwas als positiv oder negativ eingeordnet werden kann. Beängstigend klingt darin
grundsätzliche existenziale Ungewissheit an.

9.1.1   Fassungslosigkeit in einer Selbstbegegnung (Dora)

Implizit kann jeder Traum im Licht einer Frage gesehen werden, die mit dem
eigenen Sein verbundene Ängste und Wünsche betrifft. Im Traum geht es uns um
uns selbst; Träume zeigen das Verhältnis, das wir zu uns selbst haben. Kierkegaard
definiert in seiner Schrift „Die Krankheit zum Tode" das Selbst als ein Verhältnis,
das sich zu sich selbst verhält (Kierkegaard 1849, S. 13). Für mein Verständnis von
Träumen ist diese Auffassung grundlegend: Träume zeigen nicht, wie ich objektiv
bin, sondern wie ich mir subjektiv selbst vorkomme, wie ich selbst mich sehe und
erfahre; sie zeigen mein Verhältnis zu mir selbst. Manchmal geht es dabei mehr
um Widerfahrnisse, manchmal mehr um die eigene Haltung und das eigene Verhalten dazu. Wenn davon geträumt wird, geht es immer um Fragliches, nicht um
Selbstverständliches. Im Grund klingt also in jedem Traum das beängstigend
Unfassbare des eigenen Seins an – eine Spur von existenzialer Angst – und die
Frage, wie sich dazu einzustellen sei (s. Abschn. 5.1.), bejahend oder verneinend?
   Das folgende Beispiel nimmt explizit eine Selbstbegegnung in den Blick.
Den erstaunlichen Traum von Dora, einer Patientin, die eine Therapie begonnen
hatte, nachdem sie bei der Arbeit aus Erschöpfung zusammengebrochen und in
Ohnmacht gefallen war, erzählte mir Doras Therapeutin in der Supervision. Aus-
gelöst worden war der Traum wohl durch die für Dora befremdliche Erfahrung,
sich in der Therapie mit sich selbst zu beschäftigen. Offenbar war dies etwas ganz
Ungewöhnliches und tief Erschütterndes für diese Träumerin.

Beispiel

Dora erzählte: „Im Traum sass ich im Bus, mir gegenüber sass jemand hinter
einer Zeitung versteckt. Diese Person schien mich irgendwie zu necken – sie
bewegte die Zeitung hin und her, wie um mir einen kurzen Blick auf sich zu
ermöglichen. Ich fragte mich, ob ich diesen Menschen vielleicht kenne, dass
er sich mir gegenüber so verhielt, beschloss aber, nicht darauf zu achten und so
zu tun, als ob nichts wäre. Da ließ mein Gegenüber die verdeckende Zeitung
fallen und entdeckte sich mir – ich erschrak furchtbar! Die Person, die ich sah,

war ich selber und zwar freundlich lächelnd. Ich erwachte in ungeheurer Angst. Es war mir abgrundtief unheimlich – obwohl ja eigentlich nichts Bedrohliches passierte, im Gegenteil: Ich sah mich freundlich lächeln. Unheimlich war die blosse Tatsache, dass ich mich plötzlich mir selbst gegenüber befand, dass ich selbst es war, die versuchte, Kontakt mit mir aufzunehmen, dass ich selbst es war, die sich mir "entdeckte". Eine absolut unfassbare und unbegreifliche und deshalb höchst beängstigende Erfahrung." ◄

Dora fühlt sich vermutlich in der Therapie so, wie wenn sie unterwegs in einer alltäglichen Situation plötzlich das Interesse eines Gegenübers für sich spüren würde. Sie fühlt sich konfrontiert mit einem Menschen, der sich vor ihr verdeckt hält, und zwar mit einer Zeitung – einem Mitteilungsblatt, in dem es um allgemein-öffentlich Interessierendes geht –, der aber offenbar mit ihr Kontakt aufnehmen will. Diesen Kontaktwunsch versucht sie zu ignorieren. Da lässt dieser Mensch die Verdeckung fallen und gibt sich zu erkennen – es ist sie selbst! Es geht um sie selbst! Wie ist das möglich?! Eine absolut unverständliche, unheimliche, überwältigende Erfahrung. Außer Stande, standzuhalten und sich dazu zu verhalten, erwacht sie. Sie flieht ins vertraute Wachleben, in dem sie sich auskennt. Ihr plötzliches Erwachen aus dem Traum entspricht einem In-Ohnmacht-fallen für das beängstigende Traumgeschehen. Sie entzieht sich der überfordernden Situation, ja, sie muss sich entziehen, sie verliert das Bewusstsein dafür. Erwacht sieht sie die Erfahrung nun nur noch als einen merkwürdig unverständlichen Traum.

Es ist anzunehmen, dass dieser Traum durch Doras verstörende Entdeckung ausgelöst wurde, dass sie selbst es war, die sich so überfordert hatte, dass sie bei der Arbeit in Ohnmacht fiel. Sie selbst war es, die dafür verantwortlich war, sie selbst war es, mit der sie sich befassen musste. Bisher war ihr diese Einsicht verdeckt gewesen. Im Traum hat sinnigerweise eine Zeitung die Verdeckungsfunktion dieser sie zutiefst betreffenden Wahrheit, also ein Medium, das zum Bereich des Common Sense gehört.

Existenzial gesehen erinnert der Traum an Heideggers Beschreibung existenzialer Angst, von der er sagt, sie bringe „das Dasein vor das Dass seines Da [...], als welches es ihm in unerbittlicher Rätselhaftigkeit entgegen starrt" (Heidegger 1927 S. 136). Die Unfassbarkeit des eigenen Seins ist das Unheimliche, mit dem die Patientin sich konfrontiert fühlt, dem sie nicht standhalten kann, obwohl ihr die unerbittliche Aufgabe des eigenen Seins hier in freundlicher Weise entgegen gebracht wird. Die Patientin versicherte auch, sie käme sehr gerne in die Therapie: „Das ist eine schöne Begegnung mit Ihnen" sagte sie der Therapeutin. In dieser Begegnung geht ihr aber Beängstigendes auf, das völlig unverständlich und mit dem normalen Alltag absolut unvereinbar ist: Die Tatsache der eigenen Existenz und damit die unheimliche, eigentlich nicht tragbare Verantwortung für die eigene Lebensführung. Nach einem kurzen Aufblitzen des Unbegreiflichen ist als Abwehr nur Flucht in einen anderen Bewusstseinszustand möglich – das Erwachen aus dem Traum.

Welchen Umgang mit Angst thematisiert dieser Traum?
Doras Traum wirft ein Schlaglicht auf eine unvermutet und überfordernd in den
Alltag einbrechende Erfahrung fast reiner Angst. Es ist der Moment, in dem der
Schutz, den das normale Alltagsverständnis bietet – im Traum die Zeitung – weg-
fällt und Dora sich unverstellt in namenloser Angst mit der Unheimlichkeit der
eigenen Existenz konfrontiert sieht. Der Traum nimmt also den Moment in den
Blick, in dem Angst einbricht, aber nicht ausgehalten werden kann. Die aus der
Angst (vorübergehend) erlösende Flucht in die Beruhigung eines normalen alltäg-
lichen Wachlebens (Heidegger 1927 S. 177) geschieht in Form des Erwachens.

9.1.2 Ratlosigkeit in der Selbsteinschätzung (Der Student)

Im Folgenden zwei zusammenhängende Träume, die sich damit befassen, dass ratlose Ungewissheit grundsätzlich zum menschlichen Sein gehört und letztlich nicht
erfolgreich abgewehrt werden kann. Wir müssen damit leben.

Beispiel

Ein begabter Student erzählte: „Ich hatte zwei Träume, die mir zu denken
geben. In beiden war ich ratlos, wie ich mich selbst und mein Wissen und
Können einschätzen sollte.

Im ersten Traum hatte ich als Prüfer die Leistung eines Prüflings zu
beurteilen, fühlte mich aber inkompetent. War der Prüfling als gut oder als
schlecht zu beurteilen? Wie konnte ich Lehrer werden wollen, wenn ich so
etwas nicht beurteilen konnte? Ich war ratlos.

Auch im zweiten Traum hatte ich als Prüfer eine Prüfung abgenommen.
Dieses Mal hatte ich mir aber ein Urteil darüber zugetraut und einen Bericht
darüber geschrieben. Den Bericht hatte mein Professor kritisch durchgelesen
und korrigiert – er strotzte von roten Korrekturen! In den Augen des Professors
war meine Beurteilung falsch; ich hatte offenbar versagt." ◄

Beide Träume befassen sich mit der Frage eigener Ungewissheit und Unsicherheit. Der Student ist hellhörig für die paradoxe Wahrheit, dass wir einerseits nie
sicher sein können, ob wir etwas richtig einschätzen und andererseits trotzdem
Stellung beziehen müssen. Er muss ein Urteil abgeben, obwohl er weiß, dass
jede Beurteilung falsch sein kann. Im ersten Traum ist er so tief betroffen von
dieser beängstigenden Wahrheit, dass er keine Stellung beziehen kann und also
handlungsunfähig ist. Im zweiten Traum wehrt er sein Gefühl grundsätzlicher
Ungewissheit ab und stellt sich der Aufgabe, indem er Stellung bezieht. Seine
Beurteilung erweist sich dann aber als falsch: Die Autorität kommt zum Schluss,
dass er sich getäuscht hat. Der Traum endet mit dem enttäuschten Gefühl des
Studenten, seiner Aufgabe nicht gewachsen zu sein – eine deprimierende Selbst-
erfahrung. In der eigenen Sicht hat er das Gefühl, zu versagen. Dabei bedenkt er
nicht, dass ja auch die Autorität sich getäuscht haben könnte. Fehlen nicht einfach
verlässliche Kriterien für eine Beurteilung?

Aus der Sicht im Wachen zeigt sich, dass die ratlose Ungewissheit im Traum, die sich ja nicht nur auf eine konkrete Aufgabe, sondern auf das eigene Sein im Ganzen bezieht, also nicht abgewehrt werden kann; letztlich bleibt doch alles offen. Es gibt keinen gültigen Massstab für die Frage, wie man sich selbst und Begegnendes einschätzen soll, außer vielleicht die Einsicht von Sokrates, dass das Wissen um das eigene Nicht-Wissen das einzig wahre Wissen sei.

Wie kann man dann überhaupt Lehrer sein? Das ist ein Thema für die Therapie.

9.2 Abwehr in einem Dilemma

Das Dilemma der Wahl, wie sich zu einer Problematik einzustellen sei, wird nicht immer bewusst wahrgenommen; oft wird es sofort durch eine altgewohnte, sozusagen eingefleischte Abwehrhaltung verdeckt wie im folgenden Traum einer Lehrerin. Nur die Tatsache, dass sie in einer Entscheidungssituation immer zur selben Seite tendiert, fällt dieser Träumerin als merkwürdig auf und löst einen Traum aus. Im darauffolgenden Traum einer Hausfrau kommt das Dilemma zwar in den Blick, wird aber ebenfalls in der gewohnten Form abgewehrt. Im letzten Beispiel steht dann das Dilemma ganz im Zentrum. Der Träumer fühlt sich hier durch die extreme Bedrohlichkeit der Problematik gezwungen, sich dem Dilemma ernsthaft zuzuwenden und sich die Folgen der unumgänglichen Wahl deutlich vor Augen zu führen.

9.2.1 Eine eingefleischte Abwehrtendenz (Gratwanderung)

Im folgenden Beispiel geht es um das erstaunte Wahrnehmen einer als ganz unverständlich erfahrenen eigenen Abwehrtendenz. Die Träumerin ist eine äußerst pflichtbewusste, verantwortungsvolle, junge Lehrerin, die sich mit ihren enorm hohen Ansprüchen an sich selbst ständig überfordert. Obwohl ihr bewusst ist, dass sie zu perfektionistisch ist und dies auch immer wieder gesagt bekommt, gelingt es ihr kaum, sich anders zu verhalten. Der folgende Traum zeigt, wie unmöglich es ihr vorkommt, sich anders zu verhalten.

> **Beispiel**
>
> „Im Traum war ich in der Schule, es war Mittagspause. Normalerweise arbeite ich dann immer. In diesem Traum hatte ich aber ausnahmsweise beschlossen, einen kleinen Ausflug zu machen, um mich zu entspannen. Ich fuhr mit einem Bähnchen auf einen Berg und ging dann oben spazieren, auf einem etwa zwei Meter breiten Weg, der auf beiden Seiten steil abfiel. Aber: Ich drohte immer nach links umzukippen und abzustürzen. Weil ich merkte, dass ich so nicht weitergehen konnte, legte ich mich auf den Boden, in der Hoffnung, Hilfe zu bekommen. Zum Glück kam eine ältere Frau, die mir aufhalf, mich stützte und in Sicherheit brachte." ◀

Das Auffallendste und Unverständlichste im Traum war für die Träumerin, dass sie immer nach links kippte. War dies überhaupt bedeutsam? Oder ging es nur darum, dass sie immer auf dieselbe Seite kippte? Dann fiel uns auf, dass sie sich im Traum ja auf einem Grat befand – diese Bezeichnung war ihr vorher nicht eingefallen. Jetzt war klar, sie fühlte sich wie auf einer Gratwanderung, in doppelter Absturzgefahr nach zwei entgegengesetzten Seiten, drohte jedoch immer auf die gleiche Seite abzustürzen. Damit deutet der Traum ein Dilemma zwischen zwei Übeln an, in dem es sie ungewollt immer zur selben Seite zieht.

Aber warum zog es sie immer nach links? Das musste etwas bedeuten, sonst wäre es nicht so deutlich genannt. Das einzige, was ihr dazu einfiel war, dass sie Linkshänderin ist. Das half uns aber nicht weiter. Meint „links" im Traum vielleicht den Gegensatz zu rechts im Sinn von recht und richtig, also „nicht recht" und, wie im Adjektiv „linkisch", ein ungeschicktes Verhalten? Kippt sie linkisch vom rechten Weg ab?

Erst als wir den Traum im Zusammenhang mit ihrer perfektionistischen Arbeitshaltung sahen – auch in diesem Traum gönnt sie sich ja betont nur ausnahmsweise einmal eine Erholungspause –, klärte sich die Frage, auf welches Dilemma dieser Traum antwortet. Die Träumerin fühlt sich zurzeit dieses Traums so, als ob sie sich zu einer ungewohnten, für sie selbst quasi abenteuerlichen Haltung entschlossen hätte; so, wie wenn sie sich für einmal gönnen würde, die Mittagspause nicht wie sonst zur Vorbereitung der nächsten Lektionen zu nutzen, sondern, um etwas Schönes zu unternehmen, etwas wie einen Bergspaziergang. Diese für sie untypische Entscheidung erweist sich dann allerdings nicht als erholsam, sondern im Gegenteil: Statt entspannt einen Spaziergang zu genießen, fühlt sie sich plötzlich wie auf einer gefährlichen Gratwanderung, also in noch viel größerer Anspannung als bei der Arbeit. Da dies in der Mittagspause geschieht, klingt im Hintergrund vielleicht ein Dilemma bezüglich ihrer Einstellung zur Arbeit an: Einerseits sieht sie die Gefahr, sich beim Durcharbeiten zu erschöpfen, andererseits die Gefahr, sich mit Pausieren pflichtvergessen zu verhalten. Unwiderstehlich fühlt sie sich aber immer auf die gleiche Seite gezogen. Auf dem Hintergrund ihrer Persönlichkeitsstruktur repräsentiert der Sog nach links wohl ihre Tendenz, sich zu tief in die Arbeit zu stürzen. Was hat links mit Leistung zu tun? Ist links für sie als Linkshänderin die Leistungsseite? Dann würde der Begriff links nicht nur, wie oben gesagt, darauf verweisen, dass links nicht „recht" (s) ist, sondern auch darauf, dass zu großes Leistungsstreben „nicht richtig" ist. Offenbar merkt die Lehrerin gerade, dass ihre betonte Leistungstendenz destruktiv, also nicht richtig, sondern falsch ist. Sie „erliegt" dem Problem. Um sich wieder frei und aufrecht bewegen zu können, ist sie auf Hilfe angewiesen, die sie von einer älteren Frau bekommt. Diese ist hilfreich, so wie sie die ältere Therapeutin als hilfreich erfährt – oder vielleicht auch sich selbst jetzt, da sie älter und erfahrener ist als früher. Nach einigen Jahren Therapie ist sie jetzt nämlich so einsichtig, dass es ihr wachend durchaus möglich ist, sich selbst wieder auf die Beine zu bringen.

Die gewohnte Abwehrhaltung wird als destruktiv erkannt

Im Grund geht es in diesem Traum um die Frage, wie sich zur Aufgabe des eigenen Lebens einzustellen sei. Hellhörig für die grundsätzliche Endlichkeit, Unvollkommenheit, Fehlerhaftigkeit, die zum Menschsein gehört, versucht die Lehrerin erfolglos, ihre Angst-, Scham- und Schuldgefühle, nicht zu genügen, mit übermäßiger Anstrengung abzuwehren. Diese Haltung hat sie sich schon in der Kindheit angewöhnt, eine lasche Arbeitshaltung verbietet sie sich seit jeher als zu gefährlich. Notgedrungen erkennt sie jetzt, dass auch eine perfektionistische Haltung gefährlich ist. Im Dilemma zwischen zwei gleich abgründig gefährlichen Richtungen muss sie sich in der Mitte halten. Das ist eine schwindelerregende Situation, die an Kierkegaards „Schwindel der Freiheit" erinnert, an den Schwindel, der mit der Angst einhergeht (Kierkegaard 1844 S. 72). Sie kann sich darin nicht im Gleichgewicht halten, sondern kippt, aber typischerweise immer zur gewohnten gleichen Seite, einem quasi „eingefleischten" Leistungszwang folgend (s. Abschn. 4.1.), dem sie nicht widerstehen kann. Der Sog zur Leistung ist auch als Abwehr zu sehen, als Abwehr der Angst, nicht zu genügen. Diese Angst war bisher immer die bestimmende: Nicht zu genügen erschien ihr bei weitem beängstigender als die Gefahr, sich zu überfordern. Nun spürt sie ahnungsweise, dass sie sich dem Dilemma zwischen den beiden Übeln notwendig zuwenden muss – und auch will.

Typische Haltungen sind immer auch Abwehrhaltungen

Wenn wir vor der Frage stehen, für welche Haltung wir uns in einer wichtigen Angelegenheit entscheiden sollen, neigen wir dazu, immer die gleiche, uns gewohnter und deshalb sicherer erscheinende Seite des Dilemmas zu wählen und die Gegenseite als beängstigender abzuwehren. Wenn der vorherrschenden, vertrauteren Tendenz aber unbedacht zu stark und zu oft nachgegeben wird, zeigt sich, dass auch diese Gefahren birgt. Dann reden wir von einer neurotischen Abwehrhaltung bzw. von einem Agieren, das zu einer psychopathologischen Symptomatik führen kann. Entscheidungen in einem Dilemma sind immer Entscheidungen zwischen widersprüchlichen Ängsten und Wünschen. Sie haben oft Abwehrcharakter: Die gewohnte Abwehrhaltung gegenüber dem unvertrauteren Pol wird ängstlich-neurotisch beibehalten, anstatt mutig Neues zu wagen.

Existenzial gesehen zeigt der Traum der Lehrerin, wie hellhörig sie ist für die Gefahr, vom „gängigen" Weg im Leben abzukommen und ihr Leben nicht so wie alle andern normal unbekümmert bestehen zu können. Hellhörig kann sie nicht von den rechts und links drohenden Abgründen absehen; eine Abweichung weg von der Mitte erscheint gefährlich, sich immer in der Mitte zu halten, nicht möglich.

9.2.2 Eine neurotische Wahl (Die Hausfrau)

Dieser Traum dreht sich um die betrübte Wahrnehmung der nachteiligen Konsequenzen einer gewohnten Abwehrhaltung, die aber jetzt fraglich geworden ist. Eine gewissenhafte Hausfrau erzählte betroffen, sie habe träumend aus zu großem Pflichtbewusstsein auf die Erfüllung eines sehnlichen Wunsches verzichtet.

Beispiel

„Im Traum hatte ich die Gelegenheit, eine weiterbildende Schule zu besuchen – etwas, was ich mir immer schon gewünscht habe – und hatte auch dort angefangen. Jeden Morgen musste ich früh dorthin gehen. Das machte ich drei Tage, dann merkte ich, dass die Wohnung verwahrloste, weil ich nicht mehr wie sonst morgens putzen konnte. Das ging also leider nicht für mich. Ich musste verzichten und die Schule wieder aufgeben. Ich traf diese Entscheidung nicht im Gefühl, dass dies für mich richtig war, sondern im Gefühl, leider so entscheiden zu müssen. Bekümmert erwachte ich – musste ich wirklich verzichten? War dies mein Leben?" ◄

Aus dem Traum erwacht erschien der Träumerin ihre Entscheidung im Traum sehr fraglich. War dieser Verzicht wirklich notwendig? War es wirklich nötig, jeden Morgen zu putzen? Oder wehrte sie mit ihrer Entscheidung gegen die Schule unbewusst ein sie ängstigendes Risiko ab? Fürchtete sie Schuld und Scham, weil sie ihre gewohnten Pflichten vernachlässigte und sich etwas anmasste, was ihr vielleicht nicht zustand? Oder hatte sie vielleicht auch Angst, in der Weiterbildung zu versagen, sich zu überfordern? All diese Gefühle wehrte sie mit ihrer Entscheidung im Traum ab, ohne sich wirklich damit auseinanderzusetzen. Der Traum konfrontierte sie nun mit dieser Haltung. Wo und in welcher Beziehung verhielt sie sich im wachen Leben so selbstschädigend wie im Traum? Wo meinte sie, sich aus Angst den progressiven Wunsch, Neues zu erfahren und weiter zu kommen, versagen zu müssen? Wachend war ihr sofort klar, dass ihre Entscheidung im Traum neurotisch war. Neurotisches Handeln ist ein Handeln, in dem der illusorische Wunsch verfolgt wird, frei von Angst, Scham und Schuld bleiben zu können. Dieses Bestreben ist illusorisch, denn Angst, Scham und Schuld gehören unabdingbar zum Vollzug des Lebens und also zu jeder Entscheidung. Im Wachzustand sah die Träumerin ein, dass sie sich mit ihrer abwehrenden Entscheidung im Traum jedoch umso mehr den Gefühlen, die sie vermeiden wollte, aussetzte. War es nicht eigentlich beschämender, den Mut zu einer bereichernden Veränderung nicht aufzubringen? Machte sie sich damit nicht noch mehr schuldig?

9.2.3 Annahme der Ausweglosigkeit in einem tödlichen Dilemma

Den folgenden Traum erzählte mir die Therapeutin des Träumers in der Supervision. Beim Träumer handelt es sich um einen zwanghaft-depressiven jungen Mann, der größte Mühe mit Entscheidungen hat – er ist hellhörig für das Risiko einer Fehlentscheidung mit unabsehbaren schlimmen Folgen. Ausgelöst wurde der

Traum durch die Frage einer Frau, mit der er eine kurze Affäre gehabt hatte, wie es mit ihnen beiden weitergehen sollte. Es war ihm sehr unangenehm, dass er dies entscheiden sollte, denn er wusste selbst nicht, was er wollte und fand sich auch nicht dazu berechtigt zu entscheiden.

Beispiel

„Im Traum war ich im Keller. Draußen war wunderbares, sonniges Wetter, aber ich wusste, die Luft ist voller Ozon, ich würde verbrennen, wenn ich hinausginge. Bliebe ich aber im Keller, müsste ich verhungern. Ich war verzweifelt. Was sollte ich tun? Da kam der Nachbar stolz mit vielen Gasflaschen, mit denen ich mich – als Erlösung – umbringen könne. So endete der Traum. Auf die Frage der Therapeutin, welche der drei Möglichkeiten er wohl wählen würde, meinte er, die Gasflaschen." ◄

Der Traum spiegelt die Erfahrung, zwischen zwei Möglichkeiten wählen zu müssen, die so oder so auf jeden Fall den gewissen Tod bedeuten. Als Ausweg aus der hoffnungslos verzweifelten Lage bietet sich dann eine dritte Wahlmöglichkeit an, die aber sogar noch sicherer und schneller zum Tod führen würde. Warum wollte der Träumer diese wählen? Warum empfand er den Tod durch Gas als Erlösung aus dem tödlich empfundenen Dilemma? Wir überlegten, was die drei möglichen Auswege aus der Konfliktsituation unterschied. Zunächst waren zwei Szenarien gegeben, die beide bedeuteten, dem Tod passiv hilflos ausgesetzt zu sein. Die dritte Möglichkeit unterschied sich von diesen, weil sie eine aktive Haltung erlaubte. Durch die entschlossene Annahme des als unausweichlich erkannten Todes konnte der sonst immer zaudernde Patient mutig die Qualen der Todesangst verkürzen. Dadurch, dass es ihm gelang, der bitteren Wahrheit ins Auge zu schauen, verlor sie ihren Schrecken. Die Wahl, das Unausweichliche auf sich zu nehmen, es aktiv zu wählen und sich nicht passiv überwältigen zu lassen, bedeutete also paradoxerweise tatsächlich eine Erlösung. Im Wachen handelte er dann entsprechend mutig aktiv: Er sagte der Frau, dass er die aussichtslose Beziehung beenden wolle.

Existenzial verstanden spiegelt der Traum die Einsicht, dass es qualvoller ist, notwendige Entscheidungen vermeiden zu wollen, als sich mutig zu stellen. Eingeschlossen in dem harmlosen Wachereignis – denn mit der Frau verband ihn eigentlich nichts – war ihm eine existenziale Wahrheit aufgegangen: Er hatte erkannt, dass man als Mensch immer vor der Wahl steht, wie man leben will, und dass diese Wahl so unausweichlich ist wie der Tod. Wird die Wahl nicht aktiv getroffen, wird sie einem passiv aufgezwungen – auch eine nicht selbst gewählte Wahl ist eine Wahl, deren Folgen zu tragen sind.

Therapeutisch gesehen zeigen alle drei Beispiele, dass den Träumenden halbbewusst schon aufgeht, wie wichtig es ist, sich Entscheidungen bewusst zu stellen und dann mutig die Ängste auszuhalten, die unvermeidlich zu jeder Entscheidung dazu gehören.

9.3   Abwehr als Agieren

Das sogenannte Agieren ist eine der wichtigsten Abwehrformen. Es meint ein
auffällig aus dem normalen Rahmen herausfallendes Abwehrmanöver, dem der
unbewusste illusorische Wunsch zugrunde liegt, sich vom Leiden an unabdingbar
Gegebenem in der eigenen Existenz erlösen zu können. Beim Agieren wird kein
Dilemma erkannt, es kommt auch keine Frage auf; Agierende handeln spontan
einem Drang folgend, der oft als Zwang erfahren wird. Statt sich zu bemühen,
die Problematik zu erkennen, um ihr adäquat entsprechen zu können, wird die
Unsicherheit sofort mit Handeln abgewehrt und überspielt. Weil agierendes
Handeln nicht die Realität, sondern einen illusorischen Wunsch im Auge hat,
erscheint es auffällig unpassend oder gar verrückt und ist zum Scheitern verurteilt. Es beruhigt zwar vorübergehend, hilft aber nicht wirklich; letztlich macht
es die schwierige Situation nicht besser, sondern schlimmer. Therapeutisch ist
die Auffälligkeit des Agierens hilfreich, weil Auffälliges zur Reflexion und zur
Bearbeitung auffordert.

   In Freuds Sicht bezieht sich Agieren auf ein Leiden an ungelösten Konflikten
aus der Kindheit, die in der Gegenwart – besonders in der Übertragung auf den
Analytiker – wieder durchgespielt werden mit der Absicht, sich einen in der Vergangenheit schmerzlich unerfüllt gebliebenen Wunsch nachträglich zu erfüllen
(Freud 1914 S. 126 f.). Agieren ist also geleitet vom illusionären Wunsch, die Vergangenheit zu ändern.

   Bei Alice Holzhey bezieht sich Agieren aber außerdem auch noch auf
Existenziales: Unerträglich empfundene Grundbedingungen des eigenen Seins,
die in den konkreten Lebensschwierigkeiten mitschwingen und auch dem Leiden
an Kindheitskonflikten zugrunde liegen, sollen agierend verändert werden.
Existenziales wird im Konkreten bekämpft im illusionären Wunsch, sich dadurch
vom Leiden an grundsätzlichen Seinswahrheiten erlösen zu können (Holzhey
1994 S. 126 und Jaenicke und Sichel 2011).

Kierkegaards verzweifeltes Wollen
Alice Holzhey weist in ihrem Buch „Emotionale Wahrheit" darauf hin, dass schon
Kierkegaard eine Haltung beschreibt, die dem Agieren entspricht, eine Haltung, in
der verzweifelt etwas Unmögliches erreicht werden soll (Holzhey 2020 S. 112 ff.;
Kierkegaard 1849). Dabei geht es, wie Holzhey zusammenfasst, einerseits um ein
„verzweifelt nicht man selbst sein wollen", nämlich nicht unter den Bedingungen
und Umständen des eigenen Selbst leben zu müssen, andererseits darum, „verzweifelt man selbst sein wollen" im Sinn von selbstbestimmt leben zu können.
Bei Kierkegaard, dessen Existenzphilosophie einen religiösen Boden hat, heißt
das, nicht abhängig in Gott zu gründen, sondern sich selbst den Grund zu legen,
sich selbst neu zu erfinden und selbstbestimmt sein eigener Herr zu sein. Dies entspricht aus der Sicht Alice Holzheys dem verzweifelten Versuch des Neurotikers,
agierend die abgründige Grundsituation, in die wir Menschen geworfen sind,
handelnd dem eigenen Wunsch entsprechend zu verändern. Dieser Versuch ist
illusionär und muss scheitern.

Erscheinungsformen agierender Abwehr
Charakteristisch für ein agierendes Handeln ist sein auffälliges Herausfallen aus dem selbstverständlich Gewohnten und Normalen. Agierendes Handeln ist nicht realitätsangepasst und befremdlich inadäquat in der Sicht des Common Sense – es ist hartnäckig, repetitiv, masslos, sinnlos, störend, kontraproduktiv, destruktiv und auf Absolutheit ausgerichtet. Unbedingt soll etwas Ersehntes erreicht bzw. etwas Gefürchtetes vermieden werden. Auffällig ist auch, dass den Agierenden die Sinnlosigkeit ihres Agierens selbst lange nicht auffällt. Natürlich gibt es Übergänge vom normalen Handeln über leichte Auffälligkeiten einer gewohnten Abwehrhaltung bis zu einer schweren psychopathologischen Symptomatik. Der illusorische Wunsch, unumgängliche Angst, Scham oder Schuld agierend abwehren zu können, ist unbewusst. In Erscheinung tritt er verhüllt in vielfältigen Gefühlen, mit denen etwas Unmögliches angestrebt wird, in der ganzen Bandbreite von Wollen bis zu Müssen, von leichter Verstimmung bis zu schwerer Verzweiflung.
Nun zu den Traumbeispielen.

9.3.1 Agierend eine Enttäuschung abwehren (Ausstellung, Claire)

Der folgende kurze Traum beleuchtet grell die Eigentümlichkeit eines agierenden Verhaltens. Claire ist eine kreative, leistungsbewusste Persönlichkeit, die seit ihrer Jugend mit Minderwertigkeitsgefühlen zu kämpfen hat. Sie hat hohe Ansprüche an sich selbst, denen sie in den eigenen Augen nicht genügen kann.

> **Beispiel**
>
> „Ein Freund, der Maler ist, lud mich im Traum ein, mit ihm auszustellen – schon das war eine große Ehre, denn ich bin ja keine professionelle Malerin. Ich war jedoch sehr erfolgreich, zwei meiner Bilder wurden schon bei der Eröffnung verkauft – ich überstrahlte meinen Freund. Nachher wäre ich gern mit ihm zusammengeblieben, ich fühlte mich sehr zu ihm hingezogen. Aber er wies mich ab, er gehe jetzt zu einer anderen Frau. Da mache ich etwas Merkwürdiges: Tief gekränkt beginne ich wie besessen die Treppe zu putzen – es war mir nicht klar, warum. Dadurch wurde alles noch schlimmer. Der Freund sagte, wenn ich so depressiv sei, wolle er nichts mit mir zu tun haben, schon gar nicht als Geliebte. Diese Bemerkung machte mich furchtbar wütend – aber das tat gut. Ich erwachte mit einem großen Energieschub." ◄

Nach einem unerwartet großen Erfolgserlebnis fühlt Claire sich schmerzlichst abgelehnt – vielleicht gerade wegen ihres Erfolgs? Ihre Antwort auf diese Enttäuschung ist sehr auffällig: Ohne vernünftigen Grund beginnt sie obsessiv, einem Drang folgend, zu putzen – so auffällig inadäquat versucht sie die schmerzliche Ohnmacht, die sie in der Beziehung zum Freund erlebt, zu überspielen,

besser gesagt „wegzuputzen". Putzen ist eine typische Form des Agierens
von leistungsbewussten Persönlichkeiten – es ist eine Leistung, ein aktives
Tun, das die unerträglich erscheinende Wirklichkeit verändern soll. Weil das
Handeln aber realitätsfern einen illusorischen Wunsch im Auge hat, fällt es auffällig aus dem Rahmen und erscheint unsinnig. Dass die gefeierte Künstlerin
sich selbst erniedrigt und die Treppe putzt, erscheint völlig unpassend. Dass
Claire dies träumt, zeigt aber, dass ihr das Unsinnige, ja Kontraproduktive ihrer
gefühlsmäßigen Antwort selbst schon irgendwie auffällt. Dann erfährt sie deutlich
vom Freund, dass ihr Verhalten alles verschlimmert. Es befreit sie nicht von der
Ohnmacht in der Beziehung zum Freund, sondern verschlimmert diese.

Lebensgeschichtlich ist Claire geprägt von der strengen Lebensanschauung
ihres Vaters. Höchstleistungen waren für ihn selbstverständlich, sie wurde dafür
nicht gelobt. Obwohl Claire in der Schule immer frappant gute Noten hatte,
fürchtete sie jedes Mal die Reaktion ihres Vaters, denn irgendetwas fand er
immer auszusetzen, irgendeinen kleinen Mangel. Damit wollte er sie – und vor
allem wohl sich selbst! – mahnen, nicht unbescheiden stolz zu sein, sondern sich
demütig im Hintergrund zu halten und womöglich noch mehr anzustrengen (s.
Abschn. 4.4.2.). Diese Haltung ihres Vaters bestimmt Claire immer noch: Sie darf
sich nicht erfolgreich fühlen.

Existenzial ausgelegt steckt in Claires Agieren der illusionäre Wunsch, eine
schmerzliche Wahrheit mit einer Leistung zu überwinden – ein illusionäres
Bemühen, welches das Gegenteil des Gewünschten bewirkt, ein beschämendes
Ohnmachtsgefühl.

Der Traum schildert aber nicht nur Claires deprimierendes Gefühl, leisten
zu müssen, ohne damit ans Ziel ihrer Wünsche zu kommen, sondern auch ihre
Empörung über das eklatante Misslingen. Dass sie nicht verzweifelt, sondern
empört ist, ist therapeutisch ein gutes Zeichen. Letztlich ist sie nämlich empört
über sich selbst, empört über die Erkenntnis, dass sie sich mit ihren vergeb-
lichen Bemühungen um Anerkennung selbst erniedrigt und entwertet. In dieser
Empörung anerkennt sie ihre Ohnmacht und spürt gleichzeitig neue Kraft – die
Kraft, das erfolglos angestrebte Ziel aufzugeben und sich einem anderen Ziel
zuzuwenden. Sie distanziert sich von ihrer bisher gewohnten Antwort auf die hellhörig erfahrene existenziale Ohnmacht, die auch ihrem Leiden in der Kindheit
zugrunde liegt.

9.3.2 Agierend einen Konflikt vermeiden (Falsche Löffel, Hanna)

Ein schönes Beispiel für ein leichtes Agieren, das der Träumerin zwar selbst auffällt, sie aber noch nicht stört, zeigt Hannas Traum von den falschen Löffeln (s.
Abschn. 4.7.3.). Träumend geht Hanna hier zwar schon auf, wie unsinnig und
erfolglos sie sich bemüht, es ihrer Tante recht zu machen, obwohl dies offensichtlich nie gelingt, jedoch fällt ihr im Traum nur deren zu anspruchsvolle Haltung
auf, nicht ihre eigene Unfähigkeit, sich dagegen abzugrenzen. Der Traum zeigt,

dass Hanna das Unangepasste ihres Verhaltens merkt, er zeigt jedoch auch, dass sie dieses Verhalten noch kaum in Frage stellt, weil sie nicht darunter leidet – es ist ein ihr vertrautes und gewohntes Verhalten, um mögliche Konflikte abzuwehren, ein Verhalten, das ihr fast selbstverständlich erscheint.

Im Folgenden zwei Träume von Lina, die sich dagegen leidend mit ihrem dunkel als unsinnig erkannten Agieren auseinandersetzt.

9.3.3 Agierend sich selbst belasten (Gestürzte Tanne, Lina)

Auch in diesem Beispiel von Lina geht es, wie im Beispiel von Hanna, um ein Agieren in der Absicht, das Wohlwollen anderer nicht zu verlieren – aber um welchen Preis! Hier leidet die Träumerin an ihrem Agieren. Der Traum ist ein deutliches Zeichen dafür, dass Lina ihre mutlose und selbstschädigende Haltung als höchst fragwürdig auffällt.

Beispiel

„Im Traum war ich allein im Gartenhaus. Ein Sturm kam auf und eine riesige Tanne fiel aufs Haus. In Angst und Aufregung rannte ich, um Hilfe rufend, zu den Nachbarn. Diese meinten kühl: Ja, jetzt hast du viel zu tun. Da kannst du gerade auch noch unser Gerümpel, Tannenreis usw., mitentsorgen. Sie brachten alles her und luden es bei mir ab. Ich war völlig baff, sagte aber nichts. Resigniert suchte ich nach einer Säge, um mit der Arbeit zu beginnen." ◄

Diese Traumerfahrung sei typisch für sie, meinte Lina. Ihr ganzes Leben lang gerate sie immer wieder in Situationen, in denen sie sich völlig überfordert fühle und notwendig Hilfe bräuchte, diese aber nie bekäme, sondern im Gegenteil dann noch mehr belastet würde. Sie könne sich einfach nicht für sich selbst wehren.

Linas Verhalten im Traum ist unverständlich. Statt sich für sich zu wehren, wie dies normal wäre, handelt sie kontraproduktiv und belastet sich selbst sogar noch mehr. Für die Analytikerin ist allerdings ein Sinn erkennbar: Lina leidet unter der vorwurfsvollen Haltung der Nachbarn, denen ihre Bitte um Hilfe offenbar unverschämt vorkommt. Sie darf nicht um Hilfe bitten, wird ihr bedeutet, sie muss selbstverständlich allein zurechtkommen. Und nicht nur das, sie muss auch noch den andern helfen. Sie fühlt sich nicht berechtigt, sich zu wehren, das steht ihr in ihren Augen nicht zu – sie muss nützlich und hilfreich sein, um sich wertvoll zu fühlen und nicht abgelehnt zu werden. Mit ihrem servilen Verhalten erreicht sie jedoch das Gegenteil, sie fühlt sich dadurch erst recht minderwertig und nicht zugehörig – eine Verschlimmerung, die zum Agieren gehört. Ihr unverständliches Verhalten, nämlich dass sie sich gegen die ungerechte Forderung nicht empören und wehren kann, hängt mit prägenden Kindheitserfahrungen zusammen, die auch heute noch wirksam genug sind, ihre Wahrnehmung der konkreten Realität zu verzerren. Immer noch versucht sie verzweifelt, wie damals als Kind gegenüber ihrer Mutter, auch ungerechten Vorwürfen gehorsam zuvorzukommen, um das

Gegenüber gnädig zu stimmen. Und tief sitzt bei ihr immer noch die ihr von den Eltern übermittelte Überzeugung, dass man nicht um Hilfe bittet, sondern allein zurechtkommen muss. Die Haltung, die im Traum in den Nachbarn verkörpert ist, hat Lina eigentlich sich selbst gegenüber: Sie selbst erlaubt sich nicht, Hilfe zu beanspruchen.

Existenzial gesehen möchte sich Lina mit ihrem agierenden Verhalten von der grundsätzlichen Wahrheit erlösen, dass Unfreundlichkeiten und Feindseligkeiten wie Streit, Vorwürfe, Missstimmungen im menschlichen Zusammenleben unvermeidlich sind und dass es unvermeidlich ist, anderen gelegentlich zur Last zu fallen. An dieser Wahrheit leidet Lina hellhörig. Das Gefühl, lästig zu sein oder lästig werden zu müssen, ist ihr unerträglich, weil dies für sie heißt, schuldig und wertlos zu sein und deshalb ausgeschlossen und abgelehnt zu werden.

9.3.4 Agierend alles allein schaffen wollen (Cheminee, Lina)

Der nächste Traum kann als Konsequenz der Erfahrung gesehen werden, die der vorige Traum beschreibt, nämlich Linas schmerzliche Erfahrung, keinerlei Hilfe beanspruchen zu dürfen. Weil sie sich als Last für die anderen empfindet, meint sie, alles allein schaffen zu müssen, um sich das Wohlwollen der anderen zu erhalten – ein illusionärer Wunsch.

Beispiel

„Ich war mit anderen bei einem Picknick, aber nicht mit einem gemeinsamen Lagerfeuer, jeder hatte sein eigenes. Ich hatte ein schönes Cheminee, konnte das Feuer aber merkwürdigerweise nicht anzünden. Bei jeder Bemühung rutschte das Cheminee etwas höher, ich musste mich immer mehr strecken, aber es ging einfach nicht. Trotzdem versuchte ich es weiter. Es kam mir nicht in den Sinn, vernünftigerweise aufzuhören mit dem so erfolglosen Bemühen, auch nicht, um Hilfe zu bitten oder mich jemand anderem anzuschließen. Mein Hauptgefühl war: Ich muss das schaffen. Schließlich resignierte ich verzweifelt und gab auf. Die freundliche Einladung, zu einem anschließend stattfindenden Fest mitzukommen, lehnte ich tief verstimmt ab." ◄

Lina hat das Gefühl, sie müsse auf Gemeinschaft und Zuwendung verzichten, und zwar sogar bei einer Unternehmung, die ein schönes geselliges Erlebnis sein sollte; sie muss das können wie die andern, im Vergnügen wie in der Not. Allein muss sie sich das Leben schön und behaglich machen können – die andern können das ja auch, das scheint normal zu sein. Ihr gelingt es aber merkwürdigerweise nicht – je mehr sie sich bemüht, desto unmöglicher erscheint es. Schließlich gibt sie verzweifelt auf. Sie erhofft nichts mehr. Auch die freundliche Einladung, mit anderen zusammen ein Fest zu erleben, lehnt sie ab, zutiefst enttäuscht über sich selbst. Sie fühlt sich als Versagerin, als Strafe muss sie ihre Einsamkeit aushalten, mehr hat sie nicht verdient.

Auffälliges im Traum

- Höchst auffällig ist die Tatsache, dass es bei einem gemeinsamen Picknick kein gemeinsames Feuer gibt. Alle sind auffällig vereinzelt – eigentlich besteht die Gemeinsamkeit nur in der Vereinzelung. Jeder sorgt nur für sich selbst und sein eigenes Wohlbefinden.
- Sehr auffällig ist das Cheminee. Ein Cheminee gehört ins Wohnzimmer, dort macht es das Wohnen behaglich und lädt zu wohltuender Entspannung ein. Hier, ins Freie gerückt, erscheint es befremdlich „verrückt". Es lässt sich auch nicht nutzen, sondern wird zur Qual. Trotz immer größerer Anstrengung gelingt es Lina nicht, Feuer zu machen; die Möglichkeit, sich selbst das Leben hell und warm zu machen, entzieht sich ihrer Reichweite immer mehr.
- Trotzdem agiert sie hartnäckig weiter, ohne die Sinnlosigkeit ihres Agierens zu bemerken, in der Meinung, das müsse so sein. Es ist kein freiwilliger Wunsch oder gar Ehrgeiz, der sie immer weiter antreibt, sondern Verzweiflung und das Gefühl von Notwendigkeit. Nur so meint sie, ihr Leiden am Gefühl unfähig und wertlos zu sein, lindern zu können.
- Ihre Verzweiflung wird jedoch immer größer, je deutlicher das Misslingen wird. Was zwingt sie eigentlich, dieses Feuer für sich allein zu machen? Offensichtlich verkennt sie die Realität. Woher kommt ihre tiefe Überzeugung, dass sie das muss – dass sie sich ganz allein selbst genügen muss, obwohl ihr dies trotz verzweifeltem Bemühen nicht gelingt? Warum überfordert sie sich unnötigerweise?

Im Zusammenhang mit Lebensgeschichtlichem gesehen klingen in diesem Traum belastende Verlassenheits-Erfahrungen in Linas früher Kindheit an, in denen sie sich unerträglich einsam und verängstigt gefühlt hatte. Am prägendsten war wohl eine schreckliche Erfahrung im Alter von vier Jahren: Ihre Eltern hatten sie wegen einer Auslandsreise ohne Erklärung und ohne Abschied wochenlang bei ihr fremden Verwandten gelassen. Das kleine Mädchen musste dort allein im unteren Stock schlafen, alle anderen schliefen im oberen Stock. Sie habe schreckliche Ängste ausgestanden, es schaudere sie heute noch, wenn sie daran denke. Sie konnte sich nicht für sich wehren, es wurde erwartet, dass sie das aushielt. Weitere, womöglich noch schlimmere solche Erlebnisse, in denen sie sich alleingelassen und wertlos fühlte, folgten bis weit ins Erwachsenenleben hinein. Die Angst, allein gelassen zu werden, blieb bestimmend und führte dazu, dass sie sich aus Angst vor Ablehnung nicht erlaubte, Ansprüche zu stellen und sich möglichst den Wünschen der anderen anzupassen suchte. Mit Hilfe der Therapie fiel ihr aber allmählich selbst auf, dass ihr Verhalten kontraproduktiv war – das zeigt der Traum.

Existenzial gesehen passt der Traum vom Cheminee in wesentlichen Zügen gut zu Kierkegaards These vom verzweifelten Wollen: Lina will verzweifelt etwas Unmögliches erreichen. Indem sie darauf insistiert, für sich allein eine Lagerfeuerstimmung erreichen zu können, will sie, so scheint es, verzweifelt unabhängig und selbstbestimmt sein. Dieser erste Eindruck täuscht jedoch, wie die genauere Betrachtung des Traums zeigt. Vor allem Linas Stimmung zeigt, dass es ihr eigentlich nicht darum geht, autonom zu sein, denn darunter leidet sie. Sie will nicht trotzig agierend Autonomie erreichen, sondern sie meint, autonom sein zu müssen. Was sie verzweifelt will, ist nicht Selbstständigkeit, sondern Zugehörigkeit. Dafür muss sie aber selbstständig sein – auch in ihrer Kindheit fühlte sie sich nur akzeptiert und zugehörig, wenn sie selbstständig war. Lina will mit ihrem Agieren im Grund also vor allem verzweifelt vermeiden, wegen ihrer Unselbständigkeit abgelehnt und ausgeschlossen zu werden.

Auch die inhaltliche Traumsituation verweist, wie die Stimmung, auf ein befremdlich ungewohntes Alleinsein, das im Traum probeweise zu meistern ist. Das Alleinsein erscheint keineswegs zwingend notwendig, sondern seltsam abwegig und unnötig. Es geht um eine gesellige Unternehmung, in der spielerisch etwas wie eine Abenteuersituation ausprobiert wird, an der man freiwillig teilnimmt. Nur Lina ist verzweifelt, weil sie mit der (freiwilligen) Aufgabe nicht wie die anderen zurechtkommt. Vom Wachen aus gesehen wundert man sich, warum sie sich in ihrer schwierigen Situation mit dem Cheminee nicht um Rat an die anderen wendet, obwohl dies doch möglich wäre – das sei ihr nicht in den Sinn gekommen, meinte sie. Dass sie nicht auf die Idee kommt, um Rat zu bitten, ist als unbewusste Abwehr einer möglichen Ablehnung zu verstehen – sie findet, sie müsse sich an die Spielregeln halten, nur so kann sie sich zugehörig fühlen. Wider den ersten Anschein handelt der Traum also nicht in erster Linie von einer Einsicht in die Notwendigkeit, das Leben selbständig bestehen zu müssen, sondern vom illusionären Wunsch, das Risiko, eventuell abgelehnt und ausgeschlossen zu werden, vermeiden zu können. Erst die Bereitschaft, das Wagnis einer Ablehnung einzugehen, wäre eine Annahme der existenzialen Wahrheit, dass das eigene Leben letztlich tatsächlich allein verantwortet werden muss. Der illusionäre Wunsch, nicht abgelehnt und ausgeschlossen zu werden, beinhaltet eine Fülle anderer Wünsche, denen wir in anderen Träumen von Lina begegnen: Der Wunsch, sich als wertvoll zu erweisen, der Wunsch, alles zu ertragen, um keinen Konflikt auszulösen, der Wunsch, nichts zu beanspruchen, um nicht lästig zu werden, der Wunsch, eigene Missstimmungen zu verbergen, um immer angenehm für die anderen zu sein.

Der Sturz vom verzweifelten Hoffen in hoffnungslose Verzweiflung

Der Schluss des Cheminee-Traums schildert den Sturz in eine Depression. Lina stellt erschöpft fest, dass ihre Anstrengung völlig umsonst ist. Ihre Bemühung, wie die andern mit ihrem Privat-Feuer allein zurecht zu kommen, hat sich als unerfüllbar erwiesen, sie muss resignierend aufgeben. Dieses vermeintliche Versagen beschämt sie zutiefst, sie fühlt sich absolut minderwertig und hoffnungslos verzweifelt. Sie bedenkt nicht, dass sie ja eine besondere Situation hatte mit diesem Cheminee, ihre Gegebenheiten waren anders als die der anderen. Zutiefst enttäuscht hadert sie mit sich und ihrer Situation und schließt sich, im Gefühl absolut wertlos und überflüssig zu sein, selbst aus der Gemeinschaft aus.

Der Fall in die Depression ist die ausweglos erscheinende Sackgasse, in die jedes Agieren schließlich führt. Die Abwehr des Beängstigenden ist unmöglich, aber auch seine Annahme.

Linas hoffnungslose Verzweiflung ist im Grund nicht bedingt durch die ent-
täuschende Tatsache, dass sie nicht wie die anderen allein zurechtkommt, sondern
durch ihre Weigerung, sich diese Tatsache einzugestehen. Das Eingeständnis und
die Annahme einer traurigen Wahrheit ist die Voraussetzung dafür, mit ihr zurecht
zu kommen. Es ist der einzige Ausweg aus der Sackgasse.

9.3.5   Agieren im Beispiel eines Psychoanalytikers (Badewanne)

Der Psychoanalytiker Werner Kemper bringt in seinem Traumbuch „Der Traum
und seine Be-Deutung" (Kemper 1983) ein Traumbeispiel, das aus meiner Sicht
das Charakteristische einer agierenden Abwehr besonders anschaulich auf den
Punkt bringt.

Der Träumer, ein Patient mit einer depressiv-zwanghaften Persönlichkeitsstruktur, träumte diesen Traum, nachdem er in einer analytischen Sitzung erstmals
den „Schutz- und Abwehrcharakter seiner Struktur gegen seine eigene, vor sich
selbst verborgene Impulswelt erkannt hatte", wie Kemper sagt.

Beispiel

„Im Traum sitze ich in einer Badewanne, die fast bis zum Rand gefüllt ist.
Indem ich mich etwas bewege, gerät die Wasseroberfläche in Schwingungen
und das Wasser schwappt kräftig über den Rand. Um dies zu verhindern,
mache ich Gegenbewegungen, aber das Wogen wird nur immer stärker, so
dass ich seiner nicht mehr Herr werde. Dann (…) treibe ich auf einer riesigen
Meeresoberfläche, dem Spiel der nun haushohen Wellen hilflos preisgegeben"
(Kemper 1983 S. 157). ◄

Die psychoanalytische Deutung Kempers
Der Traum widerspiegle, sagt Kemper, wie das durch die Deutung in der Abwehr
geschwächte Ich des Patienten „trotz aller versuchten Gegenbewegungen die
immer höher gehenden Wogen der ‚ES'-Strebungen nicht mehr zu bändigen ver-
mag […] und der Träumer sich trotz aller Gegenwehr zuletzt angstvoll auf den
Ozean seiner entfesselten Kräfte hinausgetrieben fühlt" (Kemper 1983 S. 158).

Die Deutung aus meiner Sicht
Ich dagegen würde sagen, der Traum widerspiegelt die innere Auseinandersetzung des Patienten mit seiner eigenen abwehrenden Haltung gegenüber ihn
beunruhigenden eigenen – aber nicht als eigen erfahrenen – Regungen. Er will
diese Regungen mit Gegenbewegungen abwehren, bewirkt damit jedoch das
Gegenteil. Je verzweifelter er das Beunruhigende zu unterdrücken sucht, desto
beängstigender wird es und desto hilfloser fühlt er sich. Schließlich fühlt er sich
ganz ohnmächtig tödlich Bedrohlichem ausgeliefert.

Verschlimmerung trotz oder wegen der Gegenwehr?

Was Kempers Deutung von meiner Deutung vor allem unterscheidet, ist das Wörtchen „trotz". Das Beängstigende – nämlich die beunruhigend starke Resonanz einer natürlichen eigenen Bewegung – wird nicht trotz aller versuchten Gegenbewegung immer stärker, sondern gerade wegen der Gegenbewegung. Das ausdrucksstarke Badewannen-Bild zeigt, wie unsinnig, ja widersinnig dem Patienten seine Abwehr selbst gefühlsmäßig vorkommt: Bewegtes Wasser wird ja durch jede weitere Bewegung noch bewegter – es beruhigt sich nur, wenn es sein gelassen wird. Dem Patienten ist also am Rand des Bewusstseins aufgegangen, dass er sich nicht nur inadäquat, sondern kontraproduktiv verhält. Er „agiert". Typisch für ein Agieren ist, wie oben gesagt, ein im Common Sense auffälliges Abwehrmanöver, dem der unbewusste Wunsch zugrunde liegt, sich vom Leiden an unabdingbar Gegebenem zu erlösen. Dieser Abwehrversuch ist illusionär und muss scheitern; aber nicht nur das: er konfrontiert schließlich umso unerbittlicher mit dem Beängstigenden. Es ist beeindruckend, wie einleuchtend und prägnant und mit welch eindringlicher Anschaulichkeit dieser Traum das Wesentliche einer agierenden Handlung ins Bild fasst.

Aber: Während Kemper in seiner Deutung meint, der Traum zeige eine Schwächung der Abwehr durch die Erkenntnisse in der Therapiestunde, meine ich, dass der Traum die Widersinnigkeit und Destruktivität des agierenden Abwehrverhaltens zeigt, die dem Patienten irgendwie vage aufgegangen sein muss. Weil meine Auslegung unmittelbar aus dem Traum selbst nachvollziehbar ist, ist sie, so meine ich, therapeutisch hilfreicher.

Lebensgeschichtliche Bezüge

Bei der Besprechung des Traums fanden sich zwei direkte Bezüge zu beunruhigenden gefühlsmäßigen Regungen in Verführungssituationen, ein aktueller und ein lebensgeschichtlicher: Aktuell hatte der Patient am Vortag auf einer Bootsfahrt mit dem Impuls zu kämpfen, sich zu einem sexuellen Abenteuer verführen zu lassen; in der Kindheit hatte er, als das Kindermädchen ihn badete, bei einer Berührung seines Kopfes mit ihrer Brust zum ersten Mal lustvollerregende Empfindungen, die ihn in Angst versetzten. Kemper schreibt: „Diese doppelte Bezogenheit gibt dem Traum erst die richtige Tiefendimension" (Kemper 1983 S. 170).

Existenziale Bezüge

Daseinsanalytisch gesehen steht der Traum jedoch noch in einer dritten Bezogenheit, einer noch fundamentaleren Dimension. Er verweist auch noch auf eine, in den konkreten Verführungssituationen verborgene, existenziale Problematik, mit der sich der Träumer auseinandersetzt. Als Persönlichkeit mit einer zwanghaften Struktur ist seine Haltung dem Leben gegenüber geprägt von Verantwortung und Selbstbestimmtheit. Entsprechend problematisch sind für ihn Situationen, in denen er sich verführt fühlt, statt selbst die Führung zu behalten. Das gilt auch für die innere Auseinandersetzung mit sich selbst. Unkontrollierbaren eigenen Regungen nachzugeben, die unkontrollierbare Folgen haben können, ist beängstigend für ihn, entsprechend wehrt er sich dagegen. Der Traum zeigt, dass ihm im Zusammenhang mit dem Vortagserlebnis, in dem ein entsprechendes Kindheitserlebnis widerhallte, angstvoll aufging, dass er seine Gefühle nicht unterdrücken kann, ja, dass diese ihn immer mehr überschwemmen, fortreißen und hin und her werfen, je verzweifelter er sie zu unterdrücken sucht. Er setzt sich mit der Erkenntnis auseinander, dass Gefühle, und damit auch das eigene Sein überhaupt, nicht kontrollierbar sind. Jeder Versuch, diese Tatsache abzuwehren, führt zu einer erneuten Konfrontation und endet im ohnmächtigen Scheitern.

9.4 Abwehr als Absicherung

Sich abzusichern und zu schützen ist lebensnotwendig und gehört zur selbstverständlichen Verantwortung für die eigene Lebensführung. Im Übermaß erweist sich diese Selbstsorge jedoch als schädlich; dann sprechen wir von einem pathologischen Abwehrverhalten. Vom Normalen bis zum Pathologischen besteht ein Kontinuum ohne klare Grenze. Im Traum wird ein Abwehrverhalten erst dann zum Thema, wenn es dem Träumer selbst störend vorkommt. Träume zeigen also nur das Verhältnis, das der Träumer zum eigenen Verhalten hat, nicht, wie sein Verhalten anderen erscheint.

Zunächst zwei kurze Beispiele, die von einem Übermaß an Absicherung handeln, das noch kaum störend, aber doch als auffällig empfunden wird.

9.4.1 Unnötige Vorsorge (Bernd)

Im ersten Beispiel geht es fast nur um das Auffälligwerden einer unnötigen Absicherung.

Beispiel

> Der Träumer, Bernd, erzählte: „Im Traum sehe ich erstaunt, dass ich im Kühlschrank vier oder fünf Stücke Butter habe, die alle schon angeschnitten sind." ◄

Bernd findet, das bedeute, dass er seinen Haushalt nicht im Griff habe, er habe offenbar keinen Überblick. Ich meine jedoch, dass der Traum noch mehr aussagt. Warum ausgerechnet Butter und warum zu viel davon? Im Traum ist ja nichts zufällig. Bernd stellt erstaunt fest, dass er, ohne es gemerkt zu haben, noch übergenug Reserven an gehaltvollen Vorratsstoffen hat; offenbar war er dauernd in Sorge, zu wenig zu haben und hat zu früh für noch mehr gesorgt, ohne das, was er hat, genutzt zu haben. Der Traum thematisiert seine Erkenntnis, dass seine Vorsorge zu groß ist, nicht nur unnötig, sondern auch kontraproduktiv, denn die Butter besetzt buchstäblich zu viel Raum und könnte mit der Zeit auch verderben. Dies gab ihm zu denken. Wo im Wachen erfuhr er sich selbst so? Sofort fiel ihm eine Analogie ein:

"Ich schlafe jeden Mittag, wenn ich von der Arbeit komme. Jetzt denke ich, ich schlafe zu lange und mehr als nötig. Diese Sorge um mich nimmt wirklich zu viel Platz ein, ich könnte die Zeit anders nutzen."

9.4.2 Überflüssiger Schutz (Dina)

Im folgenden Traum liegt der Akzent noch stärker auf den Nachteilen einer übermäßigen Absicherung. Ihre unbewusste Abwehrhaltung fällt der Träumerin, Dina, jetzt als deutlich übertrieben und störend auf.

Beispiel

„Im Traum saß ich im Badeanzug am Meer auf einem Steilhang über dem Wasser und cremte mich mit Sonnencreme ein. Auffällig war, dass ich viel zu viel Sonnenschutzcreme nahm – sie floss überall an mir herunter. Warum ich das tat, weiß ich nicht, es passierte einfach und fiel mir selbst auf, auch im Traum schon. Andere sprangen unten ins tiefe, kalte Wasser und schwammen vergnügt herum. Das erschien mir zu wagemutig und gefährlich, auch im Wachen wäre das nichts für mich." ◄

Auch dieser Traum fokussiert die Erkenntnis einer, der bewussten Kontrolle entglittenen, gewohnten Abwehrhaltung. Ein an sich vernünftiges Schutzverhalten hat lästige Formen angenommen, es ist augenfällig „überflüssig". Das stellt die Träumerin befremdet fest, obwohl sie ihre vorsichtige Haltung im Prinzip verteidigt. Die Abenteuerlust der anderen kommt ihr gefährlich vor, sich auf Abstand und auf sicherem Boden zu halten, spürt sie nicht als Verzicht. Trotzdem scheint sie stimmungsmäßig nicht ganz zufrieden mit sich selbst und ihrer Haltung zu sein. Ihre Aussage: „Das ist nichts für mich", klingt leicht resigniert, sie scheint sich damit zu trösten.

Aber, dass sie ein Dilemma zwischen Sicherheit und Abenteuer sieht und sich damit auseinandersetzt, zeigt, dass sie nahe daran ist, sich selbst mehr zuzumuten und zuzutrauen. Sie sieht ja schon, dass es möglich ist, den Sprung in die Tiefe, ins kalte Wasser zu wagen und zu schwimmen. Irgendwie weiß sie auch, dass das Leben grundsätzlich nie sicher ist, immer droht Gefahr. Man kann gar nicht leben, ohne Gefahr in Kauf zu nehmen. Leben heißt immer, das Leben wagen.

9.5 Abwehr als Verdrängen

Eigentlich ist jede Art von Abwehr eine Flucht – Abwehr ist immer Flucht aus der Angst. Statt sich der Angst zu stellen, wird sie geflohen. Flucht kann jedoch sehr verschieden aussehen, vom Gefühl, ohnmächtig überwältigt zu sein in der Depression, über das Nicht-wahrhaben-wollen im Verdrängen bis zur verzweifelten Auflehnung im Zwang. Hier zuerst zwei Beispiele, in denen verdrängende Abwehr konkret in Form von Flucht geträumt wird, dann ein Hinweis auf ein in Kap. 11 angeführtes Beispiel, in dem verdrängende Abwehr in Form von Wegsehen oder Nicht-wahrnehmen erscheint.

9.5.1 Verdrängen von Gefahr (Beispiel von M. Boss)

Dieses Beispiel aus dem zweiten Traumbuch von Boss dient Alice Holzhey in ihrem Buch „Daseinsanalyse" (Holzhey 2014 127 ff.) dazu, den Unterschied zwischen der normativen Theorie von Boss und der von ihr entwickelten hermeneutischen Daseinsanalyse herauszustellen. Meine eigene Auslegung fasst vor allem die therapeutischen Konsequenzen ins Auge, die eine hermeneutisch-phänomenologische Auslegung hat.

Beispiel

Der Träumer, ein 28-jähriger Mann, erfuhr sich im Traum als erst 12-jährig. Er erzählte gemäß Boss: „Ich hatte im Traum geschlafen, wache nun – immer weiter träumend – auf und sehe vom Bett durchs Fenster auf dem Felde vor meinem Elternhaus Soldaten zweier feindlicher Heere auftauchen. Sie kämpfen miteinander. Sie nähern sich unserem Haus. Ich fürchte, sie könnten in unser Haus eindringen. Ich verschließe deshalb, so rasch ich kann, alle Türen und flüchte ins Schlafzimmer meiner Mutter, die im Bett liegt. Ich krieche zu ihr ins Bett. Jetzt ist plötzlich alles ruhig und gut. Das Schießen draußen hat aufgehört. Kann wieder einschlafen." (Boss 1975 S. 86) ◄

Der Träumer fühlt sich im Traum nicht erwachsen, sondern als 12-jähriger Junge, der noch im Elternhaus wohnt – schon damit wehrt er Verantwortung ab, die zum Erwachsensein gehört. Die Bedrohung, der er sich nicht gewachsen fühlt, ist für ihn wie Krieg in nächster Nähe. Natürlich hat er Angst. Zunächst versucht er, sich der bedrohlichen Situation gegenüber angemessen zu verhalten, indem er die Türen verschließt. Dann überwältigt ihn die Angst und er reagiert unsinnig. Statt die erwachsene Person im Haus, die Mutter, zu wecken, kriecht er wie ein Kleinknd zu ihr ins Bett. Er flieht in die Selbsttäuschung; die Realität scheint sich verändert zu haben, es ist ihm offenbar gelungen, die Angst zu verdrängen. Dass dieses Verhalten jedoch eine illusionäre Flucht aus der Verantwortung für das eigene Leben ist und der Abwehr dient, sieht er am Rand des Bewusstseins schon selbst – sonst hätte er diesen Traum nicht geträumt.

Der Traum zeigt eine beginnende Einsicht
Der Traum führt dem Träumer vor Augen, wie er sich selbst vorkommt angesichts der Erkenntnis einer Gefahr. Nach dem Erwachen aus dem Traum könnte er erkennen: „Offenbar will und kann ich mich nicht mit der beängstigenden Tatsache, dass jederzeit Gefährliches passieren kann, konfrontieren. Erstaunlicherweise gelingt es mir, die Augen davor zu verschließen und Bedrohliches zu

verdrängen – welche Illusion!" Aus dem Traum erwacht, kann sich der Träumer bewusst über sich und seine illusionäre Flucht wundern – eine „regressive" Abwehr – und darüber, dass diese auch zu gelingen scheint. Aber dass er überhaupt davon träumt, zeigt, dass ihm sein Umgang mit gefürchteten Wahrheiten nicht mehr selbstverständlich, sondern fragwürdig geworden ist. Seine Antwort auf die Angsterfahrung im Traum erscheint ihm wahrscheinlich selbst sehr merkwürdig. Durch die Betrachtung des Traums könnte ihm aufgehen: „Ich kann mich zurzeit zum Glück noch entziehen und die unheimliche Wahrheit, die sich mir aufdrängt, ausblenden. Ich bin der Realität eben noch nicht gewachsen. Aber es fällt mir auf, dass ich mich im Traum noch kindlicher verhalte, als ich mich sowieso schon fühle, so unpassend, wie wenn ein 12-jähriger Junge bei offensichtlicher Gefahr ins Bett zur schlafenden Mutter kriechen würde. Täusche ich mich selbst so über mich?" In der eigenen Sicht flieht er die raue Wirklichkeit, statt sich ihr zu stellen. Dunkel beginnt er zu ahnen, dass es illusorisch und möglicherweise sogar selbstzerstörerisch ist, die Augen verschließen zu wollen, wenn sich eine beängstigende Wahrheit so handfest aufdrängt. Um sich adäquat verhalten zu können, muss die Wahrheit – hier der Krieg – ins Auge gefasst werden.

Therapeutisch wäre für mich die wichtigste Frage an den Träumer, ob und wo er im Wachen eine Analogie zu seinem illusionären Verhalten im Traum erkennt. Hat er wachend schon gemerkt, dass es ihm erstaunlich leicht gelingt, bedrängend Beängstigendes illusionär zu verdrängen, statt sich ernsthaft damit auseinanderzusetzen? Dass er so träumt, lässt darauf schließen, dass ihm dies nun nicht mehr selbstverständlich ist – er setzt sich damit auseinander. Therapeutisch steht für mich die illusionäre Abwehr im Zentrum bzw. der Widerstand, sich dem, was Not tut, zuzuwenden.

Die Auslegung von Boss in Abhebung zu meiner Auslegung
Boss fokussiert nicht die Abwehr, sondern die stimmungsmäßigen Einschränkungen des Träumers (s. Kap. 12). Er bezeichnet ihn als einen halbschlafenden Tagträumer, der voller Angst vor der Außenwelt fremder Erwachsener existiere, die er nur als Streitende sehen könne, stets bereit, vor ihnen zurück in einen Kinderschlaf in nächste Nähe der Mutter zu fliehen (Boss 1975 S. 88). Dies zu erkennen sei das therapeutisch Erforderliche. Damit stellt Boss das ängstliche Verhalten im Traum als unnötig und neurotisch in Frage und fordert den Träumer indirekt zu einer Verhaltensänderung auf. Aus hermeneutisch-daseinsanalytischer Sicht geht es dagegen therapeutisch um die Auseinandersetzung mit einer ernstzunehmenden tiefen Wahrheit, welcher der Träumer sich nicht gewachsen fühlt.

9.5.2 Verdrängen einer Aufgabe (Bernd)

Der Träumer des nächsten Beispiels ist Bernd, der Student, von dem wir schon einen Traum kennen, in dem ihm aufging, dass er sich wohl oder übel einer unangenehmen Sache stellen müsse, weil seine Vertuschungsmanöver sich als nicht nur illusionär, sondern auch als kontraproduktiv erwiesen hatten (s. Abschn. 5.4.6.).

Auch der folgende Traum von ihm dreht sich um eine solch heilsame Selbst-
erkenntnis.

Beispiel

„Ich war wieder mal auf der Flucht im Traum, diesmal vor bösen Typen,
die mich verfolgten. Ich konnte fliegen, aber es war mühsam, weil ich einen
schweren Rucksack aufhatte. Ich flog und flog, kam aber erstaunlicherweise
wieder an den gleichen Busbahnhof, von dem aus ich weggeflogen war. Da
realisierte ich, dass ich mich im Kreis bewegt hatte und dass ich jetzt aufstehen
und an meine Arbeit gehen müsse. Ich erwachte und tat dies. Das war eindeutig
ein Fluchttraum im Zusammenhang mit der Seminararbeit, die mich verfolgte
und der ich zu entfliehen suchte." ◄

Bernd fühlt sich auf der Flucht vor bedrohlich Bedrängendem. Anfangs erscheint
ihm das Bedrängende als lebensbedrohlich Böses und nicht, wie sich später
herausstellt, nur als mühsame Seminararbeit, die ihn fordert und anstrengt. Offenbar fühlt er sich der Seminararbeit gegenüber zunächst so, wie er sich „bösen, ihn
verfolgenden Typen" gegenüber fühlen würde, nämlich machtlos. Sein Leben als
der gute Student, als den er sich kennt, scheint ihm bedroht. Von der Bewältigung
der Arbeit hängt offenbar für ihn ab, ob er wirklich der erfolgreiche, überdurchschnittlich kluge Student ist. So hellhörig ist er für die Gefahr zu versagen, so
unannehmbar erscheint ihm diese, dass es ihm unmöglich erscheint, sich ihr zu
stellen. Er ergreift die Flucht. Dabei fällt auf, dass er eine besondere, ungewöhnliche Fähigkeit zur Flucht hat. Er kann abheben vom Boden und wird so ungreif-
bar für die Verfolger. Aber es fällt auch auf, dass sein schwerer Rucksack ihn
zurück Richtung Boden zieht. Diese Last meint etwas, das (zu) ihm gehört, das
ihm wichtig ist bzw. das er braucht, sonst könnte er sie ja abwerfen. Mühsam fliegt
und flieht er weiter, vermeintlich immer weiter weg von der Gefahr. Aber dann
realisiert er plötzlich, dass er an den Ausgangspunkt zurückgekommen ist. Er
landet am Ort, von dem er fliehen wollte, die Flucht war umsonst gewesen. Jetzt
wird ihm klar, dass er sich stellen muss – und auch kann und will. Gleichzeitig
geht es jetzt nur um eine Seminararbeit, nicht mehr um eine Lebensgefahr.

Existenzial beschäftigt sich Bernd mit der Erfahrung, dass Beängstigendes
nicht wegzukriegen ist, es hält ihn in Bann. Seine Flucht „weg davon" kehrt sich
ins Gegenteil, sie führt ihn „hin zu"; eine befreiende Distanzierung gelingt nicht.
Wenn er nicht immer weiter so illusionär fliehen will, muss er sich stellen – das
sieht Bernd jetzt ein und dazu findet er jetzt auch den Mut. Weniger wichtig ist die
Art und Weise der Flucht, das Fliegen – obwohl dies natürlich auch bezeichnend
für den Träumer ist. Das Fliegen illustriert die prinzipielle Leichtigkeit seines
Flüchtens, hier allerdings betont in Frage gestellt durch die Last des Rucksacks.
Als Rucksack ist die Last, die seine Flucht behindert, jedoch nicht nur als hinderlich definiert, sondern im Gegenteil, als etwas Notwendiges. Belastendes gehört
zum Menschsein und drängt sich als Aufgabe immer wieder auf, auch dann, oder
eigentlich umso mehr dann, wenn es geflohen wird.

Der Traum schildert einen neurotischen Teufelskreis
Je mehr das Beängstigende geflohen wird, desto mehr drängt es sich auf. Am Beispiel der Seminararbeit ist dies einleuchtend: Je länger Bernd sie, aus Angst zu versagen, nicht anpackt, desto mehr wird er tatsächlich zum Versager. Ein Risiko zu versagen ist zwar immer da, wird jedoch noch wahrscheinlicher durch die Flucht. Dies gilt, wie wir schon an anderen Beispielen gesehen haben, für jede übermäßige Abwehr, vor allem für jedes Agieren.

Der Traum thematisiert aber auch noch eine andere Erfahrung: Die Gefahr, vor der man flieht, wird viel bedrohlicher erlebt als die Gefahr, der man sich dann stellt.

9.5.3 Verdrängen von Schmerz (Myrta)

Von Myrta finden sich in den Abschn. 11.6.1. und 11.6.2. zwei Träume, in denen sie keine Schmerzen spürt trotz einer offensichtlich ernsthaften Verletzung. Mit dieser Verdrängung von Schmerzhaftem ist sie der Verantwortung enthoben, sich um sich selbst kümmern zu müssen.

9.6 Abwehr als depressive Verstimmung

Ein wesentliches Element, das eine tief deprimierte Stimmung bestimmt, ist Hoffnungslosigkeit. Jede Hoffnung auf eine positive Veränderung, auf eine Erlösung vom Leiden, ist verloren. Damit ist auch kein Wollen, ja überhaupt keine aktive Strebung mehr möglich. Zum Handeln, nicht nur zum angemessenen Handeln, auch zum unangemessenen Agieren, braucht man ein Minimum an Hoffnung. Trotzdem muss auch eine hoffnungslos verzweifelte, depressive Verstimmung, der man sich passiv ausgeliefert fühlt, Abwehrcharakter haben, denn es handelt sich dabei ja um ein psychopathologisches Symptom. Der erste der beiden folgenden Träume illustriert Linas Leiden an einer depressiven Verstimmung, aber auch deren Abwehraspekt, der zweite die Stimmungsaufhellung, die eine aktive Überwindung ermöglicht.

9.6.1 Bedrückendem erliegen (Lina)

Beispiel

„Im Traum hatte mich jemand beschimpft. Ich fühlte mich abgelehnt, wertlos und ausgeschlossen und zog mich von allen zurück. Man wollte mich trösten, aber ich war unerreichbar, wie unter einer schweren Glocke." ◄

Lina fühlt sich durch eine aggressiv empfundene Bemerkung zutiefst wertlos und abgelehnt. Der vermeintlichen Zurückweisung kann sie nicht standhalten und nichts entgegensetzen, im Grund fühlt sie sich selbst ja ganz wertlos und lehnt sich selbst ab. Sie gibt dem Angreifer recht und entzieht sich bedrückt. So wird sie unerreichbar für die Beschimpfung, jedoch auch für Trost. Ihr Gefühl, hoffnungslos allein zu sein, verschlimmert sich.

Die besondere Art der Abwehr in der depressiven Verstimmung
Die einzige noch mögliche Aktivität für Lina, den Schmerz über die Zurückweisung abzuwehren, ist der völlige Rückzug aus der gemeinsamen Welt, der aber als ein Müssen erlebt wird, nicht als ein Wollen. Aber auch diese Aktivität erlischt in einem Zustand von Erstarrung, in einer Flucht aus dem Leben, das sinnlos geworden ist. Das (eigene) Leben erscheint nicht mehr lebenswert. Die Abwehr zeigt sich nur noch im Leiden, so trostlos, einsam und freudlos existieren zu müssen, das heißt in einem passiv erfahrenen Verlust des Lebendigseins. Das entsetzliche Gefühl tiefster Verzweiflung, dem sie sich ausgeliefert fühlt, ist eine Spielart der existenzialen Angst, der sie nicht standhalten, die sie aber auch nicht fliehen kann. Trotzdem bringt die passiv erfahrene depressive Verweigerung doch auch einen Gewinn. Wenn Lina nicht mehr am Leben teilnimmt, muss sie sich auch nicht mehr bewähren, nicht mehr verteidigen, nicht mehr durchsetzen. Der Gewinn eines Sturzes in die tiefe Depression ist, dass man nichts mehr muss, weil man nichts mehr kann, dass einen nichts mehr trifft, weil man für die Mitmenschen unerreichbar ist, und dass man nicht mehr enttäuscht werden kann, weil es keine Hoffnung mehr gibt.

Ist die stimmungsmäßige, passiv erfahrene depressive Abwehrform also vielleicht als Verweigerung der zum Leben gehörigen aktiven Abwehr zu sehen? Erscheint es einfacher, sich resigniert ins Leiden fallen zu lassen als die Anstrengung auf sich zu nehmen, das Leiden aktiv abzuwehren? Zu dieser Vermutung passt, dass Lina die depressive Verstimmung wie eine schwere Glocke erlebt, die sich über sie senkt – unter dieser Glocke ist sie zwar geschützt, aber auch unfrei gefangen. Die Glocke ist zu schwer, um abgewehrt werden zu können.

9.6.2 Bedrückendem standhalten (Lina)

Mit der Zeit gelang es Lina jedoch wider Erwarten, sich gegen eine sich anbahnende depressive Verstimmung bewusst aktiv zu wehren. Sie schildert dies so: Wenn sie spürte, dass sich die schwere Glocke über sie zu senken begann, stemmte sie sich quasi mit letzter Kraft gegen die erdrückende Last und hielt sie von sich weg. Das war eine große, befreiende Leistung, die sie mit Stolz erfüllte.

Der folgende Traum zeigt diese Stimmungserfahrung in einem anderen Bild. In diesem Bild ist das Wesentliche, dass Lina dem bedrückenden Gefühl, sich wertlos zu fühlen, nicht resignierend erliegt. Sie hält stand.

Beispiel

„Jemand beschimpfte mich im Traum. Wie immer war das schlimm für mich. Diesmal stürzte ich jedoch nicht in eine Depression, sondern ich konnte mich aktiv schützen. Ich drehte mich mit dem Gesicht zur Wand, stehend, und verschloss die Augen, so machte ich mich unerreichbar für das verletzende Geschimpfe. Es war ein wunderbares Gefühl, mich verschließen und schützen zu können, Distanz nehmen und standhalten zu können – ein heilsamer Rückzug." ◄

Der Traum als ankehrende Erfahrung an die Angst

In diesem zweiten Traum lässt sich Lina nicht von der erdrückenden Schwere des Gefühls, abgelehnt zu sein, entmutigen. Sie kann dagegen halten, standhalten und dazu Stellung nehmen. Bewusst und aktiv verschließt sie sich selbst, bewusst dreht sie sich selbst weg, flieht aber nicht und verkriecht sich nicht, sondern zeigt ihre Unabhängigkeit und Selbstständigkeit. Aktiv vollzieht sie die Trennung, die sie üblicherweise fürchtet und meidet. Sie steht zum Auf-sich-allein-gestellt sein und nimmt es an – daseinsanalytisch sprechen wir von einer ankehrenden Haltung an die Angst (s. Abschn. 2.5.). Sie steht zu sich, was auch immer die anderen darüber denken mögen. Es kümmert sie nicht mehr, ob sie diese für wertlos halten oder nicht.

Die beiden Träume im Vergleich

Welch erstaunlicher Unterschied in Linas Verhalten in diesen beiden Träumen! In beiden Erfahrungen zieht sie sich zwar nach einer verletzenden Begegnung ins Alleinsein zurück, aber einmal in resignierter, lebensverneinender, das andere Mal in mutiger, lebensbejahender Stimmung. Der Hauptunterschied zwischen dem depressiven und dem heilsam empfundenen Traum ist die Stimmung. Im depressiven Traum ist sie beherrscht vom Gefühl, „ich muss", im heilsamen Traum vom Gefühl „ich will". In der Depression empfand sie sich passiv, wehrlos weggestoßen, im späteren Traum wagt sie, sich selbst abweisend zu zeigen und sich demonstrativ abzugrenzen. Das Alleinsein nimmt sie jetzt nicht nur als unabdingbar in Kauf, sondern sie sieht jetzt auch Erwünschtes darin: Es ist nötig, um sich befreien und distanzieren zu können, und ein Rückzug ins Alleinsein kann erholsam sein.

9.7   Widerstand

Eine Sonderform von Abwehr ist der Widerstand, nämlich Widerstand gegenüber der Therapie oder gegenüber der Person des Therapeuten. Widerstand richtet sich gegen das therapeutische Anliegen, sich einsichtig mit dem eigenen Abwehrverhalten auseinanderzusetzen.

9.7.1 Widerstand als Ärger/Einsicht (Sara)

Die beiden folgenden Träume wurden nacheinander geträumt, der erste vor einer Therapiestunde, der zweite nach dieser Stunde. Der erste Traum beleuchtet den Widerstand der Patientin, der zweite zeigt die in der Arbeit am Widerstand gewonnene Einsicht.

Erster Traum: Der verlotterte Briefkasten

Sara, eine willensstarke, strebsame Studentin, die wegen einer schweren Erschöpfung in die Therapie gekommen war, kam sehr verärgert in die Analysestunde. Sie klagte über Frustrationen auf verschiedenen Ebenen, vor allem aber darüber, dass sie in der Analyse nicht weiterkäme. Ich würde ihr nicht helfen, sie müsse ja doch alles allein machen. Es wurde nicht klar, worum es eigentlich ging, ich fühlte mich tatsächlich hilflos in meiner Bemühung, ihr zu helfen. Schließlich fiel mir ein, sie nach Träumen zu fragen. Auch da ereigne sich nichts. Die letzte Nacht habe sie nur von einem verlotterten Briefkasten geträumt, damit könne man ja nichts anfangen, war die Antwort. Nicht einmal einen sinnvoll-hilfreichen Traum bekäme sie geschickt! Auf mein Insistieren erzählte sie mir den Traum dann doch.

Beispiel

„Etwas war an mich geschickt worden, aber nicht angekommen. Ich ärgerte mich sehr, vor allem, als ich merkte, dass der Briefkasten ganz verlottert war. Mir war klar, dass das Päckchen oder was auch immer es war, deshalb nicht angekommen war. Ich beschloss, mich zu beschweren". ◄

Der Traum sagte Sara nichts, sie fand es auch überflüssig, sich mit ihm zu befassen. Ärgerlich fuhr sie fort, sich bei mir zu beschweren. Nichts käme von mir, über einen blöden Briefkasten wolle ich reden, aber ihren grundlegenden Problemen auf die Spur zu kommen würde ich mich nicht bemühen. Während sie sich so beschwerte, dass von mir nichts käme, ging mir plötzlich auf, was der Briefkasten hier bedeutet: Er meint den Ort, wo das, was an sie geschickt wird, ankommt, also die ihr zurzeit gegebene Möglichkeit, etwas ihr Zukommendes zu empfangen. Träumend hatte sie festgestellt, dass dieser Ort nicht gepflegt, nicht genügend beachtet, sondern vernachlässigt worden war – kein Wunder, dass nichts ankommen konnte! Durch den Traum erhielt sie jetzt den Hinweis, dass sie der Möglichkeit, etwas zu empfangen, zu wenig Beachtung schenkte. Das war das Problem, nicht, dass ihr nichts zugeschickt wurde. Ohne diesen Traum wäre dieser Aspekt nicht so schnell zur Sprache gekommen. Im Traum selbst hatte sie diese Erkenntnis jedoch noch nicht. Beherrscht vom Ärger sah sie die Schuld für den Mangel, den sie empfand, nur außen, bei anderen; dass sie selbst mindestens mitverantwortlich war, war im Traum völlig ausgeblendet. Sie will sich bei anderen darüber beschweren – in erster Linie bei der Therapeutin, deren Aufgabe es doch wäre, ihr therapeutische Hinweise zukommen zu lassen. Durch die Besprechung des Traums kam jedoch ein Prozess in Gang, in dem sie eine neue Einsicht gewann. Ist es sie selbst, bei der sie sich beschweren müsste?

Zweiter Traum: Der vorschnelle Griff in die Farbschachtel

Beispiel

„Ich hatte mit anderen zusammen die Aufgabe, etwas zu zeichnen. Noch bevor die Lehrerin fertig erklärt hatte, meinte ich zu wissen, worum es ging, hörte nicht länger zu, sondern überlegte, was ich machen wollte. Ich griff in die gemeinsame Farbschachtel und nahm mir fast alle Farbstifte heraus. Dann merkte ich plötzlich, dass ich den anderen fast nichts gelassen hatte. Wie peinlich! Sehr beschämt legte ich die Stifte bis auf einen zurück." ◄

Der Traum als Erfahrung einer beschämenden Selbsterkenntnis

Zentral ist in diesem Traum eine neue Erkenntnis der Träumerin über sich selbst, die ihr wohl durch die Besprechung des Traums vom Briefkasten aufgegangen war. Zunächst erfährt sie sich hier, wie im letzten Traum, als zu wenig achtsam in Bezug auf das, was bei ihr ankommen sollte, bzw. auf das, was ihr „zukommt": Sie hört nicht richtig zu und nimmt nicht wahr, dass es um eine gemeinsame Aufgabe geht, in der man zusammenarbeiten und auf die anderen Rücksicht nehmen muss. Stattdessen fühlt und sieht sie sich ganz darauf ausgerichtet, die eigenen Wünsche und Vorstellungen durchzusetzen und selbstständig zugriffig und angriffig zu handeln. Aber plötzlich geht ihr voller Scham auf, dass sie mit dieser Haltung die Aufgabe verfehlt. Zur Aufgabe, zu der sie sich aufgefordert fühlt, gehört, auf Eigenmächtigkeit zu verzichten und sich als Teil einer Gemeinschaft zu verstehen und zu verhalten. Dank dieser Einsicht gelingt ihr dies jetzt in diesem Traum auch.

Dieser Traum war offensichtlich durch die Besprechung des vorigen Traums ausgelöst worden. Beschämt realisierte sie, dass ihr Ärger auf mich im Zusammenhang mit ihrem Widerstand gegen die Therapie stand. Es fiel ihr schwer, die Analyse als gemeinsame Arbeit zu sehen, in der wir beide sowohl geben wie empfangen. Darauf ausgerichtet, sich ihr eigenes Bild über sich und die Therapie zu machen, fiel es ihr schwer, sich in eine nicht von ihr allein bestimmbare Zusammenarbeit einzuordnen. Und, noch grundsätzlicher: Es fiel ihr auch schwer, die analytische Grundregel zu befolgen. Sollte sie wirklich versuchen, ohne bewusste eigene Selektion wahllos alles auszusprechen, was ihr in den Sinn kam und sich also von ihren Einfällen bestimmen zu lassen? Sie wollte doch eigentlich selbst das Sagen haben, sie wollte nicht hören.

Sara meinte, es sei typisch für sie, eher eingreifend zu handeln als geschehen zu lassen und eher sich zu nehmen als sich geben zu lassen. Mit dieser Haltung wehre sie das Gefühl ab, abhängig und angewiesen zu sein, ein Gefühl, das sie möglichst vermeiden wolle. Offenbar hält sie es für das kleinere Übel, allein zurechtkommen zu müssen, als auf andere hören und sich anpassen zu müssen. Das ist typisch für die Haltung einer leistungsbewussten Persönlichkeit (s. Kap. 11.1.)

9.7.2 Widerstand als Fixierung (Britta)

Den folgenden merkwürdigen Traum erzählte mir die Therapeutin von Britta.

Beispiel

„Im Traum war ich mit vier älteren Leuten, alle im Alter meiner Großmutter, in der Wohnung der Großmutter. Auch meine beste Freundin war da. Diese schaute bei allen vier Alten, ob sie Rechts– oder Linkshänder seien und nagelte dann jeweils die führende Hand an die Wand an. Dann sagte sie zu mir: „Du musst alle 14 Tage zum Vater gehen, weißt du das noch?" Das wiederholte sie immer wieder. Damit erinnerte sie mich an die feste Abmachung in der Zeit, als ich 13-jährig war, und meine Eltern sich trennten. Ich fand es damals schrecklich, dass ich nicht wählen durfte, wann ich für mich sein konnte, in meinem Zimmer zuhause. Und dann sagte sie: „Ich will dich töten". Es war noch ein Mann da, der war nicht festgenagelt, aber das einzige, was er tat, war, Fotos zu machen. Ich wollte fliehen, da ging meine Freundin mit dem Hammer auf mich los. Um für meine Flucht den Türgriff zu finden, musste ich mich wegdrehen. Da schlug sie zu. Ich erwachte und schluchzte noch lange verzweifelt." ◄

Britta fühlt sich so, als ob sie an einem an alte Zeiten erinnernden Ort wäre, und zwar als Zuschauerin. Eine ihr herzlich verbundene, nahestehende Freundin ist die Bestimmende. Diese verhält sich sonderbar. Sie hat offenbar das Anliegen, die Älteren im Raum führungs- und handlungsunfähig zu machen – vielleicht aus Angst vor schädlichen Einflussnahmen? Jedenfalls werden die Alten weder einfach sein gelassen noch fortgeschickt noch verlassen. Altes muss offenbar festgehalten werden. Darauf zielt auch die immer wiederholte Mahnung, dass Britta an alte väterliche Gebote gebunden bleiben müsse, obwohl diese Gebote sie unfrei und unselbstständig machen. Das insistierende, einhämmernde Beschwören: „Du musst, weißt du das noch?", ist sehr auffällig. Der einzige, auch noch frei handlungsfähige Mensch im Raum hat dasselbe Anliegen, nämlich die Situation fotografisch zu fixieren. Die bestimmende Stimme im Traum, die Freundin, nennt dann sozusagen die tödliche Konsequenz dieser Fixierungen. Das rüttelt Britta auf, sie will fliehen. Bezeichnenderweise geht die Freundin mit dem Hammer auf sie los, wie auf einen Nagel, der in die Wand eingeschlagen werden soll. Sich abwenden, fliehend dem bedrohlichen Geschehen den Rücken zu kehren, ist jedoch auch nicht möglich. Der Versuch, sich von der tödlichen Fixierung abzuwenden, kommt ihr vor wie der sichere Untergang.

In Bezug auf den Wachzusammenhang erzählte mir die Therapeutin, in der aktuellen Situation gehe es Britta real trotz häufiger schrecklicher Albträume erstaunlich gut; sie sei erfolgreich, habe gute Beziehungen und wirke oft glücklich. Aber wenn sie an sich als die damalige 13-Jährige denke, die dick war, Akne hatte und schiefe Zähne, und die so verloren war, schluchze sie jedes Mal bitterlich. Es sei dann unmöglich, sie zu trösten, Britta „bleibe beim unglücklichen

Mädchen hängen". Dieses für die Therapie tödlich erscheinende Hängenbleiben in der alten unglücklichen Situation ihrer Jugend spiegelt der Traum. Britta schaut gebannt auf ihr Leid, das sie in Bann schlägt.

Dass ausgerechnet ihre beste, vertrauteste Freundin im Traum die Rolle hat, alles um sie herum und sie selbst tödlich zu fixieren, verstehe ich – auf der Subjektstufe gedeutet – so: Britta empfindet sich selbst nicht als aktiv widerständig gegen Veränderungen, sie erfährt den eigenen Widerstand als ein äußeres Widerfahrnis, aber aus nächster, vertrautester Nähe.

Der Traum als Auseinandersetzung mit dem eigenen Widerstand
Brittas Hängenbleiben in der unglücklichen Situation ihrer Jugend lässt die Therapie stagnieren. Ihr passiv erlebtes Hängenbleiben ist verborgen ein aktives Festhalten von Altem, das sie nicht loslassen kann bzw. will, ein Widerstand gegen Veränderung – darauf verweist das auffällige Fixieren und Fixiertsein, das im Traumgeschehen so dominant ist. Britta ist eine leistungsbewusste Persönlichkeit, die großen Wert auf Selbstbestimmung legt und Fremdbestimmtsein fürchtet. Sich bestimmen zu lassen oder etwas einfach geschehen zu lassen, empfindet sie als sehr bedrohlich. Sie muss die Kontrolle haben, auch über Vergangenes – sie kann es nicht als vergangen sein lassen. Der Traum dreht sich um die Schattenseiten ihres Wunsches, immer die Kontrolle haben zu wollen. Im Bestreben, Schwieriges unter Kontrolle, in Schach und im Auge behalten zu müssen, um nicht davon bestimmt zu werden, wird sie selbst umso mehr darin fixiert und verliert so selbst die Bewegungsfreiheit.

9.7.3   Widerstand als Flucht (Irene)

Von Irene kennen wir schon einen Traum, in dem sie darunter litt, eventuell gesehen zu werden. Damals ging es um Scham, um das unheimliche Gefühl, entblößt in grellem Licht unsichtbaren Blicken ausgesetzt zu sein, ohne sich verstecken zu können (s. Abschn. 5.3.3.). Danach hatte sie immer wieder Träume, in denen sie sich schämte, weil sie als einzige auffällig unfähig, schmutzig und verlumpt war. Im hier folgenden Traum scheint es Irene in ihrer Angst vor dem Gesehenwerden jedoch nicht um Scham zu gehen, sondern um eine Bedrohung, der sie sich entziehen muss.

„Ich bin auf einer endlos weiten, steppenartigen Fläche und werde von Drohnen mit Kameras verfolgt; sie fliegen über, neben, hinter und vor mir. Ich bin machtlos ausgeliefert. Wer sieht mich? Weit weg ist ein Baum, dort muss ich hoch, damit ich mich in den Blättern verstecken kann. Renne so schnell ich kann, die Lungen stechen, ich habe Angst vor diesen unheimlichen Maschinen."

Der Traum als Zeichen eines Widerstandes
Wie im früheren Schamtraum ist auch hier das Beängstigende für Irene, fremden Blicken ausgesetzt zu sein. Anders als früher gibt es hier aber noch Hoffnung auf eine Fluchtmöglichkeit, die allerdings äußerste Anstrengung erfordert. Wenn

wir die Flucht vor dem schutzlosen Exponiertsein im Zusammenhang mit der Therapie sehen, verweist sie auf Irenes Widerstand, von der Therapeutin gesehen zu werden, sich ihr zeigen zu müssen. Bezeichnenderweise sind es unheimliche Maschinen mit Kameras, die sie verfolgen, nicht menschliche Blicke. Sich einer solch unbarmherzigen fotografischen Fixierung zu stellen, erscheint ihr möglicherweise lebensgefährlich. Verzweifelt versucht sie Deckung zu finden. Wie unendlich anstrengend muss sie die Therapie erleben!

9.7.4 Widerstand als Blockierung (Irene)

Widerstand ist, wie Abwehr, ein gefühlsmäßiger Prozess, der einem widerfährt, keine bewusst gewollte und verantwortete Aktivität. Die Träumerin fühlt sich ihrem Gefühl ausgeliefert, Unheimliches im eigenen Sein müsse unbedingt unter Verschluss gehalten werden. Dem entgegen steht die bewusst wahrgenommene Aufgabe, sich Zugang zum Belastenden verschaffen zu müssen. Das Weggeschlossene muss ans Licht gehoben werden, um sich davon zu entlasten, darum ringt sie bewusst. Die beiden folgenden Beispiele zeigen das Ringen der Träumerin mit ihrem Widerstand.

Erster Traum: Der fest verschlossene Rucksack

Beispiel

„Ich bin mit Ihnen in einem Zimmer, in dem eine Wand nur aus Türen besteht, eine nach der anderen, alte, neue, manche mit einem Knauf, einer Klinke, einem Griff oder nichts dergleichen. Ich frage mich, was hinter all den Türen ist und ob sie wirklich alle verschlossen sind. Es macht Angst, das nicht zu wissen, ich fürchte, etwas Schlimmes könnte hereinkommen. Ich kann Ihnen diese Fragen aber nicht stellen, denn auf meinen Knien steht ein riesiger, unheimlich schwerer Lederrucksack, sehr dickes Leder, der mich in den Stuhl drückt, mir die Luft nimmt, unerträglich auf der Brust lastet. Er reicht bis zum Kinn. Ich muss diesen Rucksack öffnen, um mich zu entlasten und aktiv werden zu können, dazu bräuchte ich Ihre Hilfe. Aber nicht nur, dass ich Sie unter diesem Druck rein physisch nicht fragen kann, ich wage dies auch nicht, denn das hieße, Sie kämen mir viel, viel zu nah, ich muss doch unbedingt den Abstand zu Ihnen einhalten, um Sie nicht eventuell mit einer Krankheit, die ich vielleicht habe, anzustecken. Das könnte ich mir nie verzeihen. Es gelingt mir schließlich, den Rucksack mit größter Kraftanstrengung ein bisschen zur Seite zu schieben, mich ein klein wenig zu entlasten. Er ist mit Schlössern verschlossen, ich habe keine Schlüssel, komme nicht an den Inhalt, habe keinen Zugang. Sie sagen zu mir: Unbedingt müssen sie sich ausruhen, schlafen. Unbedingt." ◄

So fühlt sich Irene zurzeit in der Therapie: Mit der Therapeutin in einem Raum, der ihr ganz unsicher vorkommt – jederzeit kann Bedrohliches durch eine der unterschiedlichen Türen hereinkommen. Über diese Ungewissheit würde sie gerne mehr erfahren, mit der Therapeutin darüber reden. Aber sie kann nicht reden, so eingeengt durch eine erdrückende Last, die sie nicht abwälzen kann. Sie weiß, sie muss sich Zugang verschaffen zu dieser Last, dazu braucht sie aber etwas Distanz, um überhaupt handlungsfähig zu werden. Mit größter Anstrengung gelingt dies ein kleines bisschen; aber dann zeigt sich, der fest verpackte Inhalt ist unzugänglich, Irene bräuchte Hilfe – wie damals im Traum mit dem unentwirrbar ineinander verklebten Chaos in ihrem Auto (s. Abschn. 5.4.1.). Damals gab es niemanden, der helfen konnte, jetzt hat sie die Therapeutin. Sie wagt es jedoch nicht, um Hilfe zu bitten, denn dafür müsste sie größere Nähe zu ihr zulassen. Das erscheint ihr absolut unmöglich; sie fürchtet, diese damit in Gefahr zu bringen, so, wie wenn sie sie dann mit einem lebensbedrohlichen Virus anstecken, quasi in ihr eigenes Unglück hineinziehen könnte. Der therapeutische Hinweis, der den Traum beschließt, lautet: Das Vordringlichste ist jetzt nicht anpackende Aktivität, sondern der Entschluss, sich zunächst einmal innere Distanz zu gönnen, um Kraft zu schöpfen.

Im Wachzusammenhang gesehen verweist die Last im Traum auf tatsächlich extrem belastende, traumatische Erlebnisse, die Irene mit sich herumträgt, die sie nicht zu erzählen wagt. Und Irenes Angst, mich anzustecken, verweist konkret auf die im Wachen real bestehende Gefahr einer Ansteckung mit einem gerade grassierenden Virus. Aber im Traum geht es nicht um Konkretes, sondern um dessen Bedeutung – nämlich um eine Gefährdung, die von ihr ausgehen könnte. Irene fürchtet, die entsetzlichen Dinge, an deren Erinnerung sie leidet, könnten auch mich zu sehr belasten. Bei zu wenig Distanz könnte sie mich gefährden, sie muss mich schonen.

Die therapeutische Mahnung im Traum, sie müsse schlafen und sich ausruhen, stimmt zwar auch bezüglich der konkreten Wachsituation, meint im Grund aber Seelisches. Irene ist in ihrer enorm leistungsbewussten Grundhaltung einem Zusammenbruch aus Erschöpfung nah, sie muss sich selbst mehr schonen. Auch mit der Aufgabe der Therapie darf sie sich nicht überfordern. Aber, die schrecklichen Dinge erst einmal „seinzulassen" – das heißt, sich zunächst einmal Distanz zu gönnen und sich nicht mit dem Anspruch zu überfordern, noch Unbewältigbares bewältigen zu müssen, ist für sie so schwierig, wie sich wachend in ihren realen Pflichten eine Auszeit zu gönnen.

Therapeutisch verweist der Traum die Therapeutin auf die Notwendigkeit, Verständnis zu haben für Irenes unüberwindlich erscheinenden Widerstand gegen eine Öffnung für Unheimliches. Es ist notwendig, bei einer geduldig wartenden Haltung zu bleiben, bis die Zeit reif ist für eine Annahme des jetzt Unerträglichen. Das ist dann, wenn Irene sich stark genug fühlt, sich der unabwendbaren Last ihrer Geschichte zuzuwenden und das Risiko, das im Ungewissen steckt, auszuhalten.

Zweiter Traum: Unzugänglich im Eisblock Eingefrorenes

Wie der Rucksacktraum handelt auch der folgende Traum von der Aufgabe, Lasten abzuladen. Hier fehlt jedoch nicht der Schlüssel zum Zugang, sondern Wärme.

Beispiel

„Ich muss einen Lastwagen entladen. Es ist eisiger Winter, die Türen der Lade-fläche haben schwere Riegel, eiskalt, ich habe keine Handschuhe. Ich wende alle Kraft auf, die ich noch habe, um diese Riegel zu öffnen. Es gelingt, ich kann die schwere Tür einen Spalt öffnen, sehe hinein: Der ganze Laderaum ist ein einziger Eisblock, in dem Dinge eingeschlossen sind, die ich nicht erkennen kann. Ich komme nicht an diese heran, bin total erschöpft." ◄

Dieser Traum passt zum therapeutischen Hinweis am Ende des Rucksacktraums: Ein Stück weit gelingt hier die notwendige Öffnung durch riesige Anstrengung, aber nur soweit, dass erkennbar wird, dass mehr zurzeit nicht machbar ist. Die eigene Ohnmacht muss anerkannt werden. Auftauenlassen ist die einzige Möglich-keit, um Zugang zum im Eis Verschlossenen zu bekommen. Also nicht aktives Tun und Leisten ist angezeigt, sondern Geschehenlassen; sich Zeit und Ruhe gönnen, bis es von selbst möglich wird, anzupacken und abzuladen. Das ist für eine leistungsbewusste Persönlichkeit wie Irene die fast noch schwerere Aufgabe.

9.7.5 Widerstand als Somatisierung (Carla)

Carla war eine Patientin, die sichtlich Mühe hatte, sich in die Therapie einzu-lassen, obwohl sie guten Willens war. Ihre Abwehr und ihren Widerstand gegen die Therapie erlebte sie im Traum leiblich verfestigt.

Bespiel

„Ich habe immer wieder den gleichen Traum: Ich wache auf, kann aber meine Augen nicht öffnen. Es fühlt sich an wie eine Lähmung. Merkwürdigerweise erschrecke ich nicht. Es ist so, als ob ich resigniert ein mir schon bekanntes Leiden feststellen würde." ◄

Carla fühlt sich zur Zeit dieser Wiederholungsträume in der Therapie so, als ob sie feststellen müsste, dass ihr die Möglichkeit, die Augen aufzumachen – zu hören im Sinn der Aufforderung: „Mach doch die Augen auf!"– nicht zur Verfügung stehe. Nicht nur, dass ihre Augen nicht wie normalerweise beim Erwachen von selbst aufgehen, sie lassen sich auch nicht mehr willentlich öffnen. Da sie dies träumt, geht es um eine gefühlsmäßige Erfahrung: Bekümmert nimmt sie wahr, dass ihr der Zugang zur wachen Wirklichkeit, die sie mit anderen – im Besonderen mit der Therapeutin – teilt, verschlossen ist. Ihre Augenlider bleiben in der Position einer abwehrenden Schutzhaltung stecken. Das Tragische dabei ist, dass ihr dies unveränderbar vorkommt. Sie fühlt sich wie gelähmt, unfähig etwas zu ändern.

Im Zusammenhang mit der Therapie ist bezeichnend, dass Carla ihren für mich deutlich erkennbaren Widerstand gegen die Therapie als passiv erfahrenes Unvermögen erfuhr. Kurz nach Erzählen dieses Traums brach sie die Therapie resigniert ab, mit der Begründung, diese bringe ihr nichts. Offenbar überwog für sie die Angst vor dem, was sich ihr in der Therapie zeigen könnte, gegenüber einem möglichen Gewinn.

Existenzial verstanden wäre es falsch, aus diesem Traum zu schließen, Carla könne sich nicht öffnen, so als hätte sie gar keine Wahl – wie es ihr selbst vorkommt. Da Träume als emotionale Auseinandersetzung mit dem eigenen Sein auszulegen sind, verweist jedes geträumte „ich kann nicht" auf eine zugrundeliegende Angst vor einer Seinsbedingung und bedeutet also eigentlich: „Ich habe zu viel Angst"; das heißt, jedes Nicht-können im Traum verweist auf das Gefühl, sich der Angst nicht stellen zu können, weil man dies nicht will. Therapeutisch wäre anzustreben, dass sich die Träumerin fragt: „Kann ich wirklich nicht oder ist es nicht eigentlich so, dass ich nicht will?"

Dieses Beispiel zeigt, wie sich eine unbewusste, sozusagen in Fleisch und Blut übergegangene, abwehrende Haltung gegenüber Zumutungen der eigenen Existenz im Traum als leibliches Unvermögen zeigt. Neben der dominanten Abwehrtendenz ist im Bedauern latent auch der Wunsch nach einer offeneren Auseinandersetzung mit dem Abgewehrten spürbar.

Der Traum entspricht einem psychopathologischen Symptom
Das Leiden an den verschlossenen Augen im Traum entspricht in der Struktur dem Leiden an einem psychopathologischen Symptom im Wachen. Es verweist auf die Hellhörigkeit für überfordernde Bedingungen des eigenen Seins und die übermäßige Abwehrbewegung dagegen, die aber ihrerseits Leiden mit sich bringt. Bewusst wird nur das sekundäre Leiden an der Abwehr wahrgenommen, nämlich das Leiden am Symptom – hier das Leiden an der Lähmung. Das der Abwehr zugrundeliegende Leiden – die Hellhörigkeit – bleibt durch die Abwehr verdeckt.

Im Traum kommt es nicht selten zu Erfahrungen, die im Wachen psychopathologischen Symptomen entsprechen (vgl. Traum vom Leintuch, Abschn. 3.2.). Dies bedeutet allerdings nicht, dass die Träumenden auch wachend an Symptomen leiden. Träume verweisen zwar wie Symptome auf die Auseinandersetzung mit schwierigen Wahrheiten und damit manchmal auch auf eine übermäßige Abwehr, die im Traum wie ein Symptom erfahren wird, sie lassen jedoch nicht auf eine manifeste Pathologie schließen.

9.7.6 Zu wenig Widerstand? (Silke)

Sehr interessant ist in diesem Zusammenhang folgender Traum, der eine ganz gegensätzliche Erfahrung zu Carlas Traum schildert. Die Träumerin, Silke, eine strebsame Analysandin, ist in dieser Traumerfahrung bemüht, ganz ohne Abwehr auszukommen. Sie erlaubt sich nicht, sich auf selbstverständliche Weise zu schützen, so wie man das normalerweise tut.

> **Beispiel**
>
> „Immer wieder einmal träume ich, dass ich aufwache und die Augen öffnen will, mir dies jedoch kaum gelingt, weil es im Raum unerträglich hell ist. Das blendende Licht schmerzt in den Augen, aber ich zwinge mich trotzdem, sie offen zu halten." ◄

Das zu helle Licht weist vermutlich auf die schmerzhafte Erfahrung normalerweise verdeckter, schmerzhafter Wahrheiten hin. Jedenfalls mutet sich Silke offensichtlich zu viel zu, wenn sie meint, sie müsse dieses überhelle Licht aushalten, ohne die Augen wenigstens vorübergehend verschließen zu dürfen. Sich abwehrend verschließen zu können, ist hier notwendig, um das Leben bewältigen zu können. Silke muss Mittel und Wege finden, sich selbst zu schützen vor der unerträglichen Helligkeit der Einsichten, denen sie sich ausgeliefert fühlt – das ist die vordringlichste Erkenntnis, die sich ihr in diesem Traum über sich selbst andeutet.

9.7.7 Widerstand gegen ein Aufbrechen der Abwehr (Sally)

Auch im folgenden Traum erscheint Abwehr als so selbstverständlich lebensnotwendig wie der Panzer für die Schildkröte, nämlich als unabdingbar zum Leben gehöriger Schutz. Eine Analysandin, Sally, träumte von ihrer Schildkröte.

> **Beispiel**
>
> „Im Traum sah ich, wie der Panzer meiner Schildkröte von irgendeiner Macht entzweigerissen wurde, der Deckel wurde von der unteren Panzerschale los gezerrt. Ich litt entsetzlich, dass ich dem zusehen musste, schrie laut auf und sagte zu meiner Mutter, da gäbe es nur noch eines, dem Tier zu helfen und es von seinen Schmerzen zu erlösen, nämlich es zu töten." ◄

Der Traum als Spiegelung einer zu schmerzhaften Erfahrung der Therapie
Sally fühlt sich qualvoll betroffen von einer überwältigend schmerzhaft empfundenen Erfahrung, eine so grausame Erfahrung, wie wenn ihrer Schildkröte der Panzer, der doch ein Teil ihres Leibs und lebensnotwendig ist, aufgerissen würde. Ohne diesen Panzer kann dieses Lebewesen nicht weiterleben, die einzig mögliche Hilfe ist ein schneller Tod. Zum Traum passt, dass Sally bald danach die Analyse abbrach mit der Begründung, sie leide zu sehr unter der Schmerzhaftigkeit ihrer Eifersucht auf andere Patientinnen der Analytikerin. Offenbar erfuhr sie die Öffnung, die sich in der analytischen Beziehung ereignet hatte, so gewaltsam traumatisch, wie wenn ihr ein lebensnotwendiger „Deckel" weggerissen würde. Diesen Zustand empfand sie so unerträglich, dass sie es vorzog, den Abbruch der Analyse, das heißt den Tod dieser Beziehung, in Kauf zu nehmen. Boss hat diesen Traum meiner ersten Analysandin in sein zweites Traumbuch aufgenommen (Boss

1975 S. 92 ff.). Es ist anzunehmen, dass ich in meiner damaligen Unerfahrenheit nicht aufmerksam genug mit dem Widerstand der Patientin umgehen konnte, das heißt, dass ich nicht in erster Linie ihren Widerstand analysierte, wie dies notwendig gewesen wäre. Boss betont an diesem Beispiel das große Verdienst von Freud und Reich um die Entwicklung der Widerstandsanalyse.

9.8   Einsicht und Annahme

In den bisherigen Beispielen war im Zusammenhang mit der Abwehrthematik auch immer wieder von möglicher Einsicht und Annahme die Rede – explizit z. B. in Saras Traum von der Farbschachtel, in Bernds Traum von der Seminararbeit und in Linas Traum, in dem sie verletzender Aggression standhält. Implizit steckt die Frage nach einer möglichen, ja nötigen Annahme von Unbegreiflichem im eigenen Sein aber schon im Unverständnis an sich, das zu jedem Traum gehört.

Im Folgenden zwei Träume, in denen der gelungene Verzicht auf einen illusionären Wunsch und die Annahme eigener Mangelhaftigkeit und Endlichkeit das zentrale Thema sind.

9.8.1   Annahme von Mangelhaftigkeit (Mein Ziel erreichen: Lina)

Lina war es immer sehr wichtig, sich korrekt zu verhalten, beispielsweise pünktlich in die Therapie zu kommen. Zuspätkommen war für sie immer mit Angst, Schuld und Scham verknüpft, auch wenn dies ohne eigenes Verschulden geschah. Ganz anders war dies im folgenden Traum:

Beispiel

„Ich musste irgendwo hinkommen, ein Ziel erreichen. Es gab viele Hindernisse auf dem Weg und es war also bald klar, dass ich nicht pünktlich ankommen würde. Das Erstaunliche für mich war, dass ich trotzdem ganz gelassen blieb. Ich kam nicht in Stress und Angst, wie sonst in einer solchen Situation. Irgendwie war ich überzeugt, ich würde es trotzdem schaffen. Wie soll ich diesen Traum verstehen? Bin ich blind für die Realität?" ◄

Wenn dies ein Wacherlebnis wäre, wäre klar, dass Lina blind ist für die Realität, sich einer Illusion hingibt oder an Wunder glaubt, also dass ihre Stimmung inadäquat ist. Es ist aber ein Traum, und im Traum ist die Stimmung nicht in Frage zu stellen, denn Träume sind Stimmungserfahrungen, die sich nicht auf Konkretes, sondern auf das eigene Sein beziehen. In der guten Stimmung geht Lina eine Wahrheit über sich und ihr Sein auf, die sie erstaunt und freut. Um mehr zu verstehen, fragen wir, was es für Lina bedeutet, pünktlich oder unpünktlich zu sein? Und was das für ein Ziel sein könnte, zu dem sie unterwegs ist? Pünktlich sein heißt für sie richtig sein, keinen Ärger erregen, sich nicht schämen müssen.

Unpünktlich sein bedeutet für sie das Gegenteil: Beschämend nicht in Ordnung und minderwertig sein, Zuneigung verlieren. In diesem Traum ist nun das Besondere, dass es ihr gelingt, sich trotz wahrscheinlicher Unpünktlichkeit nicht schuldig und minderwertig zu fühlen, so, wie wenn sie rechtzeitig ankommen würde. „Ich schaffe es", heißt hier eigentlich, ich schaffe es, ein gelegentliches und unverschuldetes Zuspätkommen von mir gelassen hinzunehmen, denn es ist tatsächlich unvermeidlich. Dabei aufkommende Angst-, Scham- und Schuldgefühle halte ich aus. Ich schaffe es, trotz gewisser Mängel mit mir zufrieden zu sein und ich bin zuversichtlich, auch von anderen deshalb nicht abgelehnt zu werden. Das ist doch mein eigentliches Ziel!

Der Wachzusammenhang bestätigt diese Deutung
Am Vortag des Traums hatte Lina Gäste gehabt. Sie hatte sich viel vorgenommen, alles sollte perfekt sein; entsprechend gestresst fragte sie sich, ob sie es schaffe. Aber dann gelang es ihr, gelassen Schritt für Schritt vorzugehen und das, was sie nicht schaffte, einfach ungemacht bleiben zu lassen. Es wurde ein sehr schöner Abend. Lina hatte ihr (neurotisches) Ziel, alles perfekt zu machen, zwar verfehlt, aber sie hatte ihr eigentliches Ziel, nämlich sich davon nicht aus der Ruhe bringen zu lassen, zu ihrer großen Zufriedenheit erreicht.

Dieses Beispiel zeigt eindrücklich, dass Träume, die eine eindrückliche gefühlsmäßige Wacherfahrung spiegeln, dies (meistens) in einem anderen konkreten Bild tun. Linas Frage: „Kann ich mein angestrebtes Ziel, pünktlich anzukommen, erreichen?", bezog sich im Wachen auf das Ziel, sich trotz verschiedener Unvollkommenheiten als gute Gastgeberin zu erweisen.

Der Traum fokussiert Linas neue Erfahrung, dass die von ihr angestrebte Perfektion zwar unerreichbar ist, sie aber mit diesem Mangel trotzdem gut leben kann. Das heißt, dass sie ihr Ziel jetzt einsichtig anders sieht als vorher: Annahme unvermeidlicher Mangelhaftigkeit statt unbedingte Perfektion. Sie ist zuversichtlich, dass sie dieses Ziel erreichen kann.

9.8.2 Annahme von Endlichkeit (Turmbesteigung: Dina)

Dasselbe gilt für den folgenden Traum von Dina – sie ist die Träumerin des Sonnencremetraums (Abschn. 9.4.2.). Im Verlauf der Analyse wurde sie immer mutiger und traute sich immer mehr zu. Einmal zeigte sich dies in einem Traum beispielsweise darin, dass sie sich eine gefährliche Bergbesteigung zutraute und diese auch gelang. Im folgenden Beispiel geht es nun umgekehrt um den Mut zum Verzicht auf eine solche Bravourleistung.

Beispiel

„Ich besteige im Traum einen hohen Aussichtsturm. Weil ich mich zunehmend unwohl und unsicher fühle, beschließe ich umzukehren. Für mich erstaunlich ist, dass ich mich bei dem Entschluss, auf die Höhe zu verzichten und wieder auf den Boden zurück zu kommen, gut fühlte. Der Entschluss, das Ziel, das ich mir vorgenommen hatte, aufzugeben, bedeutete für mich kein Versagen, sondern war gut." ◀

Auch hier ist es wichtig, die Turmbesteigung nicht konkret zu nehmen – das Bild steht für eine persönliche Erfahrung und ist im Zusammenhang mit Dinas Höhenangst auszulegen, als Erfahrung extremer Unsicherheit. Im Wunsch, den Turm zu besteigen, steckt der – vermessene– Wunsch, in einer Situation größter Verunsicherung angstfrei bleiben zu können. Die Turmbesteigung ist hier ein Zeichen für unangemessenen Ehrgeiz. Dina überschätzt sich, sie will sozusagen zu hoch hinaus. Auf die Erfüllung des als überrissen erkannten Wunsches zu verzichten, ist dagegen mutig. Der Traum handelt vom Gefühl eines Gelingens, nicht von einem Versagen, das zeigt die gute Stimmung am Ende des Traums, die ja leitend ist bei der Auslegung. Der Entscheid umzukehren ist nicht als Flucht, sondern als Einsicht zu sehen, als bewusste Bescheidung, in der Dina ihre eigene Begrenztheit anerkennt.

Der Traum ist ein gutes Beispiel dafür, dass aus dem inhaltlichen Traumgeschehen allein, ohne Beachtung der Stimmung, nicht zu entscheiden ist, ob ein Verhalten Flucht oder Annahme einer Problematik bedeutet.

9.9 Zusammenfassung

Die Beispiele zeigen vielfältige, für unterschiedliche Persönlichkeitstypen charakteristische Formen, Angst zu erfahren und abzuwehren sowie sich einsichtig damit auseinanderzusetzen. Träume sind beim Bemühen um Einsicht in den eigenen Umgang mit Beängstigendem und Belastendem hilfreich, weil sie unbewusste Abwehrmuster ans Licht heben und helfen, diese zu erkennen und in Frage zu stellen. Sie zeigen, wie wir uns selbst im Umgang mit Angst erfahren: Versuche ich, mich über Beängstigendes hinwegzutäuschen, es zu fliehen oder zu bekämpfen? Was sind die Folgen? Scheitere ich in der Abwehr? Erkenne ich, dass es möglich und nötig ist, Angst auszuhalten? Finde ich den Mut zur Annahme von Schwierigem, das unabdingbar ist? Was im Traum emotional beschäftigt, kann dann in der Therapie bewusst bedacht, besprochen und bearbeitet werden.

Literatur

Boss M (1975, 2. Aufl. 1991) „Es träumte mir vergangene Nacht, …". Sehübungen im Bereiche des Träumens und Beispiele für die praktische Anwendung eines neuen Traumverständnisses. Huber, Bern

Freud S (1914) Erinnern, Wiederholen und Durcharbeiten, GW Band 10. Fischer, Frankfurt a. M

Heidegger M (1927) Sein und Zeit, Niemeyer, Tübingen

Holzhey-Kunz A (1994, 2. Aufl. 2001) Leiden am Dasein. Die Daseinsanalyse und die Aufgabe einer Hermeneutik psychopathologischer Phänomene. Passagen Verlag, Wien

Holzhey-Kunz A (2014) Daseinsanalyse. Der existenzphilosophische Blick auf seelisches Leiden und seine Therapie, facultas.wuv, Wien

Holzhey-Kunz A (2020) Emotionale Wahrheit. Der philosophische Gehalt emotionaler Erfahrungen, Schwabe, Basel

Jaenicke U, Sichel D (2011) „Agieren" in daseinsanalytischer und psychoanalytischer Sicht. Daseinsanalyse 27:130–157

Kemper W (1983) Der Traum und seine Bedeutung, Fischer, Frankfurt a. M

Kierkegaard S (1844) Der Begriff Angst. Reclam, Stuttgart

Kierkegaard S (1849) Die Krankheit zum Tode. Reclam, Stuttgart

Sartre JP (1943) Das Sein und das Nichts. Versuch einer phänomenologischen Ontologie, Rowohlt, Reinbek bei Hamburg

Traumserien im Therapieverlauf

10

▶ Die in diesem Kapitel vorgestellten sechs Traumserien zeigen Momentaufnahmen wesentlicher Entwicklungsschritte im Therapieprozess.
Es wird deutlich: Entwicklung verdankt sich einerseits zunehmender
Einsicht in die eigene Abwehrhaltung gegenüber unvermeidbar
Beängstigendem, andererseits zunehmendem Mut, sich der Angst
zu stellen. Entwicklung bedeutet, vermehrt Einsicht und Mut aufzubringen, um illusionäre Wünsche aufgeben und Unveränder-
bares akzeptieren zu können, aber auch Einsicht und Mut, sich die
Bewältigung von unmöglich Erscheinendem zuzumuten und ein
eventuelles Scheitern zu riskieren.

Schon Freud stellte fest, dass manche Träume als Teil einer Traumserie zu verstehen und also im Zusammenhang zu deuten sind. Er sagt: „Eine ganze Reihe von
Träumen, die sich durch Wochen oder Monate zieht, ruht oft auf gemeinsamem
Boden und ist dann im Zusammenhang der Deutung zu unterwerfen. Von aufeinanderfolgenden Träumen kann man oft merken, wie der eine zum Mittelpunkt
nimmt, was in dem nächsten nur in der Peripherie angedeutet wird und umgekehrt,
so dass die beiden einander auch zur Deutung ergänzen" (Freud 1900 529 f.).
Was Freud hier den gemeinsamen Boden nennt, ist daseinsanalytisch gesehen
eine bestimmte, hellhörig vernommene Grundthematik, die stimmungsmäßig
allen Träumen einer Serie zugrunde liegt: Der Träumer ist auf dasselbe Thema
gestimmt, das jedoch aus verschiedenen Perspektiven gesehen und – je nach
aktueller Stimmung – immer wieder anders beantwortet wird. Im Verlauf einer
Therapie ist davon auszugehen, dass sich in Traumserien eine Entwicklung in der
Auseinandersetzung mit der Thematik zeigt.

Entwicklung meint hier zunehmende Einsicht in die Notwendigkeit, sich unver-
meidbaren Lebensschwierigkeiten zu stellen, aber auch zunehmende Bereitschaft
dazu – nicht nur als Aufgabe, sondern auch als Anliegen (Jaenicke 2015).

© Springer-Verlag GmbH Deutschland, ein Teil von Springer Nature 2022
U. Jaenicke, *Traumdeutung*, Psychotherapie: Praxis,
https://doi.org/10.1007/978-3-662-64925-1_10

10.1   Andreas: Mannsein

Andreas ist ein gutaussehender, sportlicher, kluger und freundlicher Student.
Aber er finde keine Freundin, klagt er. Wenn er mit einem Freund ausgehe,
interessierten sich alle Frauen nur für diesen, er selbst fühle sich nicht gesehen.
Auch Helen, die ihm gefallen würde, interessiere sich leider nicht für ihn. Was
machte er falsch? Diese quälende Frage löste einen Traum aus.

10.1.1 Als Mann nicht beachtet werden

Der erste Traum dieser Traumserie von Andreas ist ganz kurz, bietet aber
Schwierigkeiten in der Auslegung.

Beispiel

„Im Traum fragte ich Helen, was ich tun könne, damit sie sich für mich
interessiere. Sie antwortete, da könne ich nichts machen, weil ich ein Mann sei.
Im Traum fand ich diese Antwort nicht merkwürdig." ◄

Andreas stimmungsmäßige Antwort auf seine quälende Frage, ob er nichts ändern
könne an seinem Leiden, sich als Mann unattraktiv zu fühlen, ist resigniert. Der
Traum schildert ein Abgleiten in eine depressive Verstimmung. Zunächst hofft er
noch, etwas tun zu können, dann erfährt er, dass das nicht möglich sei, weil er
ein Mann sei. Statt die merkwürdige Aussage in Frage zu stellen, lässt er sich in
Hoffnungslosigkeit, Verzagtheit und Lähmung fallen.

Bei der Besprechung des Traums wunderten wir uns beide über Helens merkwürdige Aussage. Verständlich wäre gewesen: „weil du kein Mann bist", im Sinn
von „kein richtiger Mann", nicht: „weil du ein Mann bist." Ich fragte Andreas, ob
es vielleicht sein könne, dass er selbst Mannsein für nicht begehrenswürdig oder
sogar für hinderlich halte, denn Helens Antwort im Traum ist ja die Antwort, die er
sich selbst gibt. Dies gab ihm zu denken. Dann meinte er „Ja, vielleicht. Es ist mir
unbehaglich, mich als Mann zu zeigen. Vielleicht habe ich Angst, meine Männlichkeit auszuleben, obwohl ich doch so gern zu diesen starken, selbstbewussten,
unbekümmerten Männern gehören würde, wie mein Freund einer ist".

Die Auslegung von Helens unverständlichem Ausspruch
Träume fallen auffallend aus dem allgemeinen Verständnis- aus dem Common
Sense – heraus, weil sie sozusagen im Kontext eines „Private Sense" stehen.
Für das Verständnis eines Traums ist gerade das wegweisend, was im gesunden
Menschenverstand unverständlich und unpassend erscheint, denn es verweist auf
eine subjektive, ganz persönliche emotionale Erfahrung des Träumers, die nicht
mit dem Common Sense vereinbar ist. Was sich im Traum zeigt, ist gefühlsmäßig
relevant. Dass Helen im Traum sagt, „weil du ein Mann bist", bedeutet, dass

Mannsein das Thema ist, das sich als problematisch aufdrängt. Dieser Traum ist nur verständlich, wenn man ihn als die subjektive, emotional begründete Sicht des Träumers versteht. Helens Aussage im Traum heißt also: „Dass du dich unattraktiv fühlst, liegt an einer Problematik, die (für dich) zum Mannsein gehört, an einer Seinsproblematik, für die du im Zusammenhang mit Mannsein hellhörig bist. Es liegt an deinem problematischen Verhältnis zu dir selbst als Mann."

Der unbewusste Konflikt im Traum
Für Andreas ist Mannsein problematisch, also konflikthaft. Manifest sehen wir allerdings keinen Konflikt, er wünscht sich, als Mann begehrt zu sein und leidet darunter, nicht begehrt, das heißt unwichtig, unbedeutend zu sein. Seinem „unscheinbaren" Auftreten, unter dem er leidet, muss jedoch eine verborgene Absicht zugrunde liegen, wenn wir es als Leidenssymptom verstehen. Was möchte er mit seinem Unscheinbarsein vermeiden? Welche Ängste bestimmen ihn dabei? Fürchtet er, unsympathisch machohaft zu wirken, wenn er sich betont männlich gibt? Aus diesem Traum wird dies nicht ersichtlich.

Existenzial gesehen leidet Andreas hellhörig am Gefühl grundsätzlicher Bedeutungslosigkeit. Als Erlösung von diesem Leiden wünscht er sich Beachtung und Ansehen. Er ist jedoch auch hellhörig für die Schattenseiten strahlender Männlichkeit. Er fürchtet, der erwünschten Beachtung nicht gewachsen zu sein, die Folgen nicht verantworten zu können, kurz: Er fürchtet, Angst, Scham und Schuld, die ein Mann mit Bedeutung und Wirkung riskiert, aushalten zu müssen. Diese Angst ist ausschlaggebend dafür, dass er das Leiden am Unscheinbarsein resigniert hinnimmt, sozusagen als kleineres Übel.

10.1.2 Als Mann glanzvoll in Erscheinung treten

Schon in der nächsten Stunde erzählte er aber einen Traum, in dem er sich als Mann ganz anders fühlt und sieht.

> **Beispiel**
>
> „Ich träumte von einem mir bekannten Mann, der im Showbusiness zu Hause ist. Es ist ein Star, jemand der es genießt, sich zu zeigen, der überall im Mittelpunkt steht und viel Beachtung bekommt. Im Traum hatten wir eine erotisch-sexuelle Begegnung. Zuerst schreckte ich zurück, dann genoss ich es aber, von diesem Mann so intim berührt zu werden." ◄

Da Andreas über diesen Traum sehr befremdet war, beeilte ich mich, ihn darauf hinzuweisen, dass es hier keineswegs um die konkrete homosexuelle Handlung geht, sondern um deren gefühlsmäßige Bedeutung für ihn. Es geht um eine stimmungsmäßige Thematik, die im Traum am treffendsten in dieser Gestalt zum Ausdruck kommt: Um seinen Wunsch, als Mann begehrt zu sein und um sein Begehren von Männlichkeit. Letzteres ist ausschlaggebend dafür, dass er von einem Mann und nicht von einer Frau träumt. Für ihn ist sein eigenes Mannsein das Hauptproblem im Zusammenhang mit seinem Wunsch nach einer Freundin. Zuerst muss er sich mit sich als Mann anfreunden, bevor er Frauen als begehrenswerter Mann begegnen kann.

Andreas war jedoch noch aus einem anderen Grund befremdet: Warum ließ er sich im Traum mit einem solch glamourösen Mann ein, der in einer ihm selbst ganz fremden Welt zu Hause ist, ausgerechnet im Showbusiness, wo es darum geht, sich betont ins Licht zu stellen, zu glänzen und Aufmerksamkeit auf sich zu ziehen? Das ist für Andreas fremd, unvertraut und beängstigend, aber irgendwo auch verlockend. Im Traum kommt ihm ein solches Verhalten sehr nah, zuerst näher als er möchte.

Der Traum schildert eine neue Selbst-Erfahrung
Zuerst schreckt Andreas zurück. Es kommt ihm wohl so vor, als ob er sich selbst untreu würde im Sinn von „das passt nicht zu mir, so bin ich nicht, das will ich nicht, ich habe eine andere Ausrichtung". Dann schwinden diese Vorurteile, er lässt sich auf das lustvolle Spüren seiner männlichen Leiblichkeit ein und empfindet jetzt die nahe, intensive Berührung mit einer so anders gearteten Männlichkeit als er sie bisher lebte, als genussvoll.

Dieser zweite Traum zeigt: Was Andreas hindert, selbstbewusst zu seinem Mannsein stehen zu können, ist nicht in erster Linie die Angst, machohaft zu erscheinen, sondern die Fragwürdigkeit, die glanzvolles Scheinen für ihn hat. Ist es nicht eigentlich trügerisch, unecht, angeberisch, sich selbstbewusst als attraktiver Mann zu zeigen? Wäre er dann nicht ein „Blender"? Andererseits ist es wirklich schön, so viel Aufmerksamkeit zu bekommen, eine reizvolle neue Möglichkeit, die er jetzt auch für sich selbst für möglich hält. Die Frage, um die sich dieser Traum dreht, hat sich im Vergleich zum ersten Traum leicht verändert: Während es Andreas im ersten Traum um die Frage ging, was er tun könne, um sich von seinem Leiden am Mannsein zu erlösen, geht es ihm jetzt um die Frage, wie er sich zu sich selbst als Mann einstellen will.

Die Antwort zeigt, dass sich seine Sicht auf sich als Mann geändert hat: Jetzt genießt er sein Mannsein; Angst und Scham klingen zwar kurz an, verschwinden dann aber, überblendet vom Staunen, dass auch für ihn Glanz und Glamour möglich sein kann. Daraus müssen wir schließen, dass Andreas seine Einstellung zu den Ängsten, die ihn am Strahlen hinderten, geändert hat. Er traut sich jetzt zu, die dazugehörigen Schattenseiten zu ertragen.

10.1.3 Ausgelassen auf zwei Betten hüpfen

In der nächsten Stunde erzählt Andreas, wie unglaublich sich sein Gefühl, ein Mann zu sein, in wenigen Tagen verändert habe. Er spüre eine männliche Präsenz in sich wie nie zuvor. Dies sei eine große Bereicherung, nicht nur das Verschwinden eines Problems. Am Vortag habe er auch eine kurze, sehr schöne erotische Begegnung mit einer Kollegin gehabt, die völlig unverbindlich, unbelastet und unbelastend gewesen sei. Seine gelöste, freudige Stimmung zeigt folgender Traum.

Beispiel

„Im Traum sah ich Sie, meine Therapeutin, fröhlich ausgelassen auf zwei Betten herumhüpfen." ◄

In der Therapiestunde verstanden wir den Traum im Zusammenhang mit seiner neuen gelösten Einstellung zu sich selbst (und zu sich selbst als Mann). Diese neue Einstellung hatte zu der unerwarteten erotischen Begegnung am Vortag geführt, die sich so selbstverständlich zwanglos und natürlich ergeben hatte, und zu diesem Traum, der die beglückte Stimmung schildert, die Andreas zurzeit erfüllt: Eine vergnügte, unbekümmerte, ausgelassene Stimmung, so, wie sie Andreas träumend in Gestalt seiner Therapeutin wahrnimmt. Auffallend ist für ihn, dass die Therapeutin sich so ein kindliches Verhalten ganz selbstverständlich erlaubt. Ihm geht auf: Eine solche Haltung ist möglich, auch für einen erwachsenen, ernsthaft im Beruf engagierten Menschen – man darf sich erlauben, sich unbeschwert von Pflichten und Verantwortung zu zeigen, wie ein fröhliches Kind, das unbeschwert auf Betten herumhüpft.

Die Bedeutung der einzelnen Traumphänomene
Bei näherer Betrachtung der Einzelheiten sagt der Traum jedoch noch viel mehr aus über den gelösten und beschwingten Umgang mit verdecktem Problematischen, um das es im Traum geht:
   Bett, das ist ein Ort, in dem es um Entspannung und um das Loslassen von Verpflichtungen und Problemen geht. Ein Ort, der für Andreas belastet ist, weil ihm Loslassen schwerfällt – als leistungsbewusste Persönlichkeit ist er darauf bedacht, die Dinge im Griff zu haben. Als er in die Therapie kam, litt er bezeichnenderweise unter Schlafproblemen. Einschlafen ist ein Geschehen, das man nicht im Griff hat; man fällt in den Schlaf bzw. der Schlaf überfällt einen, fällt einem zu. Andreas wollte den Schlaf herbeizwingen und scheiterte gerade deshalb.
   Dass Andreas hier von einem so ausgesprochen unbelasteten Umgang mit Betthaftem träumt, ist aber auch in Bezug auf sein aktuelles Problem, ein Mann zu sein, bedeutsam – er kann auch in diesem Problembereich Sorgen, Bedenken und Ansprüche an sich selbst loslassen.
   Auffällig im Traum ist natürlich auch, dass es zwei Betten sind, nicht nur ein Bett. Das lässt an eine Paarbeziehung und an Sexualität denken, in der man sich auch fallenlassen können muss.
   Und auf Betten herumhüpfen? Dafür nimmt man Schwung, lässt sich fallen, wird vom federnden Bett aufgefangen, bekommt neuen Schwung. Die Aktivität des Hüpfens vereint Spannung und Entspannung, aktives Tun und passives Geschehenlassen in harmonisch rhythmischem Wechsel. Man kann auch hin- und herhüpfen, z. B. von einem Bett auf das andere, unverbindlich, ganz wie man Lust hat. Dieses Hüpfen drückt pure Lebenslust aus.

In Bezug auf die Therapie klingt im Bett auch die Analysecouch an. Auf der Couch ist man aufgefordert, geschehen zu lassen, z. B. Einfälle zuzulassen und sich von diesen irgendwo hinführen zu lassen. Anfänglich lag Andreas verspannt auf der Couch, mit einem Surren im Hinterkopf und Zucken im Augenlid – auch dies löste sich.

Die Therapeutin hüpft: Vielleicht könnte das bedeuten, dass Andreas sich durch seine Therapeutin ermuntert fühlt zu einer solch unbeschwerten, spielerischen Haltung, die nicht zu seiner üblichen ernsthaften Leistungsbezogenheit zu passen scheint. Durch die Therapeutin geht ihm die Möglichkeit auf, sich so unverkrampft zu zeigen – Andreas selbst hat dieses Gefühl zur Zeit dieses Traums noch nicht ganz internalisiert. Das Kindliche, das im Hüpfen anklingt, fällt ihm nicht auf, weder im Traum noch beim Erzählen. Offenbar ist es stimmig und sollte keinesfalls problematisiert werden – im Gegenteil. Für ihn ist es ein gutes Zeichen, auch Kindliches bei sich zuzulassen.

Die gelöste, heitere Stimmung des Hüpftraums zeigt, dass Andreas etwas Beglückendes aufgegangen ist, nämlich, dass er hinnehmen kann, was er bisher fürchtete und was ihn bisher einschränkte: Scham, sich nicht „erwachsen" zu benehmen; Schuld, verantwortungslos unverbindlich zu sein; Angst, dem Leben nicht gewachsen zu sein, als kindisch abgelehnt zu werden. Und er hat erkannt, es ist keineswegs notwendig zu glänzen, um sich gut zu fühlen.

Veränderungen im wachen Leben

Tagelang fühlte sich Andreas nach diesem Traum ungewöhnlich entspannt und locker, daneben aber auch schwung- und kraftvoll, voller Spann- und Sprungkraft. Er sei nicht mehr niedergedrückt und verkrampft, versuche sich nicht mehr auf ein Ziel zu versteifen, nicht mehr mit dem Kopf durch die Wand zu wollen, sondern versuche, „den Ball springen zu lassen". Er bemerkte: „Übrigens fühle ich mich gar nicht mehr unattraktiv, seitdem wir darüber geredet haben! Das ist locker! Das ist cool!".

Natürlich ging es ihm dann zeitweise auch wieder schlechter, aber jetzt konnte er besser damit umgehen. Er hatte einen wichtigen Entwicklungsschritt gemacht, war selbstsicherer geworden und mit sich selbst zufriedener.

10.1.4 Glanz als goldene Maske

Die Problematik von Glanz und Schein beschäftigte Andreas jedoch weiterhin. Der folgende Traum, den er einen Monat nach dem Hüpftraum träumte, zeigt, dass er sich zwar immer noch mit der verlockenden Möglichkeit, eine Star-Rolle zu spielen, auseinandersetzt, aber zum Schluss kommt, dass die Schattenseiten eines solchen Lebens für ihn viel zu schwer wiegen.

Beispiel

„Ich war im Begriff, Filmstar zu werden. Ich spürte großes schauspielerisches Potenzial in mir, das ich verwirklichen und nach außen tragen wollte, aber ich wurde dauernd durch Verfolger daran gehindert, mich darzustellen. Ich wurde mit Schusswaffen bedroht, man wollte mich töten. Die Rolle, die ich spielen wollte, konnte ich nicht spielen, weil ich mich dauernd verteidigen musste. Ich musste jetzt auch selber töten. Ich wusste aber, dass das ein Film war, nicht die Wirklichkeit. Das Schlimmste war, dass eine Freundin, die auch im Film mitspielte, eine goldene Maske tragen musste. Es war schrecklich für mich, ihr Gesicht nicht mehr sehen zu können. Ich hatte sie verloren. Ich sehnte mich nach dem Ende des Films, wenn die Maske wegkommen würde." ◄

Der Traum im Zusammenhang einer analogen Wacherfahrung
Diesen vierten Traum in der Serie träumte Andreas nach einer niederschmetternd deprimierenden Erfahrung mit seinem Professor. Diesem war er früh als außergewöhnlicher Student aufgefallen. Andreas sagte einmal: „Er hat ein Auge auf mich geworfen, aber dieses Auge lastet schwer auf mir". Konnte er die Erwartungen erfüllen? Die Arbeit schien dann aber gut zu gelingen. Unerwartet ließ der Professor ihn aber plötzlich fallen, weil er sich nicht als braver Schüler gezeigt hatte, sondern als eigenständiger Denker. Die Reflexion dieser Erfahrung – Reflexion im doppelten Sinn des Wortes – spiegelt der Traum:

Andreas fühlt sich offenbar in der Erfahrung mit seinem Professor so, als ob er zwar tatsächlich Überdurchschnittliches leisten könnte, ihm dies aber nicht erlaubt würde. Es gelingt ihm nicht, sich selbst darzustellen, das heißt sein eigentliches Anliegen zu verwirklichen. Er muss eine Rolle spielen, die ihm nicht nur nicht liegt, sondern die ihm sehr unsympathisch ist; in seinem Bestreben als Star zu glänzen, fühlt er sich wie in einer irrealen Scheinwelt, in der er sich verfolgt und bedroht fühlt und auch selbst um sich herum Menschliches töten muss. Und das Wesentlichste: in dieser goldenen Scheinwelt geht ihm verloren, was ihm am Wichtigsten ist, die Möglichkeit einer echten menschlichen Beziehung.

Die Problematik einer glanzvollen Rolle
Der Traum zeigt, dass Andreas die Möglichkeit, eine glanzvolle Rolle zu spielen, nun zwar für möglich hält, aber nüchtern sieht. Im Rampenlicht bewegt man sich in einer Scheinwelt, in der man sich dem Neid aussetzt und sozusagen über Leichen gehen muss. Glanz ist wie eine goldene Maske, man darf sein wahres Gesicht nicht zeigen, die eigene Menschlichkeit wird verdeckt. Echte mitmenschliche Offenheit und Nähe ist aber Andreas' eigentliches Anliegen.

Ganz grundsätzlich gesehen erkennt Andreas jetzt die Notwendigkeit, eigene Endlichkeit anzuerkennen, besonders die Endlichkeit, die zu allem Tun und Leisten gehört. Er erkennt, dass es ein illusionärer Wunsch war, durch ein bestimmtes Tun, z. B. durch glanzvolles Auftreten und überdurchschnittliche Leistungen, eine gute, nahe Beziehung finden zu können – im Gegenteil: dies erwies sich ihm sogar als kontraproduktiv. Dieser vierte Traum zeigt also eine erneute Änderung seiner Einstellung zum Wunsch nach Glanz: Nachdem er die Möglichkeit glanzvollen Mannseins erkannt hat, erkennt er nun dessen Fragwürdigkeit. Es war eine Illusion, mit einer glanzvollen Leistung das erreichen zu können, wonach er sich eigentlich zutiefst sehnt.

10.1.5 Zusammenfassend: Vom Schein zum Sein

In allen vier Träumen setzt sich Andreas mit Fragen auseinander, die seine Ängste und Wünsche bezüglich einer nahen Beziehung betreffen. Was kann er tun? Wie muss er erscheinen und sich zeigen, um beachtet zu werden und eine Freundin zu finden?

Der erste Traum zeigt eine resignierte Einstellung, im zweiten Traum sieht er die Möglichkeit, sich im Glanz als begehrenswerter Mann zu fühlen. Der dritte Traum fokussiert das schöne Gefühl, sich unbekümmert um Ansehen und Glanz wohlfühlen zu können. Im vierten Traum ändert er desillusioniert, aber erleichtert, noch einmal seine Einstellung zum Glanz – dieser erscheint ihm nun nicht nur unnötig, sondern sogar hinderlich für eine echte, liebevolle Beziehung.

Die Traumserie schildert eine innere Entwicklung, die man plakativ „vom Schein zum Sein" nennen könnte. Die Frage „wie kann/soll/will/darf ich erscheinen?" führt zur Frage „wer und wie bin ich und was will ich im Grund?" Sie endet mit der Einsicht, dass es für eine gute menschliche Beziehung vor allem darauf ankommt, sich unverstellt zeigen zu können. Wesentlich für diese Entwicklung war die Veränderung von Andreas' Einstellung zu sich selbst. Es gelang ihm, seine überhöhten Ansprüche an sich selbst, die im Gefühl eigener Mangelhaftigkeit gründeten, als sowohl illusorisch wie auch hinderlich zu erkennen. Der Verzicht auf den Glanz in einer Star-Rolle erwies sich dann als wichtiger Schritt, Vertrauen zu sich selbst zu gewinnen. Mit dem gewonnenen Selbstvertrauen lösten sich sowohl seine Schlafprobleme wie seine Zweifel am Mannsein. Die Arbeit mit den Träumen brachte diesen Entwicklungsprozess in Gang, leitete, verstärkte und vertiefte ihn.

10.2   Robert: Bewältigen

Robert hatte in größeren Abständen innerhalb eines Jahres verschiedene Träume, in denen er sich mit der Aufgabe befasste, etwas Zusammengehöriges oder Zusammengewachsenes mit einem scharfen Schnitt zu zerteilen. Diese Thematik verweist auf eine Lebensproblematik. Aktiv eingreifend und verändernd auf etwas Gegebenes einzuwirken, ist für Robert problematisch (vgl. Abschn. 4.7.4.). Er sieht die Notwendigkeit, aber auch die zugehörigen Schwierigkeiten und Risiken. Die Träume der Serie zeigen, wie sich Roberts Sicht, Einstellung und Haltung gegenüber der Problematik, in Gegebenes eingreifen zu müssen, im Verlauf der Therapie ändert. Sein Albtraum in Abschn. 5.3.2. zeigt eine Extremerfahrung des Gefühls, Nicht-eingreifen und nicht Stellung beziehen zu können.

10.2.1 Das untaugliche Messer

> **Beispiel**
>
> „Ich war dabei, ein zähes Stück Fleisch zu zerschneiden, es gelang mir aber nicht, weil mein Messer zu stumpf war. Das war sehr unangenehm. Ich fühlte mich machtlos, hilflos, ratlos, unfähig, mit dem Problem zurecht zu kommen." ◀

In diesem Traum erscheint Robert die Thematik nicht mehr unheimlich wie im Albtraum; die Aufgabe ist alltäglich, übersichtlich und klar, aber ihm fehlt ein gut greifendes Werkzeug zur Bewältigung.

Robert fühlt sich konfrontiert mit einem unverdaulichen Ganzen, das mundgerecht aufgeteilt werden müsste, um es aufnehmen und bewältigen zu können. Er kann aber mit dem, was ihm vorliegt und was ihn angeht – es ist Essen, also etwas Lebensnotwendiges – nichts anfangen, weil der Happen zu groß ist. Sein Versuch, das unangreifbare Ganze in kleine Stücke aufzuteilen, um es integrierbar, verdaulich und bekömmlich zu machen, ist wirkungslos. Als Ganzes ist es für ihn wertlos. Er resigniert.

Ein konkreter Wachbezug könnte, wie in seinen in Abschn. 4.7.4. dargestellten Träumen, eine Prüfung gewesen sein, bei der es ihm nicht gelungen war, sich den Stoff zu strukturieren und zugänglich zu machen.

Vor allem weist der Traum aber auf einen typischen Persönlichkeitszug Roberts hin. Robert ist ein sorgfältiger, ernsthafter Mensch, dem die vielfältigen Zusammenhänge und die Komplexität von Problemen sehr bewusst sind. Eigenwilliges Aufteilen eines größeren, zusammenhängenden Gefüges erscheint ihm gewalttätig und der Sache eigentlich nicht angemessen.

Roberts Einstellung zur Problematik lautet zur Zeit dieses ersten Traums etwa: „Ich bewältige diese Aufgabe nicht, mir fehlen die nötigen Mittel. Ich bin ein Versager." Einige Wochen später zeigte sich ihm dieses Problem jedoch in einem ganz anderen Licht.

10.2.2 Die gut greifende Säge

> **Beispiel**
>
> „Ich war dabei, mit einer Säge zwei zusammengewachsene Bäume zu trennen. Das war notwendig – warum weiß ich nicht. Die Säge griff ausgesprochen gut. Voller Genugtuung stellte ich fest, dass jetzt durch mein Tun Licht zwischen die beiden Stämme fallen konnte. Das war ein sehr befriedigender Traum." ◀

In diesem Traum macht Robert eine zum vorigen Traum ganz gegensätzliche Erfahrung bezüglich der Notwendigkeit und Möglichkeit, ein Ganzes durch eigenes Eingreifen zu zerteilen. Die Aufgabe gelingt ihm hier erstaunlich gut.

Er muss etwas Kompaktes in seine Einzelteile aufspalten, sogar um den Preis, etwas organisch Gewachsenes zu zerstören. Das Ziel, das damit erreicht werden soll, ist, klärendes Licht in eine undurchsichtige Sache zu bringen. Miteinander Verwachsenes und Verschmolzenes muss auseinandergehalten, Undifferenziertes muss differenziert werden. Dass ihm ein solch entschiedenes Eingreifen gelingt, ist für Robert nicht selbstverständlich, das zeigen seine Freude und sein Stolz.

Im vorigen Traum stand sein Versagen in einer gewöhnlichen Alltagssituation im Zentrum. In diesem Traum dagegen geht es ihm um das Gefühl, durch Beengendes, den freien Blick Behinderndes hindurch zu kommen, also sich wirkungsvoll durchsetzen, sich aus eigener Kraft Durchblick verschaffen zu können.

Möglicherweise besteht ein Zusammenhang zu einer Liedzeile von Leonhard Cohen („Anthem"), die Robert zum Traum einfiel: „There is a crack in everything. That's how the light comes in"– übersetzt als „da ist ein Riss, ein Riss in allem. Das ist der Spalt, durch den das Licht einfällt." Die Notwendigkeit von Aufspaltung zur Erhellung hatte ihn in diesem Text wohl als tiefe Wahrheit berührt.

Roberts Einstellung zum anpackenden Eingreifen hat sich verändert. Er fühlt und sieht sich jetzt souverän in Bezug auf die Aufgabe, seine Schwierigkeiten klärend anzugehen – allerdings zurzeit noch überschießend. Dass er sein Überreagieren am Rand des Bewusstseins selbst sieht, zeigt die auffallende Tatsache, dass das Ungetrennte, das getrennt werden muss, als etwas organisch Zusammengewachsenes erscheint. Zwei zusammengewachsene Bäume mit der Säge auseinanderzutrennen ist nicht so selbstverständlich, sinnvoll und nützlich wie das Zerschneiden von zähem Fleisch. Die Möglichkeit des Eingreifens, Bewirkens, des Erhellens und klar Erkennens geht ihm hier über alles, ohne Rücksicht auf Verluste. Das Pendel schwingt jetzt zu stark auf die andere Seite aus, wie oft am Anfang von Veränderungen.

10.2.3 Die lustige Sägevorrichtung/Der „Glücksfall"

Die beiden folgenden Träume (dritter und vierter Traum) wurden in derselben Nacht geträumt, sie drehen sich um dasselbe Thema. Wir betrachten die beiden Träume zuerst einzeln.

Dritter Traum: Die lustige Sägevorrichtung

Beispiel

„An einem Haus stand ein zu langer Balken unter dem Dach hervor. Dieser sollte mit einer besonderen Sägevorrichtung abgesägt werden. Die Säge wurde an Seilen hin und herbewegt, mit ihrem eigenen Schwergewicht sägte sie dann den Balken ab. Ich war mit einer Gruppe von Freunden mit dieser Aufgabe beschäftigt, es ging vergnügt zu. Obwohl die Arbeit etwas diffizil war und Feingefühl erforderte, gelang sie uns gut. Das war ein sehr schöner Traum!" ◄

Die Aufgabe, die Robert in den vorigen Träumen als Notwendigkeit und anstrengende Arbeit erlebt hatte, erfährt er jetzt als ein vergnügliches, lustvolles Tun in freundschaftlicher Atmosphäre. Auch das Ziel ist jetzt ein anderes – es geht nur um die Gestaltung und Verschönerung einer Wohnform, nicht um die Bewältigung eines Mangels wie Hunger oder fehlendem Licht. Die Aufgabe kann ohne Kraftaufwand mit Intelligenz und Geschick gelöst werden, denn die Säge arbeitet von selbst, mit dem eigenen Gewicht, es ist nur Feingefühl nötig – nicht grobe Kraft. Für das Gelingen ist kein Preis zu zahlen, es ist quasi ein Geschenk. Sogar das Abtrennen fördert hier das Ganze ohne Einbuße – nur Überflüssiges, das zu viel ist und die Ganzheit stört, wird abgetrennt. Das Haus wird durch diesen Eingriff erst richtig zu einem „runden Ganzen". Es ist ein Wunscherfüllungstraum.

Jetzt zum vierten Traum, von dem wir annehmen, dass er sich um ein Thema drehen muss, das auch im vorigen Traum schon bestimmend war. Zunächst ist das gar nicht einleuchtend – die beiden Träume scheinen auf den ersten Blick von ganz Unterschiedlichem zu handeln.

Vierter Traum: Der „Glücksfall"

Beispiel

„Ein Freund von mir stand irgendwo in den Bergen am Rand eines Abgrunds im Schnee. Ich warnte ihn, er müsse aufpassen, dass er nicht abstürze – da riss die Schneedecke schon auseinander und er stürzte ab. Ich erschrak sehr. Er fiel durch eine Spalte in einen Fluss, hatte aber Glück; es war ihm nichts passiert, er schwamm im Wasser. Mit Befriedigung sah ich, dass er mit dem Strom schwamm, nicht gegen den Strom. Ich wusste, das war genau das Richtige. Die Strömung würde ihn durch eine Höhle hindurch ins Offene und in Sicherheit geleiten. Die Höhle verwandelte sich dann in ein Abenteuerbad, ein Schwimmbad mit Strömungen zum Vergnügen. Jetzt war ich auch dabei. Es machte Spaß, sich von der Strömung tragen zu lassen." ◄

Wie im vorigen Traum ist auch hier die erstaunliche Erfahrung von mühelosem Vergnügen das wesentliche Moment, aber in einem völlig anderen Zusammenhang. In diesem Traum geht es nicht um eine zu leistende Arbeit und Aufgabe, sondern um die eigene Existenz, die bestanden werden muss. Auf dem Hintergrund des Wissens um eine immer mögliche Absturzgefahr geht dem Träumer in diesem Traum auf, dass trotzdem die Möglichkeit besteht, dass alles gut geht. Man kann aufgefangen werden von Tragendem, das einen weiterbringt. Allerdings braucht es Mut, sich der Strömung, in die man geraten ist, anzuvertrauen, eigene Aktivität, um darin mitzuschwimmen und Durchhaltewillen, auch wenn es dabei durch eine dunkle Höhle geht. Wichtig ist vor allem, nicht unnötigerweise gegen den Strom zu schwimmen – das ist für Robert offenbar nicht selbstverständlich, sondern bemerkenswert. Der Mann im Traum hält sich aktiv über Wasser, nützt aber auch die Gegebenheiten für sich und lässt sich davon weitertragen. Er findet den Ausweg aus der Gefahr, indem er sich anpasst und nicht versucht, sich eigen-

sinnig durchzusetzen. Dies ist die wichtige Einsicht, die Robert hier hat. Weil
der Absturz einen glücklichen Ausgang hat, wird er zu einer besonders schönen
Erfahrung. Die Voraussetzung dafür ist, dass sich der Protagonist nach seinem Fall
der Situation anpassen kann, in die er fällt bzw. in die er sich geworfen fühlt (die
starke Strömung); dadurch eröffnen sich ihm deren positiven Aspekte.

Das gemeinsame Thema des dritten und vierten Traums
Beide Träume schildern ein freies Wechselspiel von eigener Aktivität und passiv
erlebtem Geschehen, ein harmonisches, lustvoll erfahrenes Zusammenspiel
gegensätzlicher Haltungen. Der Protagonist macht die Erfahrung, dass es möglich ist geschehen zu lassen, ohne dabei Eigenverantwortlichkeit aufgeben zu
müssen. In beiden Träumen erlebt er dies als überraschendes Geschenk. Robert
erfährt fasziniert, dass er nicht, wie er immer meinte, alles allein mit eigener
Kraft machen muss. Manchmal genügt es, sich mit Feingefühl und Klugheit an
Gegebenes anzupassen und entsprechend auszurichten.

10.2.4 Die Eiche/Das Liebeszeichen

Die beiden folgenden Träume von Robert, die er viel später, gegen Schluss der
Therapie, in ein und derselben Nacht träumte, handeln nicht mehr vom fraglichen
Gelingen einer Leistung, sondern beziehen sich im Gegenteil nur auf ein passiv
erlebtes Geschehen, auf etwas, das ihm ohne sein Zutun geschieht bzw. geschenkt
wird.

Eine Eiche wächst auf meinem Balkon
Robert schickte seiner Traumerzählung eine kurze Erklärung zum Wachbezug
voraus: Auf seinem Balkon lasse er wilde Pflanzen wachsen, die nicht gesät oder
gepflanzt wurden, sondern von selbst dort keimen. Auch kleine Bäume wie Esche
und Ahorn kämen gut, aber leider habe sich nie eine Eiche entwickelt; alle Eichen-
keimlinge seien ihm immer abgestorben.

Beispiel

„Im Traum komme ich auf den Balkon und sehe eine große junge Eiche, die
schon den Boden des oberen Balkons berührt! Sie hat überdurchschnittlich
große, wunderschöne grüne Blätter. Ich kann es kaum fassen! Welches Wunder!
Also war es doch möglich!" Als ich erwachte war ich traurig, dass dies nur ein
Traum war. ◀

Auf die Frage, was Eichen für ihn bedeuten, beschrieb Robert ausführlich den
schokoladig-warmen Wohlgeruch und die Beständigkeit und Widerstandskraft von
Eichenholz und meinte abschließend, Eichenholz bedeute für ihn Wohlbefinden,
Sicherheit und Stärke.

Ein geheimes Liebeszeichen

Robert ist Lehrer. Von den Kolleginnen und Schülern wird er wegen seiner respektvollen Umgangsformen und wegen seines großen Engagements für alle Schulbelange sehr geschätzt. Selbst zweifelt er jedoch immer wieder, ob er im Lehrerteam wirklich akzeptiert ist, das heißt, ob er wirklich dazu gehört.

> **Beispiel**
>
> „Ich war im Traum Lehrer in Stellvertretung (das heißt, ich gehörte nicht richtig dazu) und stand mit den anderen Lehrern im Gespräch auf dem Schulhof. Da spürte ich plötzlich in den Fingerspitzen, dass die Kollegin neben mir mich zart berührte. Wir sahen uns an, sagten nichts, aber es war klar: Mit dieser Geste sagte sie mir verborgen: „Ich mag dich". Das war genauso unfassbar wunderbar für mich wie der Anblick der unvermutet gewachsenen Eiche. Dass so etwas möglich war!" ◄

Auf die Frage, wer diese Frau im Traum war, beschrieb er sie als eine Frau, die es im Gegensatz zu ihm wage, sich kritisch zu äußern, ohne Angst zu haben, deshalb abgelehnt und ausgeschlossen zu werden. Dass gerade solch eine Kollegin ihn im Traum liebevoll und zart berührt, verweist ihn auf die Möglichkeit, sich akzeptiert und zugehörig fühlen zu können, auch wenn er sich gelegentlich kritisch äußert. Auffällig ist, dass er dies in den Fingerspitzen spürte – er hat eine feine Empfindsamkeit, ein „Fingerspitzengefühl" bekommen, mit dem er völlig unerwartet zarte Zeichen von Zuneigung wahrnimmt!

In Roberts Wertschätzung der Kollegin, die es wagt, sich „kritisch zu äußern", klingt auch in diesem Traum seine Hellhörigkeit an für die Problematik, in Gegebenes einzugreifen.

Sowohl einzeln wie auch zusammen gesehen, verweisen beide Träume auf ein überraschend möglich gewordenes, neu gewonnenes Wohlbefinden. Das schöne Gefühl umfasst einerseits ein unerwartetes, beglücktes Gefühl von neuer Stärke und Widerstandskraft, andererseits aber auch das überraschende Gefühl, geborgen und zugehörig zu sein. Beides wird als Geschenk empfunden. Voraussetzung dafür, dass er so träumen konnte, muss ein Aushalten von Angst gewesen sein – vielleicht Angst, nicht gleichzeitig sowohl stark wie trotzdem auch wohlgelitten sein zu können?

10.2.5 Zusammenfassend: Zurechtkommen mit Machtlosigkeit

Die Grundfrage, die Robert beschäftigt, lautet etwa: Wie stelle ich mich zu meinem Leben ein, zu meinem Sein als Ganzem, das sich mir als Aufgabe stellt? Es ist so überwältigend, so undurchschaubar, so unbegreifbar, so unzugänglich. Wie kann ich es angehen und anpacken?

Die Antwort auf diese Frage ändert sich im Verlauf der Therapie. Im Albtraum (s. Abschn. 5.3.2.) fühlt er sich ohnmächtig Unheimlichem ausgeliefert; im Traum

vom ekligen Tier (s. Abschn. 5.4.2.) findet er Mut und Kraft sich zu wehren –
allerdings um den Preis, Lebendiges töten zu müssen; im Traum vom stumpfen
Messer fühlt er sich nicht bedroht, jedoch zu wenig stark, um sich das Ganze aufteilen und zugänglich machen zu können; im Traum von der guten Säge gelingt es
ihm, klärend einzugreifen; im dritten und vierten Traum erscheint ihm das, was
anfänglich unerträglich schwer bzw. lebensgefährlich gefahrvoll aussah, jetzt als
spannendes Experiment und lustvolles Abenteuer. Statt belastet und existenziell
bedroht, erfährt er sich bereichert. Statt im Strom des Lebens unterzugehen, fühlt
er sich getragen und in seinen Zielen unterstützt. Die beiden letzten Träume, viel
später geträumt, schildern sein Gefühl einer wunderbaren Entwicklung, die ihm
geschieht, ohne dafür etwas leisten zu müssen. Macht ist jetzt kein Thema mehr.

Den Traum vom Glücksfall könnte man als seinen damaligen Blick auf seine
Erfahrung der Therapie deuten: Er war wegen Schwierigkeiten im Studium, die
mit großen Unsicherheiten im Leben zusammenhingen, in eine depressive Krise
geraten. Dieser Sturz war eigentlich ein „Glücksfall", denn er hatte ihn in die
Therapie gebracht, die ihm half, seine Probleme mutig und tatkräftig anzugehen.
Natürlich kann ein solch wunderbares Gefühl wie im dritten. und vierten Traum
immer nur kurze Zeit vorherrschen. Es war aber als hoffnungsvolles Zeichen zu
sehen, dass ein wesentlicher Schritt gemacht werden konnte. Die beiden letzten
Träume von der Eiche und dem Liebeszeichen, deutlich später geträumt, zeigen,
dass er sich jetzt – wenigstens zeitweise – zu seinem eigenen Erstaunen wunderbar
gefestigt, widerstandsfähig und akzeptiert fühlen kann.

10.3 David: „Anhänglichsein"

David hatte im Lauf seiner Psychoanalyse drei ungewöhnlich eindrückliche, hoch-
emotionale Träume, die wir als Momentaufnahmen von wichtigen Entwicklungsschritten verstanden. Sie spiegeln in symbolträchtigen Szenen, wie sich seine
Erfahrung der therapeutischen Beziehung veränderte und mit welchem Dilemma
er sich in diesem Prozess auseinandersetzen musste. Außerdem sind diese Träume
ein gutes Beispiel dafür, dass es bei Entwicklungsschritten immer um die Auseinandersetzung mit einem Grundkonflikt geht. Es handelt sich dabei um einen
Konflikt zwischen widersprüchlichen Ängsten und widersprüchlichen Wünschen
in Bezug auf eine Thematik, die für die Persönlichkeit des Träumers typisch ist.
Letztlich gründet dieser Konflikt in paradoxen Bedingungen der menschlichen
Existenz.

10.3.1 Tod am Angelhaken

Beispiel

„Mein kleiner Sohn spielte mit einem Angelhaken. Ich fand das gefährlich;
ich fürchtete, er könnte sich daran verletzen. Dann wechselte die Szene. Jetzt

sah ich ein anderes kleines Kind, das sich beim Spielen mit einem solchen Haken tatsächlich verletzt hatte und wie ein Fisch an dem Angelhaken hängen geblieben war. Beim Versuch, das Kind vom Haken zu lösen, wurde die Verletzung noch schlimmer. Das Kind verblutete und starb." ◀

In der ersten Szene schildert der Traum eine zwiespältige emotionale Erfahrung: Aus dem Blickwinkel des Träumers geht es um den Umgang mit Gefährlichem, aus dem Blickwinkel eines unbefangenen Kindes geht es dabei um Spannendes und Attraktives. Der Angelhaken, um den sich das Geschehen dreht, verkörpert sowohl die Gefahr, sich daran zu verletzen, gefangen daran hängen zu bleiben und wie ein Fisch umzukommen, sowie die verlockende Möglichkeit, damit einen spannenden Fang zu machen.

In der nächsten Szene bestätigt sich jedoch die Befürchtung. David sieht, dass ein Kind tatsächlich verletzt an einem Angelhaken hängen geblieben war und dann sogar stirbt, bezeichnenderweise beim Versuch der Befreiung. Was als faszinierendes Spiel begann, endet tragisch. Der Traum wird zum Albtraum, alles nur durch einen kleinen Angelhaken.

Der Angelhaken als Verbildlichung von Seelisch-Gefühlsmäßigem
Ein Haken ist eine Art Werkzeug, ein Gerät, mit dem man Dinge aneinander hängen bzw. an etwas anhängen kann. Mit dem Köder, der an einem Angelhaken steckt, soll ein Fisch zum Anbeißen verlockt werden, damit er gefangen und getötet werden kann. Im Zusammenhang mit menschlichen Seins- und Verhaltensweisen verweist der Haken auf die „Verhakung" einer nahen Beziehung, und zwar in einer ambivalenten Sicht: Einerseits auf den Wunsch nach einer verbindlichen, anhänglichen Beziehung, andererseits auf das Leiden am Abhängigsein.

Im Kontext einer Therapie zeigt sich eine Beziehungsproblematik immer auch in der therapeutischen Beziehung. Der Traum lässt vermuten, dass David die Möglichkeit, sich in eine solch verbindlich-nahe Beziehung einzulassen, anfänglich zwar riskant, aber auch reizvoll erscheint, dann aber plötzlich als bedrohliches „Verhängnis": Man wird gefangen und tödlich verletzt, vor allem beim Versuch, sich wieder aus der Verhakung zu befreien.

Zum Wachzusammenhang
David fiel ein, dass er diesen Traum nach einer Therapiestunde geträumt hatte, in der er sich genau so gefühlt hatte wie im Traum. In dieser Stunde war er vertrauensvoller und entspannter gewesen als sonst – so wie sein Kind im Traum – und hatte sich dann plötzlich allein und hängengelassen gefühlt von der Therapeutin. Sie sei ihm nicht zur Hilfe gekommen, sondern habe ihn zappeln lassen. Er habe sich verletzt gefühlt und habe sich innerlich zurückgezogen. Warum hat er dies nicht angesprochen?, denkt die Therapeutin. Sie hatte seine Not überhaupt nicht bemerkt. Aber auch David wurde erst durch den Traum klar, wie tief getroffen und verletzt er war – viel tiefer als er dies im Wachen realisiert hatte. Wachend hatte er die Erfahrung mit der Therapeutin nur als unangenehm irritierend empfunden, im Traum wurde sie zur Katastrophe. Vernünftigerweise

war dies nicht zu erwarten gewesen – so wie auch ein Angelhaken vernünftigerweise keine so Gefahr für ein Kind darstellt. In der Wacherfahrung musste eine
frühere, viel schlimmere Erfahrung angeklungen sein, ähnlich schmerzlich und
unheilvoll wie die des zweiten Kindes im Traum.

Es ist anzunehmen, dass die Resonanz einer prägenden, schmerzlichen Kind-
heitserfahrung in der analytischen Situation David in die entsprechende Stimmung
versetzt hatte. Diese hatte dann den Traum hervorgerufen. Dass gerade diese
Stimmung bis in den Traum hinein vorherrschend geblieben war gegenüber all den
anderen, den Vortag bestimmenden Stimmungen, heißt, dass sich diese Stimmung
auf eine grundsätzliche Problematik des Träumers bezieht.

Die Diskrepanz zwischen Wach- und Traumerfahrung verweist anschaulich auf Davids starke Betroffenheit von einer existenzialen Bedingung menschlicher Beziehungen, für die er aufgrund seiner Lebensgeschichte und Veranlagung
besonders sensibel ist. Jedes Anhänglichsein birgt die Gefahr von Abhängigkeit
mit sich, die Gefahr, einem anderen Menschen ausgeliefert zu sein. Auf diesen
unabdingbaren Aspekt menschlichen Mitseins ist David angstvoll bezogen. Im
Traum vom Angelhaken sieht er keine andere Möglichkeit, mit dieser Problematik
umzugehen, als sich möglichst fern zu halten.

Der folgende Traum, den er etwa ein Jahr später träumte, zeigt nun aber eine
ganz andere Sicht auf dieselbe Thematik.

10.3.2 Rettung durch einen Haken

Beispiel

„In Gefahr, tödlich abzustürzen, wartete ich an einem steilen Abhang am
Rand eines Abgrunds auf den Hubschrauber, den jemand auf meine Bitte
gerufen hatte. Mit mir wartete ein anderer Mann auf Rettung. Als dann der
Hubschrauber kam, sah ich entsetzt, wie der andere diesem tollkühn entgegen sprang, in den Abgrund hinaus, ohne gesichert zu sein. Er sprang in den
Tod, davon war ich überzeugt. Aber es geschah Erstaunliches: Aus dem Hubschrauber fiel eine Leine mit einem Haken und fing den Mann auf. Aus dem
Haken entfaltete sich ein Netz, in dem er sanft und sicher auf den festen Boden
hinab getragen wurde.

Dann wurde auch ich gerettet, angegurtet und gesichert, wie es üblich ist."
◄

Welch wunderbare Erfahrung macht David in diesem Traum in Bezug auf einen
Haken! Auch in diesem zweiten Hakentraum wird das Thema aus zwei verschiedenen Perspektiven beleuchtet, aus der Perspektive des Träumers, der eine
vorwiegend beobachtende Rolle einnimmt, und aus der Perspektive einer anderen
Person, die die Problematik direkter und drastischer am eigenen Leib erfährt. In
der anderen Person wird veranschaulicht, was den Träumer emotional in Anspruch
nimmt und tief bewegt.

Der Haken ist hier der Angelpunkt, der Rettung aus einer von Abhängigkeit geprägten Notsituation ermöglicht. Dank der gerufenen Hilfe, also eigentlich dank seiner Einsicht, dass er abhängig und auf andere angewiesen ist, wird der Träumer gerettet. Schon dies allein wäre eine gute, in verschiedener Hinsicht hilfreiche Erfahrung: Es gibt Beziehungen, auf die man sich verlassen kann, man kann in Not um Hilfe rufen, man wird gehört und bekommt die gewünschte Hilfe. Etwas, was für David nicht selbstverständlich ist – darauf verweist die Tatsache, dass er davon träumt. Aber die emotionale Erfahrung, die David hier macht, geht weit über das sogenannt Normale hinaus. Die spektakuläre Erfahrung des anderen Mannes im Traum zeigt, wie wunderbar-hilfreich David jetzt eine verlässliche, menschliche Beziehung erfährt. Er staunt. Wie ist dies möglich, was da geschieht! Kann man tatsächlich jeden eigenen Halt aufgeben und ohne jede Sicherung, voller Vertrauen ins Leere springen und dann sicher aufgefangen und geborgen werden? Die spektakuläre Szene veranschaulicht das unglaublich große Wagnis, das man in Davids Augen eingeht, wenn man sich völlig auf einen anderen verlässt und sich ganz anvertraut. Und dies freiwillig! Wie faszinierend!

Auch hier verweist der Haken auf Anhängen und Hängen-an, nun jedoch auf die ersehnten Aspekte dieser Verhaltensmöglichkeiten. Der Haken ist nun als Mittel zur Rettung aus der Hilflosigkeit völligen Auf-sich-allein-gestellt-seins verstanden, als Mittel für eine hilfreiche, tragende Verbindung. Die Problematik verbindlicher menschlicher Beziehungen beschäftigt David also nun in einem völlig anderen Licht, in ganz anderer Stimmung. Was ihm vorher lebensgefährlich erschien, erscheint ihm nun als lebensrettend. Dieser Aspekt ist für David eine wunderbare neue Entdeckung.

Die Therapie als größerer Zusammenhang
Ein aktuelles Erlebnis vom Vortag, das den Traum ausgelöst haben könnte, ist hier nicht bekannt. Der Traum steht jedoch offensichtlich in der Folge des früheren Traums vom Angelhaken, der sich auf eine Erfahrung Davids in der Therapie bezog. Es ist deshalb anzunehmen, dass es auch in diesem Traum um eine Erfahrung geht, die David in der Therapie machte, in der Beziehung zur Therapeutin. Anders als im ersten Traum sieht David sich hier nun selber in Not, abhängig und dringend auf Hilfe angewiesen – das allein ist schon eine wichtige Entwicklung. Er erkennt und anerkennt seine Notlage, weiß aber auch, dass es Hilfe gibt, wenn er darum bittet und tut dies auch. Auf die Therapie bezogen heißt dies, dass er in einer ähnlichen Situation wie vor einem Jahr, als er sich von der Therapeutin im Stich gelassen fühlte, nun den Mut hätte, sie um Hilfe zu bitten, obwohl dies für ihn eine riskante Sache ist. Wie schrecklich wäre es, wenn sie ihn nicht verstehen würde, wenn sie nicht aufmerksam eingreifen, ihn nicht auffangen und wieder auf festen Boden bringen würde, sondern hilflos fallen ließe! Das riskiert man ja bei jeder Bitte um Hilfe. Aber notgedrungen, nämlich weil er die Notwendigkeit jetzt erkennt, kann David dieses Risiko auf sich nehmen, natürlich entsprechend abgesichert.

Dass man dies auch freiwillig, ohne jede Absicherung, tun könnte, geht ihm dabei am Rand des Horizonts – am Beispiel des anderen Mannes – als faszinierende Herausforderung auf. Das wäre sein sehnlicher Wunsch: Wie ein Kind voller Vertrauen aus der Luft in die Arme einer starken, liebevollen Mutter oder eines Vaters springen zu können, alle Kontrolle und Verantwortung aufgeben und sich in eine anhänglich-abhängige Beziehung zur Therapeutin einlassen zu können.

Beide Hakenträume im Zusammenhang mit Davids Persönlichkeit verstanden

Bei David handelt es sich um einen sehr verantwortungsbewussten jungen Mann, der gewohnt ist, verantwortlich für sich selbst zu sorgen. Es ist ihm selbstverständlich, sich vorsichtig und kontrolliert zu verhalten, möglichst abgesichert gegen Gefahren, so wie er sich auch im Traum verhält. Aber auch in den anderen Traumpersonen – auf der Subjektebene ausgelegt – verweist der Traum auf Verhaltensweisen, die David selbst angehen und mit ihm selbst zu tun haben. Wie der Helikopterpilot ist David aufmerksam für die Not anderer und seine Hilfeleistungen sind absolut zuverlässig. Und obwohl die vertrauensvolle Haltung des anderen hilfsbedürftigen Manns ihm zwar völlig fremd und undenkbar für sich selbst vorkommt, ist sie für ihn doch höchst bewunderungswürdig und im Grund heiß ersehnt.

Die Bedeutung der Auffälligkeiten in beiden Träumen

Das Befremdliche, karikaturhaft Übertriebene und im normalen Blick irreal Verzerrte der beiden Traumerfahrungen hebt auf dramatisch-theatralische Weise hervor, worum es dem Träumer geht und was ihn in Anspruch nimmt. In augenfällig vom Selbstverständlichen abweichenden Erfahrungen klingt latent Angst an, die mit Unbegreiflichem im eigenen Sein konfrontiert. Auffälliges verweist in aufdringlicher Weise auf ein besonders starkes Betroffensein. Im ersten Traum geht es um die Gefahr, in einer Beziehung gefangen und hängen zu bleiben, also abhängig zu werden, im zweiten Traum geht es neben dem Risiko nun auch um das wunderbar Hilfreiche einer verbindlich-anhänglichen Beziehung.

Existenzial klingt in beiden Träumen eine Problematik des Mitseins an. Mitsein, die existenziale Grundbedingung, dass wir immer bezogen auf unsere Mitmenschen existieren, ist eine menschliche Konstante, die wie alles Menschliche abgründig ist. Beziehungsprobleme gehören für viele Menschen zu den schwierigsten Problemen überhaupt. Damit setzt sich David hellhörig auseinander. In seinen Beziehungen fürchtet er zwar einengende Abhängigkeit, sehnt sich aber gleichzeitig doch auch nach vertrauensvoller Anhänglichkeit. Letztlich gehören diese beiden Aspekte des Mitseins jedoch untrennbar zusammen. Nur wenn es gelingt, die Angst vor Abhängigkeit auszuhalten, können auch die positiven Aspekte von Anhänglichkeit erfahren werden.

Davids Entwicklung in der Therapie

Der wesentliche erste Schritt, den David in der Zeit zwischen dem ersten und dem zweiten Traum machte, ist seine Einsicht, fundamental abhängig und angewiesen auf andere zu sein. Diese Erkenntnis ist die Voraussetzung dafür, um Hilfe bitten und Hilfe bekommen zu können. Für diesen Schritt musste er außerordentlichen Mut aufbringen – das zeigt die geradezu tollkühn-mutige Haltung des Anderen im Traum, die sich erstaunlicherweise als berechtigt herausstellt. Die beiden Hakenträume veranschaulichen zwei gegensätzliche Haltungen angesichts von Angst, die zusammen Davids Dilemma zeigen. Soll er riskieren zu vertrauen? Oder ist die Gefahr, dabei umzukommen, zu groß?

Im ersten Traum vom Angelhaken scheint es David richtig und nötig zu sein, sich von so Riskantem wie Anhänglichkeit fernzuhalten. Mit dieser Haltung erhofft er sich Entlastung vom Beängstigendem, aber das gelingt nicht. Er verhakt sich durch seine Abwehr, nämlich durch sein „los"sein wollen noch mehr im Beängstigenden.

Im zweiten Traum vom Rettungshaken fühlt er sich jedoch unentrinnbar mit Angst konfrontiert. Hier bringt er jetzt den Mut auf, dieser standzuhalten. Das ist nicht nur die Vorbedingung dafür, dass die Angst hinfällig wird, sondern auch dafür, dass er eine wunderbare Erfahrung machen kann. Der Traum vom Rettungshaken schildert einen Schritt der „Ankehr", wie Heidegger die mutige Konfrontation mit Angst nennt. Wie in Abschn. 2.5. ausgeführt, geht es in der Psychotherapie darum, sich dem Beängstigenden zuzuwenden und es als unvermeidlich anzuerkennen. Mit der Anerkennung verliert die Angst ihre Bannkraft. Was David zur Zeit des ersten Traums in Bezug auf Beziehungen als tödlich empfunden hatte, sieht er nun als lebensrettend. Damit ist ihm ein therapeutisch außerordentlich wichtiger Schritt gelungen. Dies zeigt der nächste Traum.

10.3.3 Das einstimmige Musikstück

Einige Zeit später hatte David einen besonders eindrücklichen Traum, in dem nun erstmals die Therapeutin leibhaftig vorkam.

> **Beispiel**
>
> „Ich erfuhr, dass Sie, meine Therapeutin, in den höchsten Tönen gelobt wurden für ein Musikstück, das Sie komponiert hatten. Es war ursprünglich für zwei Flöten gemacht, Sie hatten es umgeschrieben für eine Flöte. Sie hatten also aus einem zweistimmigen Stück ein einstimmiges gemacht. Dieses Werk zeugte von höchster Kunst, war sozusagen ein Jahrhundertwerk. Ich war sehr beeindruckt und voller Bewunderung." ◄

Was bedeutet Einstimmigkeit hier?
Die Traumerfahrung zeigt, dass „Einstimmigkeit" für David eine kaum erreichbare Glückserfahrung bedeutet, die ihm aber zurzeit tatsächlich als möglich erscheint. Die Einstimmigkeit des Musikstücks bedeutet hier keinen Mangel, sondern höchste Kunst einer harmonischen und bereichernden Zusammenführung von Differierendem zu einem Ganzen, eine bereichernde „Ergänzung". Etwas, das ihm bisher unmöglich erfüllbar schien – üblicherweise ist er auf Erfahrungen von

Differenz ausgerichtet. Gewöhnlich ist ihm schmerzlich bewusst, dass man mit der eigenen Stimme immer allein ist; er weiß, mit der eigenen Stimme, die sich abhebt von anderen Stimmen, bewirkt man immer eine Differenz zu den anderen. Zwischen den beiden Übeln, sich entweder anpassen zu müssen, um in Übereinstimmung mit dem Anderen zu sein, oder seine Stimme allein vertreten zu müssen, wählt er seiner Persönlichkeit und spezifischen Hellhörigkeit entsprechend immer die Unabhängigkeit, die Differenz. Einengung in erzwungene Anpassung kommt ihm noch schlimmer vor als allein zu sein. Entsprechend ist sein üblicherweise vorherrschender Wunsch, sich mit seiner einzelnen, eigenen Stimme durchzusetzen, sich in der Differenz gehört zu fühlen und nicht aufzugehen im Anderen. Die unfassbare Möglichkeit einer Einstimmigkeit, die Differenzen nicht ausschließt, sondern einschließt, ist für ihn eine unerhörte Erfahrung. Sein tiefster Wunsch, die Möglichkeit, sich nicht gegen den andern durchsetzen zu müssen, sondern sich gegenseitig zu bereichern und zu „ergänzen", scheint hier erfüllt. Dies ist ihm offenbar im Zusammenhang mit der Analyse jetzt so berührend aufgegangen.

10.3.4 Zusammenfassend: Von Differenz zu Einheit

Im Zusammenhang mit den beiden vorigen Träumen gesehen, könnte man auch den letzten Traum als Beispiel einer Verhakung sehen. Während in den beiden ersten Träumen die Gegensätze zwischen passivem Verhaktsein und aktivem Verhaken zentral sind, erscheinen die beiden differenten Einzelstimmen im dritten Traum miteinander zu einem Ganzen „verhakt", ohne dass dabei das geringste Ungleichgewicht entsteht. Es gibt keine Rangfolge einer ersten und zweiten Stimme, kein oben oder unten, keine Abhängigkeit, kein Führen oder Geführtwerden, sondern ein Zusammenspiel in einer wunderbar bereichernden Verschmelzung.

10.4 Daniel: Tödliche Grenzen

Für Daniel waren die beiden folgenden Träume, die er in zwei aufeinanderfolgenden Nächten träumte, sehr bedeutungsvoll; er sah sie als Zeichen eines entscheidenden Wendepunktes in seiner Psychoanalyse. Sie schildern in starken Bildern seine Kernerfahrung eines Entwicklungsschrittes, den Schritt aus einer neurotisch gefangenen Haltung zu einer mutigeren, freieren Einstellung dem Leben gegenüber. Der erste Traum fokussiert die tapfere Entschlossenheit des Träumers zu diesem Schritt, der das Äußerste von ihm zu fordern scheint; der zweite die daraus resultierende Veränderung seines Lebensgefühls, die er als Befreiung erlebte. Daniel betonte, dass es sich in beiden Träumen, trotz der dramatischen Bilder, stimmungsmäßig um ein feines, zartes Geschehen handelte.

10.4.1 Den Tod auf sich nehmen

Bei diesem Traum ist es besonders wichtig, sich nicht verführen zu lassen, das Geschehen konkret wörtlich zu nehmen – das würde in die Irre führen. Achtung: Es ist eine Stimmungserfahrung und die Stimmung leitet die Auslegung.

Beispiel

„Ich war mit mehreren mir unbekannten Menschen zusammen. Es hieß, einer von uns müsse sterben. Ich sah die unausweichliche Notwendigkeit und sagte: „Gut, dann bin ich das." Ich legte mich auf ein Bett, in einer Haltung, wie wenn ich einschlafen wollte. Man würde mir die Halsschlagader aufschneiden. Ich war aber ganz entspannt, hatte kaum Angst, wartete auf das Messer. Man fragte mich, ob ich noch etwas zu sagen hätte. Zuerst wollte ich sagen: „Ihr seid alles liebe Leute", sagte dann aber: „Nein, nichts." Spürte dann das Messer, es floss viel rotes Blut. Das Blut, das meinen Mund füllte, schluckte ich, ich wollte würdig sterben. So fühlte ich mich auch, würdig, gelassen und ruhig, entschlossen, die unumgängliche „Selbstaufgabe" auf mich zu nehmen. Es war ein gutes Gefühl, ein guter Traum, der mich immer noch tief bewegt." ◄

Die ungewöhnliche Eindrücklichkeit dieses Traums verweist darauf, wie tief betroffen der Träumer von der Erfahrung ist, die dem Traum zugrunde liegt, und welch große Bedeutung er ihr zumisst.

Stimmungsmäßig schildert dieser Traum weder eine suizidale Stimmung noch eine masochistische Selbstaufopferung, sondern die Einsicht des Träumers in eine unumgängliche, ihn existenziell treffende Notwendigkeit und seine bereitwillige Entschlossenheit, dieser Notwendigkeit zu entsprechen. Keinen Moment versucht er, sich davor zu drücken, er fühlt sich einsichtiger und stärker als die anderen und also leichter entschlossen, die endgültige, letzte Trennung auf sich zu nehmen und sein Leben aufzugeben. Es kommt ihm so vor, als ob er der Einzige von allen wäre, der sich wirklich betroffen fühlt von der Notwendigkeit des Todes. Sein Entschluss hat nichts demonstrativ Appellatives, nichts Theatralisches. Betont ist nur sein Wunsch, Würde zu zeigen. Dazu passt sein eindrücklicher Verzicht auf ein paar versöhnliche Worte zum Abschied, die ihm auf der Zunge liegen. Seine Haltung sagt alles: Es ist, wie es ist, das ist zu akzeptieren, mehr gibt es dazu nicht zu sagen. Ein illustratives Detail, das möglicherweise mehr aussagt als es zunächst scheint, ist die Bemerkung, dass viel rotes Blut fließt und seinen Mund füllt. Statt den „Lebenssaft" auszuspucken und damit Schrecken oder Mitleid zu erregen, schluckt er ihn, behält ihn verinnerlicht bei sich, so könnte man vielleicht deuten.

Der Träumer fühlt sich offenbar zurzeit so, wie wenn er die Notwendigkeit einsähe, sein Leben – so wie er es kennt – aufgeben zu müssen, und wie wenn er bereit sei, dies würdig und gelassen zu akzeptieren.

Fallstrick

Der Traum verführt dazu, ihn als Selbstaufopferung misszuverstehen. Aus der
Sicht des gesunden Menschenverstandes, des Common Sense, verhält man
sich nicht so, man opfert sich nicht, das hieße, sich nicht ernst nehmen oder das
Leben fliehen. Aber der Common Sense hat für Träume keine Gültigkeit, denn im
Traum geht es nicht um Konkretes der gemeinsamen Welt, sondern um persön-
liche Gefühle. Um zu verstehen, worum es in Traumgefühlen geht, muss man in
der Traumwirklichkeit bleiben und die Gegebenheiten und Notwendigkeiten der
Traumwelt beachten, so wie sie der Träumer erlebt.

Wachzusammenhänge

Daniel vermutet einen Zusammenhang dieses Traums mit dem Gefühl, das er bei
einem kürzlichen Besuch bei Verwandten und Bekannten im Dorf seiner Kindheit hatte. Am Rand seines Bewusstseins sei ihm da aufgegangen, dass er sich
endgültig von der Welt seiner Kindheit und Jugend trennen müsse. Das heißt, es
geht im Traum um seine Einsicht in die Notwendigkeit, sein bisheriges, von der
Kindheit geprägtes und an der Herkunftsfamilie orientiertes Leben aufzugeben.
Er muss sozusagen „für diese Leute" – in Bezug auf diese Leute und ihre Welt
– sterben. Er muss sich innerlich endgültig und total vom Bisherigen trennen.
Er muss aufgeben, was bisher sein Leben ausmachte, das, was ihm vertraut war
und Halt und Sinn gab, seine Verwurzelung in dieser Gemeinschaft. Er muss Ent-
schlüsse in Bezug auf sein Leben als Einzelner verantworten. Dazu fühlt er sich
jetzt bereit, obwohl das für ihn derzeit noch wie Sterben ist.

Auch zur Kindheit gibt es einen Bezug. Daniel wuchs in der archaisch
bestimmten Welt einer Bauernfamilie auf. Die Familie hatte jedes Jahr ein
Schwein, das von den Kindern geliebt, aber selbstverständlich immer im
November geschlachtet wurde. Die Kinder sahen interessiert zu, wie der Metzger
dem getöteten Schwein die Halsschlagader aufschnitt und das Blut auffing, um
daraus Blutwürste zu machen. Diese Szene spielten sie dann nach: Einer war das
Schwein, der andere schnitt die Arterie auf. Dieser Kindheitsbezug ist wichtig; er
erklärt, weshalb es im Traum um gerade diese Todesart ging. Auch in der Kindheit
hatte diese Szene, wie im Traum, nichts Grausames, sondern etwas sehr Selbstverständliches, das einfach zum Leben gehörte.

Der Traum zeigt ein typisches Verhalten. Daniels Haltung im Leben ist
charakterisiert durch große Ernsthaftigkeit und Fürsorglichkeit. Er ist achtsam auf
die anderen Menschen bezogen und respektiert Gegebenes. Trennungen empfindet
er schmerzlich, Zugehörigsein ist ihm wichtig. Eine solche Haltung ist typisch für
sogenannte depressive Persönlichkeiten. Hubertus Tellenbach (Tellenbach 1983)
hat diese Persönlichkeit als „Typus melancholicus" detailliert phänomenologisch
beschrieben.

Existenzial gesehen setzt Daniel sich in diesem Traum nicht nur mit menschlichem Sterblichsein auseinander, sondern auch mit grundsätzlichem menschlichen Endlichsein und Begrenztsein und damit mit notwendigem Verzicht. Dies
akzeptiert er. Der Fokus liegt auf seiner Einsicht, als Einzelner selbst und allein
über sein Leben entscheiden zu müssen – und auch zu können –, auch wenn dies

den Tod bedeuten würde. Sein Gefühl, dass es ihm gelungen war, so mutig und tapfer zu sein, wie wenn er freiwillig den Tod auf sich genommen hätte, entspricht dem schönen Gefühl, wenn es gelingt, Angst auszuhalten, nämlich sich existenzialer Angst zuzuwenden, statt sie zu fliehen (s. Abschn. 2.5.). Heidegger nennt dieses Gefühl „die gerüstete Freude an der Möglichkeit des vereinzelten Seinkönnens", die mit „nüchterner Angst" einhergeht (Heidegger 1927 S. 310).

10.4.2 Die Überschreitung des tödlichen Grenzflusses

Dieser Traum, der in der Folge des vorigen steht, schildert Daniels neue Sicht auf Möglichkeiten menschlicher und also auch eigener Entwicklung.

Beispiel

„Ich sah den König von England und den König von Frankreich je auf einer Seite eines Flusses, der die beiden Reiche trennte, dahinreiten. Der König von England sollte ertränkt werden: Er musste den Fluss auf Planken überqueren, die aber nicht bis ans andere Ufer reichten; so sollte er ins Wasser fallen und untergehen. Er war jedoch so groß, dass er einfach einen Sprung machen und unversehrt davon reiten konnte." ◄

Auch hier geht es um Leben und Tod. Hier muss ein Mensch – ein königlicher Mensch – seinen Bereich, in dem er sich auskennt und den er beherrscht, verlassen und unter Lebensgefahr die Grenze in die Fremde überschreiten. Aber er ist „groß gewachsen", souverän ist er der Situation gewachsen. Mit einem mutigen, weiten Sprung überwindet er den brückenlosen Abgrund, landet im Neuen und reitet unversehrt seines Weges. Auch dieser Mann versucht nicht, auszuweichen oder sich zu weigern, er nimmt sein Schicksal auf sich und besteht die Gefahr.

Noch eine Bemerkung zu diesen beiden Königen: Warum träumt Daniel ausgerechnet von den Königen von England und Frankreich und nicht einfach von zwei unbenannten feindlichen Königen? Dies muss eine Bedeutung haben; kein Traumphänomen ist einfach nur zufällig, jedes Detail einer Traumerfahrung steht in einem stimmungsmäßigen Bezug zum Träumer.

England und Frankreich sind durch ein Meer getrennt. Aber nicht nur das. Daniel meinte dazu, es gehe im Traum wohl um die Doppeldeutigkeit des Wortes „englisch", diese sei ihm, als er über den Traum nachdachte, sofort in den Sinn gekommen. Der englische König sei für ihn „engelhaft". Damit unterstreicht der Traum die zarte, leichte, mühelos selbstverständliche Art und Weise, in der dieser König den Abgrund mit einem Sprung überwindet, wie mit Flügeln.

Der Traum lässt vermuten, dass Daniel sich jetzt zutraut, bisher gültige Grenzen und Begrenzungen zu hinterfragen, und dass er sich jetzt einem solchen Schritt ins Ungewisse gewachsen fühlt, sich „erwachsen", der Kindheitswelt entwachsen fühlt. Das ist nicht selbstverständlich für eine depressiv getönte Haltung und Sicht. Depressive suchen Halt und Sicherheit in Grenzen, in Beziehungen, in der Heimat, im Vertrauten.

10.4.3 Zusammenfassend: Den Tod annehmen und überwinden

Der erste Traum schildert das schöne Gefühl, wenn es gelingt, einen als notwendig erkannten, schweren Schritt aus dem altvertrauten, bekannten Leben hinaus auf sich zu nehmen; der zweite dann die erstaunliche Erfahrung, dass es möglich ist, sich mit einem mutigen Sprung der untergründigen, bodenlosen Angst zu stellen, sie zu überwinden und wider Erwarten weiter zu kommen.

10.5 Elke: Trauerarbeit

Elke, eine 70jährige Patientin, hatte ein Jahr lang an einer schweren Depression gelitten, bevor sie in die Therapie kam. Sie konnte sich nicht mit dem Tod ihres Sohnes abfinden – dieser hatte vor einem Jahr Selbstmord begangen. Die folgenden Träume beleuchten den Prozess der Verarbeitung dieses schweren Schicksalsschlags.

10.5.1 Die Großmutter deckt das Baby zu

> **Beispiel**
>
> „Ich war im Traum eine noch junge Mutter, mein Sohn war noch ein Baby. Ich wollte mit ihm im Kinderwagen spazieren gehen. Da kam meine Großmutter (die in Wirklichkeit schon einige Jahre vor der Geburt meines Sohnes gestorben war), holte eine warme Decke und deckte ihn damit zu." ◄

Elke fühlt sich mütterlich bezogen auf ihren Sohn, so wie eine Mutter auf ihr ganz kleines Kind. Dies betont die innige, von großer Verantwortlichkeit geprägte Beziehung, die sie immer noch zu ihm hat. Ein Baby muss umsorgt werden, es braucht die Mutter, natürlich kann sie sich nicht von ihm lösen. Sie hat vor, das Kind, ihr größtes Anliegen, hinaus in die Öffentlichkeit zu bringen. Sie hat aber ihre Großmutter, eine „große Mutter", bei sich, die größeren Überblick hat für das, was nottut. Diese bedeckt das Kind, sie deckt es zu, es soll geschützt ruhend ins Offene gebracht werden.

Es handelt sich um einen sogenannten Initialtraum (s. Kap. 7). Vielleicht fühlt sich Elke von der Therapeutin so unterstützt wie eine junge Mutter sich von einer erfahrenen Mutter unterstützt fühlen könnte. Mit ihrem Kummer um den Sohn wird in der Therapie sorgfältig, mütterlich behütend umgegangen, und zwar – psychotherapeutisch gesprochen – zudeckend, nicht aufdeckend. Die mütterliche Person unterstützt eine Haltung des beruhigenden Ruhenlassens. Elke hat Vertrauen in diese Frau. Ihr ist aufgegangen, dass es möglich ist, Hilfe zu bekommen und sich vertrauensvoll umsorgen zu lassen, auch wenn man hinaus ins Freie geht; das heißt, auch wenn man seine Sorgen jemandem Unbekannten anvertraut, sie sozusagen öffentlich macht.

10.5.2 Badewannen im Wohnzimmer

Beispiel

„Ich war in einem Wohnzimmer, in dem merkwürdigerweise viele mit Wasser gefüllte Badewannen standen. In jeder Wanne saß jemand und wusch sich. Man sagte mir, alle diese Leute wären entfernt mit mir verwandt. Ich sagte erstaunt, es hätte doch auch eine Dusche gegeben. Nein, eine Dusche genüge nicht, bekam ich zur Antwort. Man müsse sich jetzt ganz sauber waschen. Ich beschloss zunächst, mich trotzdem nur zu duschen, nahm aber dann doch ein richtiges Bad, weil ich dann auch die Kräutersalze und Öle benutzen konnte, die meine Tochter mir geschenkt hat." ◄

Das Thema im Traum ist Sich-Reinigen. Der Träumerin wird gesagt: „Man muss sich ganz sauber waschen." Alle alten Überbleibsel von Früherem am eigenen Leib müssen sorgfältig abgewaschen werden – eine Art rituelle Waschung, wie vor einem wichtigen Neubeginn. Das Auffallende dabei ist, dass dies so öffentlich geschieht und in einem Raum, der nicht abgetrennt ist vom Wohnbereich, sondern mittendrin. Für die anderen scheint dies normal zu sein, für die Träumerin selbst befremdlich. Dass die anderen ihr irgendwie verwandt sind, heißt vielleicht, dass es leidende Menschen sind wie sie, die wie sie in die Therapie kommen, um hier eine Art Heilkur zu machen. Das Befremdliche sind die Wannen, eigentlich nicht das Waschen an sich. Betont wird damit, dass ein schnelles Abspülen unter fließendem Wasser nicht genüge, man müsse sich ganz einlassen ins Reinigende und darin verweilen. Obwohl sie dies nicht versteht und dies zunächst nicht für nötig hält, fügt sie sich dann doch willig diesem Brauch, ja, mehr als das, sie entschließt sich, diesen Reinigungsvorgang auch zu genießen mit wohltuenden Zutaten, die ihr geschenkt wurden. Für eine solche Reinigung muss man sich entblößen – erstaunlicherweise wird dies im Traum nicht als problematisch erfahren – das gehört wie selbstverständlich dazu. Nicht so selbstverständlich ist dagegen das halb öffentliche Verweilen im reinigenden Bad. Offensichtlich geht es hier nicht um Effizienz wie beim Duschen, sondern darum, sich fürsorglich-sorgfältig, ohne Eile und ohne eine andere Absicht zu pflegen und – obwohl in Gemeinschaft – nur sich selbst zu widmen.

Dieser Traum handelt eher von einer „aufdeckenden" Therapieerfahrung, nämlich von der Möglichkeit und Notwendigkeit, sich in der Therapie zu entblößen. So befremdlich kommt Elke vielleicht die Behandlungsmethode vor: Sich ganz entblößt auf sich selbst konzentrieren, ohne Scheu, dabei gesehen zu werden, und sich selbst sozusagen von Beschämendem und eventueller Schuld zu reinigen. Elke kämpfte nämlich mit Schuldgefühlen. Hatte sie sich ihrem Sohn gegenüber nicht achtsam genug verhalten?

10.5.3 Mein Sohn ist plötzlich weg

Beispiel

„Ich sehe meinen erwachsenen Sohn, gehe auf ihn zu mit offenen Armen. Wie ich ihn umarmen will, ist er weg. Meine Arme greifen ins Leere." ◄

Als emotionale Erfahrung ausgelegt zeigt der Traum konkret leiblich dargestellt Elkes „Fassungslosigkeit" angesichts der Tatsache, dass ihr Sohn nicht mehr da ist. Es ist ihr unbegreiflich, unerklärbar – gerade war er doch noch da, wie kann er plötzlich weg sein?

Existenzial ausgelegt handelt der Traum von Elkes Fassungslosigkeit, dass so Unfassbares überhaupt geschehen kann. Das ist das Thema, das sie in der Therapie zu fassen versucht.

10.5.4 Säen von Edelweiß-Samen

Beispiel

„Ich bekam Edelweiß-Samen geschenkt – ich glaube das gibt es in Wirklichkeit gar nicht. Im Traum bin ich dabei, diese sorgfältig in die Erde zu legen, in ein Beet, das ich im Garten gerade gehackt und zur Neubepflanzung vorbereitet habe." ◄

Elke erklärt, das sei ihre Lieblingsblume. Ihr Sohn habe ihr als junger Mann einmal von einer Klettertour ein Edelweiß mitgebracht. Weil es zu seinem Erstaunen gar nicht sehr hoch oben gewachsen sei, sei es wahrscheinlich für sie bestimmt gewesen, habe er gesagt. Dieses Edelweiß habe sie immer in einem Buch aufbewahrt, das sie gerade wieder gelesen habe.

Der Traum zeigt: Elke hat das Gefühl, etwas geschenkt bekommen zu haben, das ihr die Möglichkeit gibt, Wertvolles, das sie von ihrem Sohn bekommen hat, neu wachsen zu lassen, und zwar in einem Boden, den sie mit eigener Anstrengung für ein Keimen von neuem Leben vorbereitet hat. Der Traum hat etwas sehr Tröstliches. Er handelt nicht von einem Grab, sondern von einem Beet, von neuer Hoffnung und neuem Lebensmut.

10.5.5 Das Lied an der goldenen Hochzeit

Beispiel

„Im Traum erlebte ich die wunderschöne goldene Hochzeit meiner Großeltern, ganz genau so, wie dieses Fest damals stattgefunden hatte: Ein ländliches Fest im Bauernhaus der Familie, reichliches Essen, alle Dorfbewohner zu Gast, alles so wie es in meiner Jugend dort war. Wie an solchen Festen üblich wurde ich aufgefordert etwas zu singen, denn ich hatte eine schöne, starke Stimme.

Jetzt kommt das, was merkwürdig war in diesem Traum: Ich überlegte, was ich singen sollte, aber es fiel mir nur ein einziges Lied ein. Ich sang: „Es waren zwei Königskinder, die hatten einander so lieb, sie konnten beisammen nicht kommen, das Wasser war viel zu tief..." usw. Ich sang dies traurige Lied, das mit dem Tod des Geliebten und mit dem Tod des Mädchens, das ohne ihn nicht weiter leben wollte, endete. So unpassend für eine goldene Hochzeit!" ◀

In festlicher Stimmung, so wie an einer goldenen Hochzeit, bei der dankbar die Freude über einen langen gemeinsamen Lebensweg gefeiert wird, gelingt es der Träumerin nicht, ein Lied zu finden, das zu dieser Stimmung passt. Das einzige Lied, das ihr dazu einfällt, ist sehr traurig. Es handelt von zwei Liebenden, die nicht zueinander finden und keinen gemeinsamen Lebensweg gehen können. Trotzdem bleibt die Stimmung gut, das Lied erscheint trotzdem irgendwie stimmig, es wird kein Befremden laut.

Offenbar spürt Elke, wie nahe sich Freude und Leid im Leben sind. Der Traum ist bestimmt vom Wissen darum, dass ein heiles Leben, geborgen in familiärer Gemeinschaft, nicht selbstverständlich ist – ein tödlicher Bruch ist jederzeit möglich. Bemerkenswert ist, dass dieses traurige Wissen die dankbare Stimmung im Ganzen nicht zerstört. Trauern bedeutet immer auch Akzeptieren.

Das Lied im Traum bezieht sich auf den Bruch in Elkes Leben durch den Suizid ihres Sohnes. Aber es bedeutet noch mehr: Elke hatte ein sehr nahes Verhältnis zu ihrem Sohn und doch konnte sie nicht merken, was in ihm vorging, geschweige denn, dass er sich das Leben nehmen wollte. Bitter hat sie die Wahrheit erfahren müssen, dass man sich nie ganz kennt, auch wenn man zusammen gehört, und dass man also nie ganz zusammenkommen kann. Der Traum schildert ihre Trauer aber als zum Leben gehörig – trotz der traurigen Wahrheit gibt es im Leben Liebe und Gemeinsamkeit und also Grund, diese dankbar festlich zu feiern, wenn man sie erfährt.

10.5.6 Zusammenfassend: Von Depression zu Trauer

Elke hatte ein ganzes Jahr lang gelitten, ohne Hilfe zu suchen. Ihre Hoffnungslosigkeit war lange so überwältigend, dass sie keinen Sinn in einer Therapie sehen konnte. Wegen ihrer Angehörigen musste sie zwar weiterleben, aber eigentlich lebte sie innerlich nicht mehr. Ihre Träume in der eher kurzen Zeit unserer gemeinsamen Arbeit (fünf Monate) zeigen die beeindruckende Einstellungsänderung, die ihr zu neuem Leben verhalf. Sie beendete die Therapie dankbar. Ich denke, diese Träume werden ihr, wie mir, immer als Schatz in Erinnerung bleiben.

10.6 Morgaine: Entwicklung

Für Morgaine war die Therapie bei mir die zweite Therapieerfahrung. Nach einer langen, hochfrequenten Psychoanalyse in der Jugend, die sie lebensfähig gemacht hatte, wie sie sagte, hoffte sie nun, nach der Pensionierung, auf weitere Ent-

wicklungsschritte. In Abschn. 7.6. wurde schon ihr vielversprechender Initialtraum
für diese neue Selbstbesinnung vorgestellt. Viele ihrer Träume befassten sich
in der Folge mit dem Thema Entwicklung, und zwar in zwei unterschiedlichen
Perspektiven auf die Thematik: Erstens ging es um die Frage einer Entwicklung
von Neuem an sich, zweitens um die Frage der spezifischen Entwicklung, die
Morgaine sich in der Therapie wünschte.

10.6.1   Neues leuchtet auf: Ein Kind bekommen; Levkojenwickler/Rastalocken; Neues aus Altem; Balken und Hühnchen/Krankenbesuch/Lehrbuch; Suche nach Unheimlichem

Diese Träume drehen sich um das Thema einer möglichen Entwicklung an sich.

Ich habe ein Kind bekommen
Wenn eine Frau träumt, dass sie schwanger wird oder ein Kind bekommt, ist das
im übertragenen Sinn zu hören, nämlich als ihr Gefühl, dass sich für sie eine
neue Entwicklung anbahnt, die menschliche Existenz zu erfahren. Der Traum
zeigt die Antwort auf diese gefühlsmäßige Wahrnehmung, nämlich ob sich
damit die Erfüllung eines tiefen Wunsches ankündigt oder eine gefürchtete neue
Problematik.

Beispiel

„Ich hatte ein Mädchen geboren, aber es verkümmerte mir, wurde immer flacher,
schließlich war es wie ein Abziehbild auf Papier. Ich war ungeschickt, konnte
nicht richtig mit ihm umgehen, es passierten Missgeschicke, aber ich bemühte
mich sehr. Schließlich löste ich das Bild des Mädchens vom Papier ab und ließ
es frei, so dass es dreidimensional werden konnte. Dabei stieß ich aber zu heftig
mit meiner Nase an sein Gesicht; erschrocken sah ich, dass es durch den Nasen-
stüber sogar blutete. Danach (oder dadurch?) gesundete es aber und entwickelte
sich erstaunlich schnell. Es lernte schnell und gut reden, war intelligent und
hatte – schon als etwa zweijähriges Kind – ein gutes Selbstbewusstsein. Ich war
überglücklich. Das war das größte Geschenk meines Lebens!" ◄

Als Stimmungserfahrung ist der Traum im Ganzen für Morgaine sehr beglückend.
Die anfängliche Sorge, das Neue im eigenen Leben drohe zu verkümmern, weil
sie nicht richtig damit umgehen könne, wandelt sich in beglücktes Staunen.
Ihre intensive Zuwendung erweist sich als erfolgreich. Mutig löst sie das zarte
Neue von der Unterlage, an der es klebt und stellt es frei. Das bedeutet zwar ein
größeres Risiko, aber auch notwendigen Freiraum für eine Entwicklung. Durch
ihren freieren Umgang mit dem, was sich entwickeln soll, passiert zwar eine Verletzung, aber diese erweist sich nicht als schädlich, im Gegenteil, dieser Vorfall
scheint die beeindruckend schnelle Entwicklung zu fördern.

Im Wachzusammenhang bezieht sich der Traum wahrscheinlich auf die Therapie. Morgaine hatte die Therapie in freudiger Erwartung begonnen, wie der Initialtraum zeigt (Abschn. 7.6.), dann war diese Freude jedoch – wie in diesem Traum das Kind – zunächst wieder verkümmert. Erst nach einigen Monaten spürte sie, dass die Therapie half. Das Thema Entwicklung bestimmte ihre Träume nach diesem Traum über längere Zeit.

Metamorphosen: Levkojenwickler und Rastalocken

Entwicklung heißt Veränderung im Sinn von Entfaltung. In den beiden folgenden Träumen derselben Nacht deutet sich das inhaltliche Thema „Entwicklung" auch zweimal sprachlich an, nämlich einmal im Namen einer Schmetterlingspuppe – der zugehörige Falter heißt im Traum „Levkojenwickler" – und das andere Mal in der besonderen Art, wie die Haare in der Rasta-Frisur „gewickelt" sind.

Beispiel

Erster Traum, Levkojenwickler: „Es ist Frühling, ich hole die im dunklen Keller meines Elternhauses eingewinterten Pflanzen ans Licht. Fasziniert sehe ich, dass in der Erde noch allerlei kleine Lebewesen sind, Raupen in schillernden Farben, ein Käfer mit unglaublich langen Fühlern (30 cm!) und eine korkenzieherähnliche Schmetterlingspuppe – im Traum hieß der Falter „Levkojenwickler". Ich trage die Töpfe hinaus, an einen hellen Ort, wo die Verpuppungen und Larven sich gut entfalten können, aber nicht in das dafür eingerichtete Gartenhaus, sondern ganz ins Freie, an ein eher wildes Seeufer." ◄

Das Thema des Traums ist Morgaines Sorge für die Entwicklung von Lebendigem, das bisher, im Dunkel verborgen, schlief. Fürsorglich trägt sie es ans Licht, wo es sich aus den verhüllenden Larven und Verpuppungen entfalten kann – am besten, findet sie, in der freien, wilden Natur, nicht im geschützten Gartenhaus. Es klingt das Motiv eines nötigen Freiraums und einer gewissen Unbekümmertheit an, wie im Traum vom Kind. Das, was sich entwickelt, erscheint ihr faszinierend: Es zeigt sich farbig schillernd, mit außergewöhnlichen Möglichkeiten zu fühlen – darauf weisen die außergewöhnlich langen Fühler des Käfers – und geheimnisvoll zusammengewickelt auf eine duftende, mediterran–exotische Entfaltung verweisend – darauf verweist der Name „Levkojenwickler".

Beispiel

Zweiter Traum, Rastalocken: „In der gleichen Nacht träumte ich, ich sähe mich selbst im Spiegel völlig verändert: Ich hatte lange korkenzieherartige Rastalocken, also eine unkonventionelle Frisur, aufmüpfig, apart, individuell und besonders; mit diesen Haaren war ich sozusagen wie „neu–gewickelt". Ich gefiel mir gut! Auch wenn andere mich mit dieser Frisur vielleicht „schiefgewickelt" finden könnten, das war für mich ohne Belang." ◄

Das Verbindende der beiden Träume ist der Ausdruck „gewickelt". In einer bestimmten Art „gewickelt sein" verweist umgangssprachlich auf eine bestimmte Art der Verfassung, die jemand hat. Morgaine bemerkte einmal: „so wie ich gewickelt bin". Die auffallende, korkenzieherhafte Wicklung der Verpuppung und auch der Rasta-Frisur, die in beiden Fällen das Besondere ist und auf faszinierend Außergewöhnliches verweist, zeigt, was Morgaine mit einer Entwicklung für sich verbindet.

Neues blitzt auf im alten Buch
Wohin eine Entwicklung führt, ist jedoch offen. Entwicklung geschieht; sie wird nicht selbstbestimmt nach eigenen Wünschen gemacht, kann aber gefördert werden.

Beispiel

„Im Traum sehe ich in feierlicher Atmosphäre ein aufgeschlagenes religiöses Buch, es ist golden, alt, ehrwürdig. Die linke Seite zeigt irgendein uninteressantes, konventionelles, religiöses Bild, aber rechts blitzt kurz etwas Neues, Interessantes auf, dann ist es weg. Das Blatt bleibt leer." ◄

Thema des Traums ist das Aufblitzen von Neuem. Dieses zeigt sich als Aufleuchten auf einem leeren Blatt, und zwar auf einem Blatt, das in einem althergebrachten, ehrwürdigen Zusammenhang steht, der (wie die Religion) auf einen verbindlichen Halt verweist. Aber inhaltlich zeigt sich: Nichts. Das Blatt, das offensichtlich auf etwas Bedeutungsvolles hinweist, bleibt leer. Das sieht Morgaine staunend. Offenbar hat die neue Entwicklung, für die sie offen sein will und die sie interessiert, für sie etwas mit Loslassen von früher Haltgebendem zu tun. Das konventionell Herkömmliche in dem religiösen Buch interessiert sie nicht, es zeigt sich ihr aber auch kein neuer, haltgebender Sinn; was sie aufblitzend anzieht, erweist sich als weißes Blatt, als Leere und Offenheit, als Aufgabe, sich den Sinn ihres Lebens selbst zu geben.

Ein neues Kunstwerk aus altem Staub
Etwa zur gleichen Zeit zeigt sich das Thema mit einem anderen Fokus: Das Neue entwickelt sich nicht im Leeren, sondern aus hinfällig gewordenem Altem. Trümmer aus alten Zeiten erweisen sich als Baustoff für Neues.

Beispiel

„Ich bekam im Kunstunterricht ein schon bemaltes Blatt gereicht, aus dem ich etwas entwickeln sollte. Es war ganz mit einer schwarzen Schicht überdeckt. Ich kratzte den feinen, schwarzen Staub ab, um damit etwas Neues zu machen. Aus einem Trümmerhaufen alter Mauerfragmente – es waren schöne interessante Stücke dabei – nahm ich ein Fragment in der Form eines Pflanzenblatts, um auf dieser Unterlage mit dem schwarzen Staub etwas zu zeichnen." ◄

In diesem Traum geht es um eine kreative Um- und Neugestaltung von „Überkommenem". Bemerkenswert ist, dass Morgaine die dunkle Staubschicht auf dem alten Blatt nicht wegwirft, sondern kreativ neu verwertet. Das Schwarz, das das unbrauchbar gewordene alte Bild verdeckte, verwendet sie jetzt dazu, etwas neu zu gestalten. Es gibt ihrem neuen Kunstwerk die bezeichnenden Konturen. Sie benutzt es quasi für eine „Neubezeichnung" von Trümmern aus der Vergangenheit, das heißt von Trümmern älterer Erfahrungen. Bemerkenswert ist auch, dass der alte Stein die Form eines Blattes hat; statt dem schnell vergänglichen Papier-Blatt, hat sie nun eine feste, tragfähige Unterlage, ein Stein-Blatt, für ihre Neuschöpfung. Auch in diesem Traum geht es, wie im Traum vom leeren Blatt im religiösen Buch, um die Aufgabe, das eigene Leben in eigener Verantwortung zu gestalten. Wie verstehe ich das Begegnende, wie antworte ich darauf? Im Traum vom leeren Blatt im alten Buch wird die existenziale Aufgabe, mit grundsätzlicher Orientierungslosigkeit zurechtzukommen, als anspruchsvolle aber vielversprechende Offenheit gesehen. Im Traum vom verdunkelten, alten Blatt geht es um die Frage, ob eine eigene Gestaltung angesichts der Tatsache, dass wir dauernd und immer mit (verdunkeltem) Gegebenem konfrontiert sind, überhaupt möglich ist. Ihre Antwort lautet: Ja.

Drei Träume in einer Nacht: Förderung von Entwicklung
Die drei nächsten Beispiele gehören als Träume derselben Nacht eng zusammen. Es geht darin um die Bedingungen und Begleitumstände für eine Entwicklung von Neuem.

1. Ein morscher Balken und brütende Hühnchen

Beispiel

„Irgendwo im Freien hängt ein Balken waagerecht in der Luft, es ist kein tragender Balken, nur ein sinnloser Balken, der die Sicht versperrt. Er ist morsch und alt, darunter ein alter Holzwagen, ein Transportmittel aus früheren Zeiten. Ich finde, der Balken müsse weg und gebe ihm an seiner dünnsten Stelle, in der Mitte, wo er schon splittert, einen Schubs. Er zerbricht mühelos in Stücke, die im Fallen den alten Wagen zertrümmern; weiter passiert zum Glück nichts. Um die Trümmer wegzuräumen, trage ich sie eine Treppe hinunter. Auf den Stufen sitzen weiße Hühnchen, immer zu zweit, paarweise einander zugewandt. Zwischen zwei Hühnchen liegt jeweils etwas Leuchtendes. Es heißt, sie brüten, das erste Ei würde auf diese Weise ausgebrütet. Ich staune."
◄

Was soll der alte Balken? Was soll die merkwürdige Art zu brüten? Und das Leuchtende?
Als emotionale Erfahrung thematisiert der Traum zweierlei, zuerst ein befreiend empfundenes Wegschaffen von etwas, das nutzlos, ohne Funktion und hinfällig, ja sogar gefährlich erscheint, „ein morscher Balken", und – darauf

folgend – ein geheimnisvolles Aufleuchten einer neuen Entwicklung, „das erste Ei". Damit hat sich aus dem Zusammenhang der ganzen Erfahrung schon eine Bedeutung der beiden auffallenden einzelnen Phänomene ergeben.

Aber warum zeigt sich das wegzuschaffende „Althergebrachte" und das sich entwickelnde Neue ausgerechnet so, in genau diesen Bildern? Morgaine fiel nichts dazu ein. Mit mehr Distanz zum Traum als der Träumer selbst, sieht man jedoch oft schon früher, was in den Traumphänomenen verborgen mitschwingt. Mir fiel beim Zuhören die Verbindung von Balken und Splitter auf und damit das bekannte Sprichwort aus der Bibel vom Balken im eigenen Auge und dem Splitter im Auge des anderen (Matthäus 7,3 und Lukas 6,41). Morgaine ist sehr fromm erzogen worden, sie ist bibelkundig. Im Therapiezusammenhang bedeutet der Balken auf diesem kulturellen und lebensgeschichtlichen Hintergrund wohl ein einschränkendes Vorurteil aus alten Zeiten, das die offene Sicht auf die Wirklichkeit einschränkt. In der (durch die Therapie gewonnenen) freieren Sicht sieht sie dann die leuchtende Möglichkeit einer neuen Entwicklung.

Und die Hühnchen? Im Therapiezusammenhang lässt dieses geheimnisvolle Stimmungsbild an die therapeutische Situation denken. Auch in der Therapie sind die beiden Partner einander zugewandt und wie brütend auf ein gemeinsames therapeutisches Geschehen ausgerichtet. Im Wort „brüten" klingt für die Bauerntochter Morgaine eine ganz besondere Stimmung an: Beim Brüten seien die Hennen wie in Trance, wie aus der Wirklichkeit entrückt, so dass sie manchmal sogar vergäßen zu fressen und zu trinken, sagt sie.

Die zwei folgenden Träume greifen dasselbe Thema in anderen Bildern auf.

2. Der Krankenbesuch

Beispiel

„Ich sitze am Bett einer alten, bettlägrigen Frau, mein Arm liegt um ihre Schultern. Auf meine Frage, ob ich lieber etwas für sie tun solle statt nur dazusitzen, sagt man mir, ich müsse nichts machen, einfach da sein sei genug." ◀

3. Das dicke Lehrbuch

Beispiel

„In einem Seminar merke ich, dass die anderen alle zur Vorbereitung ein dickes Lehrbuch studiert haben, ich jedoch nicht. Ich fühle mich entsprechend schlecht. Der Lehrer sagt aber, das sei gar nicht erwartet worden. Es käme nur auf das eigene Interesse an, nur darauf, sich dem, was es zu erforschen gebe, mit dem ganzen Herzen zuzuwenden." ◀

Als gemeinsame Thematik aller dieser drei Träume geht Morgaine auf: Für eine Entwicklung in der Therapie ist keine Leistung nötig. Es genügt, innerlich aktiv dabei zu sein, nämlich sich engagiert und aufmerksam dem, was sich als Aufgabe zeigt, zuzuwenden.

Die Suche nach dem Unheimlichen
Dieser Traum betont dagegen die aktive Suche, die auch zu einer Therapie gehört, z. B. die aktive Suche nach dem Thema, das einen Traum bestimmt.

> **Beispiel**
>
> „Ich bin auf dem Gelände eines halb verfallenes Schlösschens, das jetzt als Schule benutzt wird. Ein Junge will mir dort etwas zeigen – es gäbe da etwas Unheimliches, vor dem die Schüler dieser Schule Angst hätten. Ich sage: Komm, das suchen wir! Wir kommen zu einem Spalt, aus dem ein heller Strahl kommt – hier wohne ein Drachen, sagt der Junge. Gespannt warten wir, was sich zeigen wird. Der Junge hat etwas Angst, ich nicht. Heraus kommt aber nur ein gewöhnlicher Arbeiter mit Stirnlampe. Also heißt es weitersuchen. Da kommt ein Hund zu mir, drückt sich an mich, wir schauen uns tief in die Augen. Ich verstehe ohne Worte: wir werden es finden." ◀

Es geht um Unheimliches
Der Traum passt zur These, dass es in der Therapie letztlich verborgen um die Auseinandersetzung mit Unheimlichem geht – mit dunkel Unvertrautem im eigenen Sein. Sich auf die Suche nach Fraglichem im eigenen Sein zu machen, erscheint in diesem Traum abenteuerlich, ein bisschen unheimlich, aber auch spannend. Der Forscherdrang überwiegt. Intuitiv spürt Morgaine, dass sie das Ziel dieser Entdeckungsreise erreichen wird – das zeigt die vertrauensvolle, wortlose Verbindung mit dem Hund. Für diese Suche braucht man kein technisches Rüstzeug, keine helle Stirnlampe, man muss nur mutig sein, sich ganz auf sein Gefühl verlassen und diesem ausdauernd nachgehen.

10.6.2 Stimme und Gehör: Gebiss; Leidenschaftliche Rede; Medea; Duett mit der Solistin; Prophetin; Die sprechende Katze; Löwenmäulchen; Der offene Himmel

Die nun folgenden Träume drehen sich um Morgaines spezifische Wünsche für eine Entwicklung. Sie sind geleitet von der Frage, ob sie sich erlauben darf, sich selbst wichtig zu nehmen, eine Stimme zu haben und Gehör zu beanspruchen, im Sinn von Gewicht und Bedeutung haben. Darf sie sich zugestehen, etwas bewirken zu wollen und dies auch zu können? Autonom und „mündig" zu sein?

Ein neues Gebiss

Der erste Traum dieser Serie zeigt, dass es Morgaine überhaupt noch nicht selbstverständlich ist, sich für eigene Anliegen durchsetzen zu dürfen.

Beispiel

„Im Traum sehe ich nach dem Krieg zwei notleidende Soldaten in abgerissener Bekleidung auf dem Boden sitzen. Der eine sagt, er hätte eigentlich die Berechtigung für ein neues Gebiss. Ich oder der andere fragt erstaunt, warum er es sich dann nicht hole." ◄

Was bedeutet das Gebiss? Eine rein persönliche Bedeutung legt der Traum nicht nahe, die Bedeutung erschließt sich aus dem kollektiven Sprachgebrauch. Man braucht Zähne, also ein Gebiss, um sich Lebensnotwendiges wie Nahrung mundgerecht anzueignen. Im übertragenen Sinn reden wir von „Biss haben" als der Fähigkeit, Dinge tatkräftig anpacken zu können; ein Gebiss beanspruchen verweist auf den Wunsch, sich mit „Biss" durchsetzen zu können. Obwohl der Soldat weiß, dass er die Berechtigung hätte, sich wehrhafter und lebenstüchtiger zu machen, abgekämpft und notleidend wie er ist, zögert er. Warum dieses Zögern? Diese Frage, die sich Morgaine in Bezug auf sich selbst stellt, geht sie hier in der Haltung des Soldaten an, das heißt, sie hat schon Distanz gewonnen dazu. Warum sollte sie eigentlich nicht den Anspruch haben dürfen, sich für ihre Anliegen mit „Biss" einzusetzen?

Dass sie ausgerechnet von zwei Soldaten träumt und nicht von irgendwelchen alten Menschen, ist bezeichnend: Ein Soldat ist ein Kämpfer.

Die leidenschaftliche Rede

Der nächste Traum handelt von der unerwarteten Erfahrung, dass es möglich ist, trotz einer schwachen Stimme Gehör und Wirkung zu haben.

Beispiel

„Ich bin Lehrerin und muss sehr unterschiedliche, in verschiedenen Räumen verstreute Schüler sammeln und auf ein Thema konzentrieren. Um dies zu erreichen, lege ich ihnen Pflanzen zur Bestimmung vor. Viele sind mit Eifer dabei, aber es herrscht keine richtige Ruhe und Konzentration, manche gehen sogar nach draußen. Um die Lage unter Kontrolle zu bringen, rufe ich „Hallo, zuhören!", ohne viel Hoffnung, gehört zu werden, weil ich heiser bin und nicht laut rufen kann. Zu meinem Erstaunen kommen aber alle herein und sammeln sich in meiner Nähe. Dann halte ich eine leidenschaftliche Rede über den Wert der Bemühung, Vorliegendes genau anzuschauen, in seiner Eigenart wahrzunehmen und gestalterisch damit umzugehen, gerade auch in schwierigen Lebenssituationen und Zeiten. Ein Mädchen, von dessen schrecklicher Familiensituation ich weiß, hat Tränen in den Augen." ◄

Was Morgaine hier leidenschaftlich mit erstaunlicher Wirkung vertritt, hat sie in der Therapie als wichtig erkannt: In Zeiten seelischer Not ist es hilfreich, Unbestimmtes, Unerkanntes genau wahrzunehmen und in seiner Eigenart zu bestimmen sowie gestalterisch – hier Namen gebend – damit umzugehen. Vorbedingung dafür ist einerseits der Mut, sich die Anmaßung zu erlauben, über etwas zu bestimmen, andererseits aber auch die Demut, auf den Aufruf zu einer inneren Sammlung für die Aufgabe zu horchen, ihm Gehör zu geben – ihm zu ge-horchen.

Zeiten seelischer Not sind Zeiten, in denen existenziale Angst einbricht, das heißt, in denen Unsicherheit, Ungewissheit, Unbestimmtheit bestimmend ist. Zuwendung, Anerkennung und Einordnung in einen Sinnzusammenhang ist dann hilfreich – das erklärt Morgaine in ihrer leidenschaftlichen Rede. Leidenschaftlich, das heißt, mit ganzer Seele, aus tiefer Überzeugung, ohne Vorbehalt, rückhaltlos und rücksichtslos. Für mich klingt in ihrem mahnenden Ruf – der im Grunde ihr selbst gilt – Heideggers Gewissensruf an (Heidegger 1927 S. 271 ff., vgl. Abschn. 8.3.3.). Morgaine ist es wichtig, dem Ruf ihres Gewissens, sich auf die Aufgabe des eigenen Seins auszurichten, Gehör zu verschaffen, ihm ihre Stimme zu geben, für ihn „zu stimmen". Eine Stimme haben heißt hier, Wirkung haben und also die Wirklichkeit gestalten können.

Die Frage, ob sie berechtigt sei, sich eine wirkungsvolle Stimme und Gehör zuzutrauen oder ob das illusorisch oder gar ungehörig und anmaßend wäre, beschäftigte Morgaine noch einige Zeit in mehreren Träumen. Hier zunächst zwei Träume, die anschließend zusammen betrachtet werden sollen.

Die Hauptrolle als Medea
Dieser Traum beginnt hoffnungsvoll, endet jedoch im Wartezustand.

Beispiel

„In einem Casting war ich ausgewählt worden, die Medea zu spielen. Ausgerechnet diese Rolle, eine mächtige Königstochter, begabt mit Zauberkräften, die in ihren leidenschaftlichen Liebes- und Eifersuchtsgefühlen nicht einmal davor zurückschreckt, ihre eigenen Kinder zu töten. Es kam im Traum jedoch nicht dazu, dass ich mich in dieser Rolle versuchen konnte – die Regisseurin kam nicht, als die Probe stattfinden sollte." ◄

Das Duett mit der Solistin
Kurz darauf hatte sie im Traum wieder Gelegenheit, ihre Stimme zu Gehör zu bringen, der Traum endet aber in einer Enttäuschung.

Beispiel

„Ich saß als Zuhörerin im Konzert, auf der Bühne sang eine schöne, große Sängerin. Da begann ich einfach von mir aus eine zweite Stimme dazu zu singen, die ich ad hoc erfand. Ja, am Schluss hatte ich eigentlich sogar die führende Stimme! Es klang sehr schön und war eine Bereicherung für das

Konzert, obwohl natürlich völlig ungehörig. Aber niemand vom Publikum reagierte, es gab weder eine negative noch eine positive Reaktion, wie wenn ich gar nicht gesungen hätte. Konsterniert verstand ich die Welt nicht mehr. Hörte man meine Stimme gar nicht? Hatte ich denn gar keine Wirkung? War ich Luft für die anderen?" ◄

Beide Träume zusammen gesehen:

Hier ist im Auge zu behalten, dass Träume nicht als reale Erfahrungen in realen Zusammenhängen zu sehen sind. Es sind Stimmungserfahrungen, die zeigen, wie die Träumerin sich derzeit angesichts der Aufgabe ihres Seins fühlt. Ausschlaggebend ist immer das Ende. Beide Träume beginnen hoffnungsvoll und zuversichtlich, im Sinn von: Welch wahnsinnige Aufgabe, die man mir zutraut bzw. die ich mir zutraue! Beide enden mit einer Enttäuschung. Im Medeatraum kann sie sich in der großen Aufgabe nicht bewähren, weil die entscheidende Hilfe fehlt, im Sängerinnentraum wird ihre Stimme nicht gehört – das ist für sie schlimmer als Kritik oder Strafe. In beiden Träumen bleibt sie in ihrem Anliegen ungehört und unerhört. Sie hat keine Wirkung, obwohl sie doch bereit ist, alles zu geben und auch das Gefühl hat, die Möglichkeiten dazu zu haben.

Die beiden Träume thematisieren, wie vermessen sich Morgaine vorkommt im Wunsch, Wirkung zu haben. Die Träume spiegeln Gefühle, die die Therapie vielleicht zurzeit bei ihr auslöst: Manchmal fühlt sie sich beglückt und dankbar für das Aufleuchten der Möglichkeit, Wirkung zu haben, kurz darauf ist sie jedoch wieder hellhörig betroffen von unaufhebbaren Widrigkeiten. Manchmal spürt sie, dass sie mit ihrer Stimme – mit ihren Äußerungen und Werken – Wirkung und Bedeutung hat, dann zweifelt sie wieder zutiefst daran. Zwischen diesen beiden Polen fühlt sie sich hin- und hergeworfen.

Zur Prophetin berufen

Mehrere Wochen später beschäftigt sie die Frage der eigenen Stimme und Wirkung wieder im Traum, diesmal in ungeheurer Dringlichkeit.

Beispiel

„Diesen Traum erzähle ich ungern. Was denken Sie von mir, welche Anmaßung, so zu träumen! Im Traum war ich bei einer Trauerfeier für eine verstorbene Prophetin. Auf einmal fühlte ich, wie ich von einer unsichtbaren Macht hochgehoben und auf eine Gedenksäule gestellt wurde. Es hieß, ich sei jetzt die Prophetin. Mir war nicht ganz geheuer zumute angesichts dieser ungeheuren Aufgabe. Ich war zwar stolz über diese Ehre, aber unsicher, ob ich ihr gewachsen sein würde. In der Hoffnung, es zeige sich mir eine Vision, die ich dann verkündigen könnte, schaute ich in den Himmel, aber dieser blieb leer. Ich sah nur den leeren Himmel." ◄

Das Thema des Traums ist das Ungeheuerliche der Verantwortung, sich selbst und die eigene Stimme und Wirkung wichtig zu nehmen. Für Morgaine ist das so ungeheuerlich, wie es für sie wäre, wenn sie zur Prophetin berufen wäre, obwohl ihr jeder legitimierende Rückhalt dafür fehlt. Sie kann sich an nichts halten. Wie auf einer Säule steht sie ausgesetzt im Leeren und auch der Himmel ist leer, ohne eine gottgesandte Vision. Wie soll sie die Wahrheit erkennen können, was soll sie vertreten, wofür soll sie sich einsetzen? Aber es wird ihr zugetraut, ja aufgetragen.

Möglicherweise fühlt Morgaine sich durch bzw. in der Therapie ohne ersichtlichen Grund und ohne eigenes Verdienst emporgehoben und herausgehoben aus dem Gewohnten, Gewöhnlichen, in dem sie sich auskennt. Sie selbst soll die Stelle der Autorität (für sich selbst!) einnehmen, frühere Leitfiguren wie ihre Eltern, haben keine Gültigkeit mehr. Für diese Aufgabe hat die Therapie sie sensibilisiert und dies wird ihr von der Therapeutin zugetraut.

Therapeutisch ist es zunächst vor allem wichtig, zu betonen, dass der Traum natürlich nicht konkret zu nehmen ist, sondern als Stimmungserfahrung in Bezug auf die Aufgabe des eigenen Seins. Aus dem Traum darf nicht auf eine Überheblichkeit der Träumerin geschlossen werden, sondern eigentlich umgekehrt, auf ihre Hellhörigkeit für die Ungeheuerlichkeit der Aufgabe, als Mensch ohne Halt und Orientierung, grundlos-abgründig zu existieren.

Die sprechende Katze
Der nächste Traum handelt von der Möglichkeit, eigene Sprachlosigkeit überwinden zu können.

> **Beispiel**
>
> „Ich saß angeschmiegt an eine weiße Katze – sie war sehr groß, sitzend waren wir gleich groß. Ich umarmte sie und merkte, dass sie reden konnte. „Wie hast du reden gelernt", fragte ich sie, „war das schwer?" Deutlich, klar und sehr bestimmt sagte sie: „Ja, sehr schwer." Dann küsste sie mich. Das war ein wunderbares Gefühl.
>
> Plötzlich stehe ich wieder allein in Wind und Regen, in der Hand ein Blatt mit dem Konzept für eine schriftliche Arbeit, die ich noch schreiben muss. Das Konzept hat eine Kollegin für mich geschrieben, es gefällt mir aber nicht, ich finde es zu simpel, ich habe eigentlich höhere Ansprüche an mich. Genügt so etwas Simples? Ich gerate in Verzweiflung und Existenznot – ich werde diese Arbeit nicht schaffen." ◄

Der beglückende erste Teil des Traums und das deprimierende Ende im zweiten Teil gehören zusammen, der Traum muss als ein Ganzes gesehen werden. Zunächst geht es um den Wunsch und die unglaubliche Möglichkeit, eigene Grenzen zu sprengen, so wie wenn eine Katze von sich verlangen würde, über ihre Natur hinausgehend wie ein Mensch sprechen lernen zu können. Dies erscheint hier wunderbarerweise möglich, wenn auch sehr, sehr schwer. Morgaine ist tief berührt von diesem Wunder, das, wie sie im Kuss der Katze spürt, auch für sie selbst möglich sein könnte. Auch sie könnte über die sie einengende Begrenzung ihrer Möglichkeiten hinauskommen. Im Kuss der Katze berührt sie der sprichwörtliche Kuss der Muse, die Metapher für den kreativen Funken, der unerwartet Neues entstehen lässt. Aber dieser Glücksmoment hält nur kurz an. „Typisch", sagt Morgaine, „so ist es immer bei mir – nach einem Höhepunkt stürze ich ab".

Den Absturz schildert der zweite Teil: Morgaine hat das Gefühl, an der Aufgabe zu scheitern, weil sie zu große Ansprüche an sich selbst hat und sich nicht mit den Zielen bescheiden kann oder will, die für eine solche Arbeit üblicherweise gelten.

Welche Ansprüche hat sie an sich? Verlangt sie Übermenschliches von sich, so wie die Katze „Überkatzenhaftes" von sich verlangt? Meint sie grundsätzlich naturgegebene Begrenztheit sprengen zu können? Dann wäre ihre Verzweiflung die logische Folge dieser Illusion. So verstanden wäre die Aussage des Traums, sie müsse lernen, sich zu bescheiden, dann hätte sie Erfolg wie die anderen. Aber diese Sicht passt nicht zum ersten Teil, die Katze konnte ihre Grenzen ja wirklich sprengen.

Das Thema des Traums ist also nicht die unabdingbare Tatsache grundsätzlicher Begrenztheit an sich, sondern die zugehörige Problematik: Die Frage, wo die eigenen Grenzen sind bzw. angenommen werden sollen. Morgaine hatte in ihrer Kindheit keinen Freiraum, ihre Grenzen auszuprobieren. Das Motto in ihrer Erziehung lautete: Nimm dich nicht so wichtig! So geprägt ängstigt sie jeder Erfolg – wie wenn sie damit unerlaubt eine Grenze sprengen wollte. Sie ist im Dilemma zwischen ihrem progressiven Wunsch, ihr Bestes zu geben und ihre Grenzen so weit wie möglich auszuloten, und der Angst, sich mit diesem Wunsch lächerlich zu machen und zu scheitern. Im Traum meint sie, ihre guten eigenen Ideen für die schriftliche Arbeit nicht vertreten zu können, weil ihr die Berechtigung für einen solch vermeintlich vermessenen Wunsch fehle. Aber was ihr fehlt, ist Mut. Der Mut, sich mit ihrer – naturgemäß begrenzten und angreifbaren Meinung – zu äußern, an die Öffentlichkeit zu treten und sich zu exponieren. Sie fürchtet, eventuelle Folgen nicht aushalten zu können, z. B. den Vorwurf, mit ihren Zielen zu hoch hinaus zu wollen. Eigentlich sind aber ihre Ansprüche an sich selbst nur dann zu hoch, wenn sie beansprucht, ein eventuelles Scheitern und damit Angst, Schuld, Scham vermeiden zu können – nicht, wenn sie versucht, die ihr anerzogenen Grenzen zu sprengen.

Existenzial ausgelegt handelt der Traum also doch von unaufhebbarer menschlicher Begrenztheit, aber im Sinn von unaufhebbarer Ungewissheit, wo die eigenen Grenzen liegen. Habe ich meine Grenzen erreicht oder könnte ich noch mehr von mir verlangen? Diese Grundfrage beschäftigt Morgaine. Sie ist in jeder neuen Situation wieder neu zu beantworten, ohne jede Gewähr, sich nicht vielleicht zu täuschen.

Konfirmation und ein Strauß Löwenmäulchen
Zentral im folgenden Traum ist ein Blumenstrauß, dessen Aussage zunächst auffallend unverständlich und unpassend erscheint:

Beispiel

„Meine Freundin Maja und ich sollten im Traum konfirmiert werden – Maja ist sehr schön, in einem weißen Kleid mit einem prächtigen Strauß Löwenmäulchen im Arm. Aber, sagt sie, sie müsse die Blumenstängel jetzt zerbrechen. Ich weiß, damit will sie etwas Wichtiges ausdrücken. Aber was?

Ich selbst trage nur Alltagskleider und fühle mich auch sonst ungenügend. Ich kann das Lied, das bei der Feier gesungen werden soll, nicht richtig, auch nicht die kleine Rede, die ich wie jeder halten soll. Im Spiegel sehe ich, dass ich ungekämmt bin. So hört der Traum auf. Ich bin das Gegenteil von makellos." ◄

Morgaine fühlt sich wie vor der Konfirmation, das heißt wie vor der Schwelle zum Erwachsensein. In Majas Kleid und in ihrem Blumenbouquet klingt ein so wichtiger Schritt an wie eine Hochzeit, für die man mündig sein muss. Morgaine beschäftigt wohl die Frage, ob zu einem solchen Entwicklungsschritt Makellosigkeit gehört. Sie selbst fühlt sich nicht makellos, aber Majas Kleid, das nicht dunkel ist wie üblich, sondern weiß, verweist auf Makellosigkeit. Aber warum müssen die Stängel der Blumen geknickt und gebrochen werden? Dieses Zerbrechen erscheint irgendwie rituell. Ist es als Hinweis auf eine notwendige Anerkennung grundsätzlicher Zerbrechlichkeit und Endlichkeit zu verstehen? Soll vielleicht gerade der Eindruck von Makellosigkeit und Unschuld, den das weiße Kleid vermittelt, gebrochen werden? Diese Handlung sagt: Nicht Makellosigkeit, sondern Anerkennung von Zerbrechlichkeit und Vergänglichkeit bedeutet in Wahrheit Mündigsein. Auf souveränes Mündigsein verweist übrigens auch der auffällige Name der Blumen: Löwen-Mäulchen.

Der offene Himmel

Einige Monate nach Morgaines Traumserie über das Mündigwerden hatte sie einen besonders eindrücklichen Traum im Zusammenhang mit der Entwicklungsthematik. Der Traum war bestimmt vom Gefühl einer wunderbaren Offenheit für neue Möglichkeiten.

Beispiel

„In diesem Traum gab es keine Handlung, er war ganz von meinem Gefühl bestimmt. Ich saß im Freien an einem Tisch, auf dem einige Bücher und ein paar grüne Pflanzenblätter lagen, inmitten einer Wiese mit Büschen und Bäumen und sah in den großen, weiten Himmel über mir. Es fiel mir auf, dass ich ganz allein war, ohne irgendeinen Bezug zu irgendwelchen Menschen, und auch sonst war da nichts, was ich von früher kannte. Das war ein unglaubliches Gefühl – nicht beängstigend, sondern „ungeheuer" befreiend. Jetzt ist alles offen – keine Verpflichtungen, Rücksichten, Einengungen – neue, ungeahnte Möglichkeiten liegen vor mir. Unbelastet kann ich diesen entgegen gehen. Könnte ich mich doch auch wachend manchmal so frei fühlen!" ◄

Als emotionale Erfahrung gesehen fühlt sich Morgaine in diesem Traum plötzlich unerwartet unfassbar frei und offen für unbegrenzte neue Möglichkeiten, für einen Neuanfang, in dem Undenkbares möglich ist. Ganz ohne Halt ist sie nicht, sie sitzt an einem Tisch, es gibt Bücher mit beschriebenen Blättern, die auf Erfahrungen und Gedanken anderer Menschen verweisen, und es gibt die lebendige Natur, verkörpert in den grünen Blättern. Das Eindrücklichste ist jedoch der weite, offene Himmel, in den sie schaut. Das erinnert an ihren Prophetinnentraum (Abschn. 10.6.2); aber damals spürte sie die Last der Verantwortung angesichts einer offenen Zukunft und hoffte auf die Hilfe einer Vision als Halt, das ist jetzt alles als unwichtig ausgeblendet. Sie ist ausschließlich betroffen vom Wunder, dass es Möglichkeiten gibt für bisher Unbekanntes, ohne jedes Gefühl, etwas zu müssen, ausschließlich im Gefühl zu dürfen und zu können.

Existenzial gesehen ist sie ganz und ausschließlich bezogen auf den beglückend erfahrenen Entwurfsaspekt menschlichen Existierens, auf die Möglichkeit, sich frei entwerfen zu können. Dass sie dies so „unheimlich" beglückend erlebt, heißt, dass sie gewöhnlich unter dem Gegenteil leidet – unter der Last und Unfreiheit des Geworfenseins.

Therapeutisch heißt dies, dass sie sich jetzt, mindestens zeitweilig, mit der Last des eigenen Geworfenseins versöhnen konnte. Nur so wird verständlich, dass es ihr jetzt möglich ist, einmal von allen Pflichten und Anstrengungen absehen zu können. Wie sie selbst richtig bemerkt, ist das nicht die ganze Wahrheit, dieses unbeschwerte Gefühl lässt sich im Alltag nicht aufrechterhalten. Aber eine solche Offenheit als beglückend zulassen zu können, bedeutet eine große Bereicherung und einen wichtigen Entwicklungsschritt.

10.6.3 Zusammenfassend: Neue Möglichkeiten und Mündigwerden

Diese Träume zeigen Morgaines Ringen mit einer Problematik, die zum Stimme-haben und Mündig-sein gehört. Darf sie sich so wichtig nehmen? Kann sie die Verantwortung tragen und möglichen Misserfolg oder sogar Schaden, den sie anrichten könnte, aushalten? Im Innersten ist sie davon überzeugt, dass sie den Mut aufbringen muss, eine Stimme zu beanspruchen. Diese noch weitgehend verborgene Überzeugung zu entwickeln, zu entfalten, ans Licht und zur Wirkung zu bringen, das heißt für sie, verantwortlich zu leben und mündig zu sein.

10.7 Zusammenfassung des Kapitels

Die Traumserien in diesem Kapitel, die in Bezug auf die Persönlichkeit und Thematik der Träumenden ganz unterschiedlich sind, zeigen, wie hilfreich Träume als Indikatoren für Entwicklungen in der Therapie sind. Sie zeigen Veränderungen in der Antwort der Träumenden auf eine grundsätzliche Thematik, mit der diese in ihrem Sein ringen. Oft wird eine bestimmte Problematik über lange Zeit immer wieder im Traum thematisiert, jedoch in immer wieder anderer Form, immer wieder anders erfahren und beantwortet. Die Träume einer Serie sind im Zusammenhang zu deuten, sie ergänzen einander (Freud 1900, S. 529 f.). Veränderungen der Einstellung zeigen sich im Traum in einem veränderten Blick auf das, was den Träumer, die Träumerin angeht sowie in Veränderungen von Stimmung und Verhalten. Träume können daher zeigen, ob die Therapie stagniert oder ob eine neue Antwort auf das Schwierige gefunden wurde.

Literatur

Freud S (1900) Die Traumdeutung, GW Bd 2/3. Fischer, Frankfurt
Heidegger M (1927) Sein und Zeit. Niemeyer, Tübingen
Jaenicke U (2015) Some thoughts about the essentials of human development. Daseinsanalyse 31:64–70
Neues Testament: Matthäus 7,3 Bergpredigt und Lukas 6,41 Feldrede
Tellenbach H (1983, 1.Aufl 1961)) Melancholie. Problemgeschichte Endogenität Typologie Pathogenese Klinik. Springer Berlin

Teil III

Traumauslegung im Licht unterschiedlicher Fragestellungen und Blickwinkel

Persönlichkeitsmerkmale

> Die in diesem Kapitel vorgestellten Träume spiegeln zwei typische gegensätzliche Weisen, Angst zu erfahren und abzuwehren. Auf Autonomie bedachte, leistungsbewusste Persönlichkeiten leiden besonders am Gefühl von Machtlosigkeit angesichts unveränderbarer Gegebenheiten, philosophisch ausgedrückt am Geworfensein. Bestimmt von der Angst, fremdbestimmt einem Schicksal ausgeliefert zu sein, streben sie nach Selbstbestimmung und Unabhängigkeit. Anhänglich-abhängige Persönlichkeiten leiden dagegen vor allem am Gefühl, ihr Leben eigenverantwortlich führen zu müssen, also am Entwerfendsein. Bestimmt von der Angst, dem Leben allein nicht gewachsen zu sein, streben sie nach Geborgenheit in Zugehörigkeit, passen sich an und meiden Konflikte. Zuletzt findet sich noch ein Beispiel, das nicht ganz in diese Aufteilung passt; am ehesten erscheint es typisch für den dramatisch-theatralischen bzw. den histrionischen Modus der Angstabwehr: Machtlosigkeit wird einerseits verdrängt, andererseits auffällig gemacht, im Wunsch entlastet zu werden.

Obwohl Träume immer ganz persönlich, einzigartig und „eigen" sind und die ganz individuelle Antwort des Träumers auf Schwierigkeiten des eigenen Lebens zeigen, lassen sie doch auch charakteristische Grundhaltungen erkennen, durch die sich unterschiedliche Persönlichkeitsstrukturen spezifisch unterscheiden lassen. Unterschiedliche Erlebensweisen in der Auseinandersetzung mit dem eigenen Sein beruhen auf einer unterschiedlichen Hellhörigkeit für die Bedingungen der eigenen Existenz. Bezeichnend für die unterschiedlichen Persönlichkeiten ist, wie die Aufgabe und das Anliegen des eigenen Seins erfahren und beantwortet wird und im Besonderen, wie Angst abgewehrt wird.

Achtung: Immer ist daran zu denken, dass Träume nicht das Verhalten im Wachen, sondern Stimmungen und Gefühle der Träumerinnen und Träumer spiegeln. Da die psychopathologische Diagnostik sich aber auf das Verhalten der

© Springer-Verlag GmbH Deutschland, ein Teil von Springer Nature 2022
U. Jaenicke, *Traumdeutung,* Psychotherapie: Praxis,
https://doi.org/10.1007/978-3-662-64925-1_11

betreffenden Menschen bezieht, verweisen Träume nicht direkt auf eine bestimmte Diagnose, sondern nur auf eine spezifische Abwehr, die allerdings wiederum typisch ist für eine spezifische Persönlichkeit. Die beiden gegensätzlichen Abwehrformen, die ich hier vor allem schildere, verkörpern zwei Hauptformen, sich zum menschlichen Sein als „geworfener Entwurf" (s. Abschn. 3.4.5.) zu verhalten.

11.1 Die autonome Persönlichkeit

Für Menschen, die auf ihre Autonomie bedacht sind, ist es selbstverständlich, das eigene Leben selbst verantworten zu müssen, trotz der Last, die dies bedeutet. Bestimmt vom Anliegen, ihr Leben selbstbestimmt und selbstverantwortlich zu führen, streben sie danach, initiativ, kreativ und tätig die Wirklichkeit zu gestalten und zu verändern. Sie setzen ihre Ziele hoch und fordern von sich selbst außerordentliche Leistungen. Dazu gehört der Wunsch nach Autonomie, Abgrenzung, Kontrolle und Sicherheit. Bezogen auf das grundsätzliche Paradox menschlicher Existenz als geworfenes Entwerfendsein (s. Abschn. 3.4.5.) sehen sie sich vor allem als entwerfend, ausgerichtet auf die Aufgabe des Selbstentwurfs. Es fällt ihnen dagegen schwer, die Grundtatsache menschlichen Geworfenseins akzeptieren zu müssen. Entsprechend leiden sie an allem, was sie mit eigenem Geworfensein, nämlich mit Ohnmacht und Endlichkeit konfrontiert, wie Chaotisches, Undurchschaubares, Unzulängliches und Unsicherheit. Pathognostisch ist die Art und Weise, wie der existenziale Grundkonflikt erfahren wird, das eigene Sein verantwortlich entwerfen zu müssen, obwohl es als geworfenes letztlich gar nicht verantwortet werden kann. Leistungsbewusst-autonome Persönlichkeiten fühlen sich in diesem Konflikt zu aktivem Handeln gedrängt (Jaenicke 2002). Fritz Riemann beschreibt diesen Typus als zwanghafte Persönlichkeit (Riemann 1972, 75 ff.).

Die Abwehr von Angst ist bezeichnenderweise kämpferisch gefärbt, das Unerwünschte soll bezwungen werden – ein Wunsch, der sich in seiner Absolutheit als illusorisch erweist und psychopathologisch in die Sackgasse einer zwanghaften Symptomatik führt.

11.1.1 Sich Geltung erkämpfen (Schlepplift, Rücksichtslos überholen: Martin)

Martin ist ein gewissenhafter, sozial angepasster, beruflich sehr erfolgreicher junger Mann, der sich bemüht, ein anständiges Leben zu führen, der sich selbst kritisch in Frage stellt und sich für seine Handlungen verantwortlich fühlt. Aber seine Träume scheinen nicht in dieses Bild zu passen. Viele seiner Träume sprechen von einer Erfahrung, in der er sich nicht beachtet, bedeutungs- und wirkungslos fühlt und sich mit unangemessenen Anstrengungen oder Gewalt Geltung zu verschaffen sucht. In Abschn. 4.7.2. finden sich drei Träume, die sich um dieses Thema drehen, in Abschn. 5.4.3. ein Traum, der eindrücklich seine ohnmächtige Wut über eigene Machtlosigkeit in den Blick nimmt.

Am Schlepplift

Andere Träume thematisierten sein Bestreben, die Oberhand über den Anderen zu gewinnen. Letzteres zeigt anschaulich folgende skurrile kleine Traumepisode:

Beispiel

„Ich ließ mich im Traum an einer Art Skilift, einem Förderseil, an dem man sich festhielt, den Berg hinaufziehen. Vor mir war ein anderer Mann an diesem Seil. Aus unklaren Gründen war es mir wichtig, diesen Mann zu überholen. Ich versuchte, mich mühsam an ihm vorbeizuhangeln, nur um vor diesem am Seil zu sein. Im Traum fiel mir dieses unsinnige Bestreben gar nicht auf!" ◄

Als emotionale Erfahrung geht es in diesem Traum um Martins Bestreben, der Erste zu sein, weiter vorn und weiter oben als der andere. Um diese Position zu erringen, scheut er keine Anstrengung, obwohl er dadurch nicht schneller ans Ziel gebracht wird. Dieser Traum zeigt besonders deutlich, dass es ihm in seinem irrational anmutenden Verhalten um etwas Gefühlsmäßiges geht, um eine „Selbstgewinnung", wie er selbst meinte, nicht um das Erreichen eines objektiven Ziels. Er will dem anderen nicht „folgen" müssen – im doppelten Sinn des Wortes, er möchte nicht „folgsam" sein. Bezeichnend ist auch, dass er sich nicht einfach passiv vorwärts ziehen lassen will, sondern bemüht ist, sich aktiv mit eigener Leistung nach vorne zu bringen.

Lebensgeschichtlich klingt im Traum die Angst an, nichts zu sein, wenn er nicht der Dominierende ist, so ohne Wert und Wirkung, wie er sich mit seinem Vater fühlte, bei dem er immer an zweiter Stelle stand und nichts selbst bestimmen durfte.

Existenzial ist Martins illusionäre und unangemessene Anstrengung als Antwort auf seine Hellhörigkeit für menschliche Nichtigkeit und Ohnmacht zu verstehen, eine für ihn unannehmbare Zumutung. Es kann doch nicht sein, dass er wirklich bedeutungslos ist? Dass man als Mensch verantwortlich ist für die eigene Lebensführung, ist für ihn nämlich fraglos. Vorbedingung dafür ist die Möglichkeit, Einfluss und Wirkung zu haben. Wie kann es dann sein, dass er sich immer wieder machtlos von anderen bestimmen lassen muss? Vor allem scheint er an Machtlosigkeit im Bereich des Mitseins zu leiden. Er leidet an der paradoxen Wahrheit, dass wir uns in Beziehungen einerseits gegenüber dem andersartigen Anderen behaupten, andererseits aber auch anpassen müssen. Im Besonderen geht es ihm dabei um die Tatsache seines ganz eigenen Seins, seiner besonderen „Eigenart", die er nicht genug respektiert empfindet. Er leidet daran, dass der Andere – zu Beginn war dies sein Vater – ihn nicht als einen Anderen wahrnimmt und seine Andersheit nicht respektiert.

Rücksichtslos Überholen

Die Besprechung seiner Träume in der Therapie hatte eine starke Wirkung auf Martin, wie folgender Traum zeigt:

Beispiel

„Ein Autofahrer hatte mich als Radfahrer gefährlich nah überholt. Erzürnt fuhr ich ihm nach, um ihm gründlich die Meinung zu sagen. Als er anhielt, fuhr ich an das Auto heran und hätte in meinem Zorn am liebsten die Scheibe eingeschlagen, konnte mich jedoch zurückhalten und hielt ihm in einer eindringlichen kleinen Rede vor, dass er mein Leben gefährdet habe. Im Reden ereiferte ich mich wieder und wurde laut, auch der andere wurde laut, ein Streit drohte. Aber ich fing mich wieder, konnte mich im Zaum halten und sachlich weiterreden. Darauf reagierte der andere dann auch mit Einsicht und gab seinen Fehler zu. Er schämte sich." ◄

Das Thema des Traums ist Martins Leiden, einem rücksichtslosen Verhalten ausgesetzt zu sein – einer „Re-spekt-losigkeit". Das rücksichtslose Bestreben, unbehindert vorwärts zu kommen, wird in diesem Traum als lebensgefährliche Haltung erfahren. Der Traum schildert dies aus zwei gegensätzlichen Perspektiven: Der Autofahrer verkörpert die rücksichtslose Haltung, er folgt blind nur seinem eigenen Wunsch, ohne auf mögliche Folgen seines Verhaltens zu achten und handelt verantwortungslos, ohne dies selbst zu merken. Martin, in der Position des gefährdeten Radfahrers, ist weitsichtiger und verantwortungsbewusster und zu Recht über den anderen erzürnt. Es gelingt ihm jedoch, seinen Zorn zu beherrschen und nicht ohne Maß und Besinnung blindwütig dreinzuschlagen. Das ist eine große Leistung für ihn. Er kann damit umgehen, dass dieser Mann – bzw. „der Andere als solcher" – leider nicht so ist, wie er sein sollte. Statt impulsiv seinem Gefühl entsprechend zu reagieren, bemüht er sich, dem anderen die Augen für die Destruktivität seines Verhaltens zu öffnen als Voraussetzung für eine Veränderung. Es gelingt Martin also jetzt, in vernünftiger Weise für sich selbst einzustehen und sich in konstruktiver Weise Geltung zu verschaffen. Und noch mehr: Die andere Perspektive auf das Geschehen, die in der Gestalt des Autofahrers verkörpert ist, zeigt, dass es ihm jetzt möglich ist, einen eigenen Fehler zuzugeben und daraus zu lernen. Martin scheint ein Stück weit erkannt zu haben, dass es schwer akzeptierbare Gegebenheiten im menschlichen Leben gibt, die unveränderbar sind und akzeptiert werden müssen. Dazu gehören die Fakten der eigenen Lebensgeschichte.

11.2   Erschöpfungsdepression

Leistungsbewusste Persönlichkeiten, die dazu neigen, die Begrenztheit ihrer Möglichkeiten nicht anerkennen zu wollen, erkennen manchmal erst durch deutliche Zeichen der Erschöpfung, dass sie Unmögliches von sich verlangen. Dafür im Folgenden einige Beispiele.

11.2.1 Arbeit bis zur Erschöpfung (Lunchpäckchen, Arbeit in der Bar: Katja)

Katja ist eine begabte, strebsame Studentin, die in die Therapie kam, weil sie in eine schwere Erschöpfungsdepression geraten war. Sie litt unter grundsätzlichen, unlösbaren Fragen, die mit ihren hohen Erwartungen an sich selbst zusammenhingen und ihr das Studium zur unerträglichen Qual machten. Einige Beispiele: Sie klagte darüber, dass man im Studium nie an ein Ziel komme – man könne z. B. immer noch mehr über ein gegebenes Thema schreiben; dass es keine klaren Kriterien gebe, ob man mit seiner Meinung richtigliege; dass der Sinn der ganzen wissenschaftlichen Arbeit letztlich fraglich bleibe; und dass es immer jemanden gebe, der noch besser sei als man selbst. Ein ganzes Semester lang konnte sie überhaupt nicht mehr studieren, weil sie bei jeder Berührung mit der Universität in Ängste und Schwindelzustände geriet. Zuerst lag sie meistens nur im Bett. Was dann als erstes wieder ging, war die klare, einfache Arbeit in einer Bar. Dabei fühlte sie sich wohl und war auch sehr geschätzt wegen ihrer Gewissenhaftigkeit und Hilfsbereitschaft. Die folgenden drei Träume schildern Katjas Einstellung zur Arbeit in der Bar sowie, als mitschwingende philosophische Dimension, ihre Einstellung zur existenzialen Aufgabe der eigenen Lebensführung.

Das Lunchpäckchen
Der folgende Traum beschäftigt sich mit Katjas zentralem Wunsch, Überragendes zu leisten.

Beispiel

„Im Traum sollte ich für meinen Chef ein Lunchpäckchen machen. Es war mir äußerst wichtig, etwas sehr Besonderes zu machen, etwas Außergewöhnliches, das aus dem Üblichen hervorsticht. So geht es mir an der Universität. Ich möchte mal eine solche Arbeit machen, wo ich wirklich alles gebe!" ◄

Als emotionale Erfahrung fokussiert dieser Traum Katjas perfektionistischen Anspruch an sich selber – sie will alles geben, um Überragendes zu leisten. Natürlich möchte sie dafür auch Anerkennung bekommen, das ist aber nicht primär. Vor allem geht es ihr um das befriedigende Gefühl, sich selbst nichts schuldig geblieben zu sein. Auffallend ist, dass sie nicht von einer wissenschaftlichen Arbeit träumt, sondern von etwas so Einfachem, Alltäglichem wie einem Lunchpäckchen – allerdings für ihren Chef. Sie setzt sich also deutlich nicht aus einem objektiv-sachlichen Grund mit Leib und Seele ein, sondern aus dem ganz subjektiven Wunsch, sogar im Kleinsten durch ihren (unnötig) großen Einsatz Aufsehen zu erregen, wie wenn sie sich sonst als Versagerin fühlen würde oder gar, wie wenn ihre Lebensberechtigung davon abhinge. Dieses Missverhältnis zwischen ihrem großen Einsatz und der Unwichtigkeit der Aufgabe, welches der Traum beleuchtet, fiel ihr selbst am Rand des Bewusstseins offenbar auf und löste diesen Traum aus.

Arbeit in der Bar, erster Traum

Der nächste Traum fokussiert Katjas Gefühl, sich nicht gegen Ansprüche, die sie überfordern, wehren zu können.

Beispiel

„Im Traum war ich in der Bar bei der Arbeit. Es war schon spät nachts und Zeit zu schließen, aber immer kamen noch mehr Leute. Ich konnte mich nicht durchsetzen, sie wegzuschicken. Schließlich rief ich die Polizei! Die kam und schickte die Leute fort. Aber kaum war die Polizei fort, kamen wieder Leute, es war genau wie vorher. Nicht etwa ausgeflippte Jugendliche, sondern gesittete Herren mit Anzug usw. Trotzdem konnte ich mir kein Gehör verschaffen. Schließlich weinte ich fast: Ich bin doch schon so und so viele Stunden hier, versteht das denn niemand, dass ich jetzt müde bin? So wachte ich auf." ◀

Der Traum zeigt, dass Katja das Gefühl hat, sich nicht für ein höchst berechtigtes Anliegen, nämlich die eigene Gesundheit und damit Leistungsfähigkeit, wehren zu können. Sie hat das Gefühl, genug geleistet und ihre Pflicht erfüllt zu haben und ist sehr müde. Sie weiß, dass es ihr Recht wäre, die Arbeit zu beenden, dies wird ihr auch von höchster Autorität, von der Polizei, bestätigt. Aber obwohl sie sich in ihrem Anspruch nach Erholung unterstützt fühlt, erfährt sie von einer anderen Seite (den Barbesuchern) Widerstand gegen diesen berechtigten Wunsch; man verlangt immer noch mehr von ihr. Sie hat das Gefühl, sich nicht gegen Ansprüche, die an sie gestellt werden, durchsetzen zu können, fühlt sich nicht stark genug, sich diesen zu verschließen. Vergeblich hofft sie, dass jemand ihr Leiden sieht und anerkennt. Sie resigniert verzweifelt. Wir rätselten, warum sie sich im Traum nicht behaupten konnte. Könnte ihre Angst, faul und selbstsüchtig zu erscheinen, wenn sie sich für ihre eigenen Bedürfnisse wehrt, stärker sein als ihr Leiden an Erschöpfung? Opfert sie sich resigniert auf, um außergewöhnlich tüchtig zu erscheinen?

Arbeit in der Bar, zweiter Traum

Der folgende Traum – ein Wiederholungstraum mit einer aufschlussreichen Veränderung – zeigte dann, dass diese Interpretation zu kurz griff.

Beispiel

„Wieder arbeitete ich an der Bar, hatte schon 20 Stunden gearbeitet! Aber immer noch kamen dauernd neue Besucher, ich konnte die Bar einfach nicht schließen. Aber etwas war jetzt anders: In diesem Traum spürte ich deutlich, dass ich neben der Müdigkeit und dem Wunsch, endlich mit der Arbeit Schluss machen zu können, noch andere Gefühle hatte. Ich genoss es tatsächlich auch, dass immer noch mehr von mir erwartet wurde. Ich fühlte mich irgendwie gern als Opfer, als jemand, der sich für seine Aufgabe aufopfert. Unwillen spürte ich in diesem Traum nicht." ◀

Die Veränderung der Stimmung im Wiederholungstraum ist auffällig. Die emotionale Erfahrung, die der erste Bar-Traum in Szene setzte, war eindeutig: „Dieses Leben überfordert mich, welche Zumutung, eine solch übermäßige Pflichterfüllung von mir zu verlangen, das ist nicht gerecht. Aber ich Arme kann mich nicht wehren." Katja fühlte sich hier als unschuldiges Opfer äußerer Gegebenheiten. Der Traum hat die Struktur eines Albtraums, sie hat das Gefühl, ohnmächtig ausgeliefert zu sein, ohne jede Möglichkeit sich aktiv zu der überfordernden Situation zu verhalten.

Im Wiederholungstraum erscheint die emotionale Erfahrung dagegen zwiespältig:

„Dieses Leben überfordert mich. Ich fühle mich an der Grenze meiner Leistungsfähigkeit. Aber ich gebe nicht auf, ich will den unmenschlichen Erwartungen an mich entsprechen und zeigen, dass ich Übermenschliches leiste und mich über meine Grenzen hinaus für meine Aufgabe aufopfere. Ich müsste nicht, aber ich will alles geben!" Dieser Wunsch war im ersten Bar-Traum noch verborgen gewesen. Überrascht stellte Katja fest, dass sie sich im ersten Traum offenbar nicht die ganze Wahrheit eingestanden hatte. Sie litt zwar am Gefühl, Überdurchschnittliches leisten zu müssen, merkte aber nicht, dass in diesem Leiden auch ein Wunsch steckte: Der Wunsch, Überdurchschnittliches leisten zu können und dafür anerkannt zu werden. Der Traum zeigt, dass sie inzwischen erkannt hat, dass sie selbst es ist, die sich überfordert, weil sie es genießt, sich in bewunderungswürdiger Weise für eine gute Sache aufzuopfern. Sie macht sich freiwillig zum Opfer, um sich wertvoll und nützlich fühlen zu können.

Methodischer Hinweis: Beide Bar-Träume sind als innere Auseinandersetzung zu sehen. Die Ansprüche, die Katja im ersten Bar-Traum als von außen kommend erfährt, sind eigentlich ihre eigenen Ansprüche an sich selber. Sie selber ist es, die sich kein Nachlassen ihrer anstrengenden Bemühungen erlaubt, sie selber ist es, die sich überfordert, und zwar deshalb, weil sie sich selbst damit beweisen möchte, dass sie im Stand ist, wirklich alles zu geben. Dafür muss sie notgedrungen bis zur völligen Erschöpfung gehen. Es ist ein innerer Widerstand, der sie hindert, für sich selber zu sorgen, nicht äußere Umstände.

Noch einen anderen methodischen Grundsatz zur Deutung von Träumen bestätigen die beiden Träume: Wenn im Traum die Rede vom Nicht-Können ist, bedeutet dies auch ein Nicht-Wollen. Das deshalb, weil es im Traum immer nur um Seelisches geht, nicht um Konkret-Körperliches. Im Traum ist es Angst, nicht fehlende Kraft, die dem Gefühl, etwas nicht zu können, zugrunde liegt.

Existenzial gesehen ist der Hintergrund von Katjas Leistungsproblematik ihre tiefe Überzeugung, sie müsse und wolle der Aufgabe des eigenen Seins gerecht werden. Das ist ein berechtigter Grund ihres Leistungsstrebens. Gleichzeitig stösst sie aber immer wieder auf die beängstigende Wahrheit, dass wir Menschen in jeder Hinsicht begrenzt sind, in der Leistungsfähigkeit, aber auch im Erkennen der eigenen Grenzen. Vielleicht, meint sie, schätze sie sich ja falsch ein und habe ihre Grenzen noch gar nicht erreicht? Weil in ihrer Sicht ihre Daseinsberechtigung von ihren Leistungen abhängt, kann sie die eigene Mangelhaftigkeit, Unsicherheit, Täuschbarkeit, Schwäche usw. nicht akzeptieren und überfordert sich, indem sie an ihren unerreichbar hohen Zielen festhält. Dieser illusionäre, neurotische Grund ihres übermäßigen Leistungsstrebens verhindert dann gerade, dass sie der Aufgabe, ihr Leben verantwortlich zu führen, gerecht werden kann. In der grundsätzlichen Unsicherheit, wie die eigenen Kräfte einzuschätzen sind, tendiert Katja dazu, eigene Begrenzungen nicht wahrhaben zu wollen. Im Wunsch, Außerordentliches zu leisten, riskiert sie dann aber, aus Erschöpfung gar nichts leisten zu können. So geriet sie in die schwere Erschöpfungsdepression. Katja fehlte die notwendige Einsicht und auch der Mut, die eigene Begrenztheit und Mangelhaftigkeit freiwillig anzuerkennen und auszuhalten.

Der erste Bar-Traum zeigt, wie aus Katjas neurotischer Abwehrhaltung eine Erschöpfungssymptomatik entsteht; der Wiederholungstraum schildert den Grund für ihre Weigerung, eigene Begrenztheit anzuerkennen, nämlich ihren Wunsch, im Dienst eines höheren Zieles Außergewöhnliches zu leisten. Steckt dahinter eine verborgene Angst, nicht lebensberechtigt zu sein, wenn sie sich nicht als bis zur Selbstaufgabe nützlich erweist?

Katja hat widersprüchliche Ängste und Wünsche: Aus ihrem Leiden an eigener Schwäche und Begrenztheit in Bezug auf die Aufgabe, die das eigene Sein für sie bedeutet, entspringt ihr Wunsch, übermenschlich stark und leistungsfähig zu sein, um dieser Aufgabe gerecht zu werden. Dieser illusionäre Wunsch überfordert sie und bringt seinerseits Leiden. Jetzt, in der Therapie, erkennt sie, dass es ihr besser ginge, wenn sie Schwäche und Begrenztheit akzeptieren würde und sich mit einer geringeren Leistung bescheiden könnte. Sie sieht, es wäre heilsam, ja notwendig, auf ihre zu hohen Ziele zu verzichten.

Therapeutisch nützlich erwies sich das Auffinden von Analogien zu den Träumen im Wachleben, etwa: In welchen konkreten Aufgaben fühlt Katja sich so, als ob sie alles geben müsste, ohne jede Rücksicht auf eigene Schwächen und Begrenztheiten? Braucht sie die Therapeutin als Polizei, um sich nicht selbst aufzuopfern? Hilft deren Unterstützung auch nur so kurzfristig?

11.2.2 Burnout (Ohnmachtsanfall, Kissen, Stock: Dora)

Auch Dora ist eine sehr leistungsbewusste Frau. Sie kam mit der Diagnose Burnout in die Therapie, nachdem sie bei der Arbeit aus Erschöpfung ohnmächtig geworden war. Wir kennen schon den höchst eindrücklichen Traum von ihr, in dem sie sich in beängstigender Weise mit sich selber konfrontiert fühlt (Abschn. 9.1.1.). Im Folgenden drei kurze Träume, in denen sie sich mit dem eigenen Ohnmächtigsein beschäftigt.

Der Ohnmachtsanfall

Schon vor dem realen körperlichen Zusammenbruch hatte sie von diesem geträumt. Der Traum war jedoch nicht prophetisch, nicht als Ankündigung eines zukünftigen objektiven Ereignisses zu verstehen. Er beschreibt in konkreter Form ihre derzeitige gefühlsmäßige Verfassung, wie sie sich selbst erlebte: So unfähig, mit ihrer Lebenssituation zurecht zu kommen, so unfähig, ihre Einstellung zu ihren Pflichten zu ändern, als fiele sie in Ohnmacht.

Beispiel

„Schon eine Woche, bevor ich bei der Arbeit ohnmächtig wurde, habe ich das geträumt. Der Traum bestand in nichts anderem als in der Tatsache, dass ich bei der Arbeit aus Erschöpfung ohnmächtig zusammengebrochen bin." ◄

Als emotionale Erfahrung heißt das, dass sie ihre Überforderung und die Begrenzung ihrer Kräfte stimmungsmäßig schon deutlich gespürt hatte, ohne dies im Wachzustand jedoch in diesem Ausmaß anerkennen zu können. Der Traum illustriert ihr Gefühl totaler Ohnmacht, das sie nicht nur an der Fortsetzung ihrer Arbeit hindert, sondern sie total außer Gefecht setzt und aus der gemeinsamen Welt herausfallen lässt.

Existenzial gesehen ist das Ohnmachtsgefühl, das Dora im Traum als konkrete Ohnmacht erlebte, mehrdeutig. Offensichtlich ist, dass sie sich von der Aufgabe des eigenen Seins überfordert fühlt. Wie kann sie dieser Aufgabe gerecht werden mit ihren geringen menschlichen Kräften? In einer anderen Perspektive heißt das aber, dass sie sich der unzumutbar empfundenen Aufgabe verweigert – so will sie nicht mehr leben, diesem Anspruch kann sie nicht standhalten. Im Grund heißt dies, sie will dieses Gefühl von Schwäche nicht anerkennen und aushalten müssen, das sie in Bezug auf die Bewältigung ihrer Lebensaufgabe empfindet.

Im Wachzustand war ihr dieser Kern ihrer konkreten Überforderungs-erfahrung allerdings nicht bewusst. Erst in der Therapie ging ihr auf, dass sie sich, in illusionären Wünschen befangen, selbst überfordert hatte. Sie hatte sich über sich getäuscht, ihre Kräfte falsch eingeschätzt, ihre Begrenztheit nicht ernst genommen. Das musste sie anerkennen und berücksichtigen.

Das hilfreiche Kissen, der hilfreiche Stock
Im Verlauf der Therapie hatte sie dann zwei kleine Träume, die beide in einem ein-fachen, anschaulichen Bild zeigen, dass sie sich nicht mehr so hilflos ohnmächtig fühlt bzw. dass sich ihre Einstellung zu ihrem Leben und ihren Aufgaben verändert hat.

Beispiel

„Im ersten Traum fiel ich wieder in Ohnmacht, hatte aber plötzlich ein Kissen zur Hand, mit dem ich den Sturz abfedern konnte.

Im zweiten Traum wurde ich von einem Mitarbeiter belästigt, ohne mich wehren zu können. Da hatte ich aber plötzlich einen Stock zur Hand, jetzt konnte ich mich wehren." ◄

Beide Träume sind hoffnungsvoll: Obwohl auch diese beiden Träume sich mit der Problematik eigener und grundsätzlicher menschlicher Ohnmacht befassen, sind es stimmungsmäßig glückliche Erfahrungen. Unerwartet erfährt Dora sich als einen Menschen, der trotz Ohnmacht unverhofft doch gewisse Möglichkeiten hat, sich nicht zu überfordern oder belästigen zu lassen.

Im Kissentraum hat sie neu die Möglichkeit, den Sturz in die Ohnmacht zu mildern, ja, vielleicht sogar als wohltuendes Sich-fallenlassen-dürfen erleben zu können.

Im Stocktraum erfährt sie, dass sie doch nicht ganz ohnmächtig ist, sondern Hilfsmittel hat, um sich zu wehren. Sie kann eingreifen und sich schützen.

Offenbar hat sich Dora zurzeit einigermaßen mit ihrem Begrenztsein abgefunden, das Ohnmachtsgefühl ist deshalb nicht mehr total und alles beherrschend. Dadurch kann sie jetzt auch gewisse „Linderungsmittel", die es gibt, wahrnehmen. Das Ohnmächtigsein ist ein bisschen erträglicher geworden, sie kann besser damit umgehen, weiß sich zu helfen. Zentral ist jetzt nicht mehr die Erfahrung von Ohnmacht, sondern die beiden damit verbundenen entlastend-ermutigenden Erfahrungen, die sie im Traum macht. Wachend hatte die Ohnmacht sie ja auch in die hilfreich erlebte Therapie geführt. Was vorher in auswegloser Eindeutigkeit ganz unaushaltbar erschien, kann jetzt relativiert und differenziert und damit mehrdeutiger wahrgenommen werden.

11.2.3 Überforderung (Rudern, Überladener Wagen, Solistin, Schlaf im Auto: Irene)

Von Irene kennen wir einen früheren Traum. Damals stand sie unsicher auf einer Leiter in einem tiefen, engen, dunklen Schacht, noch dazu behängt mit enorm schweren Taschen, der tödliche Absturz drohte (Abschn. 5.3.1.). Mit äußerster Anstrengung konnte sie sich gerade noch halten. Dieser Traum war nur einer von vielen Albträumen, die zeigen, wie anstrengend sie ihr Leben erlebt bzw. welche Anstrengung sie sich selbst abverlangt. Irenes Träume sind eindrückliche Stimmungsbilder ihrer extremen Belastung und Erschöpfung. In einigen schimmert die Erkenntnis durch, dass es die eigenen hohen Ansprüche an sich selbst sind, die sie überfordern.

Ich rudere um mein Leben
Der folgende Traum spricht von Irenes Not, das Leben unter abgründig-widrigen Umständen meistern zu müssen, immer in Gefahr zu erliegen und unterzugehen.

Beispiel

„Ich bin in einem Ruderboot mitten auf einem riesigen See. Das Wasser ist schwarz, die Vorstellung macht mir Angst, wie tief es sein könnte. Die Wellen sind gerade noch so niedrig, dass kein Wasser ins Boot gelangt, es windet stark. Weit, weit weg sehe ich Land, rudere wie verrückt, ich muss dort hin, muss aber immer wieder aufhören und mich umdrehen, um zu sehen, ob die Richtung stimmt, ich sitze ja mit dem Rücken zur Richtung, in die ich will.

Ich komme kaum vom Fleck, so sehr ich mich auch anstrenge, muss Pausen machen, weil ich so erschöpft bin. Wasser schwappt ins Boot, der Wind wechselt ständig die Richtung, das Boot schwankt. Ich bin extremst müde. Habe Angst, es nicht an Land zu schaffen, trotz Mobilisierung der letzten Kräfte." ◀

Als emotionale Erfahrung ausgelegt schildert der Traum die riesige Anstrengung, die Irene stimmungsmäßig aufbringen muss, um sich am Leben zu halten. Es gibt für sie keine andere Möglichkeit, sich vor dem Untergang zu retten, als bis zur völligen Erschöpfung mit übermächtigen Naturgewalten zu kämpfen. Ganz allein auf sich gestellt fühlt sie sich bedrohlich Schicksalhaftem ausgesetzt, ohne festen Halt in einem schwankenden, zerbrechlichen Boot, noch dazu ohne die Möglichkeit, das rettende Ziel im Auge behalten zu können. So fühlt Irene sich in ihrer konkreten Lebenssituation, aber auch in Bezug auf die Aufgabe der eigenen Existenz.

Als existenziale Erfahrung ausgelegt zeigt der Traum Irenes Hellhörigkeit für die Fragilität, Endlichkeit und grundsätzliche Ohnmacht menschlichen Seins – für menschliches Geworfensein, wie Heidegger sagt (Abschn. 3.4.5.). Von Wind und Wellen hin und her geworfen, fühlt sie sich zu einem sisyphushaft erlebten Kampf um das eigene Leben gezwungen. Trotz größter Anstrengung kommt sie kaum vorwärts; ob sie ihr Ziel erreichen kann, ist ungewiss.

Mein überladener Wagen kippt

Auch der nächste Traum bezieht sich gefühlsmäßig sowohl auf Irenes konkrete Lebenssituation, von der sie sich überfordert fühlt, wie auch auf die in der konkreten Erfahrung mitklingende existenziale Angst, trotz größter Anstrengung in der Aufgabe des eigenen Seins zu versagen.

> **Beispiel**
>
> „Ich habe angeforderte Dinge zu liefern, sie liegen hoch aufgetürmt auf einem riesigen Wagen, den ich unter Aufbietung all meiner Kräfte in einen großen Raum ziehe. Es gibt Ränge wie in einem Opernsaal, überall stehen festlich gekleidete Menschen, die mir zusehen. Ich bin völlig verschmutzt und verschwitzt von dieser Kraftanstrengung. Der Boden hat Löcher, ich schaffe es nicht, den Wagen im Gleichgewicht zu halten, er kippt, alles liegt am Boden. Zutiefst beschämt und voller Schuldgefühle sitze ich mitten in diesem Chaos. Die Menschen wenden sich angewidert ab. Furchtbar." ◀

Als emotionale Erfahrung thematisiert dieser Traum Irenes abgrundtiefe Scham über ihr eigenes Unvermögen. Zwar sind auch die Umstände widrig – der Wagen ist zu groß, die Lasten zu hoch aufgetürmt, der Boden löchrig, ihre Kräfte zu gering – aber das ist für sie keine Entschuldigung. Sie fragt sich im Traum nicht, ob die Anforderungen, denen sie nachkommen muss, zu hoch sind (die „angeforderten" Dinge sind hoch aufgetürmt). Sie „fordert" zu viel von sich.

Im wachen Leben geht Irene in dieser Zeit – anders als im Traum – schon auf, dass sie sich überfordert. Schweren Herzens hat sie realisiert, dass sie einen ehrenvollen, aber sehr belastenden Auftrag ablehnen muss, weil ihre Kräfte erschöpft sind. Der Traum führt ihr drastisch vor Augen, was sie irgendwo schon wusste, aber lange nicht wahrhaben wollte. Der folgende Traum macht das noch deutlicher.

Im Konzert als Solistin auftreten

Der nächste Traum wirft ein neues Licht auf Irenes Gefühl, vom Leben überfordert zu sein. Er zeigt, dass Irene nicht nur an einer hellhörig vernommenen Überforderung durch die Last des eigenen Seins leidet, sondern auch an ihrer eigenen Antwort darauf.

Beispiel

„Ich sitze in einer Konzerthalle, allein in der ersten Bank, völlig verschmutzt, mit Wanderschuhen. Ich weiß, dass die Halle gefüllt ist, spüre die Menschen hinter mir, es ist kaum ertragbar. Vorn spielt ein gut gekleideter, attraktiver junger Mann Beethovens Waldsteinsonate auf einem mächtigen Flügel. Als Nächste soll ich an den Flügel. Die Musik hämmert in schwindelerregender Geschwindigkeit, neigt sich dem Ende zu, die Zeit läuft erbarmungslos. Ich bin wie gelähmt, weiß, dass ich nichts kann, eine absolut unmögliche Situation. Weder kann ich zu diesem Flügel gehen (wozu auch?) noch aufstehen und weggehen. Habe den brennenden Wunsch, unsichtbar zu sein oder noch besser, gar nicht dort zu sein. Furchtbar." ◄

Als emotionale Erfahrung schildert der Traum, wie völlig fehl am Platz und in jeder Hinsicht absolut ungenügend Irene sich fühlt. Den Anforderungen der Situation kann sie in keiner Weise entsprechen. Nicht einmal als bloße Zuhörerin wäre sie hier in Ordnung, so schmutzig wie sie sich erlebt. Aber sie gilt offenbar sogar als Solistin – entsetzlich. Und was jetzt kommen soll, ist ganz unvorstellbar: Jetzt soll sie auch noch ihre totale Unfähigkeit und Mangelhaftigkeit öffentlich zur Schau und unter Beweis stellen und Hohn und Spott auf sich laden. Das ist zu viel verlangt. Aber sie kann sich den Erwartungen nicht entziehen. Ein Albtraum, aus dem sie nur das Erwachen rettet.

Das Auffallendste dient uns auch hier als Wegweiser zum Verständnis. Ausgerechnet dieses Stück soll Irene spielen, das für sie unbegreifliches Können und höchste Meisterschaft symbolisiert – sie selbst kann wachend wie träumend nicht Klavierspielen. Und das soll sie sogar vorspielen! Hören wir auf den Doppelsinn, der im Begriff „etwas vorspielen" mitklingt: Sie soll eine unwahre Tatsache vortäuschen, eine Meisterschaft, die sie nicht hat, für die ihr jede Voraussetzung fehlt. Ein unbeschreiblich beschämendes Scheitern ist vorprogrammiert.

Aber, fragt man sich, wie ist sie überhaupt in diese unmögliche Situation geraten? Müsste sie wirklich so viel können, wie ihrer Meinung nach von ihr verlangt wird oder täuscht sie sich vielleicht in ihrer Aufgabe? Was soll sie als ihre

Aufgabe verstehen? Könnte, ja sollte sie sich nicht weigern, hoffnungslos Unmögliches auf sich zu nehmen? Wäre das vielleicht ihre eigentliche Aufgabe?

Therapeutisch geht es für Irene entsprechend darum, aufmerksamer und vor allem toleranter in Bezug auf die eigene Begrenztheit zu werden und zu lernen, sich mit eigenem Ungenügen abzufinden. Sie muss einsichtig auf ihre zu hohen Ziele verzichten, um ein Scheitern zu vermeiden. Einen solchen Verzicht als notwendig anzuerkennen, empfindet sie allerdings schon als Scheitern. Aber welche Entspannung würde es bedeuten, nichts „vorspielen" zu müssen, im doppelten Wortsinn! Im Lauf der Therapie gelang ihr dies dann auch gelegentlich. Das zeigt der nächste Traum.

Ich erlaube mir, als Beifahrerin einzuschlafen Von außen gesehen erscheint der folgende Traum ganz unspektakulär und gewöhnlich. Im Zusammenhang mit Irenes Persönlichkeit, nämlich mit ihrer spezifischen Hellhörigkeit, ist er jedoch ein höchst bedeutungsvolles Zeichen für eine Veränderung ihrer Haltung.

Beispiel

„Ich sitze mit Ihnen, meiner Therapeutin, im Auto. Es ist Nacht. Sie sitzen am Steuer. Ich bin unendlich müde und schlafe ein. Das ist unglaublich, dass ich mir das erlaube! Im Wachen ist mir das nicht möglich, neben demjenigen, der im Auto am Steuer sitzt, zu schlafen!" ◄

Dass es ihr in der Therapiesituation möglich ist, zeitweise die Kontrolle aufzugeben und sich einer anderen Führung anzuvertrauen, ist für Irene eine besondere Leistung. Für sie ist Loslassen und Geschehenlassen schwieriger, als alle Lasten allein zu tragen. Das ist die Aufgabe, der sie sich zuwenden muss.

11.3 Zwanghaftigkeit

Zwanghaftigkeit ist die typische Abwehrform autonomer, leistungsbewusster Persönlichkeiten. Beängstigendes soll bezwungen werden, wie in 11.1. ausgeführt wurde. Leichtere Zwänge sind ichsynthon und fallen diesen Persönlichkeiten selbst gar nicht auf; daher werden Zwänge meist erst zum Thema eines Traums, wenn sie als die Freiheit einengendes, störendes Leidenssymptom erfahren werden. Hierfür ein Beispiel:

Carol, eine ausnehmend schöne, gepflegte und elegante junge Frau sagte, sie habe sich entschlossen, eine Analyse zu machen, weil sie sich für ihre Träume interessiere. Einen Leidensdruck erwähnte sie zunächst nicht. Bald stellte sich aber heraus, dass sie unter einer anorektischen Symptomatik litt, später gestand sie auch ihr Leiden an einer Kleptomanie ein. Ihre Träume wurden zum Leitfaden dieser Therapie. Carols Symptomatik ist als illusionäre Scheinlösung zu verstehen, als ihre spezifische Antwort auf die Problematik einer autonomen Lebensführung.

11.3.1 Magersucht (Münze; Mahlzeit/Im Straßenverkehr: Carol)

Die Bezeichnungen Anorexie und Magersucht sind irreführend. Weder handelt es sich bei diesem Leiden um eine krankhafte Appetitlosigkeit, wie das Wort Anorexie erwarten lässt, noch um eine Sucht im üblichen Sinn, sondern um eine Zwangskrankheit. Bezeichnend ist der zwanghaft anmutende, starke Wille, das Hungergefühl zu bezwingen, um das Körpergewicht unter Kontrolle und möglichst niedrig zu halten. Zugrunde liegt der Wunsch, den eigenen Leib selbstbestimmt nach eigenem Wunsch zu formen. Der unbeugsame Wille, mit dem dieses Ziel verfolgt wird, kennzeichnet Magersüchtige als leistungsbewusste Persönlichkeiten, die sich unabhängig und selbstbestimmt selbst entwerfen wollen. Um sich nicht abhängig-angewiesen und fremdbestimmt fühlen zu müssen, sträuben sie sich, dem leiblichen Bedürfnis nach Nahrung nachzugeben, Gewichtszunahme ängstigt sie als Zeichen für Kontrollverlust. Mit Hungern bekämpfen sie also illusionär agierend die unaufhebbare Tatsache, dass zum Menschsein nicht nur der Selbstentwurf gehört, sondern auch das Geworfensein in Abhängigkeiten und unveränderbare Gegebenheiten.

Die kleine Münze

Bald nach Therapiebeginn erzählte Carol einen kurzen Traum, dessen Besprechung ein erstes Licht auf ihre Problematik warf.

Beispiel

„Ich wollte an einem Kiosk Kaugummi kaufen, es gab verschiedene Sorten. Ich entschied mich für die orangen, weil sie billiger waren als die anderen. Beim Blick auf die Münzen in meinem Portemonnaie überlegte ich es mir aber anders und entschied mich für die teureren blauen, weil ich so die kleine Fünfrappenmünze los wurde." ◄

Zur Thematik erklärte Carol, kleine Münzen habe sie tatsächlich nicht gern im Portemonnaie, auch im Wachen kaufe sie oft ein etwas teureres Produkt, um sie loszuwerden. Sie wolle immer runde Beträge, klare Verhältnisse, guten Überblick, so habe sie bessere Kontrolle. Dass sie von dieser Gewohnheit träumt, weist aber darauf hin, dass sie sich selbst über sich wundert. Bei der Besprechung wurde dann schnell deutlich, dass ihr Wunsch nach Klarheit und Kontrolle nicht nur die Münzen im Portemonnaie betraf, sondern eine Lebenshaltung bedeutete. Sie war bestrebt, ihr Leben so einzurichten, dass sie sich im Griff hatte, auf diesen zwanghaften Zug verweist der Traum. Er zeigt aber auch, wie gering sie ihren Leidensdruck im Moment empfand. Sie verzichte ja nur auf fünf Rappen, eine fast wertlose Münze, die man sowieso nie brauche, wie sie sagte. Mehr schien sie eine bessere Kontrolle nicht zu kosten. Dabei entging ihr allerdings, dass der Kauf der teureren Kaugummis im Widerspruch stand zu ihrem ersten Wunsch, sparsam zu sein. Ihr Fazit im Traum: Mein Anliegen, Kontrolle zu haben, kostet mich zwar etwas, der Preis ist aber so gering, dass ich ihn nicht beachten muss. So wollte sie ihre anorektische Problematik zu Beginn der Therapie sehen.

Die folgenden beiden Träume aus einer Nacht zeigen, wie sie zunehmend einsichtiger wurde.

Die Mahlzeit/Im Straßenverkehr

Allmählich wagte Carol es, über ihre Magersucht zu reden, vor allem über die großen Einschränkungen, die sie wegen ihres „anormalen" Essverhaltens auf sich nehmen musste. Ihre Träume kreisten vor allem ums Essen, um ihre Angst vor einer Gewichtszunahme und um ihr extremes Kontrollverhalten. Sie kontrollierte streng, was, wie viel und wann sie aß und trainierte täglich zwei Stunden in einem Fitnessclub. Zwar behauptete sie noch eine Weile, dank dieser Essgewohnheiten fühle sie sich gut, diese würden ihr Halt und Struktur geben. Mit der Zeit gab sie aber doch auch negative Aspekte ihrer zwanghaft eingeengten Lebenshaltung zu, gleichzeitig wurde sie etwas lockerer und freier. Das Motiv ihres magersüchtigen Verhaltens sei Trotz gegen den Vater gewesen, erklärte sie. Sie habe ihm nicht mehr gefallen wollen. Was meinte sie wohl damit? Alles sprach doch dafür, dass sie mit ihrem Aussehen gefallen wollte?

Die Besprechung zweier Träume, die sie in ein und derselben Nacht träumte, brachte mehr ans Licht.

> **Beispiel**
>
> #### Erster Traum: *Die gemeinsame Mahlzeit*
> „Ich war mit Bekannten in einem Café. Es war winterlich kalt, ich sehnte mich nach einem warmen Essen, obwohl ich mir eigentlich mittags nie eine warme Mahlzeit gönne – aber mein Körper verlangte das. Ich dachte auch, meine Stimmung würde besser werden, wenn ich mich normal verhalten und mit anderen zusammen ein Essen genießen könnte. Wenn ich nicht esse werde ich verkrampft und verbittert, unzugänglich und unsozial, weil ich dann immer gegen das Hungergefühl ankämpfen muss und mich immer nur mit dem bevorstehenden Abendessen befasse. Solche Gedanken brachten mich im Traum dann dazu, das Essenswagnis einzugehen. Ich war stolz auf diesen Entschluss."
>
> #### Zweiter Traum: *Im Straßenverkehr*
> „Ich war im Auto unterwegs, und zwar auf einem Platz, der berüchtigt ist für seine vielen Ampeln mit Radarkästen. Jede Ampel stand auf Rot, dauernd musste ich brüsk abbremsen, und an jeder Ampel war ein Kontrollkasten angebracht. Schrecklich! Aber ich wollte dies meistern, ich konnte mir keinen Strafzettel leisten. Außerdem empfand ich die Situation auch als Herausforderung, in der ich mir beweisen wollte, dass ich mich an normale Regeln halten kann." ◄

Auf der Suche nach dem Thema, das beide Träume bestimmt, fiel uns eine ihr selbst neue, ungewohnte Strebung auf, die beide Träume bestimmt, nämlich der Wunsch, sich im Umgang mit anderen „normal" verhalten zu können. Im ersten Traum gelingt es ihr, die selbstauferlegte, einschränkende Selbstkontrolle aufzugeben, um sich ausnahmsweise einmal entspannt gehen zu lassen und mit Vergnügen an einem gemeinsamen Essen teilnehmen zu können; im zweiten Traum kann sie darauf verzichten, ihren Drang nach unbeschränkter Selbstbestimmung durchzusetzen, um sich die Strafe dafür zu ersparen. Der Entschluss zur Normalität entspringt in beiden Träumen vernünftigen Überlegungen und bedarf einer Willensanstrengung. Ihm steht nämlich ein konträrer Wunsch entgegen, der Carol näher liegt: Ihr Wunsch, sich trotzig von allgemein üblichen Gepflogenheiten, Regeln und Vorschriften abzusetzen und eigenwillige Ziele, Vorsätze und selbstbestimmte Regeln durchzusetzen. Aber jetzt erscheint ihr der Preis dafür doch viel zu hoch: Hunger und ein unglücklich „asoziales", einsames Leben im ersten Traum, eine hohe Geldstrafe im zweiten Traum. Zum jetzigen Zeitpunkt erscheint ihr ein normal in die menschliche Gemeinschaft eingeordnetes Leben also erstrebenswerter. Vor Jahren, damals als sie magersüchtig wurde, war es umgekehrt: Sich den Erwartungen des Vaters unterzuordnen habe damals für sie geheißen, sich in ihrer Eigenart unterdrückt und missachtet zu fühlen. Also habe sie sich trotzig absetzen und verweigern müssen.

Die Magersucht steht im Zusammenhang mit Carols Widerwillen, sich einer Fremdbestimmung zu fügen. Im Traum geht es um die normalen gesellschaftlichen Konventionen beim Essen und im Straßenverkehr. Im Wachen sind es die Erwartungen ihres Vaters, dem sie nicht mehr „zu Gefallen" sein will. Sie will frei über sich selbst bestimmen können. Körperlich und sozial verhält sie sich in diesem Bestreben zwar selbstdestruktiv, seelisch beweist sie sich damit aber einen starken, eigenen Willen. Dieser Wille ist so stark, dass sie sogar elementarste Bedürfnisse wie Hunger beherrschen und also ihrer eigenen Natur trotzen kann. So jedenfalls sah sie es noch, als sie die Therapie anfing.

Inzwischen wussten wir mehr: Sie war immer noch beherrscht vom tiefwurzelnden Bedürfnis, dem Vater zu gefallen. Zum Essen konnte sie Nein sagen, aber nicht zum Vater, dem das Nein eigentlich galt. Von Kind auf hatte sie sich bemüht, dessen Erwartungen zu erfüllen, obwohl sie dabei unglücklich war. Dauernd fühlte sie sich schuldig und zu wenig dankbar. Mit der Magersucht hatte sie auf der trotzigen Auflehnung insistiert, die ihr sonst nicht gelang. Im Symptom der Magersucht sind, wie in jedem Symptom, zwei gegensätzliche Wünsche destruktiv miteinander verquickt: Erstens der Wunsch nach Erprobung eigener Willensstärke, zweitens der Wunsch, trotzdem weiter die dem Vater gefallende Tochter zu bleiben. Die Magersucht schien ihr zu ermöglichen, weder ihre Eigenwilligkeit noch ihre Folgsamkeit aufgeben zu müssen. Welche Illusion! Durch die Fixierung aufs Essen sabotierte sie nicht nur ihren Wunsch nach Unabhängigkeit – der ständige Hunger machte sie erst recht abhängig vom Essen –, sondern auch ihren Wunsch nach Geborgenheit: Die Nähe zum Vater war nicht mehr möglich, weil sie sich mit ihm nicht einig fühlte. Auch aus der Gemeinschaft der anderen schloss sie sich durch ihre unsozialen Essgewohnheiten selbst aus. Im Lauf der

Therapie fiel uns auf: Im selben Maß, in dem es ihr gelang, sich den Erwartungen des Vaters zu widersetzen, gelang es ihr auch, sich sozialer zu verhalten.

11.3.2 Kleptomanie (Der Lippenstift: Carol)

Von Carols Leiden an einer kleptomanen Symptomatik erfuhr ich viel später, da sie sich wegen ihrer zwanghaften Neigung, in Warenhäusern kleine Dinge zu stehlen, sehr schämte. Warum machte sie etwas, zu dem sie überhaupt nicht stehen konnte? Worin bestand hier der Krankheitsgewinn? Sie meinte, es sei das Triumphgefühl, das sie nach einem gelungenen Diebstahl habe, obwohl dieses gleich darauf in unangenehme Gefühle kippe, in Scham- und Schuldgefühle und in Angst, überführt zu werden. Dasselbe Triumphgefühl habe sie jeweils gehabt, wenn ihr ein Gewichtsverlust gelungen war. Und um solch ein Triumphgefühl zu spüren, wäre sie im Traum mit den vielen Verkehrsampeln gern ungebremst frei durchgebraust. Das sei ein herrliches Gefühl uneingeschränkter Freiheit, so wie wenn ihr ein großer Sieg gelungen wäre. Welchen offenbar wichtigen Wunsch meinte sie sich mit einem kleinen Diebstahl erfüllen zu können? Ging es ihr wie im Symptom der Anorexie um den zentralen Wunsch, den eigenen Willen gegen eine Fremdbestimmung durchsetzen zu können?

Mein gestohlener Lippenstift ist weg
Das Spezifische einer Kleptomanie zeigt der nächste Traum – es geht um die Kostenlosigkeit.

Beispiel

„Mein kleines Nécessaire fehlte plötzlich. Schrecklich! Alle meine Schminksachen müsste ich neu kaufen! Das Schlimmste daran war, dass jetzt auch der kürzlich gestohlene Lippenstift weg war. Jetzt war das Stehlen umsonst gewesen, ich war untröstlich. Beim Erwachen atmete ich auf – es war ja nur ein schlechter Traum." ◄

Als emotionale Erfahrung schildert der Traum Carols schreckliche Enttäuschung – im Sinn einer Desillusionierung – darüber, dass der durch eine asoziale Handlung erhoffte Gewinn verschwunden war. Sie hatte sich getäuscht, die Tat war zwar gelungen, hatte aber nichts gebracht, letztendlich hatte sie noch viel mehr verloren, sie war jetzt ärmer als zuvor. Der Traum macht deutlich, dass es im beklagten Verlust nicht um den Wert des Lippenstiftes ging, sondern um den Wert der Leiden, die sie auf sich genommen hatte, um ihn zu ergattern. Vergeblich hatte sie Scham, Schuld und das Risiko einer Strafe auf sich genommen. Sie war einer Illusion erlegen, die keinen Gewinn gebracht hatte, nur unnützes Leiden.

Als Motivation für das Stehlen nennt dieser Traum den Triumph, etwas zu erringen, ohne dafür zahlen zu müssen, die Kostenfreiheit. Das lässt vermuten, dass Carol untergründig ständig unter dem Gefühl leidet, für alles, was sie sich wünscht, einen Preis entrichten zu müssen. Dass die Kostenfreiheit im Traum einen Lippenstift betrifft, der vor allem dazu dient zu gefallen, ist natürlich bedeutsam. Im übertragenen Sinn hat sie immer einen Preis zahlen müssen, um dem Vater zu gefallen. Aber jetzt erkennt sie: Was sie meinte, mit ihrem agierenden Verhalten (Abschn. 9.3.) gewonnen zu haben, ist weg. Und nicht nur das, der Verlust ist sogar noch größer. Sie zieht den Schluss, dass sie sich selbstzerstörerisch benommen hat. Eine Erkenntnis, die den neurotischen Krankheitsgewinn betrifft, sowohl in der Magersucht wie beim Stehlen. Tatsächlich hält ihr Triumphgefühl, sei es wegen eines Gewichtsverlustes oder wegen eines kleinen Diebstahls, auch immer nur kurz an, dann ist es weg und sie leidet umso mehr.

Im Symptom der Kleptomanie geht es im Grund um das illusionäre Bestreben, den Preis nicht zahlen zu müssen, den alles Gewünschte hat. Für jede Wunscherfüllung muss immer auch auf etwas verzichtet werden bzw. jeder Wunsch hat immer auch eine unerwünschte Kehrseite, die in Kauf genommen werden muss. Freiheit und Selbstbestimmung, aber auch Anhänglichkeit und Geborgenheit, beide Pole haben ihren Preis.

Carol hatte es bis in die Pubertät hinein vorgezogen, brav in der Fürsorge des Vaters zu verharren. Auf Freiheit und Selbstbestimmung hatte sie verzichtet, um den Vater nicht zu enttäuschen und seine Unterstützung nicht zu verlieren. Der Preis, den sie für ein ungetrübtes Verhältnis zahlte, schien ihr damals geringer als der Preis, den sie für die Durchsetzung ihres eigenen Willens hätte zahlen müssen. Als sie sich dann für ein eigenes Leben zu interessieren begann und der Vater ihr seine Zuwendung immer mehr entzog, fühlte sie sich im Stich gelassen. Aber statt sich jetzt selbstbestimmt seinen Wünschen zu verweigern, floh sie in die illusionäre Scheinautonomie einer Magersucht, vermeintlich selbstbestimmt, aber ohne wirkliche Selbstverantwortung. Dasselbe gilt für die Kleptomanie.

11.3.3 Schlangenphobie (Umgang mit Schlangen: Carol)

Carols Grundangst bezieht sich auf die ständig drohende Gefahr, sich ohne Möglichkeit von Kontrolle Unbeherrschbarem ausgeliefert zu fühlen und nicht mehr selbst über sich bestimmen zu können. Entsprechend ist ihr dominanter Grundwunsch, Kontrolle zu behalten über ihre Umstände und auch über sich selbst und ihre Bedürfnisse. Im Symptom der Magersucht scheiterte sie mit diesem Wunsch; sie musste einsehen, dass der Wunsch, die eigene Natur zu bezwingen, illusionär ist. Deshalb entschloss sie sich zu einer Therapie.

Umgang mit Schlangen
Der folgende Traum erzählt, wie sich ihre Haltung zu dieser Problematik durch die Therapie veränderte.

Beispiel

„In einem Raum waren viele Schlangenterrarien aufgestellt, alle von je einer Schlange bewohnt; den armen Tieren mangelte es an Bewegungsfreiheit. Eine dort verantwortliche Frau wollte mir diese Schlangen eingehender zeigen, vor allem aber wollte sie diesen mehr Auslauf gewähren. Geschickt nahm sie eine hochgiftige Viper heraus, mit der ich herumgehen sollte; mit ihrem weit geöffneten Rachen machte sie mir furchtbar Angst – noch nie hatte ich eine solche Angst ausgestanden. Eine falsche Bewegung von mir und mein Leben wäre dahin! Die Schlange wand sich sofort um mein Bein, ihr Kopf war frei. So sollte ich spazieren gehen? Ich wagte wie mit einem Holzbein einige behutsame Schritte, ängstlich besorgt, der Schlange nicht auf den Schwanz zu treten. Es ging aber gut, allmählich machte ich es sogar mit einer gewissen Leichtigkeit. Jemand anderes machte dies auch, offensichtlich ganz ohne Angst, ja sogar mit Vergnügen!" ◀

Als emotionale Erfahrung gesehen fühlt sich Carol so, als bekomme sie von einer wohlwollenden Autorität die Aufgabe, sich eingehend mit Schlangenhaftem zu befassen, das unnatürlich eingeengt ein kümmerliches Leben friste. Sie solle sich im „Umgang" mit diesem ihr unheimlich erscheinenden Lebensbereich auf größere Nähe einlassen und ihm mehr Freiheit einräumen, auch wenn ihr dies lebensgefährlich vorkomme. Erstaunlicherweise ist sie willig, diese Aufgabe ohne Zögern zu akzeptieren, obwohl sie dabei schreckliche Angst überwinden muss. Das riskante Unternehmen gelingt!

Die Schlange steht für das, was Carol besonders ängstigt: Sie symbolisiert für Carol – wie für viele Menschen – Unheimliches, Unkontrollierbares, unzähmbar Naturhaftes, Trieb- und Instinkthaftes, Unvertrautes, Bedrohliches. Damit verkörpert die Schlange Carols eigene unbezähmbare Naturgegebenheit, beispielsweise ihr unbezwingbares Bedürfnis nach Nahrung. Aber nicht nur das: Für Carol ist es auch unheimlich, sich auf ein nicht selbstbestimmtes, sondern den Konventionen angepasstes Leben einzulassen – also sich überhaupt einer Fremdbestimmung fügen zu müssen.

Im Kontext der Therapie zeigt der Traum, dass es Carol trotz ihrer Angst gelingt, sich dem Beängstigenden zuzuwenden und es anzunehmen. Dass dies möglich wurde, verdankt sich zum großen Teil der Arbeit mit ihren Träumen. Fasziniert durch die Aussagekraft ihrer Träume ließ sich Carol zu einem analytischen Gespräch verlocken, das sonst viel mühsamer in Gang gekommen wäre. Vor allem hilfreich waren die Träume zum Verständnis ihrer Symptome. Symptome signalisieren in ihrer handfesten Aufdringlichkeit und erratischen Unzugänglichkeit zwar unübersehbar, dass die betreffenden Menschen in eine Sackgasse geraten sind. Die gefühlsmäßige Auseinandersetzung, die in die Sackgasse geführt hat, kommt im Traum aber anschaulicher, prägnanter und nuancierter zum Ausdruck, zusätzlich erhellt durch vielfältige Bezüge, auf die der Traum verweist.

11.4 Andere Beispiele

Ein anderer Traum von Carol findet sich in Abschn. 3.4.

Sara (9.7.1.), Dina (9.8.2.), Andreas (10.1.), Robert (10.2.), David (10.3.) haben, trotz großer Unterschiede in der individuellen Ausprägung, doch alle auch einige Züge, die für eine nach Autonomie strebende Persönlichkeit typisch sind. Ihre in anderen Kapiteln unter anderen Gesichtspunkten ausgelegten Träume könnten auch für dieses Kapitel als Beispiel dienen.

11.5 Die anpassungswillige Persönlichkeit

Persönlichkeiten dieser Grundstruktur erscheint die Aufgabe, sich Gegebenem fügen zu müssen, selbstverständlicher und naheliegender als die Aufgabe, das eigene Leben selbst zu gestalten. Sie erfahren sich vor allem als geworfen; die Verantwortung, sich selbst entwerfen zu müssen, ängstigt sie. Entsprechend ziehen sie es vor, sich in einem begrenzenden Rahmen gehalten zu fühlen. Sie suchen Gemeinschaft und Beziehungen, um sich aufgehoben zu fühlen und richten sich nach Autoritäten, von denen sie sich Halt und Orientierung erhoffen. Sie passen sich bescheiden an, unterwerfen sich und stehen lieber zurück als auf ihre Ansprüche zu pochen. Rücksicht auf die anderen bis zur Selbstverleugnung, Fürsorglichkeit, Harmonie, Hüten und Bewahren sind Ideale, denen sie nachzuleben suchen. Differenzen, Trennungen, Abgrenzungen, Streit und Konflikte werden schmerzlich erlebt und möglichst gemieden. Hubertus Tellenbach charakterisiert diese Lebenshaltung als „Typus melancholicus" (Tellenbach 1983). Gebräuchlich ist auch die Bezeichnung „depressive Persönlichkeit", die Fritz Riemann verwendet (Riemann 1972 46 ff.).

Die Abwehr von Angst angesichts der Aufgabe einer eigenständigen Lebensführung geschieht bezeichnenderweise in Form von Vermeidung, Flucht und Resignation. Psychopathologisch führt diese Abwehrform in die Sackgasse einer depressiven Symptomatik.

11.5.1 Sturz in die Depression und Aufhellung (Lina)

Von Lina finden sich in früheren Kapiteln verschiedene Träume, die typische Grundzüge dieser Persönlichkeitsstruktur zeigen. Hier nun ein langer Traum, der erzählt, wie Lina einen Fall in eine schwere depressive Verstimmung sowie die nachfolgende allmähliche Stimmungsaufhellung erlebte (Jaenicke 2008).

Methodisch möchte ich an diesem Beispiel zeigen, dass sehr lange Träume mit Vorteil Stück für Stück interpretiert werden, dabei aber immer bezogen auf den ganzen Traum als eine einzige Erfahrung.

Erster Traumabschnitt: Anlass für die Depression

Beispiel

„Bei einem Familienfest auf einem Schiff hatten alle irgend eine Aufgabe, nur ich nicht. Auf der Suche, mich irgendwie nützlich zu machen, kam ich in die Küche, wo meine Nichte Geschirr abwusch. Erfreut über die Gelegenheit, jemandem helfen zu können, sagte ich scherzhaft: „Ganz allein bist du hier bei der Arbeit, lass mich helfen!" Meine Nichte war jedoch schlecht gelaunt und lehnte mein Angebot schnippisch ab. Tief verletzt ging ich weg und verkroch mich im hintersten Raum, in der hintersten Ecke." ◄

Dieser erste Abschnitt zeigt, was sich Lina wünscht und was sie fürchtet sowie auf welche Art und Weise sie sich dem Gefürchteten zu entziehen sucht: Sie wünscht sich, aufgehoben in einer geselligen Gemeinschaft eine Aufgabe zu haben und gebraucht zu werden. Sie fürchtet, nicht zugehörig und nutzlos für die anderen zu sein. Als sie tatsächlich schnippisch abgewiesen wird und das Gefürchtete also eintritt, reagiert sie extrem empfindlich mit Resignation und Rückzug. Statt sich selbstbewusst gegen die Unfreundlichkeit zu wehren, lässt sie sich ins Leiden fallen. Der Traum geht weiter:

Zweiter Traumabschnitt: Depressiver Rückzug und Selbstaufgabe

Beispiel

„Ich wurde vermisst, man wollte mich zurückholen. Meine Nichte sagte sogar, sie verstehe meine Gefühle – aber ich war nicht mehr erreichbar. Tief deprimiert verließ ich das Schiff. Unterwegs nahm ich noch einen Koffer mit, der da stand – warum wohl? Belastet mit dem Koffer ging ich weiter. Jemand warnte mich, allein im Hafen herumzugehen, das sei gefährlich, und bot an, mich zu begleiten – ich lehnte ab. Es war mir gleichgültig, ob mir etwas passierte. Ich stapfte an einem Kanal entlang, es wurde dunkel, der Weg hörte auf, ich sah aber, dass er auf der anderen Seite weiterging und beschloss hinüberzuspringen. Weil ich nur halbherzig sprang, fiel ich ins Wasser. Belastet mit dem Koffer konnte ich nicht schwimmen. Ich erwartete unterzugehen." ◄

Der zweite Abschnitt zeigt, wie untröstlich wertlos und allein Lina sich nach der Zurückweisung fühlt. Sie fühlt sich verachtet und verachtet sich selbst – sie verdiene keine Hilfe, findet sie, im Gegenteil, sie müsse helfen, Lasten zu tragen – die Episode mit dem fremden Koffer, den sie mitnimmt, wird unten ausführlicher erläutert. Unfähig, sich aktiv ein neues, eigenes Ziel zu setzen, geht sie im Dunkeln auf einem Weg weiter, der sich als Sackgasse erweist. Mit einem letzten Rest von Hoffnung wagt sie dann doch einen gefährlichen Sprung auf die andere Seite, wo es weiterginge, aber nur halbherzig, der Sprung misslingt, sie lässt sich fallen. Nicht einmal jetzt lässt sie die (unnötige, fremde) Last los, sondern riskiert, dadurch zu ertrinken. Völlig passiv regt sie keinen Finger, um sich am Leben zu halten.

Dritter Traumabschnitt: Aufhellung und Umorientierung

Beispiel

„Aber ich versank nicht wie erwartet. Ich sah eine Schwimmerin und konnte, ihrem Beispiel folgend, zur anderen Seite gelangen. Nass und immer noch gleichgültig ging ich weiter, aber dann wurde es allmählich heller und ich kam auf den Marktplatz einer freundlichen Stadt. Dort bat mich eine Krankenschwester, eine Weile auf ihre Patientin im Rollstuhl aufzupassen, weil sie selbst in einem Laden etwas erledigen musste. Ich stimmte zu. Aber dann wartete ich und wartete, die Frau kam nicht zurück. Schließlich ermahnte mich jemand dringend: „Tu etwas!! Steh nicht nur wartend herum, läute an allen Klingeln am Haus, sonst kommst du nirgendwohin." Obwohl mir dies schwerfiel, weil ich Angst hatte zu stören, zwang ich mich, dem Rat zu folgen und fand die Frau. Jetzt war ich frei, meinen Weg fortzusetzen. Meine Kleider waren getrocknet, ich war nicht mehr so niedergeschlagen, allerdings auch noch nicht glücklich. Ich wusste, ich muss weitergehen und ich wusste, in welche Richtung. Unterwegs kam ich an einem Café vorbei, wo Leute vergnügt miteinander plauderten. Aber ich ging unbeirrt auf meinem Weg weiter." ◄

Im dritten Abschnitt ändert sich Linas Stimmung, sie geht nicht unter wie erwartet. Sie realisiert, dass sie Lebensfähigkeiten hat, von denen sie nichts wusste, und dass es möglich ist, auch in der hoffnungslosesten Situation wieder festen Boden zu gewinnen. Als hilfreich erweist sich ihr dabei die Möglichkeit, sich an Mitmenschen ein Beispiel zu nehmen. In der Episode auf dem Marktplatz ist sie explizit konfrontiert mit ihrem Hauptdilemma bezüglich menschlicher Beziehungen. Sie erfährt sich im Konflikt zwischen gegensätzlichen Wünschen: Einerseits ist sie bestimmt von ihrem altgewohnten Wunsch, sich den Bedürfnissen anderer anzupassen, sie möchte hilfreich und nützlich sein; andererseits hat sie jetzt aber erkannt, dass sie dies von ihrem eigenen Weg abhält und dass sie sich notwendig um ihre ganz eigenen Bedürfnisse kümmern muss und auch will. Angesichts der Tatsache, dass es unmöglich ist, beiden Intentionen nachzukommen, bleibt sie zunächst untätig stecken. Aber diesmal wählt sie nicht den depressiven Ausweg, sie resigniert nicht. Sie lässt sich helfen von einem Mitmenschen, der unbekümmerter im Leben steht als sie und ihr sagt, was sie tun muss, wenn sie ihr Leben verantwortlich führen will: Sie muss riskieren, eventuell die Interessen anderer zu stören und diesen lästig zu werden. Diesen Mut bringt sie jetzt auf. Damit befreit sie sich aus der depressiven Stagnation. In zielgerichteter entschlossener Stimmung geht sie nun ihren eigenen Weg weiter, allein und ganz auf sich selbst gestellt. Irgendwann wird auch sie an einem Ort wie dem Café ankommen und in Gesellschaft vergnügt sein können.

Der ganze Traum im Kontext des Wachlebens

Linas erste Reaktion auf den Traum war: „Schrecklich. Wie die Depression, in die ich fiel, als mein Freund mich verließ – das Gefühl abgelehnt zu werden, meine tiefe Verletzung und Einsamkeit, mein Rückzug, die Dunkelheit, das Gefühl, dass das Leben zu Ende ist. Aber es gibt auch Positives im Traum: Niemand wollte mir übel und ich bin nicht ertrunken. Und es gibt Menschen, die mir zeigen, wie ich weiterkomme – wie Sie, als ich in die Therapie kam." Außerdem erkannte sie einige bezeichnende Details: Suizidale Gedanken, in denen sie sich vorgestellt hatte, halb absichtlich mit dem Auto von der Strasse abzukommen und zu verunfallen, aber auch die ihr wohlbekannten Ängste, andere zu stören, wenn sie einen Wunsch anbringen will. Diese Ängste hindern sie manchmal sogar daran, an einer Türe zu läuten oder zu klopfen, so dass sie dann unverrichteter Dinge wieder wegfährt. Und gerade am Vortag hatte sie sich mit irgendetwas völlig unnötig belastet – wie mit dem Koffer im Traum –, trotz ihrer erklärten Absicht, vermehrt auf eigene Bedürfnisse zu achten.

Dem Traum liegt ein Dilemma zugrunde, das Lina auch wachend gefühlsmäßig beschäftigt. In der ersten Hälfte des Traums lauten Linas Gefühle etwa so: „Ich weiß, ich bin oft und gern hilfreich, weil ich mich dann zugehörig und nützlich fühle. Aber meine Hilfe ist nicht immer nötig, ja, manchmal nicht einmal willkommen. Hat mein Leben überhaupt einen Sinn, wenn ich nicht gebraucht werde?" Dann, in der zweiten Hälfte, auf der anderen Seite des Gewässers: „Aber will ich überhaupt immer hilfreich sein? Das darf nicht mehr mein Hauptanliegen sein. Ich kann nicht immer weiter nur auf die Bedürfnisse der andern bezogen bleiben. Ich muss weitergehen und eigenständig ein sinnvolles Leben leben."

Die Fehlleistung mit dem Koffer

Bei Linas merkwürdiger Handlung, sich unnötig und scheinbar unmotiviert mit einem fremden Koffer zu belasten, handelt es sich um eine Fehlleistung. Eine solch unverständliche unbewusste Handlung, die bizarr aus dem erwarteten Zusammenhang herausfällt und der bewussten Intention entgegensteht, versteht die hermeneutische Daseinsanalyse (Jaenicke 2004) wie Freud (Freud 1901) als das Durchbrechen einer geheimen Motivation.

Die Sache mit dem Koffer im Traum verweist einerseits auf Linas tief verwurzelten verborgenen Wunsch, ihrem Leben Sinn geben zu wollen, indem sie Lasten anderer auf sich nimmt, andererseits auf die schon halbbewusste Erkenntnis, dass dieses Verhalten nicht nur sinnlos, sondern auch selbstdestruktiv und kontraproduktiv sein kann. Nicht nur behindert sie sich selbst in ihren eigentlichen Anliegen; sie tut dem anderen damit vielleicht gar keinen Dienst, sondern schadet ihm sogar – so, wie wenn sie einen fremden Koffer mitgenommen hätte.

Die existenziale Dimension

Lina ist besonders hellhörig für die existenziale Wahrheit, als Einzelne, allein auf sich selbst gestellt, existieren zu müssen. Der erste Traumteil beleuchtet grell ihr Leiden an dieser existenzialen Grundbedingung. In der kleinsten Ablehnung oder Zurückweisung fühlt sie sich schon schmerzlich ausgeschlossen aus der

Halt gebenden Gemeinschaft mit anderen und auf sich selbst zurückgeworfen. Angst und Schuldgefühle im Zusammenhang mit der Ablehnung versucht sie abzuwehren durch einen totalen Rückzug aus der Gemeinschaft, in der sie sich nun nicht mehr aufgehoben fühlt, insgeheim geleitet vom Wunsch nach Selbstauslöschung. Der zweite Traumteil schildert ihre Ankehr an die Problematik (vgl. Abschn. 2.5.). Sie erkennt, dass sie ganz allein ihren eigenen Weg finden und gehen muss, auch wenn dies manchmal heißt, Erwartungen anderer zu enttäuschen.

11.5.2 Andere Beispiele

In anderen Kapiteln finden sich noch weitere Träume von Lina (5.4.4., 6.5.1., 6.6.1., 7.5., 8.5.1., 9.3.3., 9.3.4., 9.6.1.,9.6.2., 9.8.1.) und anderen anpassungswilligen Persönlichkeiten, beispielsweise die Träume von Anna (3.2.), Hanna (4.7.3.und 7.1.), Nicole (5.4.5.), Nora (6.2.), Tanja (6.7.) und Daniel (10.4.).

11.6   Histrionische Merkmale

Myrta ist eine attraktive, gefühlsbetonte und lebhaft wirkende junge Lehrerin, die im Alltag gut integriert ist. Sie hat viele Freunde, liebt ihren Beruf und meistert ihr Leben gut. Die Probleme, die sie in die Therapie brachten, sind auch für sie selbst nicht klar fassbar. Dass etwas nicht ganz stimmt, merkt sie vor allem an vagen körperlichen Beschwerden und am Gefühl, sich nicht gut gegen Einflüsse von außen abgrenzen zu können. Sie habe das Gefühl, sie hole alles von außen in sich hinein und bestimme nicht selbst über sich, sondern „es mache mit ihr", sagte sie. Sie kam in die Therapie, um sich selbst kennenzulernen. Zwei Initialträume beleuchten in plakativer Anschaulichkeit ein Erleben, das in der Stimmung zu einer sogenannt histrionischen Persönlichkeitsstruktur passen würde. Das lateinische Wort Histrio bedeutet Schauspieler, meint also jemanden mit dramatischem Erleben und Verhalten.

11.6.1 Kampf mit dem Monster (Myrta)

Als Initialtraum ist dies ein vielversprechender Traum, der spektakulär ans Licht hebt, was Myrta schon als zentrales Anliegen für die künftige Therapie ahnt.

> **Beispiel**
>
> „Ich kämpfe schon stundenlang mit jemandem zusammen gegen ein riesiges Monster, es ist so groß, dass ich nur seinen Bauch sehe. Wir kämpfen mit Schwertern, es ist wie Fechten, wir nähern uns und müssen dann wieder zurückspringen. Bei jedem Schlag leuchten die Schwerter blau auf und es

werden Punkte abgezogen, als ob dies ein Spiel wäre, aber es ist kein Spiel. Um noch heftiger zuschlagen zu können, wage ich mich ganz nah an das Monster heran. Zwar setze ich mich damit auch seinen Schlägen mehr aus, aber meine Kampfgenossin kann es jetzt besiegen. Es schlägt mir zwar den oberen Teil vom Kopf ab, aber wir besiegen die Monsterwelt und werden mit Champagner gefeiert. Um den offenen Kopf binde ich mir ein Tuch und frage eine Freundin, ob sie mir die Wunde zunähen kann. Sie will nicht, ich müsse zum Arzt gehen. Das will ich aber nicht, weil ich ins Theater möchte. Ich frage mich allerdings, ob das geht, ob ich nicht doch etwas unternehmen muss mit meinem offenen Kopf." ◄

Myrta erlebt sich in einem langen Kampf mit überdimensional Monsterhaftem. Das, was sie bekämpft, ist so unüberblickbar groß, dass sie nur den Bauch sieht, sie selbst fühlt sich also winzig im Vergleich mit diesem Gegner. Trotzdem spürt sie keine Angst, es kommt ihr eher vor wie ein lustvolles Spiel, obwohl die Sache tatsächlich ernst ist. Ganz wesentlich ist, dass sie nicht allein ist; sie hat eine Kampfgenossin, deren Hilfe entscheidend ist. Die beiden Frauen kämpfen tänzerisch, leichtfüssig, flink und flexibel vor und zurück wie in einem faszinierenden Schaukampf. Dank Myrtas Mut, sich noch näher an das Gefährliche heranzuwagenden, kann ihre Genossin dann das Ungetüm töten. Sie siegen! Es scheint sich nicht um persönliche Notwehr zu handeln, sondern um einen Kampf für das Gute, gegen die Monsterwelt – ein heldenhafter Kampf, der die Welt verändert. Myrta weiß zwar, dass sie eine schwere Verletzung davongetragen hat, denn das Monster hat ihr den halben Kopf abgeschlagen, sie spürt diese aber offenbar nicht; von Schmerz oder Besorgnis ist nicht die Rede. Sie verdeckt die große Wunde einfach und lässt sich feiern; es scheint ihr eine Bagatelle zu sein, durch die sie sich nicht von ihren Vorhaben abhalten lassen möchte. Könnte die Freundin nicht schnell den Kopf zunähen? Dann wäre sie selbst frei, ihren Wünschen nachzugehen. Dann beginnt sie aber zu zweifeln. Ist sie nicht doch zu leichtsinnig?

Die brillant dramatisierte, showhafte Darstellung des Geschehens, das Angewiesensein auf Hilfe sowie die auffallende Tatsache, dass die Träumerin ihre ernstzunehmende Verwundung verdrängen will, könnte auf eine histrionische Persönlichkeitsstruktur hinweisen. Statt sich um ihr Leiden zu kümmern, möchte Myrta den schönen Moment genießen und sich durch ein Theater von ihrer Not ablenken.

Stavros Mentzos beschreibt diese besondere Art und Weise, mit eigener Not umzugehen, als hysterischen Modus der Verarbeitung neurotischer Konflikte (Mentzos 2004). Er betont, dass die Inszenierung trotz der Dramatisierung eine echte Not ausdrückt. Mit der spektakulären Darstellung soll die Aufmerksamkeit des Publikums – und das ist hauptsächlich die Träumerin selbst – auf die Not gelenkt und gleichzeitig Angst, Scham und Schuld vermieden werden. Typisch wäre gemäß Mentzos auch die kindliche Unbekümmertheit und arglose Sorglosigkeit der Träumerin, in der sie Eigenverantwortlichkeit und Selbstsorge verdrängt.

Auch gemäß Fritz Riemann würde dieser Traum zu einem histrionischen Erleben und Verhalten passen: Kennzeichnend wäre die Grundangst vor Endgültigem, Unausweichlichem, Notwendigem und der dieser Angst entsprechende Wunsch nach Freiheit. Gewünscht wird ein bewegtes Leben, reich an Möglichkeiten; die unbequem einengende und belastende Realität wird möglichst übersehen. Man lebt im Moment, in einer illusorischen Wunschwelt, und vermeidet die Konfrontation mit Unerwünschtem (Riemann 1972, S. 96 ff.).

Daseinsanalytisch gesehen sind diese Menschen hellhörig für die Übermächtigkeit und Unveränderbarkeit der Grundbedingung eigenen Geworfenseins und damit für die schmerzliche Einschränkung der Möglichkeit, sich selbst zu entwerfen, die sehnlich angestrebt wird. Freiheit ohne die Last der Verantwortung ist jedoch nicht zu haben. Im Dilemma zwischen dem Wunsch nach unbelasteter Freiheit und der Angst vor der Last der zugehörigen Verantwortung besteht ihre Scheinlösung darin, Belastendes, das zu akzeptieren und damit zu verantworten wäre, zu verdrängen; ein illusionäres Verhalten, das in einem neurotischen Teufelskreis statt zu größerer Freiheit zu noch größerer Unfreiheit führt, letztlich zur Symptomatik einer körperlichen Störung. Die demonstrative Darstellung stellt einen Appell nach Hilfe dar und ist also als Abwehr des Alleinseins zu verstehen.

Aber dürfen wir aus diesem Traum auf eine histrionische Persönlichkeit schließen?

Myrtas Verhalten im Wachen ist anders. Es entspricht eher dem Typus einer leistungsbewussten Persönlichkeit – sie ist ausdauernd, gewissenhaft, sorgfältig und ernsthaft auf ihre Arbeit konzentriert, Glanz in der Öffentlichkeit scheut sie sogar eher. Mit diesem Wissen fallen nun auch im Monstertraum Züge auf, die eher zu einer leistungsbewussten Persönlichkeit passen würden: Myrta setzt sich in diesem Traum kämpferisch auseinander, sie ist ausgesprochen ausdauernd in einem langen, schweren Kampf engagiert. Auch dass es ihr offenbar um eine Veränderung ihrer Welt geht, die sie selbst bewirkt, nämlich um die kämpferische Eliminierung von Monsterhaftem, wäre eher typisch für eine leistungsbewusste Persönlichkeit. Der Traum lässt sich diagnostisch also nicht einfach einem bestimmten Idealtypus zuordnen, er zeigt eine ganz individuelle Antwort auf die Aufgabe des eigenen Seins, die zwischen verschiedenen möglichen Reaktionsmustern schillert.

11.6.2 Blausein (Myrta)

Der folgende Traum, wenig später geträumt, handelt vom Bewusstwerden einer verdrängten Verletzung. Erschrocken erkennt Myrta, dass ihre Haltung, Schmerzhaftes möglichst nicht wahrhaben zu wollen, selbstdestruktiv ist.

> **Beispiel**
>
> „Ich wache auf, gehe irgendwo, an einem Ort, den ich nicht kenne, zum Frühstück, es ist sonnig. Ich fühle mich etwas unsicher. Eine Frau kommt. Sie erschrickt über mein Aussehen, sagt, ich solle mich im Spiegel anschauen. Tatsächlich, mein Oberarm ist ganz blau. Im Spiegel sehe ich, dass ich überall ganz tief schwarz-blau bin, wie Gewitterwolken. Ich erschrecke. Jemand sagt, es sei nicht so schlimm, solange die Insekten nicht in die Ohren kriechen würden. Ich sehe auf der Haut einige braune Insekten mit Flügeln und Fühlern, sie fliegen aber nicht. Ich versuche sie überall abzustreifen, auch am Kopf." ◄

Zunächst ist zu klären, was das Blausein hier bedeutet. Ich denke Myrta sieht, dass sie überall Hämatome hat, überall ist ihre Haut blau unterlaufen, wie nach Stoß- oder Schlagverletzungen – nur nach der gefühlsmäßigen Bedeutung der Farbe Blau zu fragen, wäre in diesem Zusammenhang ein Irrweg. Das Merkwürdige ist, dass Myrta dies selbst gar nicht gemerkt hat, sie muss von außen darauf aufmerksam gemacht werden, obwohl sie ja auch schon ohne Spiegel ihren blauen Arm sehen könnte. Aber nicht nur das: Offenbar hat sie auch das Ereignis, das sie so blau werden ließ, verdrängt. War sie in einem Kampf? Die Herkunft der Verletzung bleibt im Dunklen. Und auch den Schmerz spürt sie nicht; erst durch die sichtbaren Folgen realisiert sie, dass es ihr nicht gut geht; anderen fällt es vor ihr auf. Dann wird sie auf eine noch größere Gefahr hingewiesen: Unkontrollierbar geflügeltes Ungeziefer könnte durch die Ohren in sie eindringen. Auch das hat sie nicht selbst bemerkt. Damit weist der Traum auf eine zu große Offenheit bzw. zu geringe Abgrenzungsfähigkeit gegen fremde Einflüsse, die schädlich sind. Mentzos (Mentzos 2004) spricht von einer erhöhten Diffusität der Grenzen zwischen Selbstwelt und äußerer Welt – das bedeutet eine starke Suggestibilität, Beeinflussbarkeit, Reizoffenheit, die für histrionische Persönlichkeiten typisch ist.

Typisch für die Angstabwehr einer histrionischen Persönlichkeit wäre hier: Wie im Monstertraum fällt auf, dass Myrta offenbar gewohnt ist, Leidvolles durch Verdrängung abzuwehren. Sie meint, gesund in sonnigem Licht zu erscheinen, fühlt sich allerdings vage unsicher dabei. Erst im Blick der anderen realisiert sie, dass sie anders aussieht, als sie meinte, und erschrickt. Jetzt erscheint überdeutlich, dass sie schwer leidend ist. Dass für die anderen sichtbar ist, wie geschlagen und gebeutelt sie sich – unbewusst – fühlt, erweist sich nun aber als hilfreich, sonst wäre noch Schlimmeres passiert.

Im Wachen ist Myrta, anders als im Traum, überhaupt nicht selbstvergessen. Sie sucht, was mit ihr los sein könnte und denkt selbstkritisch über sich selbst nach. Dass sie träumt, sie realisiere gar nicht, wie es ihr eigentlich gehe, sehe ich als Zeichen ihrer Reflektiertheit: Sie ist hellhörig für die Tatsache, dass wir Menschen uns selbst immer nur sehr begrenzt erkennen und verstehen können.

Das gemeinsame Thema beider Träume
Als Initialträume sind diese beiden Träume sehr spannend. Das Anliegen der Träumerin, das den Träumen zugrunde liegt, wird spektakulär beleuchtet, aber

gleichzeitig gerade durch den Showcharakter überblendet und verdeckt. Die Träume schreien geradezu nach einer therapeutischen Zuwendung – Myrta braucht Hilfe zur Selbsthilfe.

Der Monstertraum zeigt, was sie sich wünscht – es ist (fast) ein Wunscherfüllungstraum: Hier hat sie beides, Unterstützung, aber auch eigenes Geschick mit übermächtig Schwierigem umzugehen, allerdings schließlich doch nicht ohne möglicherweise schwerwiegende Folgen, um die sie sich kümmern sollte.

Der Traum vom Blausein zeigt, was sie ängstigt: Fremdem Anderem schutzlos ausgeliefert zu sein und sich nicht gegen Schädliches abgrenzen zu können, nicht für sich selbst sorgen zu können.

Beide Träume thematisieren ihr Angewiesensein auf Hilfe. Die Not, die sie sich selbst verdecken will, erscheint im Traum für andere offensichtlich – auf dem Umweg über die anderen wird sie auf die Verdrängung ihrer eigenen Not hingewiesen.

Existenzial gesehen empfindet Myrta im Paradox, sowohl geworfen wie entwerfend existieren zu müssen, ein selbstverständliches Übergewicht des unverfügbar Gegebenen, des Anderen und der Anderen, des fremdbestimmten Geworfenseins. Dazu gehört auch die zu große Offenheit für das Begegnende und Gegebene, die sie einerseits genießt, z. B. bei ihren vielen sozialen und kulturellen Unternehmungen, unter der sie andererseits jedoch auch leidet, weil sie sich selbst dabei zu verlieren droht.

Der entgegengesetzte Pol, der Seinsaspekt des Selbstentwurfs, erscheint Myrta dagegen fraglich. Wie kann sie sich angesichts der Übermacht des Begegnenden behaupten? Ist es möglich, Wirkung, Bedeutung und Berechtigung für eigene Ansprüche zu haben? Die demonstrative Darstellung der Problematik dient dem Wunsch nach Bestätigung und Unterstützung von außen, aber auch dem Wunsch nach Selbstvergewisserung. Weil Myrta sich unsicher fühlt in Bezug auf sich selbst, muss sie sich ihre Eigenwahrnehmung vor Augen führen und so bekräftigen. Ist die Verantwortung für das eigene Leben überhaupt zumutbar? In der Haltung unschuldigen, naiv-kindlichen Leichtsinns verdeckt Myrta vor sich selbst ihre tiefe Angst, dem Leben nicht gewachsen zu sein. Hellhörig für die beängstigende Last, das eigene Sein eigenverantwortlich führen zu müssen, versucht sie diese zu negieren; allerdings geschieht dies auf so demonstrative Weise, dass sie ihre Not damit umso offenkundiger macht.

11.7 Zur Diagnostik

Mehreres ist zu bedenken: Träume spiegeln nicht das Verhalten im Wachen, auf dem die diagnostische Einteilung gewöhnlich beruht; sie spiegeln das gefühlsmäßige Erleben des Träumers, nämlich, wie dem Träumer selbst sein Umgang mit seinen spezifischen Ängsten und Wünschen vorkommt. Ausschlaggebend ist die Stimmung: Ein bestimmtes Verhalten, zum Beispiel eine hohe Leistungsbereitschaft, kann bei verschiedenen Persönlichkeitstypen vorkommen; sie bedeutet jedoch bei einem Menschen, der nach Autonomie strebt, etwas

anderes als bei einem Menschen, der auf Anpassung und Pflichterfüllung ausgerichtet ist. Daher können Träume die klinische Diagnose zwar oft bestätigen,
erweitern, differenzieren und präzisieren, aber eben gelegentlich auch in Frage
stellen. Außerdem ist daran zu denken, dass es alle Arten von Mischformen gibt,
einerseits zwischen leichten und schweren Formen des Betroffenseins, andererseits zwischen den verschiedenen idealtypischen Gruppen. Das Arbeiten mit
Träumen ermöglicht zwar oft eine Einordnung in den größeren Zusammenhang
unterschiedlicher Grundformen der Auseinandersetzung mit Angst, therapeutisch
ist jedoch immer die ganz individuelle Auseinandersetzung des Träumers mit
seinen ganz individuellen Lebensschwierigkeiten im Auge zu behalten.

11.8 Zusammenfassung

In den vorgestellten Träumen werden charakteristische Merkmale von drei unterschiedlichen Persönlichkeitstypen deutlich: Die kämpferische Haltung von
leistungsbewussten Persönlichkeiten, die nachgiebige Haltung depressiver Persönlichkeiten und die dramatische Haltung von histrionischen Persönlichkeiten sind
als spezifische abwehrende Antworten auf ein spezifisches Leiden am eigenen
Sein zu verstehen. Um solch ausgeprägt einseitig ausgerichtete Haltungen zu
erkennen, die im schlimmsten Fall in die Sackgasse einer psychopathologischen
Symptomatik führen, erweist sich die Arbeit mit Träumen als außerordentlich hilfreich.

Literatur

Freud S (1901) Zur Psychopathologie des Alltagslebens, GW Bd IV, Fischer, Frankfurt
Jaenicke U (2002) Der Konflikt im Zwang. Ein neuer daseinsanalytischer Zugang zur Auslegung
    zwanghafter Symptome. Daseinsanalyse 18:28–39
Jaenicke U (2004) Der Biss der Muse. Fehlleistungen und ihre Auslegung. Daseinsanalyse
    20:193–202
Jaenicke U (2008) The issue of human existence as represented in dreaming: A new
    Daseinsanalytic interpretation of the meaning of dreams. International Forum of Psychoana-
    lysis 17:51–55
Mentzos S (2004) Hysterie. Zur Psychodynamik unbewusster Inszenierungen.
    Vandenhoeck&Ruprecht, Göttingen
Riemann F (1972) Grundformen der Angst und die Antinomien des Lebens. Eine
    tiefenspsychologische Studie. Ernst Reinhard, Münschen/Basel
Tellenbach H (1983, 1. Aufl. 1961) Melancholie. Problemgeschichte Endogenität Typologie
    Pathogenese Klinik. Springer Berlin

Die Traumauslegung von Medard Boss

12

▶ Anhand einer Traumauslegung von Medard Boss, einem der beiden Begründer der Daseinsanalyse, möchte ich in diesem Kapitel den Unterschied zwischen meinem hermeneutischen und seinem normativ-daseinsanalytischen Vorgehen aufzeigen. Vergleiche schärfen den Blick für die charakteristischen Besonderheiten. Dass ich für einen erhellenden Vergleich Boss wähle, ist naheliegend, nicht nur, weil er mein Lehrer war, dem ich viel verdanke, sondern auch, weil beide Sichten beanspruchen, phänomenologisch und existenzphilosophisch vorzugehen. Entscheidend ist eine unterschiedliche philosophische Auffassung vom Menschsein und von Phänomenologie. Die theoretischen Unterschiede haben therapeutische Konsequenzen.

12.1 Das Menschenbild von Boss

Boss geht in seinem Menschenbild von einer Idealnorm größtmöglicher Offenheit und Freiheit des Existierens aus. Ein Mensch, der weitestmöglich offen ist für das Begegnende und diesem in größtmöglicher Freiheit entsprechen kann, vollzieht sein Existieren „daseinsgemäß"; von dieser Norm her erschließt sich die existenzielle Verfassung eines Menschen. Einschränkungen von Offenheit und Freiheit weisen auf ein defizitäres, psychopathologisch eingeengtes Existieren hin, auf eine Privativform des Existierens. Solche neurotischen Einschränkungen haben für Boss keinen Sinn, es sind lediglich Zeichen für schädigende Einflüsse in der Kindheit.

Bei der Traumauslegung geht Boss davon aus, dass der Offenheitsspielraum der Traumwelt dem stimmungsmäßigen Offenheitsspielraum des derzeitigen Wachzustandes entspricht: Die Traumwelt wird durch die zur Zeit vorherrschende Stimmung eröffnet. Die verschiedenen Stimmungen sind nichts anderes als unterschiedliche Weisen des Offenständigseins. Träume zeigen uns daher konkret und

© Springer-Verlag GmbH Deutschland, ein Teil von Springer Nature 2022
U. Jaenicke, *Traumdeutung*, Psychotherapie: Praxis,
https://doi.org/10.1007/978-3-662-64925-1_12

sinnlich wahrnehmbar, wie offen oder verschlossen und wie frei oder unfrei wir zur Zeit dieses Träumens existieren – sie verweisen nicht auf eine Problematik, die uns beschäftigt.

Methodisch geht Boss streng beschreibend-phänomenologisch vor, er hält sich ganz an den konkreten Traum. Um sich ein Bild über das Ausmaß der Einschränkungen zu machen, betrachtet er den Traum unter zwei Gesichtspunkten: Erstens, ob die Gegebenheiten, für die das Existieren des Träumers offen ist, Einschränkungen zeigen, zweitens, ob die Stimmung oder das Verhalten des Träumers zu dem, was sich zeigt, Unfreiheiten erkennen lässt. Seine leitende Frage richtet sich also auf Einschränkungen im Vergleich zum „vollen, reifen", nämlich offenen und freien Existieren.

Aus der Sicht der hermeneutischen Daseinsanalyse wird menschliches Existieren als Aufgabe gesehen, das eigene Sein zu vollziehen – mit Betonung darauf, dass es um das „eigene" Sein geht, nicht um das Sein als solches. Heideggers Aufweis in „Sein und Zeit", dass es „dem Dasein in seinem Sein um dieses Sein selbst geht" (Heidegger 1927, S. 12), ist zentral in hermeneutischer Sicht. Damit beschreibt Heidegger das Verhältnis zum eigenen Sein als Selbstverhältnis – das Dasein versteht *sich* in *seinem* Sein – das, worum es uns Menschen geht, ist das eigene Sein. Damit hat auch die Stimmung eine andere Bedeutung. Sie verweist wie ein Scheinwerfer auf die Aufgabe unseres Seins und zeigt, wie uns zumute ist in dieser Aufgabe, ob wir sie als schwer oder leicht erfahren, aber auch wie wir uns selbst dabei erfahren. Träumend sind wir stimmungsmäßig eingegrenzt – im Sinn von fokussiert – auf etwas, das uns grundsätzlich als problematisch angeht. Einschränkungen in Offenheit und Freiheit werden verstanden als Hinweis auf eine abwehrende Antwort auf eine hellhörig vernommene beängstigende Seinswahrheit. Aus den Einschränkungen kann erschlossen werden, was abgewehrt werden soll (s. Abschn. 2.9).

Methodisch verlangt eine hermeneutisch-phänomenologische Auslegung zwar auch wie Boss, streng bei dem zu bleiben, was sich zeigt. Aber das, was sich zeigt, wird auf eine verborgene existenziale Dimension hin befragt.

Die Unterschiedlichkeit der beiden daseinsanalytischen Zugänge möchte ich anhand des folgenden Beispiels von Boss zeigen (vgl. Jaenicke 2010).

12.2   Warum gerade Zirkuspferde?

Dieses Beispiel (Boss 1975, S. 119 ff.) finde ich besonders aufschlussreich, weil sich daran gut zeigen lässt, wie das Verständnis von Stimmung, Existenz und Phänomenologie die Auslegung beeinflusst. Ich fasse den Traum zusammen:

Beispiel

Ein junger Arzt erzählte: „Ich werde zu einem Notfall gerufen. Ein kleiner Junge liegt an einem steilen Straßenbord, in Gefahr, auf die Straße abzurutschen und überfahren zu werden. Er scheint sehr krank zu sein, er kann nicht

sprechen, sondern stöhnt nur. Sein Bauch ist aufgebläht und steinhart. Kunst-
gerecht nehme ich eine Magenspülung vor. Der Junge erbricht große Brocken
einer weißlichen Masse. Danach ist er wieder ganz munter, setzt sich auf und
dankt mir für die Hilfe. Tatsächlich ist die Magengegend jetzt weich, aber
weiter unten im Bauch findet sich immer noch eine große, harte Resistenz.
Der Junge sagt mir, das müsse auch noch heraus, sei aber im Augenblick nicht
lebensgefährlich. Dann hat sich plötzlich das Straßenbord, auf dem der Junge
bisher gelegen hatte, in die Zuschauerrampe eines Zirkus oder einer Reithalle
verwandelt. Wir sehen jetzt einer Vorstellung mit dressierten weißen Pferden
zu." ◄

Boss erläutert dazu: Anlass für diesen Traum war das erste Gespräch des Träumers
mit seinem zukünftigen Analytiker. Dabei hatte er sich gezwungen, bisher
streng gehütete Geheimnisse seiner Lebensgeschichte preiszugeben, die er „wie
brennende Kohlen" in sich herumgetragen hatte, „Erlebnisse, die er nicht zu
assimilieren vermochte". Nach dem Erzählen habe er „ein heftiges, schmerzhaftes
Brennen" bis tief in den Bauch hinunter gespürt. Diese intensive Wacherfahrung
fand ihren Niederschlag im Traum. Nach dem Erwachen sei dem Träumer sofort
klar gewesen, dass die Existenzweise, die der Junge verkörperte, ihn selbst betraf
– dass er selbst wie dieser Junge existierte, an lebensgefährlicher Verhaltenheit
leidend, unsicher und in Gefahr, von seinen Mitmenschen überrollt zu werden.
Therapeutisch sei der Träumer also lediglich aufzufordern gewesen, noch ausführlicher als bisher Zurückgehaltenes an persönlichen Geheimnissen von sich zu
geben.

Der Zirkuspferdtraum in der Auslegung von Boss
Thematisch im Zentrum steht für Boss die eingeschränkte Existenzweise, die der
kleine Junge verkörpert. Sie ist gekennzeichnet durch Kindlichkeit, Verstopfung,
Verhaltenheit und durch den unsicheren, abrutschgefährdeten Aufenthaltsort.
Diese gefährdete Existenzweise beschäftigt den Träumer als Notfall, um den er
sich als Arzt kümmern muss. Seine therapeutische Arbeit ist lebensrettend, aber
noch nicht vollendet. Kein Wunder, fährt Boss fort, dass in der folgenden Szene
der Träumer und der Junge in der Rolle bloßer Zuschauer sind, denen nicht Pferde
in ungebundener, naturhafter Freiheit begegnen können, sondern eingesperrte
Zirkuspferde, in strenger Zucht dressiert zur Vorführung von Kunststücken. Auch
dass die Pferde weiß sind, ist für Boss bedeutungsvoll. Die Farbe weiß, sagt er,
müsse in ihrem eigenen vollen Bedeutungsgehalt gesehen werden: Weiß spreche
von Unberührtheit, Reinheit und kühler Ferne.
    Boss legt also den ganzen Traum einheitlich als Veranschaulichung einer
neurotisch eingeengten, unreifen Existenzweise aus. Sowohl die pathologische
Verhaltenheit des Jungen wie die dressierten weißen Pferde verweisen gemäß Boss
auf eine eingeengte, unfreie Existenzweise des Träumers.
    Aus dieser eindeutigen und einheitlichen Auslegung ergibt sich für Boss wie
von selbst eine klare therapeutische Anweisung an den Träumer, nämlich die Auf-

forderung, noch mehr von Zurückgehaltenem von sich zu geben, also freier und offener zu werden.

Kritische Einwände

Diese Auslegung, die „eindeutig" auf die Einschränkung des Existierens gegen-über einer Idealnorm ausgerichtet ist, lässt jedoch einiges im Traum außer Acht, was nicht passt:

Im ersten Teil fällt auf, dass das freie und verantwortungsbewusste Verhalten des Träumers selbst nicht ausgelegt wird; es wird als selbstverständlich und nicht auslegungsbedürftig gesehen, da der Träumer sich wohl auch wachend als kompetenten Arzt kennt. Aber trotzdem ist es nicht selbstverständlich, dass er auch so von sich träumt – es hat eine Bedeutung.

Im zweiten Teil fällt auf, dass die dressierten Pferde nur negativ konnotiert erscheinen. Nicht in den Blick kommt in der Auslegung von Boss das Bewunderungswürdige, deren Schönheit, Eleganz, beherrschte Kraft und auch nicht die außergewöhnliche Kunst, die in der Schau gezeigt wird. Im Licht der eingeengten Befindlichkeit des Träumers, die für Boss immer noch zentral ist, sieht er Zirkuspferdhaftes nur als ein weiteres Zeichen für ein unfreies Existieren. Genauso sieht er die weiße Farbe der Pferde nur als Zeichen für Unberührt-heit, Reinheit und kühle Ferne, also als Verweis auf die Lebensferne eines ver-haltenen Existierens. Mit dieser Auslegung übersieht er erstens, dass Weiß die üblichste und damit am wenigsten auslegungsbedürftige Farbe von Zirkus-pferden ist, und zweitens, dass Weiß bei Zirkuspferden gerade nicht auf Zurück-haltung, sondern im Gegenteil auf Glanz und Spektakel verweist. Die Auslegung der Pferde erscheint also nicht stimmig – es leuchtet nicht ein, sie ausgerechnet ausschließlich auf den negativen Aspekt von Zwang, Gefangenschaft und Lebens-ferne einzugrenzen. Und warum sollen gerade Zirkuspferde eine solch qualvoll erlebte Einengung der Existenz illustrieren und nicht zum Beispiel ein Eisbär im Zoo?

In diesem Zusammenhang fällt auf, dass wir nicht wissen, in welcher Stimmung die beiden Zuschauer die Pferde sehen. Schauen die beiden in fröh-licher Zirkusstimmung zu? Das würde zur munteren und dankbaren Stimmung angesichts der geglückten Befreiung aus der Not passen; allerdings wäre auch damit die eigenartige Tatsache, dass jetzt ausgerechnet Zirkuspferde im Zentrum stehen, noch nicht erklärt. Eigentlich wäre es naheliegend und wichtig, den Träumer selbst zu fragen, welche der vielfältigen Bedeutungen der Figur „Zirkus-pferd" und auch der Farbe „weiß" für ihn generell und insbesondere in diesem Traum vorrangig ist.

Die Auslegung von Boss erfasst den Traum also nicht in seiner ganzen Komplexität. Dass der Träumer sich betroffen fühlt von seiner eigenen fast töd-lichen „Verhaltenheit", ist unbestreitbar ein zentrales Thema des Traums – aber worauf verweist das doch ganz andere Im-Zaumgehalten-sein der Zirkuspferde, das doch bewunderungswürdig kunstvoll erscheint? Die Gegensätzlichkeit der beiden Traumszenen, die ja auch durch einen Szenenwechsel klar gegeneinander abgesetzt sind, fällt Boss nicht auf. Ich denke, er hat sich hier theoriebedingt

irreführen lassen: Er interpretiert die Stimmung nicht im Kontext des Traumgeschehens, sondern im Kontext seiner Theorie. In der vorgefassten Meinung,
der ganze Traum handle von einem unfrei-eingeengten, negativ konnotierten
Existieren, sieht er auch den zweiten Teil im Licht einer neurotisch eingeengten
Stimmung. Dass die Pferde auf etwas Erwünschtes verweisen könnten, nämlich
auf die Fähigkeit, sich selbstbeherrscht im Zaum zu halten, und dass die Farbe
Weiß nicht Zurückhaltung, sondern strahlenden Glanz meinen könnte, kommt ihm
deshalb nicht in den Sinn. Boss pflegt vom „Wesensblick" zu reden (Boss 1975,
S. 39), nämlich von der Fähigkeit, ein Traumphänomen treffend auf seine wesentlichste Bedeutung einzugrenzen. Dies sei ein Blick, „der langer und geduldiger
Einübung" bedürfe „und doch die Voraussetzung eines jeden fundierten Traumverständnisses" sei. Das Beispiel seiner Auslegung der Farbe Weiß macht die Fraglichkeit dieses Begriffes offenbar. Das, worum es bei einem Traumphänomen
wesentlich geht, bestimmt sich nämlich aus dem persönlichen Kontext des
Träumers – dieser hat Vorrang vor dem allgemeingültigen Kontext.

Zum Vergleich meine hermeneutische Auslegung des Zirkuspferdtraums
Das Geschehen im Traum ist aufgeteilt auf zwei Perspektiven, die Sicht
und Erfahrung des Träumers von sich selbst als Arzt und als Patient. Beide
Perspektiven sind bei der Auslegung zu berücksichtigen. Vordergründig sieht
sich der Träumer als einen aktiven, selbstbestimmten Menschen, der die eigene
Gefährdung erkennt und sich zu helfen weiß, als jemand, der die Situation fach-
gerecht unter Kontrolle hat. Verborgener, in Gestalt des Jungen, fühlt er sich aber
wie jemand, der ohnmächtig ausgeliefert, absturzgefährdet und dringend auf
Hilfe angewiesen ist. Daraus schließen wir, dass der Träumer zum Zeitpunkt des
Träumens vor allem stolz ist auf seine Fähigkeit, die eigene Notsituation, die er in
etwas größerer Distanz spürt, im Griff zu haben, die Kontrolle darüber zu haben.
Zentral ist im ersten Teil des Traums allerdings auch die Erkenntnis, dass zu viel
Kontrolle schädlich und Loslassen-können lebensnotwendig ist.

Hermeneutisch ausgelegt hat die übermäßige Verhaltenheit und Kontrolliertheit
jedoch einen verborgenen Sinn: Die Gefährdung des Jungen durch seine abrutsch-
gefährdete Lage verweist auf eine existenziale Wahrheit, nämlich auf die grundsätzlich immer gegebene Gefahr, die Kontrolle über sich und die eigene Situation
zu verlieren und dann hilflos ausgeliefert zu sein. Dafür ist der Träumer hellhörig.
Seine übermäßige Kontrolliertheit ist als Abwehr dieser Wahrheit zu sehen. Nun
hat sich seine zu strenge Selbstkontrolle aber als kontraproduktiv erwiesen, sie
hat zu einer lebensgefährlichen Blockierung geführt. Das heißt, der Träumer hat
erkannt, dass er den Mut aufbringen muss, Angst vor unvermeidlichem Kontrollverlust auszuhalten und übermäßige Kontrolle aufzugeben.

Im zweiten Teil hat sich die Stimmung im Traum jedoch deutlich verändert.
Der vorher so unsichere abschüssige Abhang am Rand einer gefährlichen Straße
hat sich in eine sichere Zuschauerrampe verwandelt, von der aus man von oben
auf eine faszinierende Vorstellung sieht, und zwar überraschenderweise auf eine
Vorstellung von dressierten, weißen Pferden. Von einer quälenden Blockierung
oder der Gefahr, abzurutschen und überrollt zu werden, ist jetzt keine Rede mehr.

Die beiden Protagonisten sitzen jetzt vereint zusammen, mit dem gleichen Blick auf das Geschehen, vielleicht in besinnlich-betrachtender Stimmung.

Trotz diesen stimmungsmäßigen Veränderungen gehe ich wie Boss davon aus, dass auch der zweite Traumteil sich um dieselbe Thematik dreht wie der erste Teil, nur verstehen wir die (stimmungsmäßige) Thematik verschieden. Für Boss ist die Einschränkung zentral, nämlich die große Verhaltenheit des Träumers, für mich ist das Zentrale deren Sinn und Grund, nämlich das Dilemma einer verantwortungsvoll kontrollierten Lebensführung: Ein kontrolliertes Verhalten hat einerseits erwünschte, andererseits gefürchtete Aspekte. Im Kontext der Dressurvorführung erscheint kontrolliertes Verhalten nicht schädlich wie beim Jungen im ersten Teil, sondern erstrebenswert, nämlich als außergewöhnliche Beherrschung und Voraussetzung für eine große Kunstfertigkeit. Dem Träumer scheint es jetzt vor allem um die Betrachtung der Problematik zu gehen, so wie sie ihn jetzt angeht. Was ihn beschäftigt, ist jetzt nicht mehr eine akute Frage von Leben oder Tod, sondern eine besinnliche Frage die eigene Lebensführung betreffend. Sie könnte lauten: Bin ich bereit, auf die Möglichkeit einer solch außerordentlichen Selbstbeherrschung zu verzichten? Oder anders formuliert: Wie lässt sich notwendige und erwünschte Selbst-Beherrschung mit ebenso notwendigem Loslassen und Sich-Anvertrauen vereinbaren? Darin klingt ein fundamentales Dilemma menschlichen Seins an. Im Konflikt, wie er sich dazu einstellen soll, tendiert der Träumer jetzt wohl zu der in den Zirkuspferden verkörperten Antwort: Zu viel Kontrolle ist zwar schädlich, aber wie attraktiv ist kontrollierte Meisterschaft doch! So wie er von sich träumt, gehört der Träumer vermutlich zu den in Abschn. 11.1. geschilderten nach Autonomie strebenden Persönlichkeiten, denen eine kontrollierte Lebensführung ein zentrales Anliegen ist.

Therapeutische Konsequenzen
Während die deskriptiv-phänomenologische Auslegung von Boss zur klaren therapeutischen Anweisung führt, den Träumer zu größerer Freiheit zu ermutigen, führt die hermeneutische Auslegung zur Herausarbeitung einer Lebensfrage, die immer wieder neu ganz persönlich beantwortet werden muss, ohne je eine abschließende Antwort zu finden. Die therapeutische Arbeit besteht dann in der gemeinsamen Betrachtung der derzeitigen Antwort darauf.

12.3 Andere Beispiele von Boss

Andere Beispiele aus dem zweiten Traumbuch von Boss (1975) habe ich in früheren Kapiteln aus meiner Sicht ausgelegt; die Auslegungen von Boss sind kurz zusammengefasst auch angeführt. Es sind: Der wachrüttelnde Pfarrer (Abschn. 8.3.3), der Analytiker mit Bart (Abschn. 8.4.1) und Flucht ins Bett der Mutter (Abschn. 9.5.1).

Lesern, die sich für das daseinsanalytische Traumverständnis interessieren, sei neben dem zweiten Traumbuch „Es träumte mir vergangene Nacht" (Boss 1975), auch das erste Traumbuch von Boss empfohlen, „Der Traum und seine Auslegung" (Boss 1953). Für besonders philosophisch Interessierte muss auch Ludwig Binswangers Text von 1930 über den Traum, „Traum und Existenz", genannt werden (Binswanger 1992).

12.4 Zusammenfassung

Der Unterschied zwischen den beiden daseinsanalytischen Sichten wird an einem Traumbeispiel von Medard Boss verdeutlicht. Boss geht deskriptiv phänomenologisch vor, ihn interessieren Einschränkungen an existenzieller Offenheit und Freiheit, nicht die individuelle Problematik. Aus hermeneutischer Sicht eröffnen Träume dagegen eine grundsätzliche, persönliche und existenziale Problematik, an der die Träumenden leiden, und deren derzeitige Antwort darauf. Der Unterschied dieser Sicht, die Heideggers früher Philosophie folgt, zur Sicht von Boss, die Heideggers später Philosophie nach der sogenannten Kehre folgt, ist therapeutisch relevant.

Literatur

Binswanger L (1992) Traum und Existenz. Gachnang und Springer Bern, Berlin (Erstveröffentlichung 1930, Neue Schweizer Rundschau 23, S 673–685)

Boss M (1953) Der Traum und seine Auslegung. Huber, Bern

Boss M (1975 2. Aufl. 1991) „Es träumte mir vergangene Nacht, …". Sehübungen im Bereiche des Träumens und Beispiele für die praktische Anwendung eines neuen Traumverständnisses, Huber, Bern

Heidegger M (1927) Sein und Zeit. Niemeyer, Tübingen

Jaenicke U (2010) Warum gerade Zirkuspferde? Über die leitende Rolle der Stimmung für die daseinsanalytische Traumauslegung. Daseinsanalyse 26:69–80

Für die Praxis

13

> In diesem letzten Kapitel werden die therapeutisch wichtigsten
> Punkte herausgestellt, die aus meiner Sicht in der Arbeit mit Träumen
> zu beachten sind. Als Beispiel dient ein kurzer, wiederkehrender Alb-
> traum, der explizit und manifest nur ein schmerzliches Gefühl schildert,
> an dem die Patientin leidet; implizit lässt er jedoch viel mehr erkennen.
> Der Traum wirft ein Schlaglicht auf eine Problematik, die die Träumerin
> zurzeit in Bezug auf sich selbst und ihr Leben beschäftigt sowie ihre
> Haltung dazu. Da sie nur wegen dieser Albträume in die Therapie kam,
> eignet sich das Beispiel gut für mein Anliegen, den grossen Wert aufzu-
> zeigen, den die Arbeit mit Träumen in einer Psychotherapie hat.

13.1 Die therapeutisch wichtigsten Punkte

Träume erweisen sich als hilfreich, weil wir im Traum auf Fragen stoßen, denen
wir im Wachen zu wenig Zeit einräumen. Zudem haben wir mit einem Traum
etwas Konkretes zur Verfügung, an das wir uns halten können. Eine Patientin sagte
einmal: „Ich traue den Träumen mehr als meinen Gefühlen – bei den Gefühlen
frage ich mich häufig, ob ich mich nicht täusche. Träume zeigen mir meine
Gefühle in handfester Gestalt, als glaubwürdig und ernst zu nehmen."

Der Traum als eigenste Erfahrung
Als erstes schauen wir den Traum in der Therapie in Bezug auf die Stimmung und
alle Einzelheiten genau an, möglichst vorbehaltlos, als sähen wir dies zum ersten
Mal so, noch ohne jeden Zusammenhang. Wir lassen den Traum auf uns wirken,
einerseits als wäre er eine Wacherfahrung, andererseits als besondere, bedeutsame
Erfahrung, die etwas darüber aussagt, wie der Träumer, die Träumerin sich und die
Welt erfährt. Es ist die ganz persönliche, „eigentümliche" Sicht, die sich abhebt
von der Sicht, wie „man" die Welt sieht, und ein ganz persönlicher Welt-Aus-

© Springer-Verlag GmbH Deutschland, ein Teil von Springer Nature 2022
U. Jaenicke, *Traumdeutung*, Psychotherapie: Praxis,
https://doi.org/10.1007/978-3-662-64925-1_13

schnitt, um den es zurzeit besonders geht. Auch in ganz einfachen Träumen gilt es, im Bekannten das Unbekannte zu entdecken und vielleicht eine Wahrheit aufblitzen zu sehen. Träume kann man lesen wie Gedichte: Sie haben eine unmittelbare Wirkung, die sie entfalten, wenn man sie auf sich wirken lässt. Aber Träume, wie Gedichte, erzählen mehr und anderes, als sie vordergründig zeigen.

Der Traum im Blick von außen

Oft wird, was im Traumerleben selbstverständlich erschien, erst im wachen Blick der gemeinsamen Welt auffällig und bemerkenswert. Die Distanz ermöglicht eine neue Ansicht. Schon im Erzählen des Traums und im Wissen darum, dass ein anderer Mensch die Traumerzählung hört, wird der Blick darauf freier und weiter. Das Aussprechen lässt eine Traumerfahrung ausdrücklicher bewusst werden. Der Traum wird zum Gegenüber, zu dem wir uns verhalten: betroffen, staunend oder fragend.

Um einen Traum zu verstehen, ist es notwendig, ihn in Zusammenhänge zu stellen, die ihn spezifisch beleuchten und ihm dadurch einen Sinn geben. Man kann es kaum oft genug betonen – was geträumt wird, versteht sich nie einfach von selbst.

Der Traum als Stimmungserfahrung

Etwas vom Wichtigsten bei einer therapeutischen Traumbesprechung ist der Hinweis, dass Träume immer eine derzeit bedeutsame Stimmung schildern, die sich wiederum auch auf Gefühlsmäßiges bezieht, nicht auf Konkretes. Träume spiegeln nicht die Realität, sondern deren gefühlsmäßige Bedeutung. Oft wird eine im Wachen nicht deutlich wahrgenommene bedeutsame Stimmung erst durch den Traum prägnant und anschaulich ans Licht gehoben. Der Traum zeigt, wie sich dieser Mensch derzeit im Grund fühlt: So, wie er sich fühlen würde, wenn er konkret in der Situation wäre, die der Traum schildert.

Der Traum als Ausdruck des Selbstverhältnisses

Träume veranschaulichen das Verhältnis, das die Träumenden zu sich selbst haben. Wie sehen und erfahren sie sich und ihre Situation? Woran leiden sie? Was wünschen sie sich? Was streben sie an, was wehren sie ab? Was ist typisch und altbekannt? Was ist neu?

Der Traum im Kontext des Wachlebens

Träume stehen im Zusammenhang mit bewegenden emotionalen Erfahrungen im wachen Leben, sowohl in der Vergangenheit wie in der Gegenwart. Oft klingt im Traum ein Ereignis vom Vortag an.

Zur Deutung

Die Traumwelt und das, was den Träumenden im Traum widerfährt, ist nicht in Frage zu stellen, denn es betrifft die Erfahrung von Gegebenem. In Stimmungen und Gefühle sind wir – philosophisch ausgedrückt – geworfen, wir wählen sie nicht. In Frage gestellt werden kann aber die Art der Antwort der Träumenden auf das, was geschieht, ihre Haltung und ihr Verhalten dazu. Hier haben wir eine Wahl.

Zum Timing: Wann ist etwas anzusprechen?
Träume helfen in der Therapie bei der Frage des Timings, nämlich des richtigen Zeitpunkts für eine Deutung. Wann soll etwas angesprochen werden, wann ist es noch zu früh dafür? Wenn von einer Problematik geträumt wird, ist das ein Hinweis dafür, dass diese Problematik jetzt am Rand des Bewusstseins zugänglich ist und vorsichtig angesprochen werden kann. Es ist jedoch darauf zu achten, dass die Träumerin, der Träumer sich verstanden fühlt und nicht überfordert oder gar zusätzlich belastet wird. Bedacht werden muss auch, ob die Intervention zu diesem Zeitpunkt eher stützend-adaptiv oder eher konfrontativ zu sein hat.

Die philosophische Dimension wird mitgehört
Obwohl in der Daseinsanalyse philosophische Fragen als zentral wichtig angesehen werden, kommt in der Praxis Philosophisches meistens gar nicht zur Sprache, sondern dient nur als Orientierung im Hintergrund. Das therapeutische Gespräch beschränkt sich gewöhnlich auf eine Beleuchtung der aktuellen Situation und deren Bezüge zu Aktuellem und Lebensgeschichtlichem. Trotzdem ändert sich das Gespräch über den Traum, wenn die existenziale Dimension bei der konkreten Schilderung mitgehört wird. Träume erscheinen dann im Licht einer fundamentalen Wahrheit und auch scheinbar Banales verweist auf eine zugrundeliegende Problematik.

13.2 Das Vorgehen an einem Beispiel (Carmen)

In der ersten Therapiestunde erzählte Carmen, sie komme in die Therapie, weil sie ihre häufigen Albträume loswerden wolle; es quäle sie, dass sie immer noch so schlimme Träume von ihrer Mutter habe, obwohl diese Zeit doch lange vorbei sei.

> **Beispiel**
>
> Carmen erzählte: „Immer wieder träume ich, dass meine Mutter mich ohne Grund schlägt und ich ihr wehrlos ausgeliefert bin. So war es auch in meiner Kindheit. Meine Mutter schlug mich sicher jede Woche ein- bis zweimal, und zwar nur, weil sie schlechter Laune war, ohne dass ich irgendetwas gemacht hatte. Aber ich verstehe nicht, warum ich jetzt noch so träume. Ich liebe meine Mutter und habe jetzt schon lange ein gutes Verhältnis zu ihr." ◄

Schauen wir die oben genannten Punkte, unter denen ein Traum in der Therapie betrachtet wird, nun an diesem Beispiel an. Die Reihenfolge ergibt sich aus der Situation.

Bezug des Traums zur Lebensgeschichte
Der Traum legte nahe, Carmen als erstes nach ihrer Lebensgeschichte zu fragen. Sie wuchs in einem kleinen südamerikanischen Dorf auf, in Armut und unter schwierigen familiären Verhältnissen, die von Missbrauch, Gewalt und Unbeständigkeit geprägt waren; es gab jedoch auch Liebevolles. Mit Fleiß und Durchhaltewillen besuchte sie Schulen und arbeitete sich hoch, zuerst im Heimatland, dann in der Schweiz. Sie hat jetzt eine gute Stelle und einen fürsorglichen, lieben Mann, wie sie sagt. Mit Mutter und Stiefbrüdern habe sie trotz der großen Distanz ein liebevolles Verhältnis, sie stehe in täglichem telefonischen Kontakt mit ihnen und unterstütze sie finanziell. Eigentlich sei alles gut, meint sie, aber sie habe diese Albträume, die sie quälten; deshalb komme sie in die Therapie. Sie habe Schuldgefühle, dass sie so träume. Es sei zwar schlimm gewesen, als die Mutter sie als Kind schlug, ihre Mutter sei aber nicht böse, sie habe es eben sehr schwer gehabt im Leben.

Carmens Traum als Stimmungserfahrung
Dass Carmen so träumt, heißt, dass sie sich auch im Wachen so fühlt, nämlich so, „wie wenn" ihre Mutter sie grundlos schlagen würde; genauer, so wie sie sich damals fühlte, als ihre Mutter sie grundlos schlug. Die Vergangenheit sitzt ihr noch im Nacken, darüber muss Carmen natürlich reden können. Sie muss erzählen können, wie das in ihrer Kindheit war. Sie muss diese schlimmen Erfahrungen in der Therapie zu Gehör bringen können, damit die Therapeutin sich vorstellen kann, wie dieses Kind sich gefühlt haben muss und wie Carmen sich offenbar auch jetzt noch oft fühlt.

Carmens Traum im Kontext eines aktuellen Geschehens
Träume stehen immer in vielfältigen Zusammenhängen. Auch dieser Traum handelt nicht nur von der Vergangenheit, das ist therapeutisch wichtig. Mit einem früheren Therapeuten hatte Carmen eine schlechte Erfahrung gemacht. Dieser war am konkreten Inhalt des Traums hängen geblieben und hatte sich ganz davon leiten lassen. Er habe ausführlich über die schwierigen Kindheitserfahrungen sprechen wollen und habe sich darüber entsetzt gezeigt. Eine Mutter sollte doch schützend und fördernd sein! Durch dieses Vorgehen fühlte Carmen sich noch tiefer in ihr Elend gestoßen. Sie brach die Therapie nach der ersten Stunde ab. Es sei ihr danach noch viel schlechter als vorher gegangen – wenn dies Therapie war, wollte sie keine machen –, sie wollte die Albträume los werden, nicht noch mehr in diesen versinken. Offenbar hatte das Timing hier nicht gestimmt. Aber nicht nur das, auch die Frage, warum sie gerade jetzt so träumt, war nicht gestellt worden.

Als hilfreich erwies es sich nun bei diesem zweiten Therapieversuch nicht die Vergangenheit, sondern die Gegenwart ins Zentrum zu stellen. Der Traum wurde als Stimmungserfahrung im Zusammenhang mit einer jetzt aktuellen Schwierigkeit gesehen. Ich sagte Carmen, wenn sie so träume, heiße dies, dass sie sich jetzt so hilflos einer uneinfühlsamen, ungerechten Autorität ausgeliefert fühle wie damals in ihrer Kindheit – der Traum handle nicht von ihrer realen Mutter. Gab es im Wachen solche Erfahrungen? Ja, meinte sie. Bei der Arbeit fühle sie sich so. Sie fühle sich überfordert und ihre Chefin unterstütze sie nicht mit dringend benötigtem Rat und behandle sie ungerecht. Ihr Mann habe zwar gefunden, sie müsse sich wehren, aber das könne sie nicht.

Zur Therapie

Für Carmen war es sehr entlastend zu hören, dass der Traum sich auf eine aktuelle Situation beziehen müsse, in der sie sich so fühlte wie als Kind in der Beziehung zu ihrer Mutter; sie war erleichtert, dass der Traum sich nicht auf ihre jetzige Beziehung zu ihrer Mutter bezog, sondern auf ihre Arbeitssituation. Hier und jetzt fühlte sie sich so wehrlos ausgeliefert wie im Traum. Anders als in der Kindheit könnte sie sich in der jetzigen Situation aber eigentlich doch wehren für ihre Rechte, dann würden diese Albträume wohl auch aufhören, sagte ich ihr. Das gab ihr Hoffnung, diesen neuen Therapieversuch fortzusetzen.

Der Traum zeigt, wie Carmen sich fühlt, nicht wie sie ist

Da Carmen sich in ihrer Arbeitssituation wie in diesen Träumen fühlt, also wie ein hilfloses, kleines Kind, hat sie das Gefühl, sie könne sich nicht wehren. Eigentlich hat sie aber Angst, sich zu wehren, weil sie fürchtet, sich damit etwas anzumaßen, was ihr nicht zusteht. Nicht-Können im Traum verweist auf Angst, nicht auf eine objektiv gegebene Unfähigkeit.

Die Haltung der Träumerin im Traum ist vorrangig zu beachten

Schicksalhaft Begegnendes, „Schicksalsschläge", wie die Tatsache, eine schlagende Mutter zu haben, sind ja nicht zu ändern, wohl aber die eigene Einstellung dazu. Für Carmen war es hilfreich zu entdecken, dass sie die jetzige Situation im Licht ihrer Kindheitserfahrungen offenbar verzerrt sah. Geprägt von diesen Erfahrungen fühlte sie sich hilfloser und ausgelieferter als die Situation erwarten ließ. Es galt, die Angst auszuhalten, die sie daran hinderte, sich für sich und ihre eigenen Anliegen zu wehren.

Der Traum zeigt eine typische Haltung

Carmen neigt offenbar zu einer resignierten Haltung angesichts von Schwierigkeiten; sie ist keine kämpferische Persönlichkeit. Auch was sie in dieser ersten Stunde über sich selber erzählt, weist auf depressive Züge: Carmen hat tiefe Wünsche nach Zugehörigkeit und daher die Tendenz, eher die Bedürfnisse anderer als die eigenen ernstzunehmen. Im Wunsch angenommen zu sein, ist sie ausgerichtet auf gewissenhafte Pflichterfüllung. Sehr auffallend sind auch ihre Schuldgefühle wegen dieser Träume. Menschen mit einer anderen Persönlichkeitsstruktur würden beispielsweise eher mit Wut auf die Mutter als mit Schuldgefühlen reagieren.

Der Traum gründet im Selbstverhältnis

Der Traum zeigt, wie Carmen sich selbst sieht und sich zu sich selbst verhält. Alle Personen im Traum beziehen sich auf die Träumerin selbst – das stimmt auch für diesen Traum, obwohl das zunächst gar nicht einleuchtet. Auch das Verhalten der Mutter ist ein Verhalten, das Carmen bei sich selber angeht. Achtung: Das heißt nicht, dass Carmen so ist wie die Mutter im Traum oder dass eine Teilpersönlichkeit von ihr wie diese Mutter ist, wie Träume manchmal auf der Subjektstufe ausgelegt werden. Der Traum thematisiert einen gewalttätigen Umgang mit Menschlichem, passiv erfahren vom Traum-Ich, aktiv vollzogen von der anderen Traumperson. Ganz mit der passiv erleidenden Rolle identifiziert erfährt Carmen die aktive Rolle als abstoßend und ihr selbst ganz fern liegend: So wie die schlagende Mutter im Traum will sie keineswegs sein. Genau in dieser Abwehr liegt der starke Bezug, den sie zu der verabscheuten Möglichkeit eines gewalttätigen Verhaltens hat. Hellhörig für mögliche schlimme Folgen eines spontanen, aktiven Handelns im Umgang mit anderen verhält sich Carmen möglichst rücksichtsvoll und zurückhaltend. Sie „gibt sich lieber geschlagen" als dem Anderen eventuell weh zu tun, womit sie sich aber letztlich selber weh tut – bildlich gesprochen: womit sie sich selber schlägt.

Die existenziale Dimension

Der Traum handelt von Carmens Hellhörigkeit für die Last ihres Daseins, die sich konkret vor allem im Gefühl zeigt, ganz allein und ohne Unterstützung mit Schwierigem zurechtkommen und Misshandlungen erdulden zu müssen. Dass sie dies resigniert auf sich nimmt, ist ein Zeichen, dass sie sich in Bezug auf die menschliche Grundbedingung, sowohl geworfen wie entwerfend zu existieren, eher geworfen als entwerfend empfindet. Sie tendiert dazu, sich schwer Erträglichem zu schnell passiv resigniert zu unterwerfen, so, als ob es sowieso nicht zu ändern wäre. Eine aktive, selbstbestimmte Haltung dazu erscheint ihr nicht möglich bzw. nicht erlaubt.

13.3   Was ist therapeutisch anzusprechen?

Für Carmen selbst war das Wichtigste der Hinweis, dass der Traum sich nicht auf ihre reale Mutter bezog, sondern ihre Gefühle in ihrer jetzigen Situation im Leben beschrieb. Dies entlastete sie von den quälenden Schuldgefühlen, die sie in die Therapie gebracht hatten.

Für mich war die naheliegendste therapeutische Intervention, Carmens Haltung bei der Arbeit infrage zu stellen. Was hindert sie eigentlich daran, sich mutiger für sich zu wehren? Sich dieser Frage zu stellen, wäre ein wichtiges Ziel in der Therapie. Es könnte Carmen helfen, den Mut zu finden, eigene Ansprüche anzuerkennen und selbstbestimmt durchzusetzen; philosophisch gesprochen heißt das, der Aufgabe des Entwerfens mehr Gewicht zu geben. Therapeutisch genügt es, wenn die Therapeutin diese existenziale Dimension bei der konkreten Schilderung mithört. Carmens Angst, sich gegen ihre Chefin zu wehren, wird dann nicht mehr nur im Licht von prägenden Kindheitserfahrungen gesehen, sondern im Licht von Carmens Hellhörigkeit für eine existenziale Wahrheit, nämlich für die Aufgabe, das eigene Leben trotz grundsätzlich gegebener unveränderlicher Bedingtheiten verantwortlich führen zu müssen. Eine Haltungsänderung gegenüber einer hellhörig wahrgenommenen, beängstigenden Seinsproblematik braucht jedoch Zeit, sie kann nicht durch wohlgemeinte Ratschläge bewirkt werden. Damit Carmen die Einsicht gewinnt, dass Angst, die zu jeder Veränderung gehört, auszuhalten ist, braucht es ein beharrliches gemeinsames Durcharbeiten der Problematik mit einem hilfreich empfundenen Mitmenschen, wie dies in einer Therapie geschieht.

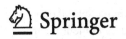

springer.com

Psychotherapie: Praxis

Almut Lippert

Motivation stärken in Therapie und Beratung

Ein Praxisbuch

MOREMEDIA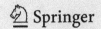

Springer

Jetzt im Springer-Shop bestellen:
springer.com/978-3-662-63302-1

Printed in the United States
by Baker & Taylor Publisher Services

Printed in the United States
by Baker & Taylor Publisher Services